全国中医药行业高等职业教育"十二五"规划教材

内科护理

（供护理专业用）

主　　编　陈若冰（辽宁医药职业学院）

副 主 编　董晓红（黑龙江中医药大学佳木斯学院）

　　　　　廖晓琴（上海中医药大学）

　　　　　沈永青（河北中医学院）

编　　委　郑英花（大连医科大学附属第二医院）

　　　　　艾玉姝（重庆三峡医药高等专科学校）

　　　　　刘　宇（北京中医药大学）

　　　　　王　洋（长春中医药大学）

　　　　　欧应华（四川中医药高等专科学校）

　　　　　赵　云（辽宁医药职业学院）

　　　　　苏芳静（南阳医学高等专科学校）

中国中医药出版社
·北 京·

图书在版编目（CIP）数据

内科护理/陈若冰主编 . —北京：中国中医药出版社，2016.4
全国中医药行业高等职业教育"十二五"规划教材
ISBN 978 – 7 – 5132 – 3055 – 1

Ⅰ. ①内…　Ⅱ. ①陈…　Ⅲ. ①内科学 – 护理学 – 高等职业教育 – 教材
Ⅳ. ①R473.5

中国版本图书馆 CIP 数据核字（2015）第 316485 号

中 国 中 医 药 出 版 社 出 版
北京市朝阳区北三环东路 28 号易亨大厦 16 层
邮政编码　100013
传真　010 64405750
三河市鑫金马印装有限公司印刷
各地新华书店经销

＊

开本 787×1092　1/16　印张 31　字数 689 千字
2016 年 4 月第 1 版　2016 年 4 月第 1 次印刷
书　号　ISBN 978 – 7 – 5132 – 3055 – 1

＊

定价　59.00 元
网址　www. cptcm. com

全国中医药职业教育教学指导委员会

张美林（成都中医药大学附属医院针灸学校党委书记、副校长）

张登山（邢台医学高等专科学校教授）

张震云（山西药科职业学院副院长）

陈　燕（湖南中医药大学护理学院院长）

陈玉奇（沈阳市中医药学校校长）

陈令轩（国家中医药管理局人事教育司综合协调处副主任科员）

周忠民（渭南职业技术学院党委副书记）

胡志方（江西中医药高等专科学校校长）

徐家正（海口市中医药学校校长）

凌　娅（江苏康缘药业股份有限公司副董事长）

郭争鸣（湖南中医药高等专科学校校长）

郭桂明（北京中医医院药学部主任）

唐家奇（湛江中医学校校长、党委书记）

曹世奎（长春中医药大学职业技术学院院长）

龚晋文（山西职工医学院/山西省中医学校党委副书记）

董维春（北京卫生职业学院党委书记、副院长）

谭　工（重庆三峡医药高等专科学校副校长）

潘年松（遵义医药高等专科学校副校长）

秘　书　长　周景玉（国家中医药管理局人事教育司综合协调处副处长）

前　言

　　中医药职业教育是我国现代职业教育体系的重要组成部分，肩负着培养中医药多样化人才、传承中医药技术技能、促进中医药就业创业的重要职责。教育要发展，教材是根本，在人才培养上具有举足轻重的作用。为贯彻落实习近平总书记关于加快发展现代职业教育的重要指示精神和《国家中长期教育改革和发展规划纲要（2010—2020 年)》，国家中医药管理局教材办公室、全国中医药职业教育教学指导委员会紧密结合中医药职业教育特点，充分发挥中医药高等职业教育的引领作用，满足中医药事业发展对于高素质技术技能中医药人才的需求，突出中医药高等职业教育的特色，组织完成了"全国中医药行业高等职业教育'十二五'规划教材"建设工作。

　　作为全国唯一的中医药行业高等职业教育规划教材，本版教材按照"政府指导、学会主办、院校联办、出版社协办"的运作机制，于 2013 年启动了教材建设工作。通过广泛调研、全国范围遴选主编，又先后经过主编会议、编委会议、定稿会议等研究论证，在千余位编者的共同努力下，历时一年半时间，完成了 84 种规划教材的编写工作。

　　"全国中医药行业高等职业教育'十二五'规划教材"，由 70 余所开展中医药高等职业教育的院校及相关医院、医药企业等单位联合编写，中国中医药出版社出版，供高等职业教育院校中医学、针灸推拿、中医骨伤、临床医学、护理、药学、中药学、药品质量与安全、药品生产技术、中草药栽培与加工、中药生产与加工、药品经营与管理、药品服务与管理、中医康复技术、中医养生保健、康复治疗技术、医学美容技术等 17 个专业使用。

　　本套教材具有以下特点：

　　1. 坚持以学生为中心，强调以就业为导向、以能力为本位、以岗位需求为标准的原则，按照高素质技术技能人才的培养目标进行编写，体现"工学结合""知行合一"的人才培养模式。

　　2. 注重体现中医药高等职业教育的特点，以教育部新的教学指导意见为纲领，注重针对性、适用性及实用性，贴近学生、贴近岗位、贴近社会，符合中医药高等职业教育教学实际。

　　3. 注重强化质量意识、精品意识，从教材内容结构、知识点、规范化、标准化、编写技巧、语言文字等方面加以改革，具备"精品教材"特质。

　　4. 注重教材内容与教学大纲的统一，教材内容涵盖资格考试全部内容及所有考试要求的知识点，满足学生获得"双证书"及相关工作岗位需求，有利于促进学生就业。

　　5. 注重创新教材呈现形式，版式设计新颖、活泼，图文并茂，配有网络教学大纲指导教与学（相关内容可在中国中医药出版社网站 www.cptcm.com 下载），符合职业院校学生认知规律及特点，以利于增强学生的学习兴趣。

在"全国中医药行业高等职业教育'十二五'规划教材"的组织编写过程中，得到了国家中医药管理局的精心指导，全国高等中医药职业教育院校的大力支持，相关专家和各门教材主编、副主编及参编人员的辛勤努力，保证了教材质量，在此表示诚挚的谢意！

我们衷心希望本套规划教材能在相关课程的教学中发挥积极的作用，通过教学实践的检验不断改进和完善。敬请各教学单位、教学人员及广大学生多提宝贵意见，以便再版时予以修正，提升教材质量。

国家中医药管理局教材办公室
全国中医药职业教育教学指导委员会
中国中医药出版社
2015 年 5 月

编写说明

《内科护理》是"全国中医药行业高等职业教育'十二五'规划教材"之一。本教材是依据习近平总书记关于加快发展现代职业教育的重要指示和《国家中长期教育改革和发展规划纲要（2010—2020年）》精神，充分发挥中医药高等职业教育的引领作用，满足中医药事业发展对于高端技能型、应用型中医药人才的需求，由全国中医药职业教育教学指导委员会、国家中医药管理局教材办公室统一规划、宏观指导，中国中医药出版社具体组织，全国中医药高等职业教育院校联合编写出版，供中医药高等职业教育教学使用的教材。

本教材力求职业教育专业设置与产业需求、课程内容与职业标准、教学过程与生产过程"三对接"，"崇尚一技之长"，提升人才培养质量，做到学以致用。教材编写强化质量意识、精品意识，以学生为中心，以"三对接"为宗旨，突出思想性、科学性、实用性、启发性、教学适用性，在教材内容结构、知识点、规范化、标准化、编写技巧、语言文字等方面加以改革，从整体上提高教材质量，力求编写出"精品教材"。

本书适用于高等职业院校护理专业学生及同等学力人员学习、参考。

本版教材的主要内容及特点如下：

1. 编写内容主要参考"卫生部'十二五'规划教材"《内科学》（第8版）和"卫生部'十二五'规划教材"《内科护理学》（第5版）中的常见疾病，以内科常见疾病的护理为主要内容，涉及呼吸系统疾病、循环系统疾病、消化系统疾病、泌尿系统疾病、血液系统疾病、内分泌及代谢性疾病、风湿免疫性疾病、神经系统疾病、传染病等护理内容，以整体护理理念为核心，注重对知识运用能力和技能应用能力的培养。

2. 内容的编写密切联系临床实际，与时俱进。根据临床护理岗位的需求选择编写的侧重点：重点阐述疾病的临床表现和护理措施，淡化疾病的病理和生化内容，对于疾病的诊断和治疗进行简明扼要的介绍。

3. 本教材在内容的编写上具有如下特点：一是贴近临床，构建临床护理思维。自第二章始每章开篇设有一个课程导入案例，目的是让学生对本章所阐述的内容有感性认识，初步了解疾病的常见症状、体征。自第二章始每章后设有复杂案例，内容涉及多个疾病或病情的发展变化，使学生进一步认识临床护理工作的复杂性，训练学生临床护理思维。二是注重实用，以"必须、够用、可发展"为度。根据护理工作需要，简化了对疾病的病理、病机及诊断知识的阐述；突出了临床表现、常见护理问题/诊断和护理措施等内容的介绍；并在疾病后附以常用护理技术，根据技术操作流程编写护理技术操作的内容，突出了知识的实用性、适用性，内容阐述上既重点突出、简明扼要，又具有整体性、系统性，以为学生自学和进一步发展打下基础。三是"双证融通"，增加护士执业资格考试题。自第二章始每章后根据护士执业资格考试的内容和体例编写练习题，训练学生的专业实务和实践能力，提高其护士执业资格考试的通过率。实现毕业证和执业资格证"双证融通"。

本教材在编写过程中得到了辽宁医药职业学院、黑龙江中医药大学、上海中医药大学、河北中医学院、大连医科大学附属第二医院、重庆三峡医药高等专科学校、北京中医药大学、长春中医药大学、四川中医药高等专科学校、南阳医学高等专科学校的大力支持。具体编写分工如下：陈若冰编写内科护理概述；陈若冰、董晓红、赵云编写呼吸系统疾病患者的护理；郑英花、赵云、董晓红、陈若冰编写循环系统疾病患者的护理；廖晓琴、沈永青编写消化系统疾病患者的护理；苏芳静编写泌尿系统疾病患者的护理；艾玉姝编写血液系统疾病患者的护理；刘宇编写内分泌及代谢性疾病患者的护理；欧英华编写风湿免疫性疾病患者的护理；王洋编写神经系统疾病患者的护理；董晓红编写传染病患者的护理。

各编委老师为教材编写付出了辛勤劳动，但由于时间紧，疏漏之处在所难免，恳请各院校师生和专家提出宝贵意见和建议，以便再版时修订提高。

《内科护理》编委会
2015 年 10 月

目　录

第一章 内科护理概述

内科护理是探讨采用非手术方法治疗患者的生物、心理及社会等方面的健康问题，按照护理程序开展护理活动，促进患者康复，增进健康的一门临床护理学科。内科护理在临床护理学科中具有重要地位，是其他临床护理学科的基础，是所有从事护理工作的人员所必须学习的一门课程。

近年来，随着医学模式从"生物医学模式"向"生物－心理－社会医学模式"转变，护理学逐渐形成以"人的健康为中心"的现代整体护理观。同时，现代信息技术的应用、分子生物技术的日臻完善和医学理论的不断发展，推动了诊疗的变革，如免疫治疗技术的发展提高了白血病、器官移植的成功率，内镜技术的发展提高了呼吸道、消化道、泌尿道及腹腔内疾病的早期诊断和确诊率，心脑血管介入治疗技术的发展提高了心脑血管疾病的疗效。这些诊疗技术的发展又推动了护理学科的发展，如器官移植护理方法、介入技术的护理方法及各种相关器械的维护与保养等，使内科护理的内容不断地更新和拓展，内科护理工作内容也不断发展，并发生着日新月异的变化。

一、内科护理的范围和内容

内科护理的内容是以医学基础和护理学基础的知识和技术为前提，同时又为其他各临床护理学科提供基础。它涉及的临床领域非常宽广，具有很强的系统性和整体性，主要涵盖了呼吸系统、循环系统、消化系统、泌尿系统、血液系统、神经系统、内分泌及代谢性疾病患者的护理，以及风湿性免疫系统疾病与传染病患者的护理。

二、内科护理的学习目的和要求

内科护理是临床护理中的综合学科，是临床专业课的基础和关键课程。通过本课程的学习，学生应当具备按照护理程序实施整体护理的能力，具备通科护理能力，具有较强的知识运用能力和技术操作能力。要想学好内科护理，必须做到以下几点：

1. 掌握扎实的医学基础和护理学基础知识 基础护理学、人体解剖学、生理学、药理学及健康评估等知识和技术能够为护理人员评估、观察病情提供依据和指导。扎实和足够的医学及护理学知识有助于护士向患者解释病情，提出正确的护理诊断和问题，制定合理的护理措施，也有助于护士职业生涯的可持续发展。

2. 具备整体护理理念和人文素质 现代医学模式的发展和人类健康的需求要求护理人员具备整体护理理念，即不仅具备护理学知识和技术，还要具备沟通交流、礼仪、法规、管理等较高的人文素质，只有这样才能养成良好的职业道德和素质，才能从身心等多方面为患者提供系统化、科学化、整体化的护理。

3. 具备评判性思维能力 护理工作中要求护理人员能够及时收集疾病相关信息，并对收集到的信息进行准确分析，提出护理诊断和护理问题，制定合理的护理措施。做到具体问题具体分析，因人制宜，所以要求护理人员要具有评判性思维能力。

4. 重视实践技能的培养和训练 内科护理是一门强调知识应用能力和实践操作技能的学科，在学习过程中，要注重培养动手意识，对实践技术反复练习，并且与临床实际紧密结合，通过案例分析、角色扮演、任务驱动等方法训练提高临床护理思维、实践操作能力。

三、内科护理岗位的特点和对护士的素质要求

内科护理岗位服务对象广泛，从青少年、中年到老年，年龄跨度大，个体差异大。同时，内科疾病还具有病因复杂，起病隐匿或急骤，病情多变，容易转为慢性病等特点。此外，护理工作模式的转变，护理服务领域的拓宽，都对内科护理岗位提出了更高的要求。这要求护士应当具备以下素质。

1. 职业道德素质 护理的服务对象——人，具有自然性、社会性等特点，护理工作具有复杂性、繁琐性等特点，服务对象的特点和护理工作的特点给护理人员的工作带来了很大的挑战。要想高质量地完成护理工作，首先需要护士有高尚的职业道德，对护理事业充满热爱，具有极强的责任感、极大的奉献和服务意识，具有爱心、耐心和细心。良好的道德修养会使患者对护理人员产生亲切感、信任感和安全感，有利于促进健康。良好的职业道德是每个内科护士应具有的素质。

2. 专业素质 专业素质是内科护士必备的素质，是开展内科护理工作的基础。随着科技的发展，机械科学、电子科学的不断进步，先进的诊疗技术在临床上广泛使用，医疗水平提高的同时也给护理岗位提出了更新、更高的要求。为了更好地完成护理工作，要求护士不仅要掌握基础护理知识和技术，还要掌握各专科护理知识和技术，要具备终身学习意识、评判性思维能力，要愿意学习、能学习、会学习，只有这样才能保证护理工作的质量，并在工作岗位上得到不断的发展。

3. 身体心理素质 护理工作具有特殊性，内科护理岗位需要护理人员参与夜班、白班的轮值工作，某些重症患者还需要护理人员长时间持续工作，甚至于一些护理技术操作要求护理人员要具有一定力量和体力，所以从事内科护理工作必须具有强健的体魄。内科疾病轻重不一，起病急缓不一，病程长短不一，病变复杂，所以还要求护理人员要具有良好的心理素质：乐观开朗、情绪稳定、胸怀豁达、处乱不惊；具有较强的应急、应变能力，心理承受能力和自控能力。

四、内科护理的展望

国际护士会（ICN）规定的护士的主要职责是"帮助健康人或患者保持或恢复健康（或平静的死去）"。随着人类社会的不断前进，人们对健康的需求也不断提高，对内科

护理岗位和临床护士的素质都提出了新的要求，从而也促进了内科护理的发展。

1. 健康教育大力开展　由于医疗保健面向群体，其主要任务就是要解决群体的健康问题，而内科护士将成为健康教育的主要力量。护士要帮助人们树立正确的健康意识，教给他们必要的知识，帮助人们建立健康的生活方式，避免或改善影响健康的危险因素，指导患者如何尽快康复和最大限度地发挥机体的潜能。

2. 社区护理大力推广　随着社会的进步，人民生活水平的提高，人类对健康的需求也日益提高，使得护理服务领域和内容不断扩大，加之人口老龄化、慢性病患者生存周期延长等因素，都增加了社会对护理的需求。从目前世界各国的情况及我国现状看，这些护理工作不可能全部在医院实施，护理工作必然走向社区，走入家庭。在我国的《卫生事业发展"十二五"规划》中指出要"加快医药卫生体系建设，加强医疗服务体系建设，完善以社区卫生服务为基础的城市医疗卫生服务体系"。这表明了我国大力发展社区护理的决心，也预示着内科护理工作范围必将从医院逐渐向家庭和社区扩展。

3. 循证医学蓬勃发展　循证医学的核心思想是"任何医疗卫生方案、决策的确定都应遵循客观的临床科学研究产生的最佳证据"，从而制订出科学的对策和措施，达到预防疾病、促进健康和提高生命质量的目的。循证医学的出现推动了临床实践经验与科学证据的有机结合，也促进了诊疗和护理的科学化发展，从而带动了护理研究的发展，为护理学的发展提供了强大的动力。这是护理学发展的必然趋势。

4. 信息技术广泛应用　随着信息技术的高速发展和计算机的广泛应用，在护理工作中，信息技术也得到了广泛的应用。1985年5月，国际医学信息协会（IMIA）在加拿大召开"护理信息学和信息科学"工作座谈会，指出"计算机技术在护理工作中，尤其是在协调各方面工作、传输信息以及数据结构等方面大有可为，它是提高护理质量的有效手段"。目前开发的护理信息系统包括：医护患呼叫信息系统、移动护理信息系统、医嘱处理系统、护理电子病例系统、辅助护理诊断系统、重症监护信息系统、临床护理人力资源系统、护理差错事故分析系统以及教学培训相关系统、护理研究相关系统等。可见信息技术已经渗透到护理工作中的各个角落，信息技术的应用节省了医护工作成本，提高了工作效率，提升了医疗、护理的工作质量。

第二章 呼吸系统疾病患者的护理

■ 学习目标

1. 能说明呼吸系统常见疾病的基本病因与诱因。
2. 能描述呼吸系统常见疾病的临床表现。
3. 能说明呼吸系统常用检查的临床意义和治疗要点。
4. 能按照护理程序对呼吸系统疾病患者进行全面的护理评估，提出正确的护理诊断和问题，并制定和实施合理的护理措施。
5. 能对呼吸系统疾病患者进行正确的健康指导。

案例：李先生，1周前受凉后出现发热，体温最高约38.5℃，无明显寒战，同时出现咳嗽、咳黄痰，痰量不多，无咯血。自发病以来，体重无明显减轻，无胸痛和气急。烟龄25年，每天约15支。15年前开始经常有咳嗽、咳痰，秋冬季节更甚。

第一节 概 述

呼吸系统疾病是指病变主要发生于气管、支气管、肺部及胸腔的疾病，是危害人民健康的常见病、多发病。很多疾病呈慢性病程，导致肺功能逐渐损害，最终使患者致残，甚至危及生命。2009年对我国居民主要疾病死亡原因的调查显示，呼吸系统疾病（不包括肺癌）在城市和农村人口的死亡原因中仅次于恶性肿瘤、脑血管疾病和心血管疾病，居于第四位。近年来由于环境污染、吸烟及人口老龄化等多种因素，流行病学和疾病谱发生改变，肺癌、慢性阻塞性肺疾病、弥漫性间质性肺疾病、哮喘等呼吸系统疾病的发病率呈上升趋势，肺结核的发病数和死亡数也有所增加。但同时，呼吸系统疾病的诊疗技术、呼吸支持技术及呼吸系统疾病的护理和康复技术也得到了不断的发展和提高。

呼吸系统主要由呼吸道（鼻、咽、喉、气管、支气管至终末呼吸性细支气管）和肺组成。主要功能是进行气体交换，吸入外界新鲜的氧气，排出人体代谢所产生的二氧化碳，从而使人体的组织细胞不断地进行新陈代谢，维持人体进行正常的生命活动。

呼吸系统疾病常见的症状和体征有咳嗽与咳痰、咯血、胸痛和肺源性呼吸困难等。

一、咳嗽与咳痰

咳嗽是呼吸系统最常见的症状，是呼吸道黏膜受刺激引起的一种保护性反射动作，可排出呼吸道异物或病理性分泌物。但剧烈、频繁的咳嗽容易引起疲劳，影响休息，使肺泡内压上升，增加呼吸系统和循环系统的负担。咳痰是指借助支气管黏膜柱状上皮纤毛运动、支气管平滑肌的收缩及咳嗽反射将呼吸道分泌物从气道经口排出体外的动作。咳嗽可分为干性咳嗽（咳嗽无痰或痰量很少）和湿性咳嗽（咳嗽伴有咳痰）两种。

【病因】

引起咳嗽和咳痰的常见病因有：①呼吸道及肺疾病：异物、感染、出血、肿瘤、理化因素等刺激呼吸道及肺炎、肺脓肿、支气管哮喘等。②胸膜疾病：胸膜炎、气胸等。③循环系统疾病：二尖瓣狭窄、左心衰等。④中枢神经系统疾病：脑炎、脑膜炎等。⑤其他：纵隔肿瘤、反流性食管炎、服用 β 受体阻滞剂或血管紧张素转换酶抑制剂等。

【临床表现】

1. 咳嗽　急性发作的刺激性咳嗽多是急性呼吸道感染的表现；发作性干咳常见于咳嗽型哮喘；金属音调的咳嗽见于纵隔肿瘤或支气管肺癌压迫气管；常年咳嗽，秋冬季加重提示慢性阻塞性肺疾病。

2. 咳痰　脓性痰多为细菌性感染，大量黄色脓痰常见于肺脓肿或支气管扩张；铁锈色痰见于肺炎链球菌感染；红棕色胶冻样痰见于肺炎克雷伯杆菌感染；红褐色或巧克力色痰见于肺阿米巴病；果酱样痰见于肺吸虫病；粉红色泡沫样痰见于肺水肿。痰有恶臭味是厌氧菌感染的特征。痰量少则数毫升，多则数百毫升，24 小时痰量超过 100mL 为大量痰。痰的增减，提示感染的加剧或缓解，但是，当痰量突然减少而体温不降反升时，提示可能发生支气管引流不畅。

【实验室及其他检查】

血常规检查可提示感染或过敏；痰涂片、痰培养和药物敏感试验有助于检查致病菌和指导用药；X 线或 CT 检查，可明确病变部位、性质；血气分析可提示氧分压（PaO_2）、二氧化碳分压（$PaCO_2$）异常；肺功能测定可反映呼吸功能有无异常。

【常见护理诊断/问题】

清理呼吸道无效　与痰液黏稠、咳嗽无力和意识障碍等有关。

【护理措施】

1. 生活护理　病室内空气保持清新，温度（18℃～20℃）和湿度（50%～60%）适宜；严重频繁咳嗽的患者应卧床休息。

2. 饮食护理　慢性咳嗽者，能量消耗增加，应给予高蛋白、高热量、富含维生素的饮食。痰液黏稠不易咳出时，鼓励患者少量多次饮水，每天饮水总量在 1500mL 以上。

3. 病情观察 密切观察咳嗽的发生时间、性质及咳声特点，详细记录痰液的色、质、量、味。正确留取痰液标本，及时送检。

4. 促进有效排痰的护理

（1）**指导有效咳嗽** 适用于神志清醒能配合者。患者取坐位为宜，先进行深而慢的腹式呼吸 5~6 次，于深吸气后屏气 3~5 秒，从胸腔深部用力，连续咳嗽数次将痰咳到咽部附近，再用力咳嗽将痰排出。咳嗽时身体稍前倾，有利于痰液排出。

（2）**湿化和雾化疗法** 适用于痰液黏稠不易咳出者。通过湿化器装置将溶液蒸发成水蒸气或小水滴，或使用超生雾化装置将水分或药物蒸发成雾滴，气雾颗粒能沉积于气道远端以增强稀释痰液的效果。在雾化液中常加入的药物包括抗生素、平喘药、痰溶解剂等，能够增强雾化的效果。但应注意防止湿化过度，以免分泌物过度膨胀阻塞气道引起窒息。

（3）**胸部叩击** 适用于长期卧床、久病体弱、排痰无力者。患者侧卧于病床上，叩击者手指弯曲并拢，手掌呈握杯状，从肺底由外向内、由下向上，迅速而有节律地叩击胸壁，震动气道，同时鼓励患者配合有效咳嗽，以利痰液排出。在进行胸部叩击时需要注意以下事项：①听诊肺部呼吸音和啰音，明确病变部位。②可在皮肤上覆盖薄层纱布，避免直接叩击皮肤，叩击力量以不感疼痛为宜，叩击时避开乳房、心脏、骨突部位及拉链、纽扣等。③叩击宜在餐后 2 小时和饭前 30 分钟进行，持续 5~15 分钟。④操作中注意观察患者反应，一旦出现呼吸困难、心悸、胸闷、咳痰不畅等症状应立即停止操作。⑤操作后复查呼吸音和肺部啰音，记录排痰情况。

（4）**体位引流** 适用于痰量较多的患者。有明显呼吸困难、发绀、呼吸衰竭、大咯血、严重心血管疾病或年老体弱者禁用。体位引流是利用重力原理，采取相应体位，使痰液潴留部位高于支气管开口处，同时辅以胸部叩击、有效咳嗽等，使痰液排出体外。具体操作见本章第六节"支气管扩张症患者的护理"。

（5）**机械吸痰** 适用于无力咳出黏稠痰液、意识不清或排痰困难者，尤其是昏迷已行气管切开、气管插管者，可经患者的口、鼻、气管插管或气管切开处进行负压吸痰。患者吸气时将导管插入气管内，尽量避免刺激呼吸道黏膜，在吸痰前、中、后适当提高吸入氧浓度，以免引起低氧血症。每次吸痰时间不超过 15 秒，两次吸痰间隔时间应大于 3 分钟，以免加重缺氧。

5. 心理护理 向患者介绍病情，建立良好护患关系，缓解其焦虑情绪，指导患者采取有效排痰技术以缓解病情，树立治病信心和提高患者依从性。

二、咯血

咯血是指喉及喉以下呼吸道和肺等部位出血经口咳出。

【病因】

常见病因 ①支气管及肺部疾病：支气管扩张、慢性支气管炎等；肺结核、肺炎、支气管肺癌、肺脓肿等。②心血管疾病：左心衰、急性肺水肿等。③全身性疾病：血液系统疾病、急性传染病、风湿性疾病等。肺结核、支气管扩张及支气管肺癌是我国引起咯血的最常见病因。

【临床表现】

1. 咯血先兆 咯血前患者常有喉头发痒、胸部压迫感或痰中带血丝等症状。

2. 咯血量及性状 根据咯血量的多少，可分为痰中带血及少量（<100mL/d）、中等量（100~500mL/d）和大量咯血（>500mL/d 或 1 次>300mL）。咯血量的多少与病因和病变性质相关，与病变严重程度不完全一致。咯血多为鲜红色，含有泡沫或痰液，不易凝固，呈碱性，应与鼻咽腔、口腔和消化道出血相鉴别。

3. 伴随症状 常伴有咳嗽、咳痰、发热、胸痛、发绀，还可出现呼吸困难、神志改变等。

4. 并发症 大咯血过程中患者出现情绪紧张、面色灰暗、胸闷气促、咯血不畅，往往是窒息的先兆。若咯血突然终止，患者出现表情恐怖、张口瞪目、双手乱抓、大汗淋漓、颜面青紫、意识障碍等提示血块阻塞气道发生窒息。咯血后出现呼吸困难、胸闷、气急、发绀、呼吸音减弱或消失，常提示肺不张。咯血后发热、咳嗽加重，肺部出现干、湿啰音，提示继发感染。大咯血严重者可发生失血性休克，出现脉搏加快、血压下降、四肢湿冷、烦躁不安、少尿等表现。

【实验室及其他检查】

血常规检查可提示有无感染、贫血及出血性疾病；胸部 X 线、CT、纤维支气管镜及肺活体组织检查，有助于确定病变的部位、范围和性质；痰液检查可以帮助明确病因。

【常见护理诊断/问题】

1. 有窒息的危险 与血块阻塞气道有关。
2. 焦虑或恐惧 与大咯血有关。

【护理措施】

1. 有窒息的危险

（1）**生活护理** 小量咯血者应静卧休息，大量咯血者要绝对卧床休息。可采取平卧位头偏向一侧或侧卧位，使血液能够顺利排出，也可酌情采取患侧卧位，以减少肺活动度，防止病灶向对侧扩散，并有利于健侧肺的通气功能。

（2）**饮食护理** 小量咯血者宜少食多餐，选择温凉半流质、高蛋白、高维生素、低脂肪、易消化的饮食，忌食刺激性食物。多饮水，多食富含纤维素的食物，保持大便通畅。大量咯血者应禁食。

（3）**病情观察** 注意观察咯血的先兆表现，咯血的量、性状及速度，注意观察患者呼吸音、啰音及意识状态，观察是否出现窒息、肺不张、继发感染及失血性休克等并发症。

(4) 窒息的处理 一旦有窒息发生，应立即取头低足高45°俯卧位，头侧向一边，轻拍背部以利于血块排出，或迅速用鼻导管接吸引器插入气管内抽吸。做好气管插管或气管切开的准备与配合工作，以解除呼吸道阻塞，同时给予高浓度吸氧。

(5) 药物护理 咯血的患者可根据病情给予少量镇静剂和镇咳药，但应注意观察呼吸中枢和咳嗽反射受抑制情况，以免发生窒息。应用血管收缩剂时应注意观察药物的止血效果和不良反应。

2. 焦虑或恐惧 咯血患者，尤其是发生大咯血时，情绪紧张、恐惧，甚至欲借助屏气而减少失血，故易诱发喉头痉挛，使血液引流不畅形成血块，造成窒息。此时应做好患者的心理护理，消除对咯血的顾虑，增强治疗信心，安慰患者，说明屏气无助于止血，应放松身心，配合治疗，尽量将血顺利咯出。护理人员应及时更换被血污染的床单、衣物，以免刺激患者。

三、胸痛

胸痛主要是由胸内脏器或胸壁组织病变引起的胸部疼痛。其疼痛程度与病情不完全一致，而与个人的痛阈值高低相关。

【病因】

常见病因 ①呼吸系统疾病：胸膜炎、气胸、支气管炎、肺炎、支气管肺癌等。②胸壁病变：胸壁软组织炎、肋软骨炎、肋骨骨折、带状疱疹等。③心血管疾病：心绞痛、急性心肌梗死等。④纵隔和食管疾病：食管炎、膈下脓肿等。

【临床表现】

肺和脏层胸膜对痛觉不敏感，只有当疾病侵及壁层胸膜时会发生胸痛。肺炎多为胸痛伴高热；肺癌多为闷痛或隐痛，持续加剧，乃至刀割样痛；胸膜炎所致胸痛在深呼吸和咳嗽时加重。

【实验室及其他检查】

血常规检查白细胞计数增高，提示感染；痰液、胸腔积液及胸部 X 线、CT、纤维支气管镜、肺活体组织检查等，有助于查找病因及指导治疗；心电图、心肌酶等检查有助于鉴别其他非呼吸系统疾病。

【常见护理诊断/问题】

疼痛：胸痛 与胸壁或胸内脏器病变有关。

【护理措施】

1. 生活护理 肺部疾患所致胸痛者，应取患侧卧位，以减少局部肺与胸壁的活动而减轻疼痛。

2. 病情观察 观察疼痛的部位、性质及规律；观察胸痛与呼吸的关系及伴随症状，如发热、咳嗽、咳痰、咯血等。

3. 对症护理 如因胸部活动引起剧烈疼痛时，在患者呼气末的状态下，可用 15cm 宽胶布紧贴在患侧胸部，胶布的长度应超过前后正中线，以减轻呼吸幅度。

4. 心理护理 与患者沟通，说明胸痛的原因及医护措施，以取得患者信任，并指导患者和家属采取分散注意力的方法减轻疼痛，采取正确的呼吸方法，如腹式呼吸、缩唇呼吸等，减轻因呼吸给患者带来的痛苦。

四、肺源性呼吸困难

呼吸困难是指患者主观感觉空气不足、呼吸费力，客观表现为呼吸用力，伴有呼吸频率、深度与节律异常，重者出现鼻翼扇动、张口抬肩或端坐呼吸，甚至发绀。引起呼吸困难的原因主要是呼吸系统和循环系统疾病。肺源性呼吸困难是指由呼吸系统疾病引起的通气、换气功能障碍，导致缺氧和（或）二氧化碳潴留。

【病因】

常见病因 ①气道阻塞：慢性阻塞性肺疾病，支气管哮喘，喉、气管与支气管的炎症、水肿、肿瘤或异物所致狭窄或梗阻。②肺疾病：肺炎、肺脓肿、肺水肿、肺栓塞等。③胸廓疾病：气胸、大量胸腔积液、严重胸廓畸形等。④膈运动障碍。⑤神经肌肉疾病。

【临床表现】

急性气促伴胸痛常提示肺炎、气胸和胸腔积液；肺血栓栓塞症常表现为不明原因的呼吸困难；慢性进行性气促见于慢性阻塞性肺疾病、弥散性肺纤维化疾病。肺源性呼吸困难根据其发作快慢分为急性、慢性和反复发作性。根据发生机理和临床表现不同可分为以下三种类型，见表 2-1。

表 2-1 肺源性呼吸困难临床类型

类型	表现	常见疾病
吸气性呼吸困难	吸气费力，呼吸深而慢；三凹征；高调吸气性哮鸣音	喉水肿、痉挛，气管异物、肿瘤或受压等导致上呼吸道机械性梗阻的疾病
呼气性呼吸困难	呼气费力、时间延长；呼吸频率加快；哮鸣音	支气管哮喘、慢性阻塞性肺疾病等导致肺组织性下降、小气管痉挛等疾病
混合性呼吸困难	呼气、吸气均费力；呼吸浅、快	重症肺炎、特发性肺纤维化、大量胸腔积液和气胸等导致肺部广泛病变，呼吸面积减少，影响换气功能等疾病

【实验室及其他检查】

动脉血气分析有助于评估低氧血症和二氧化碳潴留的程度；呼吸功能测定可了解肺

功能损害的性质及程度。

【常见护理诊断/问题】

1. 气体交换受损 与肺部病变广泛致呼吸面积减少、换气功能障碍有关。

2. 活动无耐力 与呼吸功能受损导致机体缺氧有关。

【护理措施】

1. 气体交换受损

（1）生活护理 病室环境应安静舒适、空气清新，温度、湿度适宜。患者取半卧位，呼吸极度困难者可取端坐位，床上放一跨床小桌，便于伏桌休息，以减轻呼吸困难。

（2）病情观察 密切观察呼吸困难的类型、程度，观察病情变化情况及血气分析的结果，及时发现异常报告医生。

（3）对症护理 对张口呼吸的患者应做好口腔护理，保持口腔清洁、湿润，使患者舒适；气道分泌物较多时，应协助患者排痰，以增加肺泡通气量。

（4）氧疗的护理 氧疗是纠正缺氧、缓解呼吸困难最有效的措施。可根据病情和血气分析的结果选择适宜的给氧方式、氧流量和氧浓度。给氧的方式包括鼻导管、鼻塞和面罩给氧等。当 $PaO_2 < 60mmHg$ 时需要进行氧疗，$PaO_2 < 55mmHg$ 为必须氧疗的指征；在氧疗时应及时根据血气分析的结果调整氧流量和浓度，注意氧气的湿化和温度，以防气体干燥刺激呼吸道黏膜形成黏液栓，定时消毒给氧装置，以防交叉感染，同时注意防火和安全。当患者吸氧后神志转清、呼吸困难缓解、心率减慢、血压上升、发绀减轻、尿量增加，提示氧疗有效。

（5）心理护理 建立良好护患关系，进行必要的解释。增加巡视患者的次数，注意安慰患者，缓解患者的紧张情绪。

2. 活动无耐力

（1）生活护理 卧床患者可采取身体前倾或半卧位，以患者自觉舒适为原则，避免衣裤过紧或盖被过厚而加重胸部压迫感。非卧床患者，合理安排休息和活动，与患者一起制定运动方案，进行合理的、有计划的运动，如室内走动、室外散步、快走、慢跑、打太极拳、做体操等，逐步提高肺活量和活动耐力。

（2）病情观察 观察患者缺氧程度、氧疗效果和药物疗效；评估运动量是否合理，若患者在运动过程中出现呼吸困难、胸闷、呼吸频率加快、心率增加，应立即停止活动，重新制定活动计划。

（3）呼吸训练 为提高肺活量，可指导患者做缓慢深呼吸、腹式呼吸、缩唇呼吸等，延长呼吸时间，使肺内气体排出。

（4）心理护理 及时与患者沟通，了解其活动耐受情况，当患者活动耐力有所提高时要及时给予表扬，激发患者进行活动耐力锻炼的积极性。当活动耐受程度没有提高时，应及时给予患者鼓励，帮助其树立治病的信心。

第二节 急性呼吸道感染患者的护理

一、急性上呼吸道感染患者的护理

急性上呼吸道感染（acute upper respiratory tract infection，简称上感）为鼻腔、咽或喉部急性感染性炎症的总称。主要病原体是病毒，少数是细菌。有时还可伴有严重并发症，应积极防治。发病不分年龄、性别、职业和地区，免疫功能低下者易感；好发于冬春季节，多为散发，可在气候突变时小规模流行，是人类最常见的传染病之一；通过患者喷嚏和含有病毒的飞沫经空气传播或经污染的手和用具接触传播。

【病因与病机】

1. 病因 急性上感有70%~80%由病毒引起，主要包括流感和副流感病毒、鼻病毒、腺病毒、冠状病毒、呼吸道合胞病毒、埃可病毒和柯萨奇病毒等。细菌感染占20%~30%，以口腔定植菌溶血性链球菌多见，其次为流感嗜血杆菌、肺炎链球菌和葡萄球菌等。

2. 诱因 诱发因素有受凉、淋雨、过度紧张或疲劳等，当全身或呼吸道局部防御功能降低时可诱发本病。

3. 病机 当机体或呼吸道局部防御功能降低时，致使原先存在于呼吸道的病毒或细菌迅速繁殖，或者因直接接触含有病原体的飞沫、空气及污染的手和用具而诱发本病。免疫功能低下或有慢性呼吸道疾病如鼻窦炎、扁桃体炎者更易患本病。

【临床表现】

临床表现个体差异很大，主要有发热、鼻塞、咽痛与局部炎症表现，严重者可并发气管-支气管炎、副鼻窦炎及中耳炎等，少数患者还可出现病毒性心肌炎、肾小球肾炎、风湿热等。根据病因和临床表现不同，可分为以下不同类型。

1. 普通感冒 又称急性鼻炎，俗称"伤风"，多由鼻病毒、冠状病毒引起。起病较急，症状有喷嚏、鼻塞、流涕，开始为清水样鼻涕，2~3天后变稠，并有咽痛、咳嗽等。一般全身症状较轻。病情重者，有畏寒、发热、头痛、乏力、肌肉酸痛等。若无并发症，病程为5~7天。

2. 急性病毒性咽炎和喉炎

（1）急性病毒性咽炎 由鼻病毒、腺病毒、副流感病毒、呼吸道合胞病毒等引起。常发生于冬春季。主要症状有咽痒和灼热感，咽痛及咳嗽少见。

（2）急性病毒性喉炎 多由流感病毒、副流感病毒及腺病毒等引起。常见症状为声音嘶哑、讲话困难，咳嗽时咽痛加重。查体可见喉部充血、水肿、局部淋巴结肿大和触痛，可闻及喘息声。

3. 急性疱疹性咽峡炎 常由柯萨奇病毒引起。夏季多发，儿童多见。表现为明显咽痛、发热，病程约 7 天。检查可见咽部充血，软腭、腭垂、咽及扁桃体表面有灰白色疱疹及浅表溃疡，周围有红晕。

4. 急性咽结膜炎 主要由腺病毒、柯萨奇病毒等引起。常发生于夏季，儿童多见，以游泳传播为主。以发热、咽痛、流泪、畏光、咽及结膜明显充血为主要临床表现。病程 4~6 天。

5. 急性咽扁桃体炎 以溶血性链球菌为多见，其次为流感嗜血杆菌、肺炎链球菌、葡萄球菌等。起病急，有明显咽痛、畏寒、发热，体温可达 39℃ 以上。检查可见咽部明显充血，扁桃体肿大、充血，表面有黄色脓性分泌物，颌下淋巴结肿大、压痛，肺部无异常体征。

【实验室及其他检查】

病毒感染时，白细胞计数正常或偏低，淋巴细胞比例升高；细菌感染时，白细胞计数与中性粒细胞增多，核左移。可用免疫荧光法、酶联免疫吸附法、血清学诊断或病毒分离鉴定等方法确定病毒类型。细菌培养可判断细菌类型和进行药物敏感试验。

知识链接

药物敏感试验方法

从患者的感染部位采集含致病菌的标本，接种在适当的培养基上，于一定条件下培养；同时将分别沾有一定量各种抗生素的纸片贴在培养基表面（或用不锈钢圈，内放定量抗生素溶液），培养一定时间后观察结果。可以根据试验结果有针对性地选用抗生素。近年使用自动化药敏试验仪器，使试验更加迅速、准确。

【诊断要点】

根据鼻咽部症状和体征，结合周围血象和阴性的胸部 X 线检查，即可诊断。

【治疗要点】

目前尚无特效抗病毒药物，以对症处理为主。

1. 对症治疗 对有急性咳嗽、鼻后滴漏和咽干的患者，给予伪麻黄碱治疗以减轻鼻部充血。必要时适当加用解热镇痛类药物。

2. 抗感染治疗 当出现白细胞升高、咽部脓苔、咯黄痰和流鼻涕等细菌感染证据时，可根据当地流行病学史和经验用药，常用青霉素、第一代头孢菌素、大环内酯类或喹诺酮类药物。广谱抗病毒药物利巴韦林、奥司他韦对流感病毒、副流感病毒和呼吸道合胞病毒有较强的抑制作用，可缩短病程。

3. 中药治疗 可选用具有清热解毒和抗病毒作用的中药，如板蓝根颗粒、抗病毒冲剂、小柴胡冲剂、银翘解毒丸等。有助于改善症状、缩短病程。

【常见护理诊断/问题】

1. 舒适的改变：鼻塞、流涕、咽痛、头痛　与病毒和（或）细菌感染有关。

2. 体温过高　与病毒和（或）细菌感染有关。

3. 潜在并发症　鼻窦炎、气管－支气管炎、中耳炎、病毒性心肌炎、肾小球肾炎、风湿热等。

【护理措施】

1. 生活护理　保持环境安静和室内适宜的温度、湿度及空气流通；戒烟、注意休息；适当隔离患者，避免交叉感染，防止并发症发生。

2. 饮食护理　清淡、易消化饮食，多饮水，进食后漱口或给予口腔护理。

3. 病情观察　注意观察体温、咽痛、咳嗽等症状和体征。退热时患者常大汗淋漓，应及时补充液体，并擦身换衣，防止虚脱和受凉。

4. 对症护理　体温超过39℃需进行物理降温，必要时遵医嘱应用药物降温。咽痛、声嘶者可用淡盐水漱口或行局部雾化疗法。头痛、发热者遵医嘱给予解热镇痛药。注意观察药物的不良反应。

【健康指导】

加强体育锻炼，注意劳逸结合，提高机体抵抗力；避免受凉、过度疲劳等诱发因素；在高发季节少去人群密集的公共场所；指导患者了解并发症的早期表现，一旦出现应及时就诊。

二、急性气管－支气管炎患者的护理

急性气管－支气管炎（acute tracheo－bronchitis）是由感染、物理、化学、过敏等因素引起的急性气管－支气管黏膜炎症。常发生于寒冷季节或气候突变时。也可由急性上呼吸道感染迁延不愈所致。年老体弱者易感。临床表现主要为咳嗽和咳痰。

【病因与病机】

1. 感染　病原体与上呼吸道感染类似。近年来衣原体和支原体感染明显增加，在病毒感染的基础上继发细菌感染亦较多见。

2. 物理与化学因素　过冷空气、粉尘、刺激性气体或烟雾（如二氧化硫、二氧化氮、氨气、氯气等）可刺激气管－支气管黏膜引发本病。

3. 变态反应　吸入花粉、有机粉尘、真菌孢子或对细菌、蛋白质过敏等，能够引起气管－支气管的变态反应。钩虫、蛔虫的幼虫移行至肺，也可引发本病。

【临床表现】

1. 症状　起病较急，常先有上呼吸道感染症状，随之出现干咳或伴少量黏液痰，

1~2 天后咳嗽加剧，痰量增多，甚至痰中带血。咳嗽、咳痰可延续 2~3 周，如迁延不愈，可发展为慢性支气管炎。伴支气管痉挛时，可出现不同程度的胸闷、气促。

2. 体征 无明显阳性体征。可在两肺听到散在的干、湿啰音，咳嗽后啰音部位、性质改变或消失。支气管痉挛时可闻及哮鸣音。

【实验室及其他检查】

病毒感染时，血常规白细胞计数多正常；细菌感染时，可伴白细胞计数增高和中性粒细胞比例升高。痰培养可发现致病菌。X 线检查可见肺纹理增强。

【诊断要点】

根据病史、咳嗽和咳痰等症状和两肺散在干、湿性啰音等体征，结合血常规和 X 线胸片，可做出临床诊断。

【治疗要点】

1. 一般治疗 休息，保暖，多饮水，补充足够热量，避免吸入粉尘和刺激性气体。

2. 药物治疗 细菌感染时首先选用青霉素类、大环内酯类、喹诺酮类抗生素，必要时可应用头孢类抗生素。以口服为主，必要时可静脉滴注。

3. 对症治疗 咳嗽无痰，可选用右美沙芬、喷托维林（咳必清）或可待因；有痰的患者不宜给予可待因等强力镇咳药，以免影响痰液排出，可选用甘草合剂、溴己新（必嗽平）兼顾止咳和化痰；发生支气管痉挛时，加氨茶碱等平喘药。

【常见护理诊断/问题】

清理呼吸道无效　与呼吸道感染、痰液黏稠有关。

【护理措施】

参见本章第一节"咳嗽与咳痰"的护理。

【健康指导】

增强体质，提高自身免疫力；改善劳动和生活环境，避免有害的理化因素刺激；症状明显时应注意休息，多饮水，进食清淡、富有营养的饮食。

第三节　慢性阻塞性肺疾病患者的护理

慢性阻塞性肺疾病（chronic obstructive pulmonary disease，COPD）是一种具有气流受限特征的肺部疾病，气流受限不完全可逆，呈进行性发展。慢性支气管炎或（和）阻塞性肺气肿的早期，虽有慢性咳嗽、咳痰的症状，但肺功能检查尚无气流受限，此时不能诊断为 COPD；病情继续发展，肺功能检查出现不能完全可逆的气流受限时，说明患者出现 COPD。在我国，COPD 是导致慢性呼吸衰竭和慢性肺源性心脏病最常见的病因。

一、慢性支气管炎患者的护理

慢性支气管炎（chronic bronchitis，简称慢支）是指气管、支气管黏膜及其周围组织的慢性非特异性炎症。临床上以咳嗽、咳痰或有喘息为主要症状，连续 2 年或 2 年以上，每年发病持续 3 个月或更长时间。中老年人多见，男性多于女性。

【病因与病机】

本病的病因尚不完全清楚，目前认为主要与下列因素有关。

1. 吸烟　吸烟与慢支关系密切，为最重要的环境发病因素，其发生率与吸烟量相关。吸烟者的患病率比不吸烟者高 2~8 倍。

2. 感染因素　感染是慢支发生、发展的重要原因之一。以病毒和细菌感染为多见。常见的病毒感染有鼻病毒、流感和副流感病毒、腺病毒、呼吸道合胞病毒；细菌感染常继发于病毒感染之后，以肺炎链球菌、流感嗜血杆菌为主。

3. 空气污染　大气中的有害气体如氯气、二氧化氮、二氧化硫等对支气管黏膜有刺激和细胞毒作用，使纤毛清除功能下降，黏液分泌增加，为细菌入侵创造条件。

4. 职业粉尘和化学物质　接触浓度过高或时间过长的烟雾、变应原、工业废气及室内空气污染等职业粉尘或化学物质，都可能促进慢支发病。

5. 气候寒冷　慢支患病率北方高于南方，高原高于平原，冬季高发，寒冷常为慢支急性发作的重要诱因。

6. 其他因素　如过敏、自主神经功能失调、年龄增加、遗传等因素均与本病有关。

【临床表现】

1. 症状　主要症状为慢性咳嗽、咳痰，部分患者可伴有喘息。具有起病慢、病程长、反复发作、逐渐加重的特点。

（1）咳嗽、咳痰　一般晨起咳嗽较重，临睡前有阵咳或排痰。分泌物积聚、吸入刺激性气体等均可诱发。痰液一般为白色黏液或浆液泡沫状，感染时，咳嗽加剧，痰量增多，可为脓性，偶有痰中带血。

（2）喘息或气急　部分患者因支气管痉挛，可出现喘息或呼吸困难。喘息明显者被称为喘息性支气管炎。

2. 体征　早期病情较轻，多无异常改变；病情严重时，急性发作期肺部可听到干、湿啰音；伴喘息症状者肺部可闻及哮鸣音。

3. 临床分型　分为单纯型与喘息型。前者主要表现为反复咳嗽、咳痰；后者除咳嗽、咳痰外尚有喘息症状，并伴有哮鸣音。

4. 临床分期　根据病情进展分为三期。

（1）急性发作期　指在 1 周内出现脓性或黏液脓性痰，痰量明显增加，可伴有发热等炎症表现；或 1 周内咳嗽、咳痰或喘息任何一项症状显著加剧。

（2）慢性迁延期　指有不同程度的咳嗽、咳痰、喘息症状，迁延到 1 个月以上者。

（3）临床缓解期　经治疗或自然缓解，症状基本消失或偶有轻微咳嗽和少量痰液，保持 2 个月以上者。

【实验室及其他检查】

1. 血液　在急性发作期或并发肺部感染时，血白细胞计数及中性粒细胞均增加；喘息型慢支可有嗜酸性粒细胞增多。

2. X 线　早期可无异常征象。病程较长时，可见两肺野纹理增粗、紊乱，呈网状或条索状，以双肺下野较明显。

3. 痰液　痰培养可见病原菌，在急性感染时阳性率高。喘息型慢支痰涂片中可见到嗜酸性粒细胞。

4. 呼吸功能　早期无异常。当小气道阻塞时，最大呼气流速 – 容量曲线在 75% 和 50% 肺容量时，流量可明显降低；在吸入支气管舒张剂后，$FEV_1/FVC < 70\%$ 表明存在持续气流受限。

【诊断要点】

依据咳嗽、咳痰或伴有喘息，连续 2 年或 2 年以上，每年发病持续 3 个月或更长时间，并排除其他可能引起类似症状的疾病者即可诊断。

【治疗要点】

1. 急性发作期和慢性迁延期的治疗　以控制感染、祛痰和镇咳为主；伴发喘息时，加用解痉平喘药物。

（1）控制感染　积极进行药敏试验，选择有效的药物进行治疗。常用的药物有青霉素类、大环内酯类、氨基糖苷类、喹诺酮类和头孢菌素类。

（2）止咳、祛痰　保持体液平衡可使痰液变稀薄易咳出。溴己新、乙酰半胱氨酸、盐酸氨溴索等具有稀释痰液、溶解黏痰的作用。镇咳药可抑制呼吸运动，使痰液不能排出，除刺激性干咳外，不宜单独使用。

（3）解痉平喘　如 β_2 受体激动剂、抗胆碱药、茶碱类药可以缓解气管痉挛，改善症状。

2. 缓解期的治疗　应以加强锻炼、增强体质、提高机体免疫力和预防复发为主。

【常见护理诊断/问题】

1. 清理呼吸道无效　与无力咳嗽、痰液黏稠有关。

2. 焦虑　与健康状况改变、经济负担加重有关。

【护理措施】

1. 生活护理　室内空气新鲜，保持一定的温度、湿度，避免冷空气刺激患者，加重病情。

2. 饮食护理　给予高蛋白、高热量、高维生素、易消化的饮食，鼓励患者多饮水。

3. 对症护理　应注意及时排出痰液，以防造成窒息；根据患者的病情、痰液的性质和量采取有效咳嗽、雾化吸入、机械吸痰等措施。

4. 药物护理　遵医嘱应用抗生素及祛痰止咳、解痉平喘药物时，应密切观察药物疗效及不良反应。

【健康指导】

1. 疾病基本知识指导　向患者介绍本病易发因素，指导患者戒烟，注重环境和个人卫生。

2. 生活指导　增强体质，包括体育锻炼、耐寒训练等以预防感冒；在呼吸道传染病流行期间，尽量避免去人群密集的场所。

3. 病情监测　注意观察咳嗽、咳痰和体温的变化，出现咳嗽加剧、脓痰、体温升高等情况时及时就诊。

二、慢性阻塞性肺气肿患者的护理

慢性阻塞性肺气肿（chronic obstructive emphysema，简称肺气肿）系指肺脏不可复原性充气膨胀，肺部终末细支气管远端（呼吸性细支气管、肺泡管、肺泡囊和肺泡）的气道出现异常持久的扩张，弹性减退，过度膨胀、充气，肺容量增大，并伴有气道壁的破坏，无明显的肺纤维化。主要临床特点为慢性咳嗽、咳痰及逐渐加重的气短、呼吸困难。本病常与慢支并存，一般病程较长，发展缓慢，患病率随年龄增长而增加。

【病因与病机】

肺气肿的病因及病机至今尚未完全阐明，可能是多种环境因素与机体自身因素长期相互作用的结果。引起慢支的各种因素，如吸烟、感染、空气污染、职业性粉尘及蛋白酶－抗蛋白酶失衡等，均可参与本病的发生。

多种原因引起细支气管炎症，使管腔狭窄或阻塞。吸气时支气管舒张，气体尚能进入肺泡；呼气时管腔缩小，阻碍气体排出，肺泡内积聚大量气体，肺泡内压不断增高，导致肺泡过度膨胀或破裂。多个肺泡破裂融合成肺大疱，使肺泡壁毛细血管受压，血液供应减少，肺组织营养障碍，肺泡壁弹性减弱，最后形成阻塞性肺气肿。α_1－抗胰蛋白酶缺乏者对蛋白酶的抑制能力减弱，使蛋白酶分解肺组织，更易发生肺气肿。吸烟对蛋白酶－抗蛋白酶平衡也有不良影响。

【临床表现】

1. 症状　起病缓慢，病程较长。慢性咳嗽和咳痰，晨间明显，夜晚阵咳或伴有排痰，多为白色黏液或浆液性泡沫痰，偶可带血丝。急性期多呈脓痰，痰量增加。气短或呼吸困难呈进行性加重，早期劳累时出现症状，晚期卧床休息也有气短出现，重度或急性加重的患者出现喘息和胸闷。

2. 体征　典型体征有桶状胸，呼吸变浅，频率增快；双侧语颤减弱或消失；叩诊过清音，心浊音界缩小或消失，肺下界和肝浊音界下移；听诊两肺呼吸音减弱，呼气延长。

【实验室及其他检查】

1. 影像学检查　X线可见两肺野透亮度增加，胸廓扩张，胸腔前后径增大，肋间隙增宽，肋骨变平；胸部CT检查能更准确地判断有无肺气肿，确定肺大疱的大小和数量。

2. 心电图　可见肢体导联普遍低电压。

3. 肺功能　肺功能测定对肺气肿具有诊断意义。其特征性改变是肺总量（TLC）、功能残气量（FRC）和残气量（RV）增加，肺活量（VC）减低。残气量占肺总量的比值 >40% 对诊断阻塞性肺气肿有重要意义。在吸入支气管舒张剂后，$FEV_1/FVC < 70\%$ 表明存在持续性气流受限。

4. 动脉血气分析　如出现缺氧及二氧化碳潴留时，可表现为 PaO_2 降低，$PaCO_2$ 升高，严重时可出现呼吸性酸中毒，pH值降低。

【诊断要点】

结合患者病史、症状、体征、胸部X线检查及肺功能检查综合判断。凡有逐渐加重的气急、喘息病史，肺功能检查示残气量及残气量/肺总量增加，第一秒用力呼气量/用力肺活量减低，最大通气量降低，气体分布不匀，弥散功能减低；经支气管扩张剂治疗，肺功能无明显改善，即可诊断。

【治疗要点】

1. 急性加重期　最多见的急性加重期是由于细菌或病毒感染引起的。

（1）抗生素　根据病原菌种类及药物敏感试验选用抗生素治疗。如β内酰胺类、第二代头孢菌素类、大环内酯类或喹诺酮类。可配合超声雾化吸入，以增加局部药物浓度和作用。

（2）保持呼吸道通畅　应用各种祛痰药物（如盐酸氨溴索、溴己新）、支气管解痉剂（如沙丁胺醇、异丙托溴铵、氨茶碱等）。

（3）低流量吸氧　呼吸困难伴发绀者应给予低流量（每分钟 1~2L）吸氧。

（4）糖皮质激素　对于需住院治疗的急性加重期的患者可考虑应用。

2. 稳定期

（1）患者戒烟，脱离污染环境，加强锻炼，增强体质，提高机体免疫力。

（2）根据病情应用支气管解痉剂、祛痰药及糖皮质激素。

（3）长期家庭氧疗（LTOT）对于慢阻肺并发呼吸衰竭者可提高生活质量和生存率。

【常见护理诊断/问题】

1. 气体交换受损　与气道阻塞、肺组织弹性降低、残气量增加等引起通气和换气功能障碍有关。

2. 低效性呼吸型态　与支气管阻塞、呼吸阻力增加有关。

3. 清理呼吸道无效　与分泌物多而黏稠、气道湿度降低和无效咳嗽有关。

4. 活动无耐力　与肺功能下降引起慢性缺氧、活动时供氧不足有关。

5. 焦虑/个人应对无效　与呼吸困难迁延、家庭支持不足或缺乏有关信息有关。

【护理措施】

1. 生活护理　急性发作期需卧床休息，病情缓解后鼓励患者适当进行体力活动。

2. 饮食护理　患者由于呼吸负荷加重，能量消耗增多，又因呼吸困难、缺氧及药物不良反应等原因使进食减少，因此营养不良十分常见。要给予高热量、高蛋白、高维生素饮食，避免食用产气食品，如豆类、碳酸饮料、红薯、白薯等。如无禁忌，每天饮水量1500mL以上。

3. 病情观察　观察痰的量、色、质、味，是否容易咳出；评估呼吸频率、幅度、节律，辅助呼吸肌参与呼吸活动的状况；观察患者的意识状态、发绀等症状，及时发现呼吸衰竭、肺性脑病等并发症。

4. 对症护理

（1）**氧疗护理**　提倡进行长期家庭氧疗，一般给予鼻导管持续低流量（每分钟1~2L）、低浓度（<30%）吸氧，吸氧时间每天>15小时，尤其是在睡眠时间，不能停止氧疗，以免加重低氧血症。如病情需要可在呼吸兴奋剂刺激通气或用呼吸机改善通气的条件下提高吸入氧浓度，同时密切观察氧疗的效果。

（2）**呼吸功能锻炼**　对改善早期肺功能情况及缓解症状都具有重要意义。①缩唇呼吸：通过呼气时缩唇（吹口哨样）缓慢呼气所形成的微弱阻力来延长呼气时间，延缓气道塌陷，改善通气。一般吸气与呼气时间之比为1:2或1:3，缩唇的呼气流量以使距离口唇15~20cm处蜡烛火焰随气流倾斜但又不熄灭为宜。②腹式呼吸：教患者用鼻尽量缓慢吸气，膈肌最大程度下降，腹部凸出，腹肌松弛，至无法再吸气后缓慢用口呼气，膈肌松弛，腹肌收缩，通过运动增强缓解期患者膈肌、腹肌肌力和耐力，提高呼吸效率，改善呼吸功能。③缩唇腹式呼吸：将缩唇呼吸与腹式呼吸结合进行，是肺气肿缓解期改善肺功能的最佳方法。患者可采取立位、坐位或卧位等不同体位，先将全身放松，均匀呼吸3分钟，然后将一手放在前胸，另一手放在腹部，用鼻吸气，并挺腹，胸部尽量不动；吸气完毕后开始缩唇，收腹，胸部前倾，由口缓慢呼气。用这种方法每分钟呼吸8~10次，每次10~20分钟，每天锻炼2次。

5. 药物护理　溴已新偶见恶心、转氨酶增高，胃溃疡患者慎用。盐酸氨溴索属于润滑性祛痰剂，不良反应少。可待因是麻醉性中枢镇咳药，有恶心、呕吐等不良反应，长期或大量使用会成瘾，并抑制咳嗽反应而使呼吸道阻塞加重。喷托维林是非麻醉性中枢镇咳药，有口干、恶心、腹胀、头痛等不良反应。

6. 心理护理 由于长期呼吸困难，患者逐渐丧失信心，生活质量明显下降，加上家人对患者的支持也常随病情进展而显得无力，因此患者多有焦虑、抑郁等心理障碍，护士应耐心倾听患者的叙述，疏导其心理压力，必要时请心理医生协助诊治。

【健康指导】

1. 戒烟，改善生活环境 向患者解释吸烟的危害，指导患者用正确的方法进行戒烟。避免在过冷、过热、多尘或烟雾环境中生活。

2. 增强体质，预防呼吸道感染 根据病情进行耐寒锻炼，重视缓解期营养摄入，改善营养状况。少到公共场所去，以免感染细菌。

3. 坚持全身运动和呼吸训练 进行散步、打太极拳等有氧运动，坚持腹式呼吸和缩唇呼吸等。可改善呼吸肌运动，提高心肺功能，增加活动耐力。但活动时要注意观察心率、呼吸的变化，若有明显不适或活动停止3~5分钟后上述指标仍未恢复到运动前水平，应与医生商讨变更运动类型及运动量。

知识链接

有氧运动

有氧运动包括步行（散步、快走）、慢跑、打球、游泳、爬山、骑自行车、健身操、太极拳等。有氧运动特点是强度低、有节奏、不中断和持续时间长。与举重、赛跑、跳高、跳远、投掷等具有爆发性的非有氧运动相比较，有氧运动是一种恒常运动，是持续5分钟以上还有余力的运动。

4. 家庭氧疗指导 长期氧疗可以改善患者的预后，提高其生活质量。在患者出院前应提供有关家庭氧疗的咨询与帮助，提供仪器购置、使用和保养等方面的知识和技能。在吸氧过程中注意远离烟火，防止氧气燃烧爆炸；定期更换、清洁、消毒氧疗装置。

第四节 慢性肺源性心脏病患者的护理

慢性肺源性心脏病（chronic pulmonary heart disease，简称慢性肺心病）是指由支气管-肺组织、肺血管或胸廓的慢性病变引起肺组织结构和（或）功能异常，肺血管阻力增加，肺动脉压力增高，使右心室扩张和（或）肥厚，伴或不伴右心功能衰竭的心脏病，并排除先天性心脏病和左心病变引起者。以逐步出现的肺、心功能衰竭症状为主要表现。

慢性肺心病是我国呼吸系统的一种常见病，多继发于慢性支气管、肺疾病，尤其是慢阻肺。患病年龄多在40岁以上，且随年龄增加而患病率增高。本病的发生，北方高于南方，农村高于城市，吸烟者高于不吸烟者，男女无明显差异。冬、春季节和气候骤然变化时，易出现急性发作。

【病因与病机】

1. 病因　按原发病发生的不同部位，主要分为以下几类。

（1）支气管、肺疾病　以慢性阻塞性肺疾病最为多见，占80%～90%，其次为支气管哮喘、支气管扩张、重症肺结核、肺尘埃沉着症、特发性肺间质纤维化、药物相关性肺疾病等。

（2）胸廓运动障碍性疾病　较少见，严重的脊椎侧后凸、脊椎结核、类风湿关节炎、胸膜广泛粘连及胸廓成形术后造成的严重胸廓或脊椎畸形，以及神经、肌肉疾病。

（3）肺血管疾病　慢性血栓栓塞性肺动脉高压、肺小动脉炎及原因不明的原发性肺动脉高压等，均可使肺动脉狭窄、阻塞，引起肺血管阻力增加、肺动脉高压和右心室负荷加重，发展成慢性肺心病。

（4）其他　原发性肺泡通气不足及先天性口咽畸形、睡眠呼吸暂停低通气综合征等均可导致肺动脉高压，发展成慢性肺心病。

2. 病机　以上原因所导致的慢性肺心病的病机虽不完全相同，但其共同点是可造成患者呼吸系统结构和功能改变，发生反复的呼吸道感染和低氧血症，导致一系列体液因子和肺血管的改变，使肺血管阻力增大，肺动脉血管构型重建，形成肺循环血流动力学障碍，产生肺动脉高压。肺动脉高压使右心室负荷加重，右心室发挥其代偿功能，发生右心室肥厚。随着病情进展，肺动脉压持续升高，超过右心室的代偿能力，右心失代偿而至右心衰竭。

【临床表现】

本病发展缓慢，除原有胸、肺疾病的各种症状和体征外，主要是逐渐出现肺、心功能衰竭及其他器官损害的征象。按照肺、心功能可分为代偿期和失代偿期。

1. 肺、心功能代偿期

（1）症状　主要为原发病的症状表现。如咳嗽、咳痰、气促、活动后心悸、呼吸困难、乏力和劳动耐力下降等。急性感染可使上述症状加重。

（2）体征　除原有肺、胸的疾病体征外，可有不同程度的肺动脉高压和右心室扩大的体征，如肺动脉瓣区第二心音强度（P_2）高于主动脉瓣区第二心音（A_2），即$P_2 > A_2$，当有右心室肥厚时，三尖瓣区可出现收缩期杂音或剑突下心脏搏动增强，部分患者因肺气肿使胸膜腔内压升高，阻碍上腔静脉回流，可有颈静脉充盈，肝界下移。

2. 肺、心功能失代偿期

（1）呼吸衰竭　①症状：呼吸困难加重，夜间为甚，常有头痛、失眠，但白天嗜睡、食欲下降，甚至可出现表情淡漠、神志恍惚、谵妄等肺性脑病的表现。②体征：发绀明显，球结膜充血、水肿；腱反射减弱或消失，出现病理反射。因高碳酸血症引起周围血管扩张，可出现皮肤潮红、多汗。

（2）右心衰竭　①症状：气促更明显，有心悸、食欲不振、腹胀、恶心等症状。

②体征：明显发绀，颈静脉怒张，心率增快，可出现心律失常，剑突下可闻及杂音。肝颈静脉回流征阳性，下肢水肿，重者可有腹水。少数患者可出现肺水肿及全心衰竭的体征。

【实验室及其他检查】

1. X线 肺动脉高压症可见右下肺动脉干扩张（横径≥15mm）；肺动脉段明显突出或其高度≥3mm、右心室增大征象，为诊断慢性肺心病的主要依据。

2. 心电图 电轴右偏，显示右心室和右心房肥大。

3. 超声心动图 可观测右心室和肺动脉结构。

4. 血气分析 在失代偿期可出现低氧血症或合并高碳酸血症，当 $PaO_2 < 60mmHg$、$PaCO_2 > 50mmHg$ 时，表示有呼吸衰竭。

5. 血液化验 红细胞及血红蛋白可升高。全血黏度及血浆黏度可增加。合并感染时白细胞总数增高，中性粒细胞增加。

6. 其他 肺功能检查、痰细菌学检查等。

【诊断要点】

根据患者慢性支气管炎、肺气肿、其他胸肺疾病或肺血管疾病病史，临床上出现肺动脉压增高、右心室增大或右心功能不全的表现，心电图、X线胸片和超声心动图有右心增大肥厚的征象，可做出诊断。

【治疗要点】

1. 肺、心功能代偿期 采用中西医结合的综合治疗措施，如长期家庭氧疗、调整免疫功能、营养疗法等，目的是增强患者的免疫功能，去除诱发因素，减少或避免急性加重期的发生。

2. 肺、心功能失代偿期 治疗原则为积极控制感染，通畅呼吸道，改善呼吸功能，纠正缺氧和二氧化碳潴留，控制呼吸衰竭和心力衰竭，积极处理并发症。

（1）控制感染 在药敏试验未出结果前，可根据感染的环境和痰涂片选用抗生素；在药敏试验出结果后，参考痰菌培养及药敏试验选择抗生素。常用的抗生素有青霉素类、氨基糖苷类、喹诺酮类及头孢菌素类药物，但须注意继发真菌感染。

（2）氧疗 保持呼吸道通畅，合理氧疗，纠正缺氧和二氧化碳潴留。

（3）控制心力衰竭 慢性肺心病出现心力衰竭时，一般在积极控制感染、改善呼吸功能后得到缓解，尿量增多，水肿消退。但对治疗无效的重症患者，可适当选用以下药物进行治疗：①利尿剂：原则上选用作用轻、排泄快的利尿剂，小剂量、短疗程，排钾利尿剂与保钾利尿剂可联合使用，如氢氯噻嗪、氨苯蝶啶等。水肿较重者可用呋塞米（速尿）。②正性肌力药：由于感染及慢性缺氧，患者对洋地黄类药物的耐受性降低，容易出现中毒现象。应选用起效快、排泄快的洋地黄类药物，如毒毛花苷K、毛花苷丙等，剂量宜小，一般约为常规剂量的1/2或2/3量。用药过程中密切观察药物不良反应。③血管扩张药：对部分顽固性心力衰竭有一定效果，如钙拮抗剂、一氧化氮（NO）、川芎嗪等，有一定的降低肺动脉压的效果。

（4）控制心律失常　一般经控制感染、纠正缺氧、调整酸碱失衡和电解质紊乱后，心律失常可自行消失。如持续存在可根据心律失常的类型选用药物。

（5）预防血栓形成　应用普通肝素或低分子肝素可防止肺微小动脉原位血栓形成及深静脉血栓形成。

【常见护理诊断/问题】

1. 气体交换受损　与低氧血症、二氧化碳潴留、肺血管阻力增高有关。

2. 清理呼吸道无效　与呼吸道感染、痰液过多而黏稠有关。

3. 活动无耐力　与缺氧、心肺功能减退有关。

4. 体液过多　与心脏负荷增加、心肌收缩力下降、心输出量减少有关。

5. 照顾者角色困难或家庭应对无效：无能/妥协性　与照顾者长期身心疲乏、经济拮据及与患者缺乏沟通等有关。

6. 潜在并发症　肺性脑病、电解质紊乱、心律失常、上消化道出血、休克等。

【护理措施】

1. 生活护理　代偿期可适量活动，以循序渐进为原则，活动量以不引起疲劳、不加重症状为度。鼓励患者进行呼吸功能锻炼，提高活动耐力。失代偿期应绝对卧床休息，以减少机体耗氧量，可取半卧位或坐位。对于卧床患者，应协助定时翻身、更换姿势，保持舒适体位。

2. 饮食护理　给予高蛋白、高维生素、高热量、易消化饮食，防止因便秘、腹胀而加重呼吸困难。水肿患者应限制水、钠摄入。必要时遵医嘱静脉补充营养。

3. 病情观察　观察咳嗽、咳痰、喘息的变化，观察患者有无头痛、烦躁不安、意识障碍、球结膜水肿、皮肤出血点、瘀斑等症状。监测血气分析、电解质水平。心衰者监测体重、评估 24 小时液体出入量，尤其是尿量的变化，注意观察有无水肿出现。

4. 对症护理

（1）皮肤护理　注意观察全身水肿情况，避免皮肤长时间受压，形成压疮。抬高下肢，减轻水肿。

（2）吸氧　低流量、低浓度持续吸氧，必要时可通过面罩或呼吸机给氧，防止高浓度吸氧抑制呼吸，加重二氧化碳潴留，导致肺性脑病。

5. 药物护理　①患者烦躁不安时，警惕呼吸衰竭、电解质紊乱的出现，切勿随意使用镇静剂以免诱发或加重肺性脑病。如必须用药，应注意观察是否有抑制呼吸及咳嗽反射的情况出现。②应用利尿剂时，应注意是否有因低钾、低氯性碱中毒而加重缺氧，是否因过度脱水引起血液浓缩、痰液黏稠等不良反应。③应用洋地黄类药物时，用药前应注意纠正缺氧，防治低钾血症，遵医嘱准确用药，以免发生洋地黄中毒反应。④血管扩张药在扩张肺动脉的同时也扩张体动脉，往往造成体循环血压下降，反射性引起心率加快、PaO_2降低或升高等不良反应。应注意观察心率、血压变化和血气分析结果。⑤使用抗生素时，注意观察感染控制的效果、药物的不良反应及是否引起继发感染。

6. 心理护理 因疾病反复发作，长期住院花费大量金钱及劳动力丧失等因素导致患者身心痛苦，对治疗丧失信心，甚至拒绝或放弃治疗。亲人对患者的痛苦也会渐渐习以为常，关心、耐心不够。因此，护士应评估家人对患者的关心和帮助情况，亲近患者，理解他们的心情，调动各方面的支持，促进有效应对，提高患者生活质量。

【健康指导】

1. 疾病预防知识指导 脱离污染环境，鼓励患者戒烟，养成良好的生活方式，居处保暖通风，避免到人群密集地方，以防感染。

2. 病情监测指导 自我监测心、肺功能的变化；指导患者和家属使用、维护及清洁有关医疗设备（如雾化器、吸入器、给氧装置等）的方法和技巧；按医嘱用药、吸氧及定期随诊，当呼吸困难加重、咳痰不畅、尿量减少、水肿明显或神志淡漠、嗜睡、躁动、口唇发绀严重时应及时就诊。

3. 日常生活指导 有心功能不全时应限制钠、水的摄入。饮食清淡易消化，并保证有足够的营养。调整体位，呼吸困难患者的体位应既有利于气体交换又减少机体耗氧量。如站立时，背靠墙，身体重量放在两髋和双足上，使膈肌和胸廓松弛，全身放松。坐位时，凳高适当，两足正好平放在地上，身体稍向前倾，两手置于双腿上或趴在小桌上，桌上放置枕头，使患者胸椎与腰椎尽可能在一直线上。卧位时抬高床头并略摇起床尾，使下肢关节轻度屈曲，防止身体下滑，在身体两侧放置枕头或小桌，让双手略抬高并有支撑处。

第五节 支气管哮喘患者的护理

支气管哮喘（bronchial asthma，简称哮喘）是由多种细胞（如嗜酸性粒细胞、肥大细胞、T淋巴细胞、中性粒细胞、平滑肌细胞、气道上皮细胞等）和细胞组分参与的气道慢性炎症性疾病。这种慢性炎症与气道高反应性相关，通常出现广泛多变的可逆性气流受限，并引起反复发作性的喘息、气急、胸闷或咳嗽等症状，常在夜间和（或）清晨发作、加剧，多数患者可自行缓解或经治疗后缓解。

哮喘是世界上最常见的慢性疾病之一，全球约有3亿哮喘患者。我国哮喘患病率为0.5%～5%，呈逐年上升趋势；哮喘死亡率为（1.6～36.7）/10万。我国已成为全球哮喘病死率较高的国家之一。

【病因和病机】

1. 病因

（1）遗传因素 哮喘是一种复杂的、具有多基因遗传倾向的疾病。发病具有家族集聚现象，亲缘关系越近，患病率越高；患者病情越严重，其亲属患病率也越高。

（2）环境因素　具有哮喘易感基因的人群发病与否受环境因素的影响较大。①变应原性因素：室内变应原（尘螨、家养宠物、蟑螂），室外变应原（花粉、草粉），职业性变应原（油漆、饲料、活性染料），食物（鱼、虾、蛋、牛奶），药物（最常见药物有阿司匹林、青霉素、链霉素）。②非变应原性因素：大气污染、吸烟、运动、肥胖等。

2. 病机　哮喘的病机不完全清楚，与免疫－炎症反应、神经机制和气道高反应性及其相互作用有关。变应原进入有特异体质的机体后，刺激机体产生大量特异性的 IgE，并结合于肥大细胞和嗜碱性粒细胞表面的 IgE 受体。当变应原再次进入体内，可与结合在 IgE 受体上的 IgE 交联，使该细胞合成并释放多种活性介质导致平滑肌收缩、黏液分泌增加、血管通透性增加和炎性细胞浸润等，气道的炎性病变被认为是哮喘的本质。炎性细胞在介质的作用下又可分泌多种介质，使气道对各种刺激因子出现过强或过早的收缩，这是哮喘发生发展的另一个重要因素，常有家族倾向，受遗传因素的影响，气道高反应性为支气管哮喘的共同病理生理特征。

此外，神经因素也被认为是哮喘发病的重要环节。迷走神经张力亢进，β_2 肾上腺素受体功能低下，非肾上腺素能非胆碱能神经释放舒张支气管平滑肌和收缩平滑肌的神经介质平衡失调，可引起支气管平滑肌收缩。

【临床表现】

1. 症状　典型症状为发作性呼气性呼吸困难伴或不伴哮鸣音，或发作性胸闷、咳嗽，严重时端坐呼吸、干咳或咳大量白色泡沫痰，甚至发绀。咳嗽变异型哮喘，可仅表现为咳嗽。发作常有诱因，多在数分钟内发作，持续数小时或数天，用支气管舒张药或自行缓解。若哮喘发作持续 24 小时以上，经一般支气管舒张剂治疗不能缓解者，称为重症哮喘或哮喘持续状态。

2. 体征　发作时胸廓饱满，叩诊过清音，听诊可闻及广泛的哮鸣音，呼气音延长，但轻度哮喘或非常严重的哮喘发作可无哮鸣音，后者称为寂静胸。严重者心率加快、奇脉、颈静脉怒张、胸腹反常运动和发绀。缓解期可无异常。

3. 分期和病情严重程度分级　支气管哮喘可分为急性发作期、慢性持续期和缓解期。

（1）急性发作期　指气促、咳嗽、胸闷等症状突然发生或症状加重，常有呼吸困难，以呼气流量降低为其特征，可分为轻度、中度、重度和危重 4 级（表 2－2）。

表 2－2　哮喘急性发作时病情严重程度分级

临床特点	轻度	中度	重度	危重
体位	可平卧	喜坐位	端坐呼吸	
气短	步行、上楼时	稍事活动	休息时	
讲话方式	连续成句	常有中断	单字	不能讲话
精神状态	有焦虑/尚安静	时有焦虑或烦躁	常焦虑、烦躁	嗜睡、意识模糊

续表

临床特点	轻度	中度	重度	危重
出汗	无	有	大汗淋漓	
呼吸频率	轻度增加	增加	>30 次/分	
辅助呼吸肌活动及三凹征	常无	可有	常有	胸腹矛盾运动
哮鸣音	散在，呼吸末期	响亮，弥漫	响亮，弥漫	减弱乃至无
脉率	<100 次/分	100~120 次/分	>120 次/分	>120 次/分或变慢或不规则
奇脉（收缩压下降）	无（10mmHg）	可有（10~25mmHg）	常有（>25mmHg）	无
PaO$_2$（吸空气）	正常	60~80mmHg	<60mmHg	
PaCO$_2$	<40mmHg	≤45mmHg	>45mmHg	
SaO$_2$（吸空气）	>95%	91%~95%	≤90%	
pH	——		降低	降低

（2）慢性持续期　也称非急性发作期，指在相当长的时间内，每周均不同频度和（或）不同程度地出现症状（表2-3）。

表2-3　哮喘慢性持续期病情严重程度分级

分级	间歇状态 （第一级）	轻度持续 （第二级）	中度持续 （第三级）	严重持续 （第四级）
症状	发作<1 次/周，发作间歇无症状	发作≥1 次/周，但<1 次/日	每天有症状，影响日常活动和睡眠	症状持续，限制日常活动
夜间哮喘	≤2 次/月	>2 次/月 <1 次/周	>1 次/周	频繁
第1秒钟用力呼气容积（FEV$_1$）或最高呼气流量（PEF）	≥80%预计值 变异率<20%	≥80%预计值 变异率20%~30%	60%~79%预计值 变异率>30%	<60%预计值 变异率>30%

【实验室及其他检查】

1. 肺功能检查

（1）通气功能检测　哮喘发作时呈阻塞性通气功能改变，呼气流速指标均显著下降，第1秒用力呼气容积（FEV$_1$）、FEV$_1$占用力肺活量比值（FEV$_1$/FVC）及最高呼气流量（PEF）均减少。

（2）支气管激发试验（BPT）　测定气道的反应性。吸入激发剂后其通气功能下降、气道阻力增加。一般适用于通气功能在正常预计值的70%以上的患者。如FEV$_1$下降≥20%，可诊断为激发试验阳性。

（3）支气管舒张试验（BDT）　测定气道的可逆性。使用支气管舒张剂后，如FEV$_1$比用药前增加12%或以上且其绝对值增加200mL或以上即可诊断为舒张试验阳性。提示存在可逆性气道阻塞。

（4）PEF 及其变异率测定 反映气道通气功能的变化，哮喘发作时 PEF 下降。若 24 小时内 PEF 或昼夜 PEF 波动率≥20%，符合气道可逆性改变的特点。

2. 动脉血气分析 哮喘发作时 PaO_2 下降，肺泡过度通气时 $PaCO_2$ 下降。若 $PaCO_2$ 升高，提示气道阻塞严重，出现呼吸性酸中毒。

3. 特异性变应原检测 有助于病因诊断。如放射性过敏原吸附法、皮肤划痕试验等。

4. 其他 痰涂片在显微镜下可见较多嗜酸性粒细胞。X 线在发作时可见两肺透亮度增加，呈过度充气状态，缓解期无明显异常。合并感染时，可见肺纹理增粗及炎症的浸润阴影。

【诊断要点】

符合以下 1~4 条或 4、5 条者，可诊断为支气管哮喘。

1. 反复发作喘息、气急、胸闷或咳嗽，多与接触变应原、冷空气、物理化学刺激等因素有关。

2. 双肺散在或弥漫性以呼气相为主的哮鸣音，呼气相延长。

3. 上述症状可经治疗或自行缓解。

4. 除外其他疾病的喘息、气急、胸闷或咳嗽。

5. 症状表现不典型者至少有以下一项阳性：①支气管激发试验或运动试验阳性。②支气管舒张试验阳性。③昼夜 PEF 变异率≥20%。

【治疗要点】

目前哮喘不能根治，但长期规范治疗可使大多数患者达到良好或完全的临床控制。

1. 确定并减少危险因素接触 避免诱因，脱离并长期避免接触危险因素是防治哮喘最有效的方法。

2. 药物治疗 主要包括缓解性药物和控制性药物（表2-4）。

表 2-4 哮喘治疗药物分类

缓解性药物	控制性药物
短效 β_2 受体激动剂	吸入型糖皮质激素
短效吸入型抗胆碱能药物	白三烯调节剂
短效茶碱	长效 β_2 受体激动剂
全身用糖皮质激素	缓释茶碱
色甘酸钠	
抗 IgE 抗体	
联合药物	

（1）糖皮质激素 是当前控制哮喘最有效的药物，能够抑制炎症反应，增强平滑肌细胞 β_2 受体的反应性。给药途径包括吸入、口服和静脉用药。①吸入：吸入型糖皮

质激素是目前哮喘长期治疗的首选药物。常用的吸入剂有倍氯米松、布地奈德、氟替卡松、环索奈德、莫米松等。通常需规律吸入 1～2 周以上方能起效。少数患者可出现口咽念珠菌感染、声音嘶哑或呼吸道不适。②口服：常用泼尼松和泼尼松龙。用于吸入激素无效或需要短期加强治疗的患者。③静脉：重度或严重哮喘发作时应及早静脉给予激素。可选择琥珀酸氢化可的松或甲泼尼龙。

（2）β₂受体激动剂　通过激动呼吸道的 β_2 受体，松弛支气管平滑肌，缓解哮喘。分为长效激动剂（LABA）和短效激动剂（SABA）。长效 β_2 受体激动剂又可分为快速起效（数分钟起效）和缓慢起效（30 分钟起效）两种。①长效 β_2 受体激动剂：不能单独用于哮喘的治疗，与吸入型糖皮质激素联合是目前最常用的哮喘控制性药物。常用的联合制剂有氟替卡松/沙美特罗吸入干粉剂、布地奈德/福莫特罗吸入干粉剂。②短效 β_2 受体激动剂：包括定量气雾剂（MDI）吸入、干粉吸入、持续雾化吸入等，也可采用口服或静脉注射。首选吸入法，药物可直接作用于呼吸道，局部浓度高且作用迅速，剂量小，不良反应少，为治疗哮喘急性发作的首选药物。

（3）茶碱类　是治疗哮喘的有效药物，可拮抗腺苷受体引起支气管痉挛的作用，刺激肾上腺素分泌，增强呼吸肌的收缩功能、气道纤毛清除功能和抗炎作用。常用的药物有茶碱片、茶碱缓释片和茶碱控释片，缓释或控释片可控制夜间哮喘。茶碱类药物可口服或静脉给药，静脉给药主要应用于重、危症哮喘。茶碱易中毒，应监测血茶碱浓度。

（4）抗胆碱能药物　为胆碱能受体拮抗剂，降低迷走神经兴奋性而舒张支气管，并有减少痰液分泌的作用。吸入抗胆碱能药如异丙托溴铵，与 β_2 受体兴奋剂联用，能增强支气管扩张作用，尤其适用于夜间哮喘及多痰者。

（5）白三烯调节剂　抑制肥大细胞和嗜酸性粒细胞释放的半胱氨酰白三烯的致喘和致炎作用。常用药物有扎鲁司特、孟鲁司特，通常口服给药，不良反应较轻微，主要是胃肠道症状。是目前除吸入型糖皮质激素外唯一可以单独使用的哮喘控制性药物，可作为轻度哮喘的替代药物和中、重度哮喘的联合用药，尤其适用于阿司匹林哮喘、运动性哮喘及伴有过敏性鼻炎的哮喘患者。

（6）色甘酸钠　抑制 IgE 介导的肥大细胞释放介质，并可选择性抑制其他炎症细胞介质的释放，可用于预防运动、干冷空气等引起的哮喘。

（7）其他药物　酮替酚和新一代组胺 H_1 受体拮抗剂阿司咪唑、曲尼斯特、氯雷他定对轻症哮喘和季节性哮喘有一定效果，也可与 β_2 受体激动剂联合用药。

知识链接

雾化吸入器使用方法

吸药前，先摇匀药液，缓慢呼气至不能再呼时，立即将喷口放入口中，双唇包住喷口，经口缓慢吸气的同时按压驱动装置，吸气至不能再吸时，屏气 5～15 秒，使较小的雾粒落在气道远端，然后再缓慢呼气。休息 3 分钟后可再重复 1 次。

3. 免疫疗法 可使用特异性变应原配制各种不同浓度的提取液，通过皮下注射、舌下含服或其他途径给予过敏患者，从而增高患者对此变应原的耐受性；也可注射卡介苗及其衍生物、转移因子及疫苗等。

【常见护理诊断/问题】

1. 低效性呼吸型态 与支气管痉挛、通气障碍、焦虑有关。

2. 清理呼吸道无效 与气道平滑肌痉挛，分泌物增多、黏稠和无效咳嗽有关。

3. 焦虑 与哮喘反复发作、害怕窒息有关。

4. 知识缺乏 缺乏正确使用定量雾化吸入器用药的相关知识。

5. 潜在并发症 自发性气胸、呼吸衰竭、慢性肺源性心脏病、水电解质失衡等。

【护理措施】

1. 生活护理 环境安静、舒适、冷暖适宜。室内不宜摆放花草、羽毛枕，避免尘埃飞扬或吸入刺激性气体。根据病情取舒适体位，如端坐体位者提供床旁桌做支撑。有明确过敏原者，尽快脱离过敏原。

2. 饮食护理 给予清淡、易消化、高热量、高维生素的饮食，保持充足营养。大约20%的成年人和50%的哮喘患儿可因不恰当的饮食激发或加重哮喘。护士应帮助患者找出与哮喘有关的食物，如鱼、虾、蟹、蛋类、牛奶等；同时应注意戒烟、戒酒。

3. 病情观察 观察哮喘发作的前驱症状，如鼻痒、喷嚏、流泪等黏膜过敏症状。哮喘发作时观察患者意识状态、呼吸型态、辅助呼吸肌运动情况，定时听诊肺部呼吸音、哮鸣音；重症哮喘应严密监测血压、脉搏和呼吸；监测动脉血气分析结果，肺功能指标，观察有无低氧血症或高碳酸血症，有无哮喘持续状态、气胸、肺不张、水电解质失衡、呼吸衰竭等并发症发生，一旦发生，应立即通知医生，做好抢救配合。

4. 对症护理 哮喘或哮喘持续状态的患者大多有缺氧现象，一般以鼻导管或面罩给氧，根据血气分析结果调整氧流量和浓度，观察氧疗效果，必要时机械通气。指导患者呼吸功能锻炼。大量出汗或过度通气时，鼓励患者多饮水，每天入水量为3000mL，防止患者脱水及低钠。

5. 药物护理 遵医嘱用药，评估药物疗效和不良反应。

（1）β_2受体兴奋剂 常见不良反应为头痛、头晕、心悸、手指震颤等，停药或坚持一段时间后症状可消失，但用量过大可引起心律失常甚至猝死。指导患者按需用药，不宜长期规律、单一、大量使用，以免出现耐药性，停药一段时间后可恢复敏感性；控释或缓释药片不可咬碎或掰开服用。

（2）茶碱类 茶碱的不良反应为胃肠道症状（恶心、呕吐）、心血管症状（心动过速、心律失常、血压下降）及尿多，偶可兴奋呼吸中枢，严重者可引起抽搐乃至死亡。发热、妊娠、小儿或老年，患有心、肝、肾功能障碍及甲状腺功能亢进者尤须慎用。合用西咪替丁、喹诺酮类、大环内酯类等药物可影响茶碱代谢而使其排泄减慢，应减少用药量。使用茶碱应监测血药浓度，以 $6 \sim 15\mu g/mL$ 为宜。口服对胃刺激性大，应餐后服用；静脉推注时应稀释，注射速度不宜过快，推注时间不小于 10 分钟，同时注意观察患者反应。

（3）糖皮质激素 长期用药应注意观察患者是否出现肥胖、糖尿病、高血压、骨质疏松、消化性溃疡等不良反应。联合 β₂受体激动剂或茶碱类药物，可减少糖皮质激素用量。本药对胃肠道有刺激作用，应饭后服用；吸入剂易引起咽部念珠菌感染，在吸入激素后应立即漱口；患者不得骤然停药或减量，应遵医嘱进行阶梯式逐渐减量。

6. 心理护理 哮喘发作时，患者会出现焦虑、恐惧等不良情绪，评估患者焦虑水平，为患者提供心理和生理支持，倾听患者想法，接受并理解其焦虑和恐惧情绪，鼓励家人支持以减轻焦虑。急性发作时护士应保持镇静，给患者安全感和安慰，可使用非语言沟通方法如用手轻拍患者背部、握住患者的手等方法，减轻患者的焦虑。

【健康指导】

1. 疾病知识指导 提高患者对疾病的正确认识，增强战胜疾病的信心。帮助患者及家人获得哮喘的有关知识，树立治病信心。帮助患者学会在哮喘急性发作时正确、及时地采取应对措施，掌握正确的吸入技术；了解常用药物的用法、剂量、疗效及不良反应。嘱患者随身携带止喘气雾剂，出现哮喘先兆，打喷嚏、流鼻涕、咽痒时，应立即吸入 β₂受体激动剂，同时患者应保持平静、放松心态以利于控制症状。

2. 避免哮喘的诱发因素 避免摄入引起哮喘发作的食物；室内不种花草，不养宠物；保持室内清洁；打扫或喷洒杀虫剂时，患者应离开现场；避免刺激性气体的吸入；戒烟，避免被动吸烟，同时预防上呼吸道感染。

3. 自我监测病情指导 指导患者养成记录哮喘日记的习惯，掌握峰流速仪的使用，通过长时间的观察和分析找出哮喘的发病规律。识别哮喘的先兆及哮喘加重的早期表现。评估哮喘发作的程度，争取早期用药（在症状出现以前），避免哮喘的发作。

4. 运动和锻炼指导 体育锻炼可增强身体素质，增强肺通气功能，减少哮喘发作。进行运动时注意避免竞争性项目，避免在干燥寒冷的地方运动，做好运动前的准备工作，运动量适宜，适当配合药物预防和控制，对于有运动哮喘的患者在运动前可预防性吸入 β₂受体激动剂或色甘酸钠，通常在吸入后 5~10 分钟再运动。

第六节 支气管扩张症患者的护理

支气管扩张症（bronchiectasis）大多继发于急、慢性呼吸道感染和支气管阻塞后，反复发生支气管炎症，致使支气管管壁结构破坏，引起支气管异常和持久性扩张。多见于儿童和青年。临床表现主要为慢性咳嗽、咳大量脓痰和（或）反复咯血。近年来随着急、慢性呼吸道感染的适当治疗，其发病率有下降趋势。

【病因与病机】

1. 支气管-肺组织感染和阻塞 婴幼儿时期麻疹、百日咳、支气管肺炎等支气管-

肺组织感染是引起支气管扩张最常见的原因。反复感染破坏支气管壁各层组织，削弱管壁的支撑作用，咳嗽时管腔内压力增高，受胸腔负压的牵引，逐渐形成支气管扩张。感染会导致支气管阻塞，阻塞会加重感染，二者互为因果，反复发作，促使支气管扩张的发生和发展。

2. 先天性发育缺损和遗传因素　弥漫性的支气管扩张多发生于有遗传、免疫或解剖缺陷的患者，如囊性纤维化、纤毛运动障碍和严重的 α_1 – 抗胰蛋白酶缺乏。低免疫球蛋白血症、免疫缺陷、罕见的气道结构异常也可引起弥漫性病变，如巨大气管 – 支气管症（Molanier – Kuhn 综合征）、软骨缺陷（Williams – Campbell 综合征）及变应性支气管肺曲菌病等。

3. 其他因素　约30%的支气管扩张病因未明。

【临床表现】

1. 症状

（1）慢性咳嗽、大量脓痰　咳嗽、痰量与体位改变有关，体位改变时储积的分泌物刺激支气管黏膜引起阵咳和大量排痰。病情严重度可用痰量估计：小于10mL/d 为轻度；10～150mL/d 为中度；大于150mL/d 为重度。伴有感染时，黄绿色脓痰量每日可达数百毫升。收集痰液静置后出现分层，上层为泡沫，下悬脓性成分，中层为混浊黏液，下层为坏死组织沉淀物。

（2）反复咯血　50%～70%的患者有程度不等的咯血，从痰中带血至大量咯血，咯血量与病情不一致。部分患者以反复咯血为唯一症状，临床上称为"干性支气管扩张"，其病变多位于引流良好的上叶支气管。

（3）反复肺部感染　表现为同一肺段反复发生炎症并迁延不愈。

（4）慢性感染中毒症状　出现发热、乏力、食欲减退、消瘦、贫血等，儿童可影响发育。

2. 体征　早期或干性支气管扩张可无异常体征，病变重或继发感染时可闻及固定而持久的局限性粗湿啰音，有时可闻及哮鸣音，部分慢性患者伴有杵状指（趾）。出现肺气肿、肺心病等并发症时有相应体征。

【实验室及其他检查】

1. X 线　早期无异常或仅有肺纹理增多、增粗现象；典型的 X 线表现为多个不规则的蜂窝状透亮阴影或沿支气管的卷发状阴影，感染时阴影内见液平面。支气管柱状扩张可显示为"双轨征"。

2. 高分辨 CT（HRCT）　具有更高的空间、密度分辨力。由于其无创、易重复、易被患者接受，现已成为支气管扩张的主要诊断方法。

3. 支气管造影　可明确支气管扩张的部位、形态、范围和病变程度。经导管或支气管镜在气道表面滴注不透光的碘脂质造影剂，直接显像扩张的支气管。因其为创伤性检查，目前已被高分辨 CT 取代。

4. 纤维支气管镜检查 当支气管扩张呈局灶性且位于段支气管以上时，纤维支气管镜检查可发现弹坑样改变。

【诊断要点】

既往有诱发支气管扩张的反复感染病史，有慢性咳嗽、反复咳脓痰、咯血等临床表现及胸部 CT 检查显示支气管扩张的异常影像学改变，可诊断为支气管扩张。

【治疗要点】

1. 治疗基础疾病 对活动性肺结核伴支气管扩张者应积极抗结核治疗，低免疫球蛋白血症可用免疫球蛋白替代治疗。

2. 控制感染 有急性感染征象时需应用抗生素。可依据痰培养和药敏结果指导抗生素应用，但在开始时常需给予经验治疗，如氨苄西林、阿莫西林或头孢克洛。

3. 改善气流受限 使用支气管舒张剂，如沙丁胺醇、氨茶碱等。

4. 清除气道分泌物 化痰药物及振动、拍背和体位引流等胸部物理治疗均有助于清除气道分泌物。

5. 咯血 少量咯血者口服卡巴克洛、云南白药等；中量咯血者静脉给予垂体后叶素或酚妥拉明；出血量大，内科治疗效果不明显，可考虑外科手术或介入栓塞治疗。

【常见护理诊断/问题】

1. 清理呼吸道无效 与痰多黏稠、咳嗽无力有关。

2. 有窒息的危险 与大咯血、痰多黏稠及咳嗽无力有关。

3. 营养失调：低于机体需要量 与反复支气管感染导致机体消耗过多有关。

4. 焦虑 与疾病迁延个体健康受到威胁有关。

【护理措施】

1. 生活护理 环境安静、舒适，保持室内空气流通，维持适宜的温湿度，以防痰液黏稠不易咳出。小量咯血时应静卧休息，大量咯血者绝对卧床休息。

2. 饮食护理 反复的慢性感染加重了营养消耗，应给患者提供高热量、高蛋白、高维生素饮食。少吃辛辣、刺激性食物，如辣椒、胡椒、蒜、生姜等，避免加重病情。鼓励患者多饮水，禁饮酒，饮酒后血管扩张，会使咯血量增多。

3. 病情观察 观察患者的体温变化，咳嗽的性质，痰液的量、色、味、质及与体位的关系，必要时留痰标本送检，观察是否有咯血症状，评估咯血量、色和性质，观察有无窒息的先兆表现和窒息的症状，一旦出现应及时报告医生，采取急救措施。

4. 体位引流 是指对分泌物进行的重力引流，病变部位位于高处，引流支气管的开口向下，促使痰液借重力作用，使呼吸道分泌物流入气管和支气管，从而排出体外（图 2-1）。具体操作见附：体位引流术。

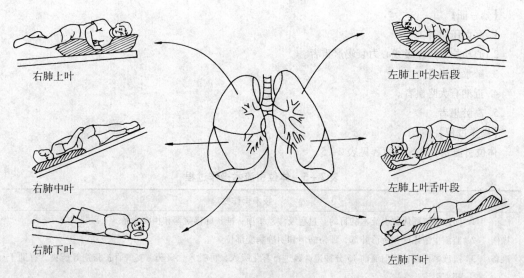

右肺上叶　　　　左肺上叶尖后段

右肺中叶　　　　左肺上叶舌叶段

右肺下叶　　　　左肺下叶

图 2 - 1　体位引流

5. 药物护理　垂体后叶素可收缩小动脉，达到止血作用，但冠心病、高血压、孕妇忌用。静脉点滴速度不宜过快，以免引起恶心、便意、心悸、面色苍白等不良反应。镇静剂、镇咳药慎用于年老体弱、肺功能不全者，必须使用时注意观察呼吸中枢和咳嗽反射受抑制的情况，及时发现呼吸衰竭和因不能咯出血块而诱发的窒息。

6. 心理护理　反复感染和咳嗽使患者出现焦虑及紧张情绪，应帮助患者树立治病信心，加强社会支持系统，争取家人的关爱和理解，建立有效的应对机制。

【健康指导】

1. 疾病预防指导　支气管扩张与感染密切相关，指导患者及家属早期发现和治疗呼吸道感染，以免发展为支气管扩张，或使原有的支气管扩张症状加重。

2. 生活指导　生活规律、劳逸结合，保证足够的睡眠，防止情绪激动、过度劳累。鼓励患者戒烟，避免烟雾及灰尘刺激，避免症状复发及加重。鼓励患者加强锻炼，增加机体抗病能力和免疫能力。加强营养，向患者说明营养的补充对机体康复的重要性，使之能主动摄入高热量、高蛋白、丰富维生素饮食，以增强机体的抗病能力。

3. 疾病知识指导　教会患者有效咳嗽、雾化吸入、体位引流等方法，了解抗生素、化痰药的作用、用法及不良反应。培养自我保健意识及能力，学会自我监测病情，出现大量脓痰、咯血、呼吸困难、发热时应及时就诊。

附：体位引流术

体位引流术是指使病变部位位于高处，引流支气管的开口向下，借重力作用，使呼吸道内分泌物流入气管和支气管，从而排出体外的物理排痰技术。

【适应证】

1. 支气管扩张症及肺脓肿患者分泌物多者。

2. 慢性支气管炎痰液多且黏稠者。

3. 支气管碘油造影前后。

【禁忌证】

1. 高血压患者。

2. 心功能 Ⅲ ~ Ⅳ 级或心力衰竭严重者。

3. 肺水肿患者。

4. 近期有大咯血者。

5. 高龄患者。

【操作过程】

体位引流术具体操作过程见表 2 - 5。

表 2 - 5　体位引流术操作过程

项目	技术操作要求
操作 准备	1. 向患者解释体位引流术的目的、过程及注意事项；准备好盛痰器和相应物品 2. 监测生命体征和听诊肺部，评估病情和明确病变部位 3. 痰液黏稠者，于引流前 15 分钟遵医嘱进行雾化吸入，可吸入化痰药、支气管扩张剂等药物，有助于痰液引流
操作 流程	1. 核对床号和姓名 2. 选择恰当体位：原则上是抬高患肺位置，引流支气管开口向下，利于潴留的分泌物随重力作用流入大支气管和气管而排出体外。引流体位应以患者能够接受而又易于痰液排出为主 3. 引流时间：每次 15 ~ 20 分钟，每日 1 ~ 3 次，可根据病灶部位、病情和患者体力适当调整，一般在餐前 1 小时和餐后 2 小时进行引流 4. 辅助措施：引流时可辅以胸部叩击，指导患者进行有效咳嗽，提高引流效果 5. 引流过程中注意观察患者反应，如出现面色苍白、发绀、心悸、呼吸困难等症状时，应立即停止体位引流，并报告医生及时处理
操作后 护理	操作结束后观察引流出的痰液的色、量、质、味等，并记录，必要时送检。监测生命体征、肺部呼吸音及啰音变化，评估引流效果。指导患者休息，进行口腔护理，减少呼吸道感染

第七节　肺部感染患者的护理

一、肺炎概述

肺炎（pneumonia）是指终末气道、肺泡和肺间质的炎症，可由病原微生物、理化因素、免疫损伤、过敏及药物所致。细菌性肺炎是最常见的肺炎，也是最常见的感染性疾病之一。

【分类】

肺炎可根据解剖结构、病因或患病环境加以分类。

1. 根据解剖结构分类

（1）大叶性（肺泡性）肺炎　为肺实质炎症，通常不累及支气管。病原体先在肺泡引起炎症，经肺泡间孔向其他肺泡扩散，致使部分或整个肺段、肺叶发生炎症改变。

（2）小叶性（支气管性）肺炎　病原体经支气管入侵，引起细支气管、终末细支气管及肺泡的炎症，又称支气管肺炎，常继发于其他疾病，如上呼吸道感染、支气管炎、支气管扩张及长期卧床的危重患者。

（3）间质性肺炎　以肺间质为主的炎症，可由细菌、支原体、衣原体、病毒或肺孢子菌等引起。累及支气管壁及周围组织，有肺泡壁增生及间质水肿，因病变仅在肺间质，故呼吸道症状较轻，病变广泛时，呼吸困难明显。

2. 根据病因分类

（1）细菌性肺炎　如肺炎链球菌、金黄色葡萄球菌、甲型溶血性链球菌、肺炎克雷伯杆菌、流感嗜血杆菌、铜绿假单胞菌和鲍曼不动杆菌等引起的肺炎。

（2）非典型病原体所致肺炎　如军团菌、支原体和衣原体等引起的肺炎。

（3）病毒性肺炎　如冠状病毒、腺病毒、呼吸道合胞病毒、流感病毒、麻疹病毒、巨细胞病毒、单纯疱疹病毒等引起的肺炎。

（4）肺真菌性病　如白念珠菌、曲霉菌、隐球菌、肺孢子菌等引起的肺炎。

（5）其他病原体所致肺炎　如立克次体、弓形虫、寄生虫（如肺包虫、肺吸虫、肺血吸虫）等引起的肺炎。

（6）理化因素所致的肺炎　如放射性损伤引起的放射性肺炎，胃酸吸入引起的化学性肺炎，或对吸入或内源性脂类物质产生炎症反应的类脂性肺炎等。

3. 根据患病环境分类

（1）社区获得性肺炎（CAP）　指在医院外罹患的感染性肺实质炎症，包括具有明确潜伏期的病原体感染而在入院后平均潜伏期内发病的肺炎。常见的病原体为肺炎链球菌、支原体、衣原体等。

（2）医院获得性肺炎（HAP）　指患者入院时不存在，也不处于潜伏期内，而于入院 48 小时后在医院（包括老年护理院、康复院等）内发生的肺炎。HAP 还包括呼吸机相关性肺炎（VAP）和卫生保健相关性肺炎（HCAP）。

二、细菌性肺炎

（一）肺炎链球菌肺炎

肺炎链球菌肺炎（streptococcus pneumonia）是由肺炎链球菌所引起的肺炎，约占社区获得性肺炎的半数。通常起病急骤，以高热、寒战、咳嗽、血痰及胸痛为特征。近年来因抗生素的广泛使用，使本病的起病方式、症状及 X 线改变均不典型。

【病因与病机】

肺炎链球菌为革兰染色阳性球菌，在干燥痰中能存活数月，但阳光直射 1 小时，或加热至 52℃10 分钟即可杀灭，对石炭酸等消毒剂亦甚敏感。机体免疫功能正常时，肺炎链球菌是寄居在口腔鼻咽部的一种正常菌群，其带菌率常随年龄、季节及免疫状态的变化而有差异。机体免疫功能受损时，有毒力的肺炎链球菌入侵人体而致病。患者常为原来健康的青壮年、老年和婴幼儿，男性较多见。有慢性基础疾病及免疫抑制宿主均易受肺炎链球菌侵袭。

典型的病理改变包括充血期、红色肝变期、灰色肝变期及消散期四期。肺炎链球菌不产生毒素，其荚膜侵袭肺组织，使肺组织充血水肿，肺泡内浆液渗出及红、白细胞浸润，白细胞吞噬细菌，继而纤维蛋白渗出物溶解、吸收，肺泡重新充气。在肝变期病理阶段实际上并无确切分界，经早期应用抗菌药物治疗，典型的病理分期已很少见。病变消散后肺组织结构多无损坏，不留纤维瘢痕。

【临床表现】

1. 症状 发病前常有受凉、淋雨、疲劳、醉酒、病毒感染史，多有上呼吸道感染的前驱症状。起病多急骤，高热、寒战，全身肌肉酸痛，体温通常在数小时内升至39℃~40℃，高峰在下午或傍晚，或呈稽留热，脉率随之增速。可有患侧胸部疼痛，放射到肩部或腹部，咳嗽或深呼吸时加剧。痰少，可带血或呈铁锈色，食欲减退，偶有恶心、呕吐、腹痛或腹泻。重症感染时可伴休克、急性呼吸窘迫综合征及神经精神症状，表现为神志模糊、烦躁、呼吸困难、嗜睡、谵妄、昏迷等。累及脑膜时有颈抵抗及出现病理性反射。

2. 体征 患者呈急性热病面容，面颊绯红，鼻翼扇动，皮肤灼热、干燥，口角及鼻周有单纯疱疹；病变广泛时可出现发绀。早期肺部体征无明显异常，仅有胸廓呼吸运动幅度减小，听诊可有呼吸音减低及胸膜摩擦音。肺实变时叩诊浊音、触觉语颤增强并可闻及支气管呼吸音。消散期可闻及湿啰音。心率增快，有时心律不齐。

【实验室及其他检查】

血液检查可见白细胞总数增高，中性粒细胞多在80%以上，核左移。痰涂片、痰培养可找到病原体和获得药敏结果。X线检查可见肺叶或肺段均匀的高密度阴影，累及胸膜时，可见胸腔积液征。

【诊断要点】

1. 典型症状：寒战、高热、胸痛、咳铁锈色痰、鼻唇疱疹等。
2. 肺实变体征。
3. 胸部 X 线检查。
4. 病原菌检测是确诊的主要依据。

【治疗要点】

1. 抗菌治疗 一经诊断即应给予抗生素治疗，不必等待细菌培养结果。首选青霉素 G，使用青霉素前需做过敏试验，对青霉素过敏者，或耐青霉素或多重耐药菌株感染者，可用喹诺酮类、头孢噻肟或头孢曲松等药物。

2. 对症治疗 剧烈头痛者可酌情使用小剂量镇痛药，如可待因；发热者进行物理降温，慎用退热药；有发绀、呼吸困难者应吸氧；有明显腹胀、鼓肠者可用腹部热敷和肛管排气；咳嗽、咳痰者可用溴己新、氯化铵等化痰；烦躁不安者可用小剂量镇静剂，如地西泮、水合氯醛等，禁用抑制呼吸的镇静剂；有感染性休克时及时补充血容量、抗感染、吸氧、纠正酸中毒和使用扩血管药物。

（二）葡萄球菌肺炎

葡萄球菌肺炎（staphylococcal pneumonia）是由葡萄球菌引起的急性肺化脓性炎症。常发生于有基础疾病，如糖尿病、血液病、艾滋病、肝病、营养不良、酒精中毒、静脉吸毒或原有支气管肺疾病者。儿童患流感或麻疹时也易罹患。多起病急骤，高热、寒战、胸痛，痰脓性，可早期出现循环衰竭。若治疗不当或不及时，病死率较高。

【病因与病机】

葡萄球菌为革兰染色阳性球菌，致病物质主要是毒素与酶，如溶血毒素、杀白细胞素、肠毒素等，具有溶血、坏死、杀白细胞及致血管痉挛的作用。医院获得性肺炎中葡萄球菌感染占 11% ~25% 。

【临床表现】

1. 症状 起病多急骤，寒战、高热，体温多高达 39℃ ~40℃ ，胸痛，痰脓性，量多，带血丝或呈脓血状。毒血症状明显，全身肌肉、关节酸痛，体质衰弱，精神萎靡，病情严重者可早期出现周围循环衰竭。院内感染者通常起病较隐袭，体温逐渐上升。老年人症状可不典型。血源性葡萄球菌肺炎常有皮肤伤口、疖、痈、中心静脉导管置入或静脉吸毒史等，咳脓性痰较少见。

2. 体征 早期可无明显体征，常与严重的中毒症状和呼吸道症状不平行，其后可出现两肺散在的湿啰音。病变较大或融合时可有肺实变体征。气胸或脓气胸则有相应体征。

【实验室及其他检查】

外周血白细胞计数明显升高，中性粒细胞比例增加，核左移。胸部 X 线显示肺段或肺叶实变，可形成空洞或呈小叶状浸润，其中有单个或多发的液气囊腔，同时，X 线的阴影具有易变性，表现为一处炎性浸润消失，在另一处又出现新的病灶，或很小的单一病灶发展为大片阴影。治疗有效时，病变消散，阴影密度逐渐减低，2 ~4 周后病变完全消失，偶可遗留少许条索状阴影或肺纹理增多。

【诊断要点】

1. 全身毒血症状，咳嗽、血脓痰。
2. 血常规检查显示白细胞计数增高、中性粒细胞比例增加、核左移。
3. 胸部 X 线征象。
4. 细菌学检查是确诊依据。可行痰、胸腔积液、血和肺穿刺物培养。

【治疗要点】

强调应早期清除原发病灶，选用敏感的抗菌药物。近年来，金黄色葡萄球菌对青霉素 G 的耐药率已高达 90% 左右，因此可选用耐青霉素酶的半合成青霉素或头孢菌素，如苯唑西林钠、氯唑西林、头孢呋辛钠等，联合氨基糖苷类药亦有较好疗效。临床选择抗菌药物时可参考药物敏感试验。

(三) 革兰阴性杆菌肺炎

院内获得性肺炎多为革兰阴性杆菌引起。常见的细菌有肺炎克雷伯杆菌、铜绿假单胞菌、流感嗜血杆菌。

1. 肺炎克雷伯杆菌存在于正常人的上呼吸道及肠道，当机体免疫力下降时，经呼吸道进入肺内而感染。多见于 40 岁以上男性，好发于长期酗酒、久病体弱，患有慢性呼吸系统疾病、糖尿病、恶性肿瘤及免疫功能低下或全身衰竭的住院患者。起病急，常表现为咳嗽、胸痛、呼吸困难、寒战和高热。痰液黏稠血性、黏液样或胶冻样，可伴有咯血。X 线的典型表现为肺实变，常伴脓肿形成。

2. 铜绿假单胞菌是一种条件致病菌，存在于人的皮肤、呼吸道、肠道内。感染途径可来自患者自身，也可来自于其他患者或带菌的医务人员，通过带菌的手、飞沫或污染的器械传播。好发于老年人，有严重基础疾病、营养不良或使用免疫抑制剂者。患者多表现为中等程度发热、咳嗽、咳出大量脓性痰，少数患者咳出绿色脓性痰。

3. 流感嗜血杆菌肺炎好发于 6 个月到 5 岁的婴幼儿和有基础疾病的成人。高发季节为秋冬季，多继发于上呼吸道感染，成人可在慢性肺部疾病基础上继发感染，起病缓慢，临床表现为发热、咳嗽加剧、咳脓痰或痰中带血，重者气急、呼吸衰竭。免疫功能低下者起病急，其表现类似于肺炎链球菌肺炎。

【诊断要点】

根据基础病因和患病环境，结合痰液、支气管分泌物、血液的病原学检查和肺部 X 线可明确诊断。

【治疗要点】

用抗生素以前应做细菌培养及药敏试验，以便选用有效的药物。在培养结果明确以前可选用氨基糖苷类抗生素加半合成青霉素或头孢菌素。对严重感染者可选用第三代头孢菌素或喹诺酮类药物。治疗革兰阴性杆菌肺炎，抗生素使用量宜大，疗程要长，3~4 周或更长，联合用药，以静脉给药为主。本组肺炎可早期出现并发症，且患者多有各种严重基础疾病及不同程度的脏器衰竭，体质较差，加之长期使用抗生素，病原菌复杂而具有耐药性，临床治疗困难，死亡率高。

三、其他病原体所致的肺炎

（一）肺炎支原体肺炎

肺炎支原体肺炎（mycoplasmal pneumonia）是由肺炎支原体引起的呼吸道和肺部的急性炎症改变，常同时伴有咽炎、支气管炎。秋冬季节发病较多。

【病因与病机】

肺炎支原体主要通过呼吸道传播，健康人吸入了患者咳嗽、打喷嚏时喷出的口、鼻分泌物而感染，引起散发感染或小流行，以儿童和青年人居多。肺部病变为支气管炎、间质性肺炎和细支气管炎。

【临床表现】

本病潜伏期为 2～3 周，起病缓慢。症状主要为乏力、咽痛、头痛、咳嗽、发热、食欲不振、腹泻、肌痛、耳痛等。咳嗽多为阵发性刺激性呛咳，咳少量黏液。发热可持续 2～3 周，体温恢复正常后可能仍有咳嗽。胸部体检与肺部病变程度常不相称，可无明显体征。

【实验室及其他检查】

血白细胞计数正常或稍高，以中性粒细胞为主。起病 2 周后，冷凝集试验更有诊断价值。直接检测呼吸道标本中肺炎支原体抗原，可用于临床早期快速诊断。X 线检查显示肺部多种形态的浸润影，呈节段性分布，以肺下野多见。

【诊断要点】

综合临床症状、X 线影像表现及血清学检查结果做出诊断。

【治疗要点】

早期适当使用抗生素可减轻症状及缩短病程。大环内酯类抗生素为首选，青霉素或头孢菌素类抗生素无效。有剧烈呛咳者，可给予镇咳药。本病有自限性，多数病例不经治疗可自愈。

（二）病毒性肺炎

病毒性肺炎（viral pneumonia）是由上呼吸道病毒感染向下蔓延所致的肺部炎症。大多发生在冬春季节，暴发或散发流行。近年来，新的变异病毒不断出现，如 SARS 冠状病毒、H_5N_1 病毒、H_1N_1 病毒等，易产生暴发流行。婴幼儿、老人、原有慢性心肺疾病者或妊娠妇女，病情较重，甚至导致死亡。

【病因与病机】

常见病毒为甲型和乙型流感病毒、腺病毒、副流感病毒、呼吸道合胞病毒和冠状病毒。患者可同时受一种以上病毒感染，并常继发细菌感染。病毒性肺炎为吸入性感染。

【临床表现】

好发于病毒疾病流行季节，症状通常较轻。起病较急，发热、头痛、全身酸痛、倦怠等全身症状突出。常在急性流感症状尚未消退时即出现咳嗽、咳少量痰或白色黏液痰、咽痛等呼吸道症状。小儿或老年人易发生重症肺炎，表现为呼吸困难、发绀、嗜睡、精神萎靡，甚至发生休克、心力衰竭、呼吸衰竭或 ARDS。常无显著的胸部体征，病情严重者有呼吸浅速、心律增快、发绀、肺部干湿性啰音。

【实验室及其他检查】

白细胞计数正常、稍高或偏低。痰涂片以单核细胞居多，痰培养常无致病细菌生长。胸部 X 线检查可见肺纹理增多，磨玻璃状阴影，小片状浸润。

【诊断要点】

依据临床症状和 X 线影像改变，并排除由其他病原体引起的肺炎。病原学检查（病毒分离、血清学检查及病毒抗原检测）可以确诊。

【治疗要点】

对症为主，卧床休息，注意隔离消毒，预防交叉感染。给予足量维生素及蛋白质，多饮水及少量多餐，保持呼吸道通畅。

目前已证实较为有效的病毒抑制药物有利巴韦林、阿昔洛韦、更昔洛韦、奥司他韦及阿糖腺苷、金刚烷胺等。原则上不应用抗生素预防继发感染，但一旦明确已合并细菌感染，应及时应用敏感抗生素。糖皮质激素的应用仍存在争议，不同的病毒性肺炎对激素的反应可能存在差异，应据实际情况选用。

（三）肺真菌病

肺真菌病（pulmonary mycosis）是由真菌引起的肺部疾病，主要指肺和支气管的真菌性炎症或相关病变，是最常见的深部真菌病。

【病因与病机】

引起肺真菌病的真菌目前以念珠菌、曲霉菌、组织胞质菌最为常见。真菌多在土壤中生长，孢子飞扬于空气中，被吸入肺部可引起肺真菌病（外源性）。有些真菌为寄生菌，当机体免疫力下降时可引起感染。体内其他部位的真菌感染也可经过淋巴或血液到肺部，为继发性肺真菌病。

【临床表现】

表现为持续发热、咳嗽、咳痰，咳黏液痰或乳白色、棕黄色痰，也可有血痰、胸痛、消瘦、乏力等症状。肺部检查无特异性体征。

【实验室及其他检查】

X 线检查无特异性变化。痰液培养检查出真菌有助于诊断。病理学诊断是肺真菌病的金标准。

【诊断要点】

确诊有赖于肺组织病理学检查。

【治疗要点】

轻症患者经去除诱因后病情常能逐渐好转。念珠菌感染常用氟康唑、氟胞嘧啶治疗。肺曲霉病首选两性霉素 B。肺真菌病重在预防。

四、肺炎患者的护理

【常见护理诊断/问题】

1. 气体交换受损　与气道内和肺泡内分泌物过多、肺部炎症、呼吸面积减少有关。

2. 清理呼吸道无效　与肺部炎症、大量脓痰、咳嗽无力有关。

3. 体温过高　与细菌感染肺部致体温调节功能障碍有关。

4. 疼痛：胸痛　与肺部炎症累及胸膜有关。

5. 潜在并发症　感染性休克。

【护理措施】

1. 生活护理　环境应保持安静、舒适，空气新鲜，温湿度适宜，以防痰液黏稠不易咳出。严重呼吸困难者应尽量卧床休息。

2. 饮食护理　高热时机体代谢增加，但消化道功能降低，给予高热量、高蛋白、丰富维生素及易消化的饮食。鼓励患者多饮水或进食含水丰富的水果，如西瓜、梨等，每日摄入水量应在 2000mL 以上。

3. 病情观察　观察呼吸频率、节律、深度，有无呼吸困难、发绀等症状，评估尿量的变化、意识状态的改变；定期监测体温变化情况，异常变化时，应及时报告医生并记录；监测白细胞总数和分类计数、动脉血气变化。

4. 对症护理

（1）呼吸困难　协助患者取半卧位或端坐位，以增强肺通气，减轻呼吸困难，适当采取有效咳嗽、胸部叩击、雾化吸入和机械吸痰等措施，保持气道通畅。遵医嘱吸氧，使氧分压维持在 60mmHg 以上。

（2）**体温升高** 体温 >39℃时，应采取物理降温，如冷敷、温水擦浴、酒精擦浴等。寒战时注意保暖，大量出汗时及时更换衣物，补充液体以防虚脱。定时进行口腔护理，保持口腔湿润、舒适，并可增加患者食欲。

（3）**感染性休克** ①观察休克征象：患者出现神志模糊、烦躁、发绀、四肢湿冷、脉搏细速、呼吸浅快、面色苍白、尿量 <30mL/h 时，应及时报告医生，采取急救措施。②患者安置在重症监护室，取休克卧位（头胸部抬高 20°，下肢抬高 30°），尽量少搬动患者，适度保暖，忌用热水袋。③高流量吸氧，维持 $PaO_2 > 60mmHg$。④迅速补充血容量，建立两条静脉通路，遵医嘱补充液体。常先输入低分子右旋糖酐，以迅速扩充血容量，疏通微循环，防止弥散性血管内凝血（DIC）的发生，然后输入 5% 葡萄糖盐水、复方氯化钠溶液、葡萄糖溶液等。根据中心静脉压变化，调整补液速度，以中心静脉压不超过 $10cmH_2O$、尿量在 30mL/h 以上为宜。⑤纠正酸中毒，常用 5% 碳酸氢钠溶液静脉滴注。碱性药物因配伍禁忌较多，宜单独输入。⑥输入血管活性物质，如多巴胺、间羟胺等，应单独一路静脉输入，维持收缩压在 90~100mmHg，保证重要器官的血液供应。若滴入速度太快或浓度太高，血压回升过快，患者会出现剧烈头痛、头晕、恶心、呕吐及烦躁不安等症状。用药时防止药物外渗，以免局部组织缺血坏死。

5. 药物护理 青霉素使用前应做青霉素皮试，皮试阴性者方可使用，在注射过程中注意观察患者有无头晕、心慌、出汗、呼吸困难等不适。氨基糖苷类抗生素使用时要注意观察药物对肝肾的损害和药物产生的耳毒性，如耳鸣、眩晕、听觉障碍等。两性霉素 B 毒性反应大，应溶于 5% 葡萄糖溶液中静滴，注意避光和控制滴速。

6. 心理护理 主动关心和询问患者的需要，向其解释、介绍病情及症状发生的原因，说明各项诊疗和操作的目的，患者呼吸困难时，注意采用非语言沟通方法，传达对患者的关心和支持。

【健康指导】

1. 避免诱因 指导患者出院后避免受凉、淋雨、酗酒和过度疲劳，尤其是年老体弱和免疫功能低下者。预防上呼吸道感染，可注射流感疫苗。

2. 休息与活动 注意休息，劳逸结合，生活规律，适当进行身体锻炼，增加营养物质的摄入，提高机体免疫能力。

3. 加强易感人群的护理 长期卧床、患有慢性病、大手术后和有意识障碍的患者，应经常注意改变体位、翻身、叩背，鼓励并协助患者咳出痰液。

4. 出院后护理 出院后需继续用药者，向患者介绍药物的作用、方法、疗程、不良反应等。告知患者如出现发热、咳嗽、呼吸困难等症状时及时就诊。

五、肺脓肿患者的护理

肺脓肿（lung abscess）是由多种病原菌引起肺组织坏死形成的化脓性感染。临床特征为高热、咳嗽和咳大量脓臭痰。本病男多于女。自抗生素广泛使用以来，发病率已明显降低。

【病因与病机】

病原菌多为口腔、上呼吸道的定植菌，常为混合感染，包括厌氧、需氧和兼性厌氧菌。常见的厌氧菌有核粒梭形杆菌、消化球菌等；常见的需氧和兼性厌氧菌有金黄色葡萄球菌、化脓性链球菌、大肠杆菌、铜绿假单胞菌等。根据感染途径可分为三种类型：

1. 吸入性肺脓肿　病原体由口、鼻、咽吸入致病，又称原发性肺脓肿。意识障碍（如麻醉、醉酒、药物过量、脑血管意外等）、受寒、熟睡和极度疲劳等，使机体免疫力与呼吸道防御功能下降，病原体在肺组织迅速繁殖而发病。常为单发，右肺多见。

2. 继发性肺脓肿　常继发于肺和呼吸道病变、支气管异物阻塞、肺部邻近器官化脓性病变。

3. 血源性肺脓肿　皮肤感染、中耳炎或骨髓炎时，细菌和脓栓经血行播散到肺，形成肺脓肿。静脉吸毒者三尖瓣赘生物脱落阻塞肺小血管形成肺脓肿，常为两肺外野的多发性脓肿。

【临床表现】

1. 症状　急性起病，畏寒、高热，体温达39℃～40℃，伴有咳嗽、咳黏液痰或黏液脓性痰。炎症累及胸膜可引起胸痛，且与呼吸有关。病变范围大时可出现气促。此外，还有精神不振、全身乏力、食欲减退等全身中毒症状。如感染不能及时控制，可于发病的10～14天突然咳出大量脓臭痰及坏死组织，可达300～500mL/d，静置后分三层：上层为泡沫，下悬脓性成分；中层为混浊黏液；下层为坏死组织。约有1/3患者有不同程度的咯血，偶有中、大量咯血而突然窒息致死。肺脓肿破溃到胸膜腔，可出现突发性胸痛、气急，出现脓气胸。

2. 体征　肺部体征与肺脓肿的大小和部位有关。早期可无异常体征或患侧闻及湿啰音，病变继续发展，可出现肺实变体征，闻及支气管呼吸音；肺脓腔增大时，可出现空瓮音；病变累及胸膜可闻及胸膜摩擦音或呈现胸腔积液体征。慢性肺脓肿常有杵状指（趾）。

【实验室及其他检查】

1. 血常规检查　肺脓肿急性期白细胞增多、中性粒细胞比例增高，核左移，常有中毒颗粒。肺脓肿慢性期中性粒细胞可稍高或正常，红细胞和血红蛋白减少。

2. 痰细菌学检查　可确定病原菌。

3. X线检查　早期见大片、浓密炎性浸润阴影，脓肿形成后可见空洞及液平面。血源性金黄色葡萄球菌肺脓肿可见多个脓肿，周围可见气囊样变，具有特征性。

4. 纤维支气管镜检查　可吸引脓痰，注入抗生素，取分泌物培养及直视下活检。有利于诊断和治疗。

【诊断要点】

1. 有口腔手术、麻醉、昏迷呕吐、意识障碍、肺部原发疾病或皮肤化脓性感染、异物吸入等病史。

2. 患者突发畏寒、高热、咳嗽和咳大量脓臭痰。

3. 血白细胞及中性粒细胞计数增高、典型的胸部 X 线表现。

4. 痰血培养，包括厌氧菌培养和抗生素敏感试验，对于确定病因和选用抗生素有重要价值。

【治疗要点】

1. 抗生素治疗　吸入性肺脓肿多为厌氧菌感染，一般对青霉素敏感。血源性肺脓肿多为葡萄球菌和链球菌感染，可选用耐内酰胺酶的青霉素或头孢菌素。如为耐甲氧西林的葡萄球菌，应选用万古霉素或替考拉宁。如为阿米巴原虫感染，则用甲硝唑治疗。如为革兰阴性杆菌感染，可选用第二代或第三代头孢菌素、喹诺酮类，可联用氨基糖苷类抗生素。用药持续 8～12 周，直至 X 线检查空洞和炎症消失或仅有少量稳定的残留纤维化。

2. 脓液引流　身体状况较好者可采取体位引流，每天 2～3 次，每次 10～15 分钟。经纤维支气管镜冲洗及吸引也是引流的有效方法。

3. 手术治疗　肺脓肿病程超过 3 个月，内科治疗效果不明显者考虑手术治疗。

【常见护理诊断/问题】

1. 体温过高　与肺组织炎症性坏死有关。

2. 清理呼吸道无效　与脓痰黏稠、咳嗽无力有关。

3. 营养失调：低于机体需要量　与肺部感染导致机体消耗增加有关。

【护理措施】

1. 生活护理　环境安静、舒适，空气流通，温湿度适宜。中毒症状明显者应卧床休息。高热，大量脓臭痰，易引起口腔炎及口腔溃疡，大量应用抗生素易诱发真菌感染，因此在晨起、饭后、体位引流后、睡前协助患者做好口腔护理。

2. 饮食护理　给予高热量、高蛋白、丰富维生素、易消化饮食，补充机体营养，多饮水，2000～3000mL/d，少吃辛辣食品，多吃水果和蔬菜。

3. 病情观察　密切观察患者体温、咳嗽、咳痰情况，观察痰的颜色、性质、气味、量及静置后是否分层。观察患者有无发绀、胸痛及全身营养状况。准确记录排痰量。

4. 对症护理　咳嗽、咳痰者应遵医嘱用抗生素、祛痰药和支气管扩张剂。配合使用雾化吸入、有效咳嗽、胸部叩击和体位引流等措施。如咯血或痰量较多时，应预防窒息的发生。

5. 心理护理　患者常因咯血、大量咳痰而产生恐惧和焦虑情绪，加上胸痛及呼吸困难，患者会感到极度紧张；同时，反复咳痰会导致患者的自信心下降，不愿主动与人交流，护理人员应注意评估患者的情绪变化，给予心理支持。

【健康指导】

1. 疾病预防指导 重视口腔、上呼吸道慢性感染灶的治疗，杜绝污染分泌物吸入下呼吸道。口腔、胸腔手术前注意保持口腔清洁；术中注意清除口腔和上呼吸道血块及分泌物；术后加强口腔护理，鼓励患者咳嗽，及时清除呼吸道分泌物，保持呼吸道通畅。积极治疗皮肤感染及疖、痈等肺外化脓病灶。不挤压疖、痈，防止血源性肺脓肿的发生。加强昏迷、麻醉患者的护理，防止异物吸入，预防肺部感染。如患者有异物吸入或肺部感染，应及时处理。

2. 疾病治疗指导 肺脓肿用抗生素治疗需 8～12 周，必须向患者解释，使之遵从治疗计划，以防复发、迁延不愈。

3. 生活指导 指导患者建立健康的生活方式，不过劳、不吸烟、不酗酒，积极锻炼身体，提高抗病能力。

第八节 肺结核患者的护理

肺结核（pulmonary tuberculosis）是结核分枝杆菌侵入人体所引起的肺部慢性传染性疾病，临床表现常有低热、乏力、盗汗等全身症状和咳嗽、咯血等呼吸系统的表现，多呈慢性经过。自 20 世纪 60 年代，随着高效抗结核药物的合理应用，结核病的治愈率达 95% 以上，但自 20 世纪 80 年代中期以来，由于人免疫缺陷病毒（HIV）感染的流行、多重耐药（至少耐异烟肼和利福平）、结核分枝杆菌感染的增多及缺乏对结核病的警惕性和正确认识等因素，结核病出现全球性恶化趋势，世界卫生组织（WHO）于 1993 年宣布结核病处于"全球紧急状态"。

【病因与病机】

1. 病原学 结核分枝杆菌，又称抗酸杆菌，属于需氧菌，生长温度为 37℃ 左右，对燥、冷、酸、碱等抵抗力强，在干燥环境中可存活数月或数年。将痰吐在纸上直接焚烧是最简易的灭菌方法；煮沸 100℃ 5 分钟可杀死结核分枝杆菌。常用的杀菌剂中，70% 酒精最佳，在 2 分钟内可杀死结核分枝杆菌；结核分枝杆菌对紫外线敏感，太阳光直射 2～7 小时，痰中结核分枝杆菌就可被杀死；10W 紫外线灯距照射物 0.5～1m，照射 30 分钟具有明显杀菌作用。

2. 流行病学

（1）传染源与传播途径 结核病的传染源主要是痰中带菌的肺结核患者。尤其是未经过治疗者。飞沫传播是肺结核最重要的传播途径。

（2）易感人群 与遗传因素、贫困、居处拥挤、营养不良等社会因素有关。婴幼儿细胞免疫系统不完善，老年人、HIV 感染者、免疫抑制剂使用者、慢性疾病者免疫力低下，都是结核病的易感人群。

（3）影响传染性的因素 与患者排出结核分枝杆菌量的多少、空间含结核分枝杆菌微滴的密度、通风情况、接触的密切程度、时间长短及个体免疫力等有关。

3. 结核病的发生与发展 首次吸入结核菌，是否感染取决于细菌的毒力、数量和肺泡内巨噬细胞的杀菌能力。存活的结核菌在肺泡内生长繁殖，肺组织出现炎性病变，称为原发病灶。原发病灶中的结核菌沿淋巴管到达肺门淋巴结，引起淋巴结肿大。原发病灶和肿大的气管、支气管、淋巴结合称为原发综合征。原发病灶继续扩大，可直接或经血流播散到邻近组织器官，发生结核病。肺结核的发生发展过程见图 2-2。

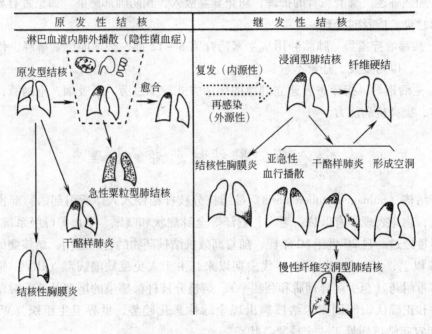

图 2-2 肺结核病自然过程示意图

细胞免疫是结核病主要的免疫机制，淋巴细胞和单核细胞聚集到结核杆菌入侵部位，清除结核杆菌和坏死组织，炎症迅速吸收或留下少量钙化灶，播散到全身各器官的结核分枝杆菌大部分被消灭，这是原发感染最常见的良性过程。但仍然有少量结核杆菌存在，长期处于休眠期，成为继发性结核的潜在来源。

4. 病理学 结核病的基本病理变化是炎性渗出、增生和干酪样坏死。结核病的病理过程特点是破坏与修复同时进行，故上述三种病理变化多同时存在，或以某一种变化为主，而且可相互转化。这主要取决于结核分枝杆菌的感染量、毒力大小及机体的抵抗力和变态反应状态。

【临床表现】

各型肺结核的临床表现不尽相同，但有共同之处。

1. 症状

（1）呼吸系统症状

①咳嗽、咳痰：为肺结核最常见症状。咳嗽较轻，干咳或少量白色黏液痰。有空洞形成时，痰量增多；若合并其他细菌感染，痰可呈脓性；若合并支气管结核，表现为刺激性咳嗽。

②咯血：1/3 ~ 1/2 的患者有咯血。咯血量多少不定，多数患者为少量咯血，少数为大咯血。

③胸痛：病变累及胸膜壁层可出现胸痛，随呼吸运动和咳嗽加重。

④呼吸困难：可见于干酪样肺炎、大量胸腔积液和纤维空洞性肺结核患者，而尤以前两者居多。

（2）全身症状 发热为最常见症状，多为长期午后潮热，即下午或傍晚开始升高，翌晨降至正常。部分患者有倦怠乏力、盗汗、食欲减退和体重减轻等症状。育龄女性可有月经不调或闭经。

2. 体征 病变范围较小时体征不明显；渗出性病变范围较大或干酪样坏死时，可有肺实变体征，触觉语颤增强、叩诊浊音、听诊闻及支气管呼吸音和细湿啰音。较大的空洞性病变听诊也可以闻及支气管呼吸音。当有较大范围的纤维条索形成时，气管向患侧移位，患侧胸廓塌陷、叩诊浊音、听诊呼吸音减弱并可闻及湿啰音。结核性胸膜炎时有胸腔积液体征：气管向健侧移位，患侧胸廓饱满、触觉语颤减弱、叩诊实音、听诊呼吸音消失。支气管结核可有局限性哮鸣音。

少数患者可有类似风湿热样表现，称为结核性风湿症。常累及四肢大关节，在受累关节附近可见结节性红斑或环形红斑，间歇出现。多见于青少年女性。

3. 肺结核分类

（1）原发型肺结核 也称初染结核，包括原发综合征及胸内淋巴结结核，多见于少年儿童，无症状或症状轻微，多有结核病家庭接触史，结核菌素试验多为强阳性，X线胸片表现为哑铃型阴影，即原发病灶、引流淋巴管炎和肿大的肺门淋巴结，形成典型的原发综合征。原发病灶一般吸收较快可不留任何痕迹。若X线胸片只有肺门淋巴结肿大，则诊断为胸内淋巴结结核。

（2）血行播散型肺结核 包括急性血行播散型肺结核（急性粟粒型肺结核）、亚急性和慢性血行播散型肺结核。急性粟粒型肺结核多见于婴幼儿和青少年，也可见于成年人。由结核分枝杆菌侵入血管所致。起病急，持续高热，中毒症状严重，常伴有结核性脑膜炎，全身浅表淋巴结肿大，肝脾大，有时可见皮肤淡红色粟粒疹，眼底检查约三分之一的患者可发现脉络膜结核结节。X线双肺满布粟粒状阴影，大小、密度和分布均匀，结节直径在2mm左右。若中毒症状不明显，病灶分布不均，新鲜渗出、陈旧硬结和钙化病灶共存，双肺对称分布，多为慢性血行播散型肺结核。

（3）继发型肺结核 多见于成人，病程长、易反复。

①浸润性肺结核：浸润渗出性结核病变和纤维干酪增殖病变多发生在肺尖和锁骨下，影像学检查表现为小片状或斑点状阴影，可融合形成空洞。渗出性病变易吸收，干

酪增殖性病变吸收很慢，可长期无改变。

②空洞性肺结核：多由干酪渗出病变溶解形成。空洞呈虫蚀样，洞壁不明显，有多个空腔，形态不一，可见发热、咳嗽、咳痰和咯血等症状。空洞性肺结核者痰中经常排菌。有效化学治疗后，空洞不闭合，多次查痰阴性，空洞壁由纤维组织或上皮细胞覆盖，为"净化空洞"。若空洞中残留干酪组织，多次查痰阴性，为"开放菌阴综合征"，仍须随访。

③结核球：多由干酪样病变吸收后，周边纤维膜包裹或干酪空洞阻塞性愈合而形成。结核球内有钙化灶或液化坏死形成空洞，80%以上的结核球有卫星灶，直径在2~4cm之间。

④干酪样肺炎：多发生于机体免疫力降低和体质衰弱而又感染到大量结核分枝杆菌的患者，或有淋巴结支气管瘘，淋巴结中的大量干酪样物质经支气管进入肺内而发生。大叶性干酪样肺炎的X线呈大叶性密度均匀的磨玻璃状阴影，逐渐出现溶解区，呈虫蚀样空洞。小叶性干酪样肺炎的症状体征比大叶性干酪样肺炎轻，X线呈小叶斑片状播散病灶，多发生在双肺中下部。

⑤纤维空洞性肺结核：本病病程长，反复进展恶化，肺组织破坏重，肺功能严重受损，双侧或单侧出现纤维厚壁空洞和广泛的纤维增生。

（4）结核性胸膜炎　包括结核性干性胸膜炎、结核性渗出性胸膜炎、结核性脓胸。

（5）菌阴肺结核　3次痰涂片及1次培养阴性的肺结核为菌阴肺结核。

（6）其他肺外结核　按部位和脏器命名，如肾结核、骨结核、肠结核等。

【实验室及其他检查】

1. 痰结核分枝杆菌检查　确诊肺结核最特异的方法，也是制订化疗方案和评估疗效的主要依据。肺结核患者的排菌具有间断性和不均匀性，需要反复多次查痰。初诊患者需送清晨痰、夜间痰和即时痰3个痰标本，如无夜间痰，宜在留清晨痰后2~3小时再留一份痰标本。复诊患者每次送两份痰标本。无痰患者可采用痰诱导技术获取痰标本。

2. 影像学检查　诊断肺结核的重要方法，也是确定病变部位、范围、性质、发展情况、治疗效果及临床分型的主要依据。X线胸片可早期发现肺结核，CT检查能发现隐蔽或微小的病变。

3. 结核菌素（简称结素）试验　测定人体是否受过结核菌感染。目前推荐使用的结核菌素为纯蛋白衍化物（PPD）。通常在左前臂屈侧中部皮内注射0.1mL（5IU），48~72小时后测量皮肤硬结直径和纵径，并记录。硬结为特异性变态反应，硬结小于4mm为阴性，5~9mm为弱阳性，10~19mm为阳性，20mm和20mm以上或虽小于20mm，但局部有水泡和淋巴管炎为强阳性。结核菌素试验阳性仅表示曾有结核菌感染，并不代表现在患病。结核菌素试验对婴幼儿的诊断价值大于成人。

4. 纤维支气管镜检查　对支气管结核诊断有重要价值。

【诊断要点】

1. 诊断依据 有肺结核接触史，根据临床症状和体征，结合胸部 X 线检查及痰结核分枝杆菌检查多可做出诊断。胸部 X 线检查是发现早期肺结核的主要方法。

2. 肺结核的诊断程序

（1）可疑症状患者筛选 主要可疑症状为咳嗽、咳痰持续 2 周以上和咯血，其次为午后低热、乏力、盗汗、月经不调或闭经，且有肺结核接触史或肺外结核。需进行痰抗酸杆菌和胸部 X 线检查。

（2）明确病变性质 凡 X 线检查肺部发现异常阴影者，必须通过系统检查确定病变是结核性还是其他性。如一时难以确定，可经 2 周短期观察后复查，大部分炎症会有所变化，肺结核变化不大。

（3）明确活动性及是否排菌 无活动性肺结核，胸片表现为钙化、硬结或纤维化，痰检查不排菌，无任何症状。

【治疗要点】

1. 化学治疗原则 肺结核患者化学治疗的原则为早期、规律、全程、适量、联合。治疗方案分强化和巩固两个阶段，以提高治疗依从性，提高治愈率，降低复发率并减少死亡。WHO 积极推行全程督导化疗（DOTS），即在治疗过程中，每次用药都必须在医务人员的直接监督下进行，因故未用药时必须采取补救措施，以保证按医嘱规律用药。督导化疗可以使患病率快速下降并减少多耐药病例的发生。

2. 常用抗结核病药物

（1）异烟肼（INH，H） 是单一抗结核药物中杀菌力，特别是早期杀菌力最强者。INH 对巨噬细胞内外的结核分枝杆菌均具有杀菌作用。脑脊液中药物浓度也很高。成人剂量每日 300mg，顿服。

（2）利福平（RFP，R） 对巨噬细胞内外的结核分枝杆菌均有快速杀菌作用。成人剂量为 8~10mg/（kg·d），体重在 50kg 及以下者为 450mg，50kg 以上者为 600mg，顿服。用药后如出现一过性转氨酶上升可继续用药，加保肝治疗观察，如出现黄疸应立即停药。流感样症状、皮肤综合征、血小板减少多在间歇疗法出现。妊娠 3 个月内者忌用，超过 3 个月者要慎用。

（3）吡嗪酰胺（PZA，Z） 吡嗪酰胺具有独特的杀灭菌作用，成人用药为每天 1.5g。

（4）乙胺丁醇（EMB，E） 抑菌剂。口服易吸收，成人剂量为每天 0.75~1.0g。

（5）链霉素（SM，S） 链霉素对巨噬细胞外碱性环境中的结核分枝杆菌有杀菌作用。肌内注射，0.75g/d，每周 5 次。儿童、老人、孕妇、听力障碍和肾功能不良者等要慎用或禁用。

3. 统一标准化学治疗方案 严格执行统一标准方案能达到预期效果。

（1）初治涂阳肺结核治疗方案 含初治涂阴有空洞形成或粟粒型肺结核。

1）每日用药方案：①强化期：异烟肼、利福平、吡嗪酰胺和乙胺丁醇，顿服，2个月。②巩固期：异烟肼、利福平，顿服，4个月。简写为2HRZE/4HR。

2）间歇用药方案：①强化期：异烟肼、利福平、吡嗪酰胺和乙胺丁醇，隔日1次或每周3次，2个月。②巩固期：异烟肼、利福平，隔日1次或每周3次，4个月。简写为$2H_3R_3Z_3E_3/4H_3R_3$。

（2）复治涂阳肺结核治疗方案　此类患者强烈推荐进行药物敏感试验，敏感者按以下方案治疗：

1）每日用药方案：①强化期：异烟肼、利福平、吡嗪酰胺、链霉素和乙胺丁醇，顿服，2个月。②巩固期：异烟肼、利福平和乙胺丁醇，顿服，4~6个月。巩固期治疗4个月时，痰菌未转阴，可继续延长治疗期2个月。简写为2HRZSE/6~10HRE。

2）间歇用药方案：①强化期：异烟肼、利福平、吡嗪酰胺、链霉素和乙胺丁醇，隔日1次或每周3次，2个月。②巩固期：异烟肼、利福平和乙胺丁醇，隔日1次或每周3次，6个月。简写为$2H_3R_3Z_3S_3E_3/6H_3R_3E_3$。

（3）初治涂阴肺结核治疗方案

1）每日用药方案：①强化期：异烟肼、利福平、吡嗪酰胺，顿服，2个月。②巩固期：异烟肼、利福平，顿服，4个月。简写为2HRZ/4HR。

2）间歇用药方案：①强化期：异烟肼、利福平、吡嗪酰胺，隔日1次或每周3次，2个月。②巩固期：异烟肼、利福平，隔日1次或每周3次，4个月。简写为$2H_3R_3Z_3/4H_3R_3$。

4. 对症治疗　毒性症状一般在有效抗结核治疗的1~3周内消退，无须特殊处理。严重者可在结核治疗的基础上短期加用糖皮质激素，减轻中毒症状和炎症反应。咯血者患侧卧位，咯血量少时可口服止血药，避免情绪紧张；中等量以上咯血时，注意保持呼吸道通畅，避免窒息发生，配血备用。可使用垂体后叶素止血或支气管镜局部止血、插入球囊导管压迫止血。

5. 外科治疗　经合理化学治疗无效、多重耐药的厚壁空洞、大块干酪灶、结核性脓胸、支气管胸膜瘘和大咯血者保守治疗无效者是外科手术治疗的适应证。

【常见护理诊断/问题】

1. 遵守治疗方案无效（个人）　与缺乏对疾病的认识、缺乏治疗的主动性及长期化疗和药物的不良反应有关。

2. 营养失调：低于机体需要量　与机体消耗增多、食欲减退有关。

3. 社交孤立　与呼吸道隔离性治疗有关。

4. 潜在并发症　咯血、呼吸衰竭、气胸等。

5. 焦虑　与经济压力大、病程长、不能正常工作与学习有关。

【护理措施】

1. 生活护理　环境安静、舒适。肺结核活动期或少量咯血时，以卧床休息为主，适当活动，中等量以上咯血者绝对卧床休息。恢复期可适当增加户外活动，如散步、打太极拳、做保健操等，以提高机体抵抗力。轻症患者在治疗期间可进行正常工作，但应避免劳累和重体力劳动。保证充足的睡眠和休息。

2. 饮食护理　为患者提供高热量、高蛋白、丰富维生素、易消化的食物。蛋白质摄入量应为 $1.5\sim2.0g/$（$kg\cdot d$），总量为每天 $80\sim100g$，其中优质蛋白质（肉禽、水产品、蛋、乳及大豆制品）应占总蛋白质摄入量的 50% 以上；患者如无心肾功能障碍，应补充足够水分，每天不少于 $1500\sim2000mL$，以保证代谢的需要，有利于体内毒性物质的排泄。

3. 病情观察　注意观察生命体征的变化，咳嗽、咳痰的性质，有无咯血及咯血量，观察患者胸痛的性质，胸痛与呼吸的关系，盗汗的严重程度。监测患者体重并记录，监测患者血红蛋白、红细胞情况，判断贫血程度。

4. 药物护理　肺结核患者服药时间长，可能会产生一定的不良反应，患者服药依从性低也会导致治疗的失败或耐药菌株的产生。

（1）向患者解释遵循化疗原则和标准化治疗的重要性　①早期：有利于迅速发挥早期杀菌作用，促使病变吸收和减少传染性。②规律：遵医嘱规律用药，不漏服、不停药，以免产生耐药性。③全程：完成规定的治疗期是提高治愈率和减少复发率的重要措施。④适量：严格遵照适当的药物剂量用药，药物剂量过低不能达到有效的血药浓度，剂量过大易发生药物不良反应。⑤联合用药：系指同时采用多种抗结核药物治疗，可提高疗效，减少或防止耐药性的产生。说明不规则服药或过早停药是治疗失败的主要原因。

（2）指导患者严格遵循服药方法　顿服抗结核药产生的高峰药物浓度的杀菌能力要优于经常性维持较低水平的药物浓度。每日剂量 1 次顿服产生的高峰血药浓度高于 1 日 2 次或 3 次分服所产生的高峰血药浓度的 3 倍左右。

（3）及时观察和处理药物的不良反应　①异烟肼：可引起药物性肝炎及周围神经炎，指导患者遵医嘱服用维生素 B_6，对抗异烟肼引起的不良反应。定期监测肝功能，观察有无黄疸、手足部皮肤蚁走感等。②利福平：早晨空腹或早饭前半小时服用，利福平及其代谢物为橘红色，服后大小便、眼泪等为橘红色，应告知患者。定期监测肝功能，如出现黄疸应立即停药。观察有无过敏反应，如药热、皮疹等。③链霉素：每 1~2 个月测试患者听力，监测尿量、体重和肾功能，多饮水，每日维持在 $2000\sim3000mL$，以促进药物的排泄，降低肾功能的损害。④乙胺丁醇：服药前检测视力和颜色分辨率，每 1~2 个月复查 1 次。⑤吡嗪酰胺：指导患者进食时服药，警惕肝脏毒性反应，监测血清尿酸，注意关节疼痛、皮疹等反应。

5. 防止疾病播散　患者独居一室。进行呼吸道隔离，室内保持良好通风，每天用紫外线照射消毒或用过氧乙酸 1~2mL 加入空气清洁剂溶液中作空气喷雾消毒；严禁随地吐痰，打喷嚏或咳嗽时用双层纸遮住口鼻，用后焚烧；餐具、痰杯煮沸 5 分钟消毒再洗或用消毒液浸泡消毒，同桌进餐使用公筷以防传染；书籍、被褥在烈日下曝晒时间不少于 6 小时；外出戴口罩，探视者也需戴口罩，肺结核患者在开始接受系统的化疗后

2～4周，不需再进行隔离。

6. 心理护理　护理人员应多理解患者，在做好自身防护的基础上多与患者交流，并允许家人在采取防护措施下探视患者。根据病情，允许患者适当观看电视、电影，阅读书刊，分散注意力，帮助患者尽快适应环境，调整心态，树立信心，使患者处于接受治疗的最佳心理状态。

【健康指导】

1. 疾病基本知识指导　指导患者及家属了解结核病防治知识和呼吸道隔离技术。戒烟、戒酒，避免过度劳累、情绪激动及呼吸道感染，合理安排休息和进食营养物质，增强抵抗能力。

2. 疾病治疗指导　告知患者在积极治疗期间应接受医生至少一年的随访，指导患者定期复查胸片和肝肾功能。向患者强调化疗中坚持规律、全程、合理、联合用药的重要性。讲解用药过程及不良反应，一旦出现严重不良反应须随时就医。

3. 结核病的预防工作

（1）病例登记和管理　通过病例登记，医务人员能够在督促规律用药、按时复查、预防家庭内传染及动员新发现患者的家庭接触者进行检查等方面采取主动措施。

（2）加强宣传，注意个人卫生，不要随地吐痰，并做好结核患者痰的处理　不饮用未消毒的牛奶，切断传染源。未受过结核菌感染者（新生儿）和结核菌素试验阴性者及时接种卡介苗，使患者对结核菌产生获得性免疫力。同时还要注意营养，加强锻炼，提高机体免疫力。

（3）预防性化学治疗　主要用于高危人群。包括 HIV 感染者、涂阳肺结核患者的密切接触者及肺部硬结纤维病灶（无活动性）、矽肺、糖尿病、长期使用糖皮质激素或免疫抑制剂者、吸毒者、营养不良者等。常用异烟肼 300mg/d，顿服 6～8 个月，儿童用量为 4～8mg/kg，或利福平和异烟肼 3 个月，每日顿服或每周 3 次。

附：纤维支气管镜检查技术

纤维支气管镜检查术是利用光学纤维内镜对气管、支气管管腔进行检查和治疗的方法。通过纤维支气管镜检查可直接获取病变组织、刷片或进行肺泡灌洗，进行病理学、细胞学及病原微生物学检查，协助肺部疾病诊断，确定病变部位和范围，清除阻塞气道的分泌物或气管内异物，对气管、支气管进行介入治疗。

【适应证】

1. 原因不明的咳嗽、咯血或痰中带血者。

2. 疑为气管内异物或肺部疾病者。

3. 胸片检查无异常，痰中有癌细胞者。

4. 需进行气管内治疗者。

5. 需收集呼吸道分泌物做检查者。

【禁忌证】

1. 严重心、肺、脑病，体质十分虚弱不能耐受者。

2. 颈椎畸形或气管狭窄，无法插入者。

3. 近期有上呼吸道感染及其他急性继发感染、高热者。

4. 出凝血机制异常者，近期大咯血未停止者。

5. 对麻醉药过敏而无其他药代替者。

6. 严重的上腔静脉阻塞综合征及肺动脉高压、尿毒症患者。

【操作过程】

纤维支气管镜检查技术具体操作过程见表2－6。

表2－6　纤维支气管镜检查技术

项目	技术操作要求
操作前准备	1. 患者准备 （1）询问病史及体格检查，了解有无鼻息肉、鼻中隔偏曲及化脓性病变。收集患者近期的胸片、血气分析、心电图、肝功能、出凝血时间、乙肝、丙肝、HIV 等资料，对疑有肺功能不全者可行肺功能及血气分析检查 （2）患者禁食4小时 （3）清洁口腔，有义齿者取下义齿 （4）评估患者是否对消毒剂、局麻药过敏，防止过敏反应发生；遵医嘱在术前30分钟用少许镇静剂和胆碱能受体阻断剂 （5）向患者解释操作目的、程序、并发症和风险，操作中可能出现的不适及合作方法等，了解患者药物过敏史，签订支气管镜检查同意书 2. 用物准备　备好氧气、吸痰器及抢救药品。咳嗽剧烈者可用镇咳剂。有些患者（如老年、轻度缺氧）可在鼻导管给氧下进行检查
操作流程	1. 患者取仰卧位、坐位或半坐卧位 2. 局部麻醉　①2%利多卡因5mL雾化吸入和喷雾鼻部、咽喉部局麻。②插入纤维支气管镜过程中视情况给予气道内2%利多卡因局麻，但总量不超过400mg 3. 插入途径　纤维支气管镜一般经鼻孔插入，若鼻孔太小，可经口腔（用防牙口器）插入，气管切开患者可由气管切开处插入 4. 检查顺序　按先健侧后患侧、自上而下的顺序逐段观察声门、气管、隆突及支气管等各方面情况 5. 标本采集　发现病变可在直视下用活检钳钳取和（或）细胞刷刷取标本送检或吸取支气管分泌物做细胞学或组织学检查。对不能直接观察到的周围性病变，可经纤维支气管镜肺活检获取标本 6. 术中密切观察患者呼吸、心率、血氧饱和度，观察有无气道的痉挛、出血，缺氧，气胸，呼吸抑制，误吸，麻醉药过量或过敏及循环系统并发症的发生
操作后护理	1. 患者休息30分钟后无特殊情况可返回病房。向患者说明可有少许血痰和喉部不适或声音嘶哑 2. 术后2小时禁食水，待麻醉作用过后可进食温凉半流质或流质饮食及饮水 3. 密切观察患者是否出现发热、胸痛、呼吸困难及出血等情况。观察分泌物的颜色和特征。警惕窒息发生 4. 每次检查完毕，应对纤维支气管镜进行彻底冲洗和严格的消毒，并定期做细菌培养

第九节　原发性支气管肺癌患者的护理

原发性支气管肺癌（primary bronchogenic carcinoma）简称肺癌（lung cancer），是

最常见的肺部原发性恶性肿瘤，肿瘤细胞起源于支气管黏膜或腺体，常有区域性淋巴转移和血行转移。早期常有刺激性干咳和痰中带血等呼吸道症状，逐渐出现肿瘤压迫和转移症状。

肺癌为当前世界各地最常见的恶性肿瘤之一，世界卫生组织（WHO）2008 年公布的资料显示，肺癌发病患者数为 160 万/年，死亡人数 140 万/年，均居全球癌症首位。在我国，肺癌已成为癌症死亡的首要病因，过去 30 年登记的肺癌死亡率已增加了464.8%，且发病率及死亡率还在增长。

【病因与病机】

本病病因迄今尚未明确，一般认为与下列因素有关。

1. 吸烟 吸烟是肺癌死亡率进行性增加的首要原因。肺癌与吸烟有关，吸烟者肺癌死亡率比不吸烟者高 10 ~ 13 倍。烟草中含有多种致癌物质，其中苯并芘为重要的致癌物质。吸烟量越多，年限越长，开始吸烟年龄越早，肺癌死亡率越高。被动吸烟者也容易引起肺癌。吸烟与肺鳞癌、小细胞肺癌关系密切。

2. 职业致癌因子 包括石棉、砷、铬、镍、铍、煤焦油、芥子气、三氯甲醚、氯甲甲醚、烟草的加热产物，以及铀、镭等放射性物质衰变时产生的氡和氡子气，电离辐射和微波辐射等。这些因素可使肺癌发生危险性增加 3 ~ 30 倍。接触石棉者的肺癌、胸膜和腹膜间皮瘤的发病率明显增高。此外，铀暴露和肺癌发生之间也有很密切的关系，特别是小细胞肺癌，吸烟可明显加重这一危险。由于肺癌的形成是一个漫长的过程，因此不少患者在已经停止接触上述物质很长时间后才发现肺癌。

3. 空气污染 肺癌发病率在工业发达国家比工业落后国家高，城市比农村高，表明环境污染与肺癌有关。环境污染包括室内小环境和室外大环境污染。室内小环境污染主要包括被动吸烟、燃料燃烧和烹调产生的致癌物。室外大环境污染主要是汽车尾气、工业废气、公路沥青等含有的致癌物质，其中主要是苯并芘。

4. 电离辐射 大剂量的电离辐射可引起肺癌。不同射线的辐射产生的效应不同，日本广岛原子弹释放的是中子和 α 射线，长崎则仅有 α 射线，前者患肺癌的危险性高于后者。美国 1978 年报告一般人群中电离辐射部分来源于自然界，部分为医疗照射，部分为 X 线诊断的电离辐射。

5. 饮食与营养 流行病学研究表明，较多地食用含 β 胡萝卜素的绿色、黄色和橘黄色的蔬菜和水果，可减少肺癌发生的危险性，这一保护作用对于正在吸烟的人或既往吸烟者特别明显。较少食用含 β 胡萝卜素的蔬菜和水果，肺癌发生的危险性升高。血清中 β 胡萝卜素水平低的人，肺癌发生的危险性也高。

6. 其他诱发因素 调查表明，结核病者患肺癌的危险性是正常人群的 10 倍。此外，病毒与真菌感染、机体免疫功能低下、内分泌失调及家族遗传等因素对肺癌的发生可能也起一定的作用。

【分类】

1. 根据解剖学部位分类 发生在段支气管以上至主支气管的癌肿称为中央型肺癌，

约占 3/4，以鳞状上皮细胞癌和小细胞未分化癌较多见。发生在段支气管以下的肿瘤称为周围型肺癌，约占 3/4，以腺癌较为多见。

2. 根据组织学分类

（1）非小细胞癌 包括鳞状上皮细胞癌（简称鳞癌）、腺癌、大细胞癌、腺鳞癌、类癌等。其中鳞癌是肺癌中最常见的类型，约占原发性肺癌的 50%，以中央型多见。早期引起支气管狭窄，导致肺不张或阻塞性肺炎。腺癌约占原发性肺癌的 25%，多为周围型。腺癌富有血管，局部浸润和血行转移早，易转移至肝、脑和骨骼，更易累及胸膜引起胸腔积液。大细胞癌较为少见，可发生在肺门附近或肺边缘的支气管。

（2）小细胞癌 包括燕麦细胞型、中间细胞型、复合燕麦细胞型。此型恶性程度最高，占原发性肺癌的 10% ~ 15%，多为中央型，较早出现淋巴和血行转移，预后最差。

【临床分期】

2009 年国际肺癌研究学会（IASLC）公布了第 7 版肺癌 TNM 分期系统，见表 2 - 7，表 2 - 8。

表 2 - 7 肺癌的 TNM 分期

分期	临床意义
原发肿瘤（T）	
T_x：	原发肿瘤不能评价：痰、支气管冲洗液找到癌细胞，但影像学或支气管镜无可视肿瘤
T_0：	无原发肿瘤证据
T_{is}：	原位癌
T_1：	肿瘤直径 ≤3cm；在叶支气管或以远；无局部侵犯，被肺、脏胸膜包裹
T_2：	肿瘤直径 >3cm，≤7cm；在主支气管（距隆突 ≥2cm）；或有肺不张或阻塞性肺炎影响肺门，但未累一侧全肺；侵及脏胸膜
T_3：	肿瘤可以任何大小；位于主支气管（距隆突 <2cm）；或伴有累及全肺的肺不张或阻塞性肺炎；侵及胸壁（包括肺上沟癌）、膈肌、纵隔胸膜或壁心包
T_4：	肿瘤可以任何大小，同侧原发肿瘤所在肺叶内出现散在肿瘤结节；侵及纵隔、心脏、大血管、气管、食管、椎体、隆突或有恶性胸腔积液或恶性心包积液
淋巴结（N）	
N_x：	不能确定局部淋巴结受累
N_0：	无局部淋巴结转移
N_1：	转移到同侧支气管旁和（或）同侧肺门（包括直接侵入肺内的淋巴结）淋巴结
N_2：	转移到对侧纵隔和（或）隆突下淋巴结
N_3：	转移到对侧纵隔、对侧肺门、同侧或对侧斜角肌淋巴结或锁骨上淋巴结
远处转移（M）	
M_x：	不能确定有远处转移
M_0：	无远处转移
M_1：	有远处转移（包括同侧非原发肿瘤所在肺叶内出现肺叶结节）

表 2 - 8　TNM 与临床分期的关系

临床分期	TNM 分期	临床分期	TNM 分期
隐性癌	T_x，N_0，M_0	III_A 期	T_1，N_2，M_0
0 期	T_{is}，原位癌		T_2，N_2，M_0
I_A 期	T_1，N_0，M_0		T_3，N_1，M_0
I_B 期	T_2，N_0，M_0		T_3，N_2，M_0
II_A 期	T_1，N_1，M_0		T_4，N_0，M_0
			T_4，N_1，M_0
II_B 期	T_2，N_1，M_0	III_B 期	任何 T，N_3，M_0
	T_3，N_0，M_0	IV 期	任何 T，任何 N，M_1

【临床表现】

肺癌的临床表现与肿瘤大小、类型、发展阶段、部位、有无并发症或转移关系密切。

1. 由原发肿瘤引起的症状与体征

（1）咳嗽　为常见的早期症状，主要表现为刺激性干咳或少量黏液痰。肿瘤引起支气管狭窄时，咳嗽呈持续性，高音调金属音，是一种特征性的阻塞性咳嗽。当有继发感染时，痰量增高，且呈黏液脓性。

（2）血痰或咯血　癌肿组织血管丰富，局部组织坏死常引起咯血，以中央型肺癌多见。多为痰中带血或间断血痰，如侵蚀大血管，可引起大咯血。

（3）气短或喘鸣　肿瘤向支气管内生长，引起支气管部分阻塞，或肺门淋巴结转移时，肿大的淋巴结压迫主支气管或隆突，引起支气管阻塞时，出现胸闷、呼吸困难、气短、喘息，个别表现为喘鸣。

（4）发热　多数发热的原因是肿瘤引起继发性肺炎所致，肿瘤组织坏死也可引起发热，抗生素治疗效果不佳。

（5）体重下降　消瘦为恶性肿瘤的常见症状之一。肿瘤晚期，肿瘤毒素、长期消耗和伴有感染及疼痛导致食欲减退，患者表现为消瘦或恶病质。

2. 肺外胸内扩展引起的症状和体征

（1）胸痛　肿瘤直接侵犯胸膜、肋骨和胸壁，可引起不同程度的胸痛。如果肿瘤位于胸膜附近，则产生不规则的钝痛或隐痛，疼痛于呼吸、咳嗽时加重。若脊柱受侵犯时可有压痛点，疼痛与呼吸、咳嗽无关。若肿瘤压迫肋间神经，胸痛可累及其分布区。

（2）声音嘶哑　癌肿直接压迫或肿大的纵隔淋巴结压迫喉返神经（多见左侧），可发生声音嘶哑。

（3）咽下困难　癌肿侵犯或压迫食管可引起吞咽困难，还可引起支气管 - 食管瘘，导致肺部感染。

（4）胸水　当肿瘤转移累及胸膜或淋巴回流受阻时可有不同程度的胸水（见于约 10% 的患者）。

（5）上腔静脉阻塞综合征　癌肿侵犯纵隔，压迫上腔静脉导致回流受阻，产生头面部、颈部和上肢水肿，以及胸前部淤血和静脉曲张，引起头痛、头昏或眩晕。

（6）Horner 综合征　位于肺尖部的肺癌可压迫颈部交感神经，引起病侧眼睑下垂、瞳孔缩小、眼球内陷，同侧额部与胸壁无汗或少汗，也常有肿瘤压迫臂丛神经造成以腋下为主、向上肢内侧放射的烧灼样疼痛，在夜间尤甚。

3. 胸外转移引起的症状和体征

（1）中枢神经系统转移　转移至中枢神经系统可引起颅内压增高，如头痛、恶心、呕吐，精神状态异常。少见的症状为癫痫发作、偏瘫、小脑功能障碍、定向力和语言障碍。此外，可有外周神经病变、肌无力及精神症状。

（2）骨骼转移　表现为局部固定部位疼痛和压痛，可有病理性骨折。

（3）腹部转移　转移到胰腺表现为胰腺炎症状或阻塞性黄疸。转移至肝脏表现为食欲不振、肝区疼痛、肝大、黄疸和腹水等。

（4）淋巴结转移　锁骨上淋巴结是肺癌转移的常见部位，可无症状。典型者多位于前斜角肌区，固定且坚硬，逐渐增大、增多，可以融合，多无痛感。

4. 肺外表现　指肺癌非转移性胸外表现，或称之为副癌综合征，主要有以下几方面表现。

（1）肥大性肺性骨关节病　常见于肺癌，也见于局限性胸膜间皮瘤和肺转移癌（胸腺、子宫、前列腺转移）。多侵犯上、下肢长骨远端，发生杵状指（趾）和肥大性骨关节病。

（2）抗利尿激素分泌异常综合征　不适当的抗利尿激素分泌可引起厌食、恶心、呕吐等水中毒症状，还可伴有逐渐加重的神经并发症。其特征是低钠血症和低渗透压血症。

（3）分泌促肾上腺皮质激素样物　小细胞肺癌或支气管类癌是引起库欣综合征的最常见细胞类型。

（4）神经肌肉综合征　包括小脑皮质变性、脊髓小脑变性、周围神经病变、重症肌无力和肌病等。发生原因不明确，与肿瘤的部位和有无转移无关。可发生于各型肺癌，但多见于小细胞未分化癌。

（5）高钙血症　可由骨转移或肿瘤分泌过多甲状旁腺素相关蛋白引起，常见于鳞癌。患者表现为嗜睡、厌食、恶心、呕吐和体重减轻及精神变化。

（6）异位促性腺激素　不多见，大部分是大细胞肺癌，主要为男性轻度乳房发育，常伴有肥大骨关节病。

（7）类癌综合征　典型特征是皮肤、心血管、胃肠道和呼吸功能异常，主要表现为面部、上肢躯干的潮红或水肿，胃肠蠕动增强，腹泻，心动过速，喘息，瘙痒和感觉异常。多见于燕麦细胞癌和腺癌。

此外，还可有黑色棘皮症及皮肌炎、掌跖皮肤过度角化症、硬皮症及栓塞性静脉炎、非细菌性栓塞性心内膜炎、血小板减少性紫癜等肺外表现。

【实验室及其他检查】

1. 影像学检查　根据不同情况采取 X 线、CT、磁共振成像（MRI）、支气管及血管造影、单光子发射计算机断层显像（SPECT）、正电子发射计算机体层显像（PET）等检查，了解肿瘤的部位、大小，肺门和纵隔淋巴结肿大，支气管阻塞及有无转移病灶等情况。

2. 细胞学检查　痰标本应为深部咳出的新鲜痰液，连续送检标本 3 次以上中央型肺癌诊断率提高到 80%，周围型肺癌诊断率达 50%。

3. 纤维支气管镜检查　对确定病变范围、明确手术指征与方式有帮助。刷检诊断率可达 92%，活检诊断率达 93%。

4. 其他检查　如经胸壁细针穿刺活检、纵隔镜检查、胸腔镜检查、淋巴结活检、胸水癌细胞检查、肿瘤标志物检查、放射性核素扫描、开胸手术探查等。

【诊断要点】

一般依靠详细询问病史、体格检查和有关辅助检查进行综合判断，80% ~ 90% 的患者可以确诊。影像学检查是肺癌常用的、有价值的方法，细胞学和病理学检查是确诊肺癌的必要手段。

【治疗要点】

肺癌的治疗主要是根据肿瘤的组织学决定。小细胞肺癌主要依赖化疗或放化疗的综合治疗；非小细胞肺癌 I ~ III$_A$ 期实施以手术治疗为主的综合治疗，III$_B$ 期实施以放疗为主的综合治疗，IV 期以化疗为主。

1. 手术治疗　非小细胞癌 I 期和 II 期患者首选手术治疗。III$_A$ 期患者年龄、心肺功能和解剖位置合适，也考虑手术治疗。小细胞肺癌在局限期先做化疗和放疗，再有选择地进行手术。

2. 化疗　为小细胞肺癌的主要治疗方法，效果显著。常用的化疗药物有足叶乙甙、顺铂、卡铂、紫杉醇、多西紫杉醇、长春瑞滨、吉西他滨、丝裂霉素 C、长春地辛、环磷酰胺等。为了获得更好的疗效和最少的不良反应，通常选择 2 种或 2 种以上的药物组成联合方案，如足叶乙甙 + 顺铂或卡铂、足叶乙甙 + 异环磷酰胺 + 顺铂、紫杉醇 + 卡铂、多西紫杉醇 + 顺铂或长春瑞滨 + 顺铂、吉西他滨 + 顺铂、丝裂霉素 C + 长春地辛 + 顺铂等方案。非小细胞肺癌的化疗主要作为不能手术及术后复发患者姑息性治疗或作为手术治疗及放疗的辅助治疗。

3. 放射治疗　放射线对癌细胞有杀伤作用。放疗对小细胞肺癌效果较好，其次为鳞癌和腺癌。放疗分为根治性和姑息性两种，根治性用于 III 期患者及不能耐受手术或杜绝手术患者。姑息性放疗的目的在于抑制肿瘤的发展，延迟肿瘤扩散和缓解症状。放疗对控制骨转移性疼痛、脊髓压迫、上腔静脉阻塞综合征、支气管阻塞及脑转移引起的症状有较好的疗效。

4. 肿瘤分子靶向治疗　利用肿瘤细胞与正常细胞间分子生物学上的差异，特异性地抑制肿瘤细胞增殖、侵袭和转移，促进其凋亡，比传统化疗具有更高的选择性，不良反应更小。目前，主要的治疗用药包括细胞生长因子受体抑制剂、血管生成抑制剂及信号传导抑制剂等。

5. 生物反应调节剂（BRM） 作为辅助治疗，能增加机体对化疗、放疗的耐受性，提高疗效。常用的调节剂有干扰素、左旋咪唑、转移因子等。

【常见护理诊断/问题】

1. 恐惧 与肺癌的确诊、治疗对机体的影响和死亡威胁有关。

2. 疼痛 与癌细胞浸润、肿瘤压迫或转移有关。

3. 营养失调：低于机体需要量 与过度消耗、摄入量不足有关。

4. 有皮肤完整性受损的危险 与接受放疗损伤皮肤组织等因素有关。

5. 潜在并发症 肺部感染、呼吸衰竭、化疗药物的毒性反应、放射性食管炎、放射性肺炎。

【护理措施】

1. 生活护理 环境安静，体位舒适，保证患者充分休息。

2. 饮食护理 给予高蛋白、高热量、富含维生素、易消化的食物，如鱼、蛋、鸡肉、大豆等，多食新鲜蔬菜及水果，避免产气食物，如地瓜、韭菜等。调配好食物的色、香、味，做好口腔护理，创造清洁、愉快、舒适的进餐环境以刺激食欲。吞咽困难者应予流质饮食，进食宜慢，取半卧位以免发生吸入性肺炎或呛咳，乃至窒息。病情较重者可采取喂食、鼻饲，必要时静脉输入脂肪乳剂、复方氨基酸、全血、血浆或清蛋白等改善营养状况。

3. 病情观察 监测生命体征，观察患者常见症状，如胸痛、呼吸困难、吞咽困难、声音嘶哑等的动态变化。注意是否有肿瘤转移症状，如头痛、呕吐、眩晕、颅内高压等中枢神经系统症状和骨骼局部疼痛、压痛。监测体重、尿量、血白蛋白及血红蛋白等。严密观察是否有化疗、放疗的不良反应，如恶心、呕吐、脱发、口腔溃疡、皮肤干燥等。

4. 对症护理

（1）**缓解疼痛** 注意倾听患者对疼痛的诉说，了解疼痛的部位、性质和程度。采取各种护理措施尽快减轻疼痛：提供安静的环境，调整舒适的体位，保证患者充分的休息；避免加重疼痛的因素；预防上呼吸道感染，尽量避免咳嗽，必要时给予止咳药。保持大便通畅，2日未解大便者应采取有效措施。指导患者采取有效的呼吸方法，如腹式呼吸、缩唇呼吸等，减少呼吸时给患者带来的疼痛。疼痛时指导患者采用放松技巧分散注意力，如听音乐、看电视、阅读报纸、交谈等；采用物理方法止痛，如局部按摩、冷敷、针灸等可以降低疼痛的敏感性；必要时辅以药物止痛。

（2）**放疗护理** ①皮肤护理：向患者解释放疗的目的、方法及照射后皮肤可出现红斑、脱屑、瘙痒、色素沉着等，应注意保护，防止进一步损伤。放疗时协助患者采取舒适体位，嘱其不要随便移动，以免损伤其他部位皮肤。嘱患者切勿擦去皮肤照射部位的标志；局部忌贴胶布，忌用任何药粉、油膏、乳液涂擦。洗澡时不用肥皂和搓擦，避免冷热刺激或阳光照射。患者衣着应宽松、柔软，长期卧床者宜经常变换体位，以免压疮发生。②放射性食管炎的护理：流质或半流质饮食，避免刺激性饮食。有咽下痛和咽下困难者，可给予氢氧化铝凝胶口服，咽下痛难以忍受者可服用利多卡因凝胶。③放射性肺炎的护理：协助患者进行有效排痰，防止痰液潴留；咳嗽明显而痰不多者，适当给予镇咳药；呼吸困难者适当吸氧。早期给予抗生素、糖皮质激素治疗。

5. 药物护理

（1）止痛药物护理　遵医嘱应用止痛药物。癌痛的用药原则为：①尽量口服给药。②按时给药：3~6小时给药1次，而不是只在疼痛时给药。③按阶梯给药，见表2-9。④个体化用药：用药剂量应根据患者的需要由小到大直至患者疼痛消失为止，不应对药量限制过严，导致用药量不足。主要药物有：①非麻醉性镇痛药：阿司匹林、对乙酰氨基酚、吲哚美辛等。②弱麻醉性镇痛药：可待因、布桂嗪等。③强麻醉性镇痛药：吗啡、哌替啶等。④辅助性镇痛药：地西泮、异丙嗪、氯丙嗪等。还可采用患者自控镇痛：使用注射泵经静脉、皮下或椎管内连续输注止痛药，并可自行间歇给药。注意观察用药效果和不良反应等。一般非肠道给药者，应在用药后15~30分钟开始评估，口服给药者1小时后开始评估，了解疼痛缓解程度和镇痛作用持续时间。当所制定的用药方案已不能有效止痛时，应及时通知医生并重新调整止痛方案。

表2-9　止痛治疗三阶梯疗法

阶梯	治疗药物
轻度疼痛	非麻醉性镇痛药±辅助性镇痛药
中度疼痛	弱麻醉性镇痛药±非麻醉性镇痛药±辅助性镇痛药
重度疼痛	强麻醉性镇痛药±非麻醉性镇痛药±辅助性镇痛药

（2）化疗药物护理　见"白血病患者的护理"。

6. 心理护理　与患者建立良好的护患关系，多与患者交谈，鼓励患者表达自己的感受，尽量解答患者提出的问题和提供有益的信息，鼓励患者之间的交流，调整患者的情绪，使患者以积极的心态面对疾病。通过多种途径给患者及家属提供心理、社会支持，在未明确诊断之前，应向患者解释各种诊断性检查的目的、意义和过程，说服患者接受并配合检查。确诊后，帮助患者正确估计所面临的情况，鼓励患者及家属积极参与治疗和护理计划的决策过程，让患者了解肺癌及将接受的治疗。帮助患者建立良好、有效的社会支持系统，安排家庭成员和亲朋好友定期看望患者，使患者感受到家庭、亲友的关爱，激发其珍惜生命、热爱生活的热情，增强对治疗的信心。帮助患者和家属面对现实，积极应对癌症的挑战，使患者克服恐惧、绝望心理，保持积极、乐观的情绪。

【健康指导】

1. 生活指导　宣传健康的生活方式，提倡戒烟，避免被动吸烟。指导患者加强营养支持，合理安排休息和活动，保持良好精神状态，增强机体免疫力，避免呼吸道感染。

2. 疾病知识指导　对肺癌高危人群定期体检，做到早发现、早诊断、早治疗。凡年龄在 40 岁以上，特别是有长期吸烟史的男性，出现刺激性咳嗽、持续痰中带血时，应立即就医检查。定期随访督促患者坚持化疗或放疗，告诉患者出现呼吸困难、疼痛等症状加重或不适时应及时到医院诊治。可采取分散注意力的方式，如看书、听音乐等，以减轻痛苦。给予患者及家属心理上的支持，使之正确认识肺癌，增强治疗信心，维持生命质量。

研究表明戒烟后肺癌的发病危险性逐年下降，戒烟 1 ~ 5 年后可减半，戒烟 2 ~ 5 年期间肺癌发生的危险性进行性减少，此后的发病率相当于终生不吸烟者。

第十节 胸膜疾病患者的护理

一、胸腔积液患者的护理

正常情况下脏层和壁层胸膜之间的胸膜腔内仅有微量液体，在呼吸运动时起润滑作用，胸膜腔内液体的形成与吸收处动态平衡状态，任何原因使胸膜腔内液体形成过快或吸收过缓，即产生胸腔积液（pleural effusion，简称胸水）。

【胸水循环机制】

胸液的形成主要取决于壁层和脏层毛细血管与胸膜腔内的压力梯度，流体静水压和胶体渗透压是从两种相反方向促使液体移动的压力。壁层胸膜的流体静水压约 $30cmH_2O$，而胸腔内压约 $-5cmH_2O$，其流体静水压差为 $30 - (-5) = 35cmH_2O$，故液体从壁层胸膜的毛细血管向胸腔内移动。血浆的胶体渗透压约 $34cmH_2O$，胸水含有少量的蛋白质，其胶体渗透压约 $5cmH_2O$，产生的胶体渗透压梯度为 $34 - 5 = 29cmH_2O$。可见，流体静水压与胶体渗透压的梯度差为 $35 - 29 = 6cmH_2O$，因此，液体从壁层胸膜的毛细血管进入胸腔内。由于脏层胸膜液体移动的净梯度几乎为零，故胸水主要由壁层淋巴管微孔重吸收。见图 2 - 3。

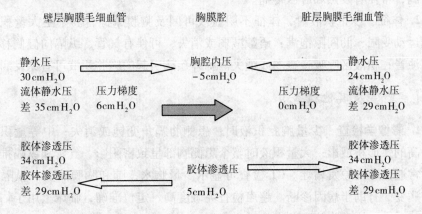

图 2 - 3 人体正常情况下液体进出胸膜腔的压力对比

【病因与病机】

肺、胸膜和肺外疾病均可引起胸腔积液。临床上常见的病因和病机如下：

1. 胸膜毛细血管内静水压增高　充血性心力衰竭、缩窄性心包炎、血容量增加、上腔静脉或奇静脉受阻等因素均可使胸膜毛细血管内静水压增高，使胸液形成增多，产生胸腔漏出液。

2. 胸膜通透性增加　如胸膜炎症、结缔组织病（系统性红斑狼疮、类风湿关节炎等）、胸膜肿瘤、肺梗死等，产生胸腔渗出液。

3. 胸膜毛细血管内胶体渗透压降低　如低蛋白血症、肝硬化等，产生胸腔漏出液。

4. 壁层胸膜淋巴引流障碍　如淋巴导管阻塞、发育性淋巴引流异常等，产生胸腔渗出液。

5. 胸膜损伤　如主动脉瘤破裂、胸导管破裂、食道破裂等，产生血胸、脓胸和乳糜胸。

【临床表现】

1. 症状

（1）呼吸困难　最常见，与胸腔积液的量有关。少量胸腔积液常无症状，当胸腔积液量超过 500mL 时，由于胸腔积液可使胸廓顺应性下降、膈肌受压、纵隔移位和肺容量下降，可出现胸闷和呼吸困难，并随积液量的增多而加重。

（2）胸痛　多为单侧锐痛，并随呼吸或咳嗽加重，可向肩、颈或腹部放射。随着胸水增多，胸痛可缓解。

（3）伴随症状　病因不同，其伴随症状不同。结核性胸膜炎多见于青年人，常有发热、干咳；恶性胸腔积液多见于中年以上患者，伴有消瘦和呼吸道或原发部位肿瘤的症状；炎性积液多为渗出性，伴有咳嗽、咳痰和发热；心力衰竭所致胸腔积液为漏出液，伴有心功能不全的其他表现；肝脓肿所致的右侧胸腔积液可为反应性胸膜炎，亦可为脓胸，常伴有发热和肝区疼痛。

2. 体征　少量积液时，体征不明显或可闻及胸膜摩擦音。中至大量积液时，患侧呼吸运动受限，肋间隙饱满；语颤减弱或消失，可伴有气管、纵隔向健侧移位；局部叩诊呈浊音；积液区呼吸音减弱或消失。肺外疾病引起的胸腔积液可有原发病的体征。

【实验室及其他检查】

1. 影像学检查　少量胸腔积液时，患侧肋膈角变钝或消失；中等量积液时，呈内低外高的弧形积液影；大量积液时整个患侧胸部呈致密阴影，气管和纵隔推向健侧；积液时常遮盖肺内原发病灶。CT 检查可显示少量胸水、肺和胸膜病变、纵隔和气管旁淋巴结病变，有助于病因诊断。超声检查灵敏度高、定位准确，临床上用于估计胸腔积液的量和深度，协助胸腔穿刺定位。

2. 胸水检查　可明确胸腔积液的性质和病因。适用于疑为渗出液或胸水性质不能确定时。

（1）外观　漏出液透明清亮，静置不凝。渗出液颜色不一，以草黄色多见，可有凝块。血性胸液呈洗肉水样或静脉血样。乳糜胸胸水呈乳状。

（2）细胞　漏出液细胞数常 $<100 \times 10^6/L$，以淋巴细胞与间皮细胞为主。渗出液的白细胞常 $>500 \times 10^6/L$。中性粒细胞增多时，提示为急性炎症；淋巴细胞为主则多为结核性或恶性。胸液中红细胞 $>5 \times 10^9/L$ 时呈淡红色，多由恶性肿瘤或结核所致；$>100 \times 10^9/L$ 时应考虑创伤、肿瘤和肺梗死；血细胞比容 $>$ 外周血 50% 时为血胸。40%～90%的恶性胸液可查到恶性肿瘤细胞。

（3）pH值　正常胸液 pH 值 7.6 左右，pH 值降低见于脓胸、食管破裂、结核性和恶性胸水。

（4）生化成分　包括蛋白质、类脂、葡萄糖、酶和肿瘤标志物。渗出液蛋白含量 $>$ 30g/L，胸水/血清蛋白比值 >0.5；漏出液蛋白含量 $<30g/L$。类脂用于鉴别乳糜胸。漏出液葡萄糖定量与血糖近似；渗出液常低于血糖。当葡萄糖含量 $<3.3mmol/L$ 时可能为脓胸、类风湿关节炎、结核性和恶性胸水。胸水中的乳酸脱氢酶（LDH）水平是反映胸膜炎症程度的指标，其值越高，炎症越明显。LDH $>500U/L$ 提示恶性肿瘤或胸腔积液已并发细菌感染。胸水淀粉酶升高可见于急性胰腺炎、恶性肿瘤等。结核性胸膜炎时，胸水中腺苷脱氨酶（ADA）多高于 45U/L。肿瘤标志物的测定可以用于区别良、恶性胸腔积液。恶性胸腔积液在早期即可出现癌胚抗原（CEA）升高，且比血清明显。

（5）病原体　胸液涂片查找细菌及培养，有助于病原学诊断。

（6）免疫学检查　结核性与恶性胸腔积液中 T 细胞增高；系统性红斑狼疮及类风湿关节炎引起的胸水中补体 C_3、C_4 成分降低，免疫复合物的含量增高。

3. 胸膜活检　对确定胸腔积液的病因具有重要意义，方法包括经皮闭式胸膜活检、胸腔镜活检和开胸活检。

4. 纤维支气管镜检查　适用于咯血或疑有气道阻塞的患者。

【诊断要点】

根据临床表现和辅助检查，可明确有无胸腔积液和积液量。胸水检查大致可确定积液的性质和原因。

【治疗要点】

胸腔积液为胸部或全身疾病的一部分，病因治疗尤为重要。漏出液常在纠正病因后可吸收。渗出液常见于结核性胸膜炎、类肺炎性胸腔积液、脓胸及恶性肿瘤，介绍如下。

1. 结核性胸膜炎　一般治疗和抗结核药物治疗详见"肺结核患者的护理"。结核性胸膜炎患者胸水中的蛋白含量高，易引起胸膜粘连，故应尽早抽尽胸腔内积液，防止和减轻粘连；同时可解除对心肺和血管的压迫作用，使被压迫的肺迅速复张，改善呼吸，防止肺功能受损；另外还可以减轻中毒症状，使体温下降。大量胸腔积液首次抽液不超过700mL，每周抽液2~3次，每次抽液量不应超过1000mL，直至胸水完全消失。一般情况下无须在抽液后注入抗结核药物，但可注入链激酶防止胸膜粘连。全身中毒症状严重、有大量胸水者，需在有效抗结核药物治疗的同时，加用糖皮质激素。

2. 脓胸　脓胸治疗原则是控制感染、引流胸腔积液、促使肺复张、恢复肺功能。抗生素治疗原则是足量和联合用药，体温正常后还需继续用药2周以上，以防复发。可全身和（或）胸腔内给药。引流为脓胸最基本的治疗方法，可采取反复抽脓或闭式引流。可用生理盐水或2%碳酸氢钠反复冲洗胸腔，然后注入抗生素和链激酶，使脓液稀释，易于引流，但支气管胸膜瘘的患者不宜冲洗胸腔，以防细菌播散。

3. 恶性胸腔积液　包括原发病的治疗和胸腔积液的治疗。恶性胸水生长速度极快，需反复穿刺抽液，缓解因大量胸水压迫引起的严重呼吸困难症状。必要时可用细管做胸腔内插管进行持续闭式引流，但反复抽液或持续引流可丢失大量蛋白，造成低蛋白血症，使胸膜毛细血管内胶体渗透压降低，利于胸水的产生。可在抽吸胸水或胸腔插管引流后，在胸腔内注入博来霉素、顺铂、丝裂霉素等抗肿瘤药物，也可注入胸膜粘连剂，使胸膜粘连以减缓胸水产生；亦可注入生物免疫调节剂如白细胞介素-2、干扰素等，促使胸膜粘连。经上述治疗仍不能使肺复张者，可行胸-腹腔分流术或胸膜切除术。恶性胸腔积液是恶性肿瘤晚期常见的并发症，胸水产生快、治疗效果差、预后不良。

【常见护理诊断/问题】

1. 气体交换受损　与大量胸液压迫使肺不能充分扩张、气体交换面积减少有关。

2. 体温过高　与细菌感染等因素有关。

3. 营养失调：低于机体需要量　与胸膜炎、胸腔积液引起高热、消耗状态有关。

4. 疼痛：胸痛　与胸膜摩擦或胸腔穿刺术有关。

【护理措施】

1. 生活护理　环境舒适、宽敞、明亮，光线充足，温湿度适宜。大量胸腔积液致呼吸困难或发热者，应卧床休息，减少氧耗，以减轻呼吸困难症状。胸水消失后还需继续休养2~3个月，避免疲劳。

2. 饮食护理　宜给易消化、富有营养的食物；注意食物的色、香、味，鼓励少量多餐，避免过饱影响呼吸。

3. 病情观察　注意观察患者胸痛及呼吸困难的程度、体温的变化。监测血氧饱和度或动脉血气分析的变化。对胸腔穿刺抽液后患者，应密切观察其呼吸、脉搏、血压的变化，注意穿刺处有无渗血或渗液。

4. 对症护理

（1）呼吸困难　一般取半卧位或患侧卧位，减少胸水对健侧肺的压迫；保持呼吸道通畅，鼓励患者积极排痰，根据患者缺氧情况给予低中流量的持续吸氧；胸膜炎患者在恢复期，每天督导患者进行缓慢的腹式呼吸，以减少胸膜粘连的发生，提高通气量。

（2）胸痛　协助患者取患侧卧位，必要时用宽胶布固定胸壁，以减少胸廓活动幅度，减轻疼痛，或遵医嘱给予止痛剂。

（3）发热 高热者绝对卧床休息，低热者酌情减少活动，适当休息；进行物理降温，必要时使用药物降温。行降温措施 30 分钟后应测量体温并记录。

5. 药物护理 遵医嘱用药，介绍药物剂量、用法及不良反应。对结核性胸膜炎的患者，需特别强调抗结核治疗的重要性，不可自行停药，嘱患者定期复查，防止复发。

6. 胸腔抽液或引流的护理 协助医生抽胸水，减轻其肺组织受压的程度，同时做好其术前、术后护理。详见附录"胸腔穿刺术"和"胸腔闭式引流术"。

7. 心理护理 在与患者建立良好的信赖关系的基础上，给予患者诚挚的安慰和鼓励，向患者讲解药物的作用和不良反应，以及抽液的注意事项，消除顾虑，坚定信心，使患者接受配合治疗，消除不安情绪，并做好家属工作，共同给予患者心理上的支持。

【健康指导】

1. 生活指导 指导患者合理安排休息与活动，逐渐增加活动量，避免过度劳累。加强营养，向患者及家属讲解加强营养为胸腔积液治疗的重要组成部分，需合理调配饮食，进高热量、高蛋白、富含维生素的食物，增强机体抵抗力。

2. 疾病知识指导 向患者及家属解释本病的特点及目前的病情，介绍所采用的治疗方法，药物的剂量、用法和不良反应，促使治疗方案有效执行。对结核性胸膜炎的患者需特别强调坚持用药的重要性，不可自行停药，应定期复查。

二、气胸患者的护理

胸膜腔为不含气体的密闭潜在腔隙，当气体进入胸膜腔，造成积气状态时，称为气胸（pneumothorax）。气胸可分为自发性、外伤性和医源性 3 类。自发性气胸（spontaneous pneumothorax）按其是否有基础肺疾病分为原发性和继发性，前者发生于无基础肺疾病的健康人，后者常发生于有基础肺疾病的患者；外伤性气胸系胸壁的直接或间接损伤所致；医源性气胸由诊断和治疗操作不当所致。气胸为内科急症，男性多于女性。发生气胸后，胸膜腔内负压可变成正压，致使静脉回流受阻，产生不同程度的心肺功能障碍。本节主要叙述自发性气胸。

【病因与病机】

1. 继发性自发性气胸 由肺结核、慢性阻塞性肺疾病、艾滋病合并卡氏肺孢子菌感染、肺癌、肺脓肿等肺部基础疾病引起细支气管的不完全阻塞，形成的肺大疱破裂所致。

2. 原发性自发性气胸 多见于瘦高体型的男性青壮年，常规 X 线检查可发现胸膜下大疱。胸膜下大疱的产生原因尚不清楚，可能与吸烟、瘦高体型、非特异性炎症瘢痕或先天性弹力纤维发育不良有关。

3. 其他 脏层胸膜破裂或胸膜粘连带撕裂时导致其中的血管破裂，可形成自发性血气胸。有些女性可在月经来潮后 24～72 小时内发生气胸，可能与胸膜上存在异位子宫内膜，在行经期发生破裂有关，称为月经性气胸。航空、潜水作业时无适当防护措施或从高压环境突然进入低压环境也可发生气胸。抬举重物用力过猛、剧咳、屏气甚至大笑等，有时也可诱发气胸。

气胸发生后，胸膜腔内压力增高，失去了负压对肺的牵引作用，且正压对肺产生压迫，使肺失去膨胀能力，导致限制性通气功能障碍，出现肺容量减小、肺活量降低、最大通气量降低、通气/血流比例下降、动静脉分流增加，从而出现低氧血症。大量气胸时，不但失去了胸腔负压对静脉血回心的吸引作用，而且胸膜腔内正压还对心脏和大血管产生压迫作用，使回心血量减少，心输出量降低，出现心率加快、血压降低，甚至休克。张力性气胸可引起纵隔移位，导致循环障碍，甚至窒息、死亡。

【临床类型】

根据脏层胸膜破口的情况和气胸发生后对胸膜腔内压力的影响，自发性气胸通常分为以下 3 种类型：

1. 闭合性（单纯性）气胸 胸膜破裂口较小，随肺萎陷自行闭合，不再有气体继续进入胸膜腔。胸膜腔内压增高，抽气后压力下降，不再复升，表明其破口已闭合。

2. 交通性（开放性）气胸 胸膜破裂口较大或因两层胸膜间有粘连或牵拉，使破口持续开启，吸气与呼气时气体自由进出胸膜腔。患侧胸膜腔内压在 $0cmH_2O$ 上下波动，抽气后可恢复负压，但数分钟后压力又复升至抽气前水平。

3. 张力性（高压性）气胸 破口呈活瓣样阻塞，吸气时开启，空气进入胸膜腔；呼气时关闭，气体不能排出，致使胸膜腔内气体不断积聚，压力持续升高，可高达 $20cmH_2O$，抽气后胸膜腔内压可下降，但又迅速复升。此型气胸可危及生命，须紧急处理。

【临床表现】

1. 症状

（1）胸痛 多数患者于正常活动或安静休息时发生，偶在睡眠中发生。部分患者可有抬举重物、屏气、剧烈体力活动等诱因，患者突感一侧针刺样或刀割样胸痛，持续时间较短，继之出现胸闷、呼吸困难。

（2）呼吸困难 严重程度与气胸发生的缓急、肺萎缩程度和肺部原发病变有关。若气胸发生前肺功能良好，尤其是年轻人，即使肺压缩80%也无明显呼吸困难。如原有严重肺功能减退，肺压缩20%～30%时即可出现明显的呼吸困难，患者不能平卧或被迫健侧卧位，以减轻呼吸困难。大量气胸，尤其是张力性气胸时，由于胸膜腔内压骤增、患侧肺完全压缩、纵隔移位，可迅速出现呼吸循环障碍，表现为烦躁不安、挣扎坐起、表情紧张、胸闷、发绀、冷汗、脉速、虚脱、心律失常，甚至出现休克、意识丧失和呼吸衰竭。

（3）咳嗽 可伴有刺激性咳嗽，是由于气体刺激胸膜所致。

2. 体征 少量气胸时体征不明显。大量气胸时，气管移向健侧，患侧胸部膨隆，呼吸运动与触觉语颤减弱，叩诊过清音或鼓音，右侧气胸时肝浊音界下降，左侧气胸或并发纵隔气肿时可在左心缘处听到与心脏搏动一致的气泡破裂音，称为 Hamman 征。液气胸时，可闻及胸内振水声。

3. 并发症 纵隔气肿、皮下气肿、血气胸和脓气胸等。

【实验室及其他检查】

1. X 线胸片 是诊断气胸的重要方法。典型 X 线表现为被压缩肺边缘呈外凸弧形线状阴影，称为气胸线，线外透亮度增强，无肺纹理。大量气胸时，肺被压向肺门，呈球形高密度影，纵隔和心脏向健侧移位。合并积液或积血时，可见气液平面。

2. 胸部 CT 表现为胸膜腔内极低密度气体影，伴有肺组织不同程度的萎缩改变。

【诊断要点】

根据突发性胸痛伴呼吸困难及相应的气胸体征，可初步诊断。X 线胸片或 CT 显示气胸线可确诊。如果病情十分危重无法搬动患者拍摄 X 线胸片时，可在患侧胸腔体征最明显处试验穿刺，如抽出气体，可证实气胸的诊断。

【治疗要点】

自发性气胸的治疗目的是促进患侧肺复张、消除病因及减少复发。

1. 一般治疗 严格卧床休息、给氧、酌情给予镇静和镇痛药物，积极治疗肺基础疾病。气急、发绀者吸氧。

2. 排气疗法

（1）紧急排气 张力性气胸患者病情危急，短时间内可危及生命，紧急情况下可立即将无菌粗针头经患侧肋间插入胸膜腔，使胸腔内高压气体得以排出，以达到暂时减压和挽救患者生命的目的。亦可将橡皮指套扎在该粗针头的尾部，在指套顶端剪一裂缝，使高压气体从小裂缝排出，待胸腔内压减至负压时，套囊塌陷，裂缝关闭，外界空气不能进入胸腔。

（2）胸腔穿刺排气 适用于少量气胸、呼吸困难较轻、心肺功能尚好的患者。通常选择患侧锁骨中线外侧第 2 肋间为穿刺点，皮肤消毒后，用气胸针穿刺入胸腔，并用胶管将针头与 50mL 或 100mL 注射器相连，进行抽气并测压，1 次抽气量不宜超过 1000mL，每天或隔天抽气 1 次。

（3）胸腔闭式引流 对于呼吸困难明显、肺压缩程度较大的不稳定型气胸患者，包括交通性气胸、张力性气胸和气胸反复发作的患者，无论气胸容量多少，均应尽早行胸腔闭式引流。对经胸腔穿刺抽气效果不佳者也应插管引流。

3. 化学性胸膜固定术 对于气胸反复发生、肺功能欠佳、不宜手术治疗的患者，可胸腔内注入硬化剂，如多西环素、无菌滑石粉等，产生无菌性胸膜炎症，使胸膜粘连、胸膜腔闭锁，达到防止气胸复发的目的。

4. 手术治疗 对于反复发作气胸、长期气胸、张力性气胸引流失败、双侧自发性气胸、血气胸或支气管胸膜瘘的患者，可经胸腔镜行直视下粘连带烙断术，促使破口关闭；也可开胸行破口修补术、肺大疱结扎术或肺叶肺段切除术。手术治疗成功率高，复发率低。

【常见护理诊断/问题】

1. 低效性呼吸型态 与胸膜腔内积气压迫肺脏导致的限制性通气功能障碍有关。

2. 疼痛：胸痛 与脏层胸膜破裂、引流管置入有关。

3. 焦虑 与呼吸困难、胸痛、胸腔穿刺、胸腔闭式引流术或气胸复发有关。

4. 潜在并发症 脓气胸、血气胸、纵隔气肿及皮下气肿等。

5. 知识缺乏 缺乏预防气胸复发的知识。

【护理措施】

1. 生活护理 保持病房安静，患者绝对卧床，协助患者采取有利的体位，抬高床头，半坐位或端坐位，以利于呼吸、咳嗽、排痰及胸腔引流。避免屏气、咳嗽、用力等增加胸腔压力的活动。卧床患者每2小时翻身1次，翻身时，注意防止胸腔引流的引流管脱落。

2. 饮食护理 患者多进食粗纤维食物和新鲜的蔬菜水果，保持大便通畅，防止排便用力引起伤口痛和胸痛，防止气胸复发，促进裂口闭合。

3. 病情观察 密切观察患者的呼吸频率、节律、幅度和缺氧的情况及治疗后的反应；观察有无心率加快、血压下降等循环衰竭征象；大量抽气或放置胸腔引流管后，若呼吸困难缓解后再次出现胸闷，伴有顽固性咳嗽、患侧肺部湿啰音，应考虑为复张性肺水肿，立即报告医生，及时处理。

4. 药物护理 患者疼痛剧烈时，遵医嘱给予止痛药，观察疗效和不良反应。胸腔闭式引流者，在肺完全复张后可引起胸痛，向患者做好解释，消除紧张心理。刺激性咳嗽较剧烈时，遵医嘱给予止咳药，禁用可待因等中枢性镇咳药，防止抑制呼吸运动和咳嗽，造成咳痰不畅，引发感染，甚至窒息。

5. 吸氧 选择适当的给氧方式和氧流量，保证患者 $SaO_2 > 90\%$。保守治疗者，需给予高浓度吸氧，有利于促进胸膜腔内气体的吸收。

6. 胸腔闭式引流的护理 协助医生做好胸腔闭式引流的准备和配合工作，使肺尽早复张，减轻呼吸困难症状。

(1) 术前准备 向患者简要说明排气疗法的目的、意义、过程及注意事项，以取得患者的理解与配合。严格检查引流管是否通畅和整套胸腔闭式引流装置是否密闭。水封瓶内需注入适量无菌蒸馏水或生理盐水，标记液面水平。

(2) 保证有效的引流 ①确保引流装置安全：引流瓶应放在低于患者胸部且不易踢到的地方，其液平面应低于引流管胸腔出口平面60cm，以防瓶内的液体反流进入胸腔。妥善固定引流管于床旁，引流管长度适宜，既要便于患者翻身活动，又要避免过长扭曲受压。②观察引流管通畅情况：密切观察引流管内的水柱是否随呼吸上下波动及有无气体自水封瓶液面逸出。必要时，让患者做深呼吸或咳嗽，如有波动，表明引流通畅。若水柱波动不明显，液面无气体逸出，患者无胸闷、呼吸困难，可能是肺组织已复张；若患者呼吸困难加重，出现发绀、大汗、胸闷、气管偏向健侧等症状，应立即通知医生紧急处理。如同时引流液体，应观察和记录引流液的量、色和性状。③防止胸腔积液或渗出物堵塞引流管：引流液黏稠或引流血液时，应根据病情定时捏挤引流管（由胸腔端向引流瓶端的方向挤压）。④防止意外：搬动患者时需要用两把血管钳将引流管双重夹紧，防止在搬动过程中发生引流管滑脱、漏气或引流液反流等意外情况。若胸腔引流管不慎滑出胸腔时，应嘱患者呼气，同时迅速用凡士林纱布及胶布封闭引流口，并立即通知医生进行处理。

（3）引流装置及伤口护理　严格执行无菌操作，引流瓶上的排气管外端应用 1~2 层纱布包扎好，避免空气中尘埃或脏物进入引流瓶内。如未使用 1 次性闭式引流系统，需每天更换引流瓶，更换时应注意连接管和接头处的消毒，更换前用双钳夹紧引流管近心端，更换完毕检查无误后再放开，以防止气体进入胸腔。伤口敷料每 1~2 天更换 1 次，有分泌物渗湿或污染时及时更换。

（4）肺功能锻炼　鼓励患者每 2 小时进行 1 次深呼吸、咳嗽和吹气球练习，以促进受压萎陷的肺扩张，加速胸腔内气体排出，促进肺尽早复张。但应避免持续剧烈的咳嗽。

（5）拔管护理　引流管内无气体逸出的 1~2 天后，夹闭 1 天患者无气急、呼吸困难，透视或 X 线胸片示肺已全部复张，可拔除引流管。拔管后注意观察有无胸闷、呼吸困难，切口处有无漏气、渗液、出血、皮下气肿等情况，如发现异常应及时处理。

7. 心理护理　患者因疼痛和呼吸困难会出现紧张、焦虑和恐惧等不良情绪，导致耗氧量增加、呼吸浅快，从而加重呼吸困难和缺氧。因此当患者呼吸困难严重时，应尽量在床旁陪伴，解释病情和及时回应患者的需求。在做各项检查、操作前向患者解释其目的和效果，即使是在非常紧急的情况下，也要在实施操作的同时用简单明了的语言进行必要的解释，不应只顾执行治疗性护理而忽视患者的心理状态。

【健康指导】

1. 生活指导　保持情绪稳定、心情愉快；养成良好的饮食习惯，排便习惯，保持大便通畅。

2. 疾病知识指导　向患者介绍继发性自发性气胸的发生是由于肺组织有基础疾病存在，因此遵医嘱积极治疗肺部基础疾病对于预防气胸的复发极为重要。避免气胸诱发因素：①避免抬举重物、剧烈咳嗽、屏气、用力排便等。②注意劳逸结合，在气胸痊愈后的 1 个月内，不要进行剧烈运动，如打球、跑步等。③保持心情愉快，避免情绪波动。④吸烟者应指导戒烟。

3. 病情监测　一旦出现突发性胸痛，随即感到胸闷、气急时，可能为气胸复发，应及时就诊。

附一：胸腔穿刺术

胸腔穿刺术是临床常用诊断技术之一，自胸腔内抽取积液、积气或进行胸膜腔内给药的操作方法。

【适应证】

1. 胸腔内大量积液积气,需抽出积液或气体,改善压迫症状者。

2. 诊断性穿刺,鉴别胸腔积液性质,为明确病因诊断提供参考依据。

3. 脓胸或恶性胸腔积液,需胸腔积液注入药物治疗者。

【禁忌证】

1. 病情垂危,不能耐受穿刺者。

2. 有严重出血倾向和大咯血者。

3. 穿刺部位有炎症、肿瘤、外伤。

【操作过程】

胸腔穿刺术操作过程见表 2-10。

表 2-10 胸腔穿刺术操作过程

项目	技术操作要求
操作准备评估	1. 环境准备:清洁、无尘、关闭门窗,必要时放置屏风 2. 医护人员准备:着装规范整洁、洗手 3. 用物准备:无菌胸穿包、穿刺针、无菌手套、消毒用品、麻醉用药、注射用药、标本容器(常规、生化、病理、细菌培养等) 4. 患者准备:术前进行 X 线或超声检查,明确穿刺部位情况。向患者解释操作的目的及注意事项,告知患者操作程序、并发症和操作中可能出现的不适与配合方法;征得家属签字同意;术前做普鲁卡因皮试等
操作流程	1. 核对住院号、床号、姓名 2. 精神紧张者,术前可口服地西泮(安定)等镇静药物。嘱患者穿刺中避免咳嗽、打喷嚏、深呼吸及转动身体,以免穿刺针损伤肺组织。若患者有咳嗽症状,操作前可遵医嘱服止咳药 3. 体位:患者面向椅背坐下,双臂置于椅背上缘,头偏向一侧靠在前臂上,或取半坐卧位,患者前臂上举抱于枕部 4. 确定穿刺点:胸腔积液穿刺点为叩诊实音最明显处或经超声检查定位。一般为肩胛下角线第 7~9 肋间,腋中线 6~7 肋间;气胸穿刺点为患侧锁骨中线第 2 肋间或腋前线 4~5 肋间 5. 消毒和麻醉:医护人员戴口罩及手套,严格遵循无菌原则操作,常规皮肤消毒,覆盖消毒孔巾。用 2% 利多卡因在穿刺点自皮肤至胸膜壁层局麻 6. 穿刺过程:术者以一手固定穿刺部位皮肤,另一手持穿刺针,将穿刺针的三通活栓转到与胸腔关闭处,再将穿刺针在麻醉处缓缓刺入,当针锋抵抗感消失后,转动三通活栓使其与胸腔相通进行抽液,助手协助用止血钳固定穿刺针,以防刺入过深损伤肺组织。用注射器缓慢抽液后,转动三通活栓使其与外界相通,将注射器内液体排出。如用较粗的长穿刺针代替胸腔穿刺针时,应将针座后连接的胶皮管用血管钳夹住,然后再进行穿刺,待进入胸腔之后接上注射器,松开止血钳,抽吸胸腔积液,抽满后再次用止血钳夹闭胶管,取下注射器,将液体注入容器内,计量或送检 7. 病情观察:操作过程中出现连续咳嗽、泡沫样痰、气短等症状或有头晕、心悸、出汗、胸部压迫感或剧痛、晕厥时应立即停止抽液 8. 抽液量:首次抽液抽液量以不超过 600mL 为宜,以后每次抽液量不应超过 1000mL,速度应适宜,以免导致纵隔移位。若为明确诊断,抽液量 50~100mL 即可,注入无菌试管中立即送检,防止细胞自溶。如需治疗,抽液后可注入药物

续表

项目	技术操作要求
操作后护理	1. 抽液结束后拔出针头，覆盖无菌纱布，以胶布固定 2. 患者平卧或半卧位休息，密切观察患者呼吸、脉搏、穿刺点有无渗血或漏液，及时发现血胸、气胸、肺水肿等并发症。胸膜腔内注入药物者要不断更换体位，以促使药物在体内均匀分布，达到最佳疗效 3. 做好用物的分类处置，洗手、记录 4. 患者穿刺后24小时内不可洗澡，以免伤口感染

附二：胸腔闭式引流术

胸腔闭式引流术的目的是排除胸腔内液体、气体，恢复和保持胸膜腔负压，维持纵隔的正常位置，促使患侧肺迅速膨胀，防止感染。

【适应证】

1. 各种类型的气胸，经胸膜腔穿刺术抽气肺不能复张者。
2. 血胸（中等量以上）、乳糜胸。
3. 急性脓胸或慢性脓胸胸腔内仍有脓液、支气管胸膜瘘、开胸术后。

【禁忌证】

1. 凝血功能障碍或有出血倾向者。
2. 肝性胸腔积液，持续引流可导致大量蛋白质和电解质丢失者。

【操作过程】

胸腔闭式引流术操作过程见表2-11。

表2-11 胸腔闭式引流术操作过程

项目	技术操作要求
操作前准备	1. 认真了解病史，根据X线胸片、CT等影像学资料及超声检查协助定位，尤其是局限性或包裹性积液的引流 2. 物品准备：胸腔闭式引流手术包、消毒引流管、全套无菌水封瓶装置 3. 患者准备：张力性气胸应先穿刺抽气减压。向家属及患者详细说明，取得患者配合和家属理解
麻醉与体位	1. 麻醉：1%~2%利多卡因或普鲁卡因局部浸润麻醉，包括皮肤、皮下、肌层及肋骨骨膜，直达胸膜 2. 体位：半卧位。气胸引流穿刺点选在患侧锁骨中线第2肋间；胸腔积液引流穿刺点选在患侧第6~8肋间腋中线与腋后线之间；脓胸须依据B超和影像学资料定位
操作流程	1. 沿肋间身做2~3cm的切口，用两把弯血管钳交替钝性分离胸壁肌层，于肋骨上缘穿破壁胸膜进入胸腔。此时有明显的突破感，同时切口中有液体溢出或气体涌出 2. 用止血钳撑开、扩大创口，用另一把血管钳沿长轴夹住引流管前端，顺着撑开的血管钳将引流管送入胸腔，引流管插入胸腔深度不宜超过4~5cm。以4号丝线缝合胸壁皮肤切口 3. 导管固定后，另一端可连接Heimlich单向活瓣，或置于水封瓶的水面下1~2cm（图2-4），使胸膜腔内压力保持在1~2cmH$_2$O以下，插管成功则导管持续逸出气泡，呼吸困难迅速缓解，压缩的肺可在几小时至数天内复张。如未见气泡溢出1~2天，患者气急症状消失，胸片示肺已全部复张时，可以拔除导管。若经水封瓶引流后胸膜破口仍未愈合，表现水封瓶中持续气泡逸出，可加用负压吸引装置（图2-5），注意保持负压在-10~-20cmH$_2$O之间。为了防止负压过大造成肺

项目	技术操作要求
操作流程	损伤，确保患者安全，需在水封与负压吸引之间增加一调压瓶。调压瓶内加入适量的无菌蒸馏水或生理盐水，根据所需负压将调压瓶中的调节管末端保持在水面下适当位置处，这样，如果吸引器产生的负压过大，外界空气可以经压力调节管进入调压瓶内，确保胸腔所承受的吸引负压不会超过设置值
注意事项	1. 术后患者若血压平稳，应取半卧位，以利引流 2. 保持管道密闭，保证引流管与引流瓶连接的牢固紧密，切勿漏气。搬动患者或更换引流瓶时，均用止血钳夹闭引流管，防止空气进入胸膜腔 3. 水封瓶应位于胸部引流管开口平面以下 60～100cm，不可高于胸部 4. 保持引流管通畅，翻身活动时防止受压、打折、脱出。严格执行无菌技术原则，伤口敷料一旦渗湿需及时更换，定期更换引流瓶 5. 闭式负压吸引宜连续，如经 12 小时后肺仍未复张，应查找原因。注意观察水柱波动情况，正常波动范围 4～6cm。波动过大提示肺不张，无波动提示引流管堵塞或肺已完全复张。观察引流液的量、颜色、性状，并做好记录 6. 肺已复张者停止负压吸引，观察 2～3 天，经胸片证实气胸未再复发后，即可拔除引流管。拔出引流管后 24 小时内要密切观察患者局部有无渗血、渗液，有无胸闷、呼吸困难、皮下气肿等，如有变化及时报告医生

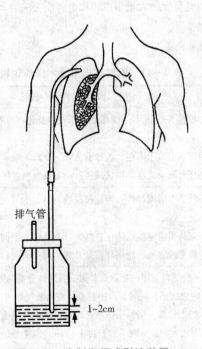

图 2-4 水封瓶闭式引流装置

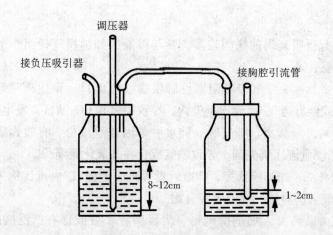

图2-5　负压吸引水瓶装置

第十一节　呼吸衰竭和急性呼吸窘迫综合征患者的护理

一、呼吸衰竭

呼吸衰竭（respiratory failure，简称呼衰）是指各种原因引起的肺通气和（或）换气功能严重障碍，以致在静息状态下亦不能维持足够的气体交换，导致低氧血症伴（或不伴）高碳酸血症，进而引起一系列病理生理改变和相应的临床表现的综合征。动脉血气分析可作为诊断的依据，即在海平面、静息状态、呼吸空气条件下，动脉血氧分压（PaO_2）<60mmHg，伴或不伴二氧化碳分压（$PaCO_2$）>50mmHg，无心内解剖分流和原发心排血量降低等因素，即可诊断为呼吸衰竭。

【分类】

1. 根据动脉血气分析分类　①Ⅰ型呼吸衰竭（缺氧型）：血气分析 PaO_2 <60mmHg，$PaCO_2$降低或正常，见于换气功能障碍的疾病。②Ⅱ型呼吸衰竭（高碳酸型）：血气分析 PaO_2 <60mmHg，$PaCO_2$ >50mmHg，见于肺泡通气不足。

2. 根据发病急缓分类　①急性呼吸衰竭：指原肺功能正常，因多种突发因素的发生或突然迅速发展，引起通气和（或）换气功能严重损害，在短时间内导致的呼吸衰竭。②慢性呼吸衰竭：由于某些慢性疾病，如 COPD、严重肺结核、神经肌肉病变等，导致呼吸功能损害逐渐加重，经过较长时间发展为呼吸衰竭。

3. 根据病机分类　①泵衰竭：驱动或制约呼吸运动的神经、肌肉和胸廓功能障碍引起。②肺衰竭：由肺组织、气道阻塞或肺血管病变引起。

【病因与病机】

1. 病因 引起呼吸衰竭的病因较多，参与肺通气和肺换气任何一个环节的严重病变，都可导致呼吸衰竭。

(1) 气道阻塞性病变 如慢性阻塞性肺疾病（COPD）、重症哮喘等引起的气道阻塞和肺通气不足或伴有通气/血流比例失调，导致缺氧和 CO_2 潴留，发生呼吸衰竭。

(2) 肺组织病变 肺炎、肺气肿、肺水肿等因肺泡减少、有效弥散面积减少，肺顺应性减低、通气/血流比例失调，导致缺氧或合并二氧化碳潴留。

(3) 肺血管疾病 如肺栓塞症、肺血管炎等可引起通气/血流比例失调或部分静脉血未经氧合直接流入肺静脉，导致呼吸衰竭。

(4) 胸廓及胸膜病变 如胸廓畸形、大量胸腔积液或伴有广泛胸膜增厚与粘连、严重的气胸、胸外伤造成的连枷胸等。

(5) 神经肌肉病变 如脑血管疾病、颅脑损伤、脑炎及镇静催眠药中毒，可直接或间接抑制呼吸中枢。

2. 低氧血症和高碳酸血症的发生机制

(1) 肺泡通气不足 健康成人在静息状态下呼吸空气时，总肺泡通气量约为 4L/min，可维持正常肺泡氧分压（PaO_2）和二氧化碳分压（$PaCO_2$）。引起通气不足的疾病会导致 PaO_2 下降和 $PaCO_2$ 上升，从而引起缺氧和二氧化碳潴留。

(2) 弥散障碍 肺内气体交换是通过弥散过程实现的。弥散速度取决于肺泡膜的弥散面积、厚度和通透性，肺泡膜两侧气体分压差，血液与肺泡接触的时间等。肺实变、肺不张等肺部疾病可引起弥散面积减少；肺水肿、肺纤维化等可引起弥散距离增宽，从而导致弥散障碍。由于氧气的弥散能力仅为二氧化碳的 1/20，故弥散障碍时通常以低氧血症为主。

(3) 通气/血流比例（V/Q）失调 低氧血症最常见的原因。正常人静息状态下，通气/血流比例为 0.8。由于 COPD、肺炎、肺不张和肺水肿等病变并非均匀分布，病变严重部位肺泡通气明显减少，而血流未相应减少，V/Q < 0.8，使流经该区的静脉血未经充分氧合便流入动脉中，称为功能性动 - 静脉分流，使氧分压降低。当肺血管发生病变时部分肺泡血流减少，V/Q > 0.8，导致病变肺区的肺泡气不能充分利用，形成功能性无效腔增大，又称无效腔样通气，导致氧分压下降。

(4) 耗氧量增加 机体耗氧量增加时，正常人通过增加通气量来防止缺氧。当发热、寒战、呼吸困难和抽搐等耗氧量增加的同时伴有通气障碍时，则可出现严重的低氧血症。

3. 低氧血症和高碳酸血症对机体的影响

(1) 对中枢神经系统的影响 ①缺氧的程度与发生速度对中枢神经系统的影响：PaO_2 低至 60mmHg 时，可出现注意力不集中、视力和智力轻度减退；PaO_2 减低至 40 ~ 50mmHg 以下时，可表现为头痛、烦躁不安、定向与记忆力障碍、精神错乱、嗜睡、谵妄等神经精神症状；PaO_2 低于 30mmHg 时，可引起神志丧失甚至昏迷；PaO_2 低于 20mmHg 时，数分钟即可出现神经细胞不可逆转性损伤。急性缺氧可引起头痛、烦躁不安、谵妄、抽搐；慢性缺氧时症状出现缓慢。②CO_2潴留对中枢神经系统的影响：轻度 CO_2增加时，对皮质下层刺激加强，间接引起皮质兴奋，CO_2潴留可引起头痛、头晕、烦躁不安、言语不清、精神错乱、扑翼样震颤、嗜睡、昏迷、抽搐和呼吸抑制，这种由缺氧和二氧化碳潴留导致的神经精神障碍症候群称为肺性脑病，又称二氧化碳麻醉。③严重的缺氧和CO_2潴留均会使脑血管扩张、通透性增加，引起脑细胞、脑间质水肿，导致脑组织充血、水肿和颅内压增高，压迫脑血管，进一步加重脑缺血、缺氧，形成恶性循环。

（2）对循环系统的影响　轻度缺氧和CO_2潴留可引起反射性心率加快、心肌收缩力增强、心排血量增加。严重缺氧和CO_2潴留可直接抑制心血管中枢，引起血压下降和各种心律失常。长期慢性缺氧引起肺小动脉收缩，肺循环阻力增加，导致肺动脉高压、右心负荷加重，同时心肌缺氧可使心肌受损，最终导致肺源性心脏病。缺氧和CO_2潴留时，脑血管、冠状血管扩张，皮肤和腹腔脏器血管收缩；严重缺氧和CO_2潴留时，皮下浅表毛细血管和静脉扩张，表现为四肢红润、温暖、多汗。

（3）对呼吸的影响　缺氧对呼吸的影响明显小于CO_2对呼吸的影响。当 $PaO_2 <$ 60mmHg 时，可作用于颈动脉窦和主动脉体化学感受器，反射性兴奋呼吸中枢，但缺氧缓慢加重时，这种反射作用迟钝。当 $PaO_2 < 30$mmHg 时，呼吸抑制。CO_2对呼吸中枢具有强大的兴奋作用，二氧化碳分压突然升高，呼吸加深加快；当 $PaCO_2 > 80$mmHg 时，会对呼吸中枢产生抑制和麻痹作用，通气量下降，此时呼吸运动主要靠缺氧维持对外周化学感受器的刺激作用。

（4）对消化系统和肾功能的影响　严重缺氧可出现胃肠黏膜糜烂、坏死、溃疡和出血。缺氧可直接或间接损坏肝细胞，使丙氨酸氨基转移酶上升，若及时纠正呼吸衰竭，肝功能可以恢复正常。呼吸衰竭使肾血管痉挛、肾血流量减少，早期出现尿量减少，后期导致肾功能不全。若及时纠正呼吸衰竭，肾功能可以恢复。

（5）对酸碱平衡和电解质的影响　严重缺氧抑制细胞代谢，产生大量乳酸和无机磷，引起代谢性酸中毒。持续或严重缺氧使能量产生不足，导致钠泵功能障碍，使细胞内 K^+ 转移至血液，而 Na^+ 和 H^+ 进入细胞内，造成高钾血症和细胞内酸中毒。慢性 CO_2 潴留时肾脏排出 HCO_3^- 减少、排出 Cl^- 增加，造成低氯血症。$PaCO_2$增高（ > 45mmHg）可使 pH 值下降（<7.35），导致呼吸性酸中毒。

【临床表现】

除原发疾病的症状、体征外，主要为缺氧和CO_2潴留所致的呼吸困难和多脏器功能障碍。

1. 呼吸困难　是临床最早、最突出的症状，轻者仅感呼吸费力，重者呼吸窘迫、大汗淋漓，甚至窒息。急性呼吸衰竭早期表现为呼吸频率增加，严重时可出现三凹征。慢性呼吸衰竭早期表现为呼吸费力伴呼气延长，严重时呼吸浅快，并发 CO_2 麻醉时，出现浅慢呼吸或潮式呼吸。

2. 发绀　是缺氧的典型表现。当 SaO_2 低于 90% 或 $PaO_2 < 50$mmHg 时，可在口唇、

指甲和舌等处出现发绀。发绀的程度与还原型血红蛋白含量相关，慢性呼吸衰竭患者红细胞增多，血红蛋白浓度增高，还原血红蛋白绝对值增高，故发绀明显，而贫血患者则不明显。

3. 精神神经症状　急性呼吸衰竭可迅速出现精神错乱、狂躁、昏迷、抽搐等症状。慢性呼吸衰竭随着 $PaCO_2$ 升高出现先兴奋后抑制症状。兴奋症状包括烦躁不安、昼夜颠倒，甚至谵妄。随着缺氧和 CO_2 潴留加重，出现表情淡漠、肌肉震颤、间歇抽搐、嗜睡，甚至昏迷等肺性脑病的表现。

4. 循环系统表现　早期心率加快、血压升高，晚期严重缺氧和酸中毒时，可引起周围循环衰竭、血压下降、心律失常，甚至心脏骤停。慢性呼吸衰竭时，因 CO_2 潴留出现体表静脉充盈、皮肤潮红、温暖多汗、血压升高，因脑血管扩张常有搏动性头痛。

5. 消化和泌尿系统表现　严重呼吸衰竭时可损害肝肾功能。部分患者可引起应激性溃疡而发生上消化道出血。

【实验室及其他检查】

1. 血气分析　$PaO_2 < 60mmHg$，伴或不伴 $PaCO_2 > 50mmHg$。

2. 影像学检查　X 线胸片、胸部 CT 和放射性核素肺通气/灌注扫描等可协助分析呼衰原因。

3. 其他检查　肺功能的检测能够判断通气功能障碍的性质及是否合并换气功能障碍，并可对通气和换气功能障碍的严重程度进行判断。纤维支气管镜检查对于进一步明确诊断和取得病理学证据有重要意义。

【诊断要点】

有导致呼吸衰竭的原发疾病，出现缺氧或二氧化碳潴留的临床表现，根据动脉血气分析，在海平面、静息状态、呼吸空气时，$PaO_2 < 60mmHg$，伴或不伴 $Pa CO_2 > 50mmHg$，并排除原发性心排血量降低时，呼吸衰竭的诊断即可成立。

【治疗要点】

呼吸衰竭处理的原则是保持呼吸通畅，迅速纠正缺氧、CO_2 潴留、酸碱失衡和代谢紊乱；积极治疗原发病和消除诱因；防治多器官功能受损和治疗并发症。

1. 保持呼吸道通畅　对呼吸衰竭的患者保持呼吸道通畅是最基本、最重要的治疗措施。必须采取各种措施保持呼吸道通畅，如清理呼吸道分泌物及异物；采用祛痰药、雾化吸入、支气管扩张剂或糖皮质激素缓解支气管痉挛，经上述处理效果差者则采用简易人工气道、气管插管或气管切开建立人工气道，以便于吸痰和机械通气。

2. 氧疗　氧疗是呼吸衰竭重要的治疗措施。急性呼吸衰竭的给氧原则是在保证 PaO_2 迅速提高到 60mmHg 或脉搏容积血氧饱和度（SpO_2）达 90% 以上的前提下，尽量降低吸氧浓度。I 型呼吸衰竭的主要问题为氧合功能障碍而通气功能基本正常，较高浓度（>35%）给氧可以迅速缓解低氧血症而不会引起 CO_2 潴留。对于伴有高碳酸血症的急性呼吸衰竭，往往需要将给氧浓度设定为达到上述氧合目标的最低值。Ⅱ型呼吸衰竭可给予低浓度（<35%）持续吸氧。

3. 增加通气量、减少 CO_2 潴留

（1）呼吸兴奋剂 主要用于以中枢抑制为主，通气量不足所致的呼吸衰竭，不宜用于以换气功能障碍为主所致的呼吸衰竭。呼吸兴奋剂必须在保持气道通畅的前提下使用，否则会促发呼吸肌疲劳，加重 CO_2 潴留。常用的药物有尼可刹米、洛贝林、多沙普仑。

（2）机械通气 经上述处理病情无好转，出现严重通气/换气功能障碍时，考虑使用机械通气。近年来，临床上多用无创正压通气（NIPPV）治疗急、慢性呼吸衰竭，效果良好。

4. 纠正酸碱平衡失调 慢性呼吸衰竭常有 CO_2 潴留，导致呼吸性酸中毒，宜采用改善通气的方法纠正。在纠正呼吸性酸中毒的同时需要给予盐酸精氨酸和氯化钾，以防止代谢性碱中毒的发生。

5. 病因治疗 针对不同的病因须采取适当的措施，是治疗呼吸衰竭的根本所在。感染是慢性呼吸衰竭急性加重的最常见诱因，因此应进行积极抗感染治疗。

6. 一般支持治疗 多器官功能受损的重症患者需转入 ICU 进行积极抢救和监测，预防和治疗肺动脉高压、肺源性心脏病、肺性脑病、肾功能不全和消化道功能障碍，尤其要注意防治多器官功能障碍综合征（MODS）。

二、急性呼吸窘迫综合征

急性呼吸窘迫综合征（acute respiratory distress syndrome，ARDS）是急性肺损伤（acute lung injury，ALI）的严重阶段。ARDS 是由心源性以外的各种肺内、外致病因素导致的急性进行性呼吸衰竭。临床上以呼吸窘迫、顽固性低氧血症、肺部非均一性渗出性病变为特征。主要病理改变为肺微血管的通透性增高所致的肺泡高蛋白渗出性肺水肿和透明膜形成，可伴有肺间质纤维化。死亡原因主要与多器官功能衰竭有关。

【病因与病机】

1. 病因 ARDS 病因很多，可分为肺内（直接）因素和肺外（间接）因素两大类。

（1）肺内因素 指对肺的直接损伤，包括吸入胃内容物、烟尘、毒气、氧中毒、重症肺炎、肺挫伤、淹溺等。我国最主要的原因是重症肺炎。

（2）肺外因素 各种类型的休克、败血症、严重的非胸部创伤、大量输血、大面积烧伤、药物或麻醉品中毒等。

2. 病机 ALI 和 ARDS 的病机尚未完全阐明。除有些致病因素对肺泡膜的直接损伤外，更重要的是多种炎症细胞，如巨噬细胞、中性粒细胞、血小板及其释放的炎性介质和细胞因子间接介导的肺部炎症反应，最终引起肺泡膜损伤、毛细血管通透性增加和微血栓形成；并可造成肺泡上皮细胞的损伤、肺表面活性物质减少，发生渗出性肺水肿。

ARDS 的主要病理生理改变为肺广泛充血、出血、水肿，渗出的纤维蛋白、血浆蛋白沉积在肺泡表面形成透明膜，以致肺的顺应性降低、通气/血流比例失调、气体交换和弥散功能障碍，造成顽固的低氧血症和呼吸窘迫。

【临床表现】

除原发病的表现外，常在原发病起病后 24～48 小时内（偶有长达 5 天）突然出现进行性呼吸窘迫、气促，常伴有烦躁、焦虑、出汗等。呼吸困难的特点是呼吸深快、呼吸费力，伴明显发绀且常规氧疗无效。肺部体征早期多无阳性体征；中期双肺闻及少量细湿啰音；后期可闻及湿啰音及支气管呼吸音。

【实验室及其他检查】

1. **X 线胸片**　演变过程的特点为快速多变。早期无异常或出现边缘模糊的肺纹理增多。继之出现斑片状并逐渐融合成大片状浸润阴影，大片阴影中可见支气管充气征。后期可出现肺间质纤维化改变。

2. **动脉血气分析**　典型表现为 PaO_2 降低、$PaCO_2$ 降低和 pH 值升高。肺氧合功能指标包括肺泡 – 动脉氧分压差 [$P(A-a)O_2$]、肺内分流 (Q_S/Q_T)、呼吸指数 [$P(A-a)O_2/PaO_2$]、氧合指数 (PaO_2/FiO_2) 等，目前临床上最常使用的指标是 PaO_2/FiO_2，PaO_2/FiO_2 降低是诊断 ARDS 的必要条件。正常值为 400～500mmHg，在 ALI 时 ≤300，ARDS 时 ≤200。

3. **床边肺功能监测**　ARDS 时肺顺应性降低，无效腔通气量比例 (V_D/V_T) 增加，但无呼气流速受限。

4. **肺动脉楔压（PCWP）**　是反映左心房压较可靠指标。PCWP 一般 <12mmHg，若 PCWP >18mmHg 支持左心衰竭的诊断。

【诊断要点】

根据 ARDS 柏林定义（2012 年），满足如下 4 项条件方可诊断 ARDS。

1. 明确诱因下 1 周内出现的急性或进展性呼吸困难。

2. 胸部 X 线平片/胸部 CT 显示双肺浸润影，不能完全用胸腔积液、肺叶/全肺不张和结节影解释。

3. 呼吸衰竭不能完全用心力衰竭和液体负荷过重解释。如果临床没有危险因素，需要用客观检查（如超声心动图）来评价心源性肺水肿。

4. 低氧血症根据 PaO_2/FiO_2 确立 ARDS 诊断，并按严重程度分为轻、中、重三种。

【治疗要点】

ARDS 的治疗措施主要是积极治疗原发病、氧疗、机械通气和纠正酸碱平衡。

1. **治疗原发病**　原发病是 ARDS 发生和发展最重要的病因，必须积极治疗，防止进一步损伤。感染是发生 ALI 和 ARDS 的常见病因，也是最常见的高危因素，应积极控制感染。

2. 氧疗 一般需高浓度给氧，使 $PaO_2 \geqslant 60mmHg$ 或 $SaO_2 \geqslant 90\%$。轻者可使用面罩给氧，但多数患者采用机械通气。

3. 机械通气 ARDS 的诊断成立应尽早进行机械通气，以提供充分的通气和氧合支持器官功能。目前，ARDS 患者的机械通气采用肺保护性通气策略，主要措施如下：

(1) 呼气末正压 (PEEP) 适当水平的 PEEP 可以使萎陷的小气道和肺泡重新开放，并且呼气末维持开放状态，使呼气末肺容量扩大，从而改善肺泡弥散功能和通气/血流比例，减少分流，达到改善氧合功能和肺顺应性的目的。但 PEEP 可增加胸腔正压，减少回心血量，并有加重肺损伤的潜在危险。因此，应用 PEEP 时应注意，对于血容量不足的患者，应补充足够的血容量，但要避免过量而加重肺水肿，从低水平开始（先用 $5cmH_2O$），逐渐增加到合适水平，一般为 $10 \sim 18cmH_2O$，以维持 $PaO_2 > 60mmHg$ 而 $FiO_2 < 60\%$。

(2) 小潮气量 由于 ARDS 导致肺泡萎陷和功能性残气量减少，有效参与气体交换的肺泡数减少，因此，要求以小潮气量通气，以防止肺泡过度充气。一般采用通气量为 $6 \sim 8mL/kg$，使吸气平台压控制在 $30 \sim 35cmH_2O$ 以下。为保证小潮气量可允许一定程度的 CO_2 潴留和呼吸性酸中毒（pH 值 $7.25 \sim 7.30$），合并代谢性酸中毒时需适当补碱。

4. 液体管理 为了减轻肺水肿，应合理限制液体入量，以可允许的较低循环容量来维持有效循环，保持肺脏处于相对"干"的状态。在血压稳定保证组织灌注的前提下，出入液量宜呈轻度负平衡。适当使用利尿剂可以促进肺水肿的消退。必要时需放置肺动脉导管检测 PAWP，指导液体管理。一般早期 ARDS 由于毛细血管通透性增加，胶体液可渗入间质加重水肿，因此，不宜输胶体液。大量出血患者必须输血时，最好输新鲜血，用库存 1 周以上的血时应加用微过滤器，避免发生微血栓而加重ARDS。

5. 营养支持和监护 ARDS 时机体处于高代谢状态，应补充足够的营养。宜早期开始胃肠营养。患者应安置在 ICU，严密监测呼吸、循环、水、电解质、酸碱平衡等，以便及时调整治疗方案。

6. 其他治疗 糖皮质激素、表面活性物质替代治疗和吸入一氧化二氮等可能有一定的价值。

三、护理

【常见护理诊断/问题】

1. 气体交换受损 与肺水肿、肺不张、换气功能障碍有关。

2. 清理呼吸道无效 与呼吸道感染、分泌物过多、无效咳嗽、咳痰无力有关。

3. 营养失调：低于机体需要量 与长期患病或代谢增高有关。

4. 语言沟通障碍 与极度呼吸困难、建立人工气道有关。

5. 焦虑 与疾病危重及对康复信心不足有关。

6. 潜在并发症 肺性脑病、消化道出血、心力衰竭、休克等。

【护理措施】

1. 生活护理 保持环境安静，维持适宜的温湿度，协助患者取半卧位、坐位、趴伏在床桌上等有利于改善呼吸状态的舒适体位。借此降低膈肌位置，促进肺膨胀，改善通气。呼吸困难严重的患者，应绝对卧床休息，尽量减少自理活动和不必要的操作，以减少体力消耗，降低氧耗量。慢性呼吸衰竭尚能代偿时，可适当下床活动，指导、教会患者腹式呼吸和缩唇呼吸，以改善通气功能。

2. 饮食护理 呼吸衰竭患者处于负氮平衡状态。应加强营养支持，给予高热量、高蛋白、低碳水化合物和富含维生素、易消化的流质饮食，必要时给予静脉营养。如果经口进食，应少食多餐，以提供足够的能量，降低因进食增加的氧消耗。进餐时继续给氧，防止气短和进餐时血氧降低。避免易于产气的食物，防止便秘、腹胀，以免影响呼吸。ARDS 患者宜早期鼻饲，并做好口腔护理。

3. 病情观察 观察患者的呼吸频率、节律和深度，使用辅助呼吸机呼吸的情况，呼吸困难的程度，咳嗽的特征，痰的性状和量。监测生命体征，尤其是血压、心率和心律失常的情况，观察意识状态及神经精神症状。观察有无发绀、球结膜水肿，肺部有无异常呼吸音等缺氧及 CO_2 潴留症状及体征。观察有无肺性脑病、消化道出血、心力衰竭、休克等表现。及时了解血气分析、尿常规、电解质等检查结果，若有异常情况及时报告医生。

4. 药物护理 按医嘱准确给药，并注意观察疗效及不良反应。

（1）茶碱类、β_2受体激动剂 这两类药物能松弛支气管平滑肌，减少气道阻力，改善通气功能，缓解呼吸困难。指导患者正确使用气雾剂。

（2）呼吸兴奋剂 应保持呼吸道通畅，适当提高吸入氧浓度，注意观察呼吸频率、节律、神志的变化，如出现恶心、呕吐、烦躁不安、面色潮红等应减慢滴数，若出现肌肉抽搐，应及时向医生报告，给予处理。

（3）镇静剂 Ⅱ 型呼吸衰竭患者如出现烦躁不安、失眠等，应禁用吗啡等呼吸抑制的药物，慎用其他镇静剂，以防止发生呼吸抑制。

5. 氧疗护理 氧疗是通过人工吸入氧气的方法来纠正患者缺氧状态的治疗方法。应根据呼吸衰竭的类型和缺氧的严重程度选择适当的给氧方法和吸入氧分数。Ⅰ 型呼吸衰竭和 ARDS 患者的主要问题是氧合功能障碍，通气功能基本正常。因此，需吸入较高浓度（$FiO_2 \geq 35\%$）的氧，使 $PaO_2 \geq 60mmHg$ 或 $SaO_2 \geq 90\%$，轻者可使用面罩给氧，多数患者需使用机械通气氧疗。Ⅱ 型呼吸衰竭的患者通气功能障碍，缺氧伴有二氧化碳潴留，应给予低浓度（$<35\%$）持续给氧，使 PaO_2 控制在 $60mmHg$ 或 SaO_2 在 90% 或略高，防止血氧含量过高。Ⅱ 型呼吸衰竭的患者常用鼻导管或鼻塞吸氧。氧疗过程中应密切观察氧疗的效果，如呼吸困难、发绀是否缓解，心率是否减慢，意识障碍是否减轻等；并结合血气分析结果和临床表现及时调整氧流量或氧浓度。注意避免长时间高浓度

吸氧，防止氧中毒；注意保持吸入氧气的湿化，以免干燥的氧气对呼吸道产生刺激和气道黏液栓形成；输送氧气的导管、面罩、气管导管等应妥善固定，保持其清洁与通畅，定时更换、消毒，防止交叉感染。

6. 机械通气的护理 详见"机械通气术"。

7. 心理护理 由于对病情和预后的顾虑，患者易产生恐惧、忧虑的心理，对治疗失去信心，尤其是气管插管或气管切开行机械通气者，存在语言表达和沟通的障碍，心情烦躁、痛苦悲观，甚至绝望，拒绝治疗或对呼吸机产生依赖心理。护理人员应及时了解不同患者的心理状况，给予相应的护理。指导患者采用自我放松技巧缓解紧张、焦虑情绪。在采用各项医疗护理措施前，向患者做简要说明，态度亲切、诚恳，工作有条不紊，给人安全感。同时积极鼓励家属和亲友帮助患者树立治疗的信心。

【健康指导】

1. 生活指导 指导患者制定合理的活动和休息计划，教会患者减少耗氧量的活动与休息方法。劳逸结合，适当耐寒锻炼；加强营养，增强体质；戒烟酒；避免引起病情加剧的各种诱因，如预防上呼吸道感染，避免烟雾、粉尘、寒冷空气的刺激，避免过度劳累、情绪激动，不要到人流量较大的公共场所。

2. 疾病知识指导 向患者及家属讲解疾病的发生机制、诱发因素、发展和转归，使患者理解康复保健的意义与目的。鼓励患者进行呼吸运动锻炼方法，如缩唇呼吸、腹式呼吸。教会患者和家属有效咳嗽咳痰、体位引流、胸部叩击等技术。指导家属及患者学会合理的家庭氧疗方法和注意事项，以保证安全用氧。向患者及家属详细说明药物的剂量、用法和注意事项，必要时用较大的字体写在纸上交给患者，以便需要时使用。指导患者进行自我病情监测，学会识别病情变化，如咳嗽加重、痰量增多、痰色变黄、呼吸困难加重或神志改变，应及早就医。

附一：动脉血气分析标本采集术

动脉血气分析能客观反映呼吸衰竭的性质和程度，是判断患者有无缺氧和 CO_2 潴留的可靠方法。对指导氧疗、调节机械通气的各种参数及纠正酸碱平衡和电解质紊乱均有重要意义。

【适应证】

1. 各种疾病、创伤或外伤手术发生呼吸衰竭的患者。

2. 心肺复苏患者。

3. 急慢性呼吸衰竭及进行机械通气的患者。

【操作过程】

动脉血气分析标本采集术操作过程见表 2 – 12。

表 2 – 12 动脉血气分析标本采集术

项目	技术操作要求
操作前准备	1. 患者准备：向患者说明穿刺的目的和注意事项，使患者在平静状态下接受穿刺 2. 物品准备：1mL 无菌注射器、肝素溶液（1250U/mL）、软木塞、静脉穿刺盘

项目	技术操作要求
操作流程	1. 穿刺前准备：用肝素液湿润注射器内壁，来回推动针芯，使肝素溶液涂布注射器内壁，然后针尖朝上，排出注射器内多余的肝素溶液和空气 2. 选择血管：一般可选择股动脉、肱动脉或桡动脉为穿刺点进针，先用手指摸清动脉的搏动、走向和深度 3. 动脉穿刺：常规消毒穿刺部位的皮肤后，用左手的示指和中指固定动脉，右手持注射器刺入动脉，血液借助动脉压推动针芯上移，采血1mL 4. 穿刺后处理：拔针后，立即用消毒干棉签压迫穿刺点，排出注射器内气泡后将针头刺入软木塞，以隔绝空气，用手转动注射器使血液与肝素充分混匀
操作后护理	1. 防止局部出血：穿刺处需用干棉签按压2～5分钟，以防局部出血或形成血肿 2. 详细填写化验单：注明采血时间、吸氧方法及浓度、机械通气参数等 3. 立即送检：为避免氧气逸失影响测定结果，采血后立即送检

附二：机械通气术

机械通气是在患者自然通气和（或）氧合功能出现障碍时，运用器械（主要是呼吸机）使患者恢复有效通气并改善氧合的技术方法。

【适应证】

1. 通气功能障碍为主的疾病：包括阻塞性通气功能障碍（如慢阻肺急性加重、哮喘急性发作等）和限制性通气功能障碍（如神经肌肉疾病、间质性肺疾病、胸廓畸形等）。

2. 换气功能障碍为主的疾病：如ARDS、重症肺炎等。

3. 呼吸肌活动障碍：神经肌肉疾病、中枢神经功能障碍或药物中毒。

4. 心肺复苏呼吸功能支持。

5. 全身麻醉剂进行手术需呼吸功能支持。

【禁忌证】

随着机械通气技术的进步，现代机械通气已无绝对禁忌证。正压通气的相对禁忌证为：①伴有肺大疱的呼吸衰竭。②中度以上的活动性咯血。③未经减压或引流的气胸，或大量胸腔积液。④急性心肌梗死或严重的冠状动脉供血不足。⑤低血容量性休克未补足血容量者。

【操作过程】

机械通气术操作过程见表2－13。

表2－13　机械通气术

项目	技术操作要求
操作前准备	1. 护士素质要求：着装整齐符合要求，仪表端庄，态度和蔼；洗手、戴口罩 2. 用物准备：气源、电源、呼吸机、一套呼吸机管道、已装好滤纸的湿化罐、灭菌注射用水、模拟肺、简易呼吸囊、听诊器、多功能电插板、记录本；备一套吸氧装置

项目	技术操作要求
操作流程	1. 评估患者并选择合适型号呼吸机，备齐用物至床旁，核对床号、姓名，清醒者解释以取得配合 2. 连接呼吸机管道各部件，连接模拟肺。接通电源、气源（压缩气和氧气） 3. 开机程序：依次打开压缩机开关→主机开关及显示器开关→湿化器开关 4. 正确安装湿化滤纸，向湿化器内加入无菌蒸馏水至标准刻度。遵医嘱选择呼吸模式和正确设置参数 5. 检查患者人工气道情况（气囊是否充气），观察呼吸机运转是否正常。取下模拟肺，将呼吸机与患者的人工气道相连，观察胸廓起伏，听诊两肺呼吸音，评估患者通气后状况，监测有关参数 6. 打开湿化器电源开关，调节湿化器温度；设定有关参数的报警限，打开报警系统，记录有关参数 7. 严密观察神志、血氧饱和度、呼吸、循环等各项指标，及时排除呼吸机故障，并做好记录。通气半小时后动脉血气分析，根据血气结果调节参数 8. 掌握撤除呼吸机指征，患者自主呼吸恢复，血气分析正常可试脱机 9. 备好氧气装置和呼吸囊
操作流程	10. 脱开呼吸机，吸氧 11. 关机程序：脱机→关主机开关→压缩机开关→湿化器开关→拔电源、气源 12. 整理床单位，协助患者舒适体位 13. 清洁消毒呼吸机管道，清洁呼吸机表面 14. 洗手，正确记录护理单
注意事项	1. 呼吸机管路连接正确、参数调试合理 2. 开关机顺序正确：开机：空气压缩机→主机→湿化器；关机：主机→湿化器→空气压缩机 3. 及时处理各种报警，无法处理报警应立刻使患者脱机，并给予吸氧或人工辅助通气，视情况更换呼吸机

【综合（复杂）案例】

男性患者，55岁，工人，吸烟史30年。患者主诉30年前出现咳嗽、咳痰，咳白色泡沫样痰，伴喘息，无咯血、胸痛，以后常于冬春季节或受凉感冒后上述症状反复发作且逐年加重，发作次数增多，10年前渐出现活动后气促。10天前无明显诱因上述症状加重，喘息不能平卧，伴面色发绀、双下肢浮肿，故来院就诊。

体格检查：T 38.3℃，P 90次/分，R 24次/分，Bp 140/90mmHg。神志清楚，皮肤黏膜轻度发绀，颈静脉怒张。胸廓呈桶状，两肺触觉语颤减弱，叩诊过清音，双肺呼吸音减低，两肺底散在湿啰音。心界未见扩大，心尖搏动不明显。听诊无异常。腹部轻度膨隆，肝脏肋下3cm，质中，有触痛，脾未及，腹水（+）。下肢凹陷性水肿（++）。双手可见杵状指。

辅助检查：血常规：Hb 160g/L，WBC 12.4×10^9/L，其中中性粒细胞80%，淋巴细胞20%。血气化验：pH值7.25，$PaCO_2$ 80mmHg，PaO_2 40mmHg，AB 26.5mmol/L，SB 21mmol/L，BE 4.6mmol/L。胸部X线检查：两肺纹理粗乱，中叶和上叶肺气肿。心

电图：窦性心动过速，右心室肥厚伴劳损。肺功能提示：限制性通气障碍伴阻塞性通气性障碍。

问题：

1. 该病例的医疗诊断是什么？

2. 患者入院后，采用低盐饮食，低流量吸氧，利尿剂及大剂量青霉素、红霉素静脉滴注，并间歇使用洋地黄等治疗。患者一般情况好转，咳喘减轻，睡眠好。食欲增加。再次血气化验结果为：pH 值 7.36，$PaCO_2$ 65mmHg，PaO_2 60mmHg，AB 34mmol/L，BE 8mmol/L。结合患者的治疗过程，讨论分析呼吸衰竭的防治原则。

3. 如果医疗诊断成立，该患者的护理措施有哪些？

目标检测

A1 型题

1. 呼吸衰竭的治疗主要在于（　　　）

　　A. 治疗原发病　　　B. 祛除诱因　　　C. 支持疗法

　　D. 纠正缺氧和 CO_2 潴留　　　　E. 纠正酸碱平衡失调

2. 在肺结核治疗和预防中，最常使用的药物是（　　　）

　　A. 链霉素　　　　B. 异烟肼　　　　C. 利福平

　　D. 乙胺丁醇　　　E. 对氨基水杨酸

3. 肺炎球菌肺炎产生的铁锈色痰最主要的原因是（　　　）

　　A. 痰内有大量红细胞　　　　　　B. 痰内含大量脓细胞

　　C. 白细胞破坏时所产生的溶蛋白酶　D. 红细胞破坏释放出含铁血黄素

　　E. 红细胞碎屑被巨噬细胞吞噬

4. 支气管哮喘典型的临床表现是（　　　）

　　A. 突然发生的呼吸困难　　　　　B. 反复发作伴哮鸣音的呼气性呼吸困难

　　C. 混合性呼吸困难　　　　　　　D. 夜间发作性呼吸困难伴哮鸣音

　　E. 吸气性呼吸困难伴三凹征

A2 型题

5. 赵先生，40 岁，大咯血窒息，最关键的抢救配合措施是（　　　）

　　A. 安置患者患侧卧位　　　　　　B. 使用中枢呼吸兴奋剂

　　C. 使用鼻导管吸氧　　　　　　　D. 解除呼吸道梗阻

　　E. 输血

6. 患者，女性，53 岁，突然出现发作性呼气性呼吸困难，怀疑哮喘，去医院就诊时已经缓解，有助于诊断的血象变化是（　　　）

　　A. 白细胞计数增高　　　　　　　B. 单核细胞增高

C. 淋巴细胞增加　　　　　　　D. 嗜酸性粒细胞增高

E. 嗜碱性粒细胞增高

7. 邹先生，28 岁，肺结核大咯血过程中突然出现咯血不畅、情绪紧张、面色晦暗、胸闷气促、喉头痰鸣，应首先考虑出现（　　）

A. 窒息先兆　　B. 肺性脑病　　C. 失血性休克

D. 气胸　　　　E. 呼吸衰竭

8. 患者，女性，80 岁，既往有肺心病史 10 年，近两天来头痛、恶心、烦躁，BP 160/95 mmHg，心率 120 次/分，其最主要的护理措施是（　　）

A. 应用呼吸兴奋剂　　　　　　B. 改善通气、氧疗

C. 合理休息　　　　　　　　　D. 合理饮食

E. 静注安定

9. 某 COPD 患者，近两天因咳嗽、咳痰、气促明显就诊，查体：嗜睡，口唇轻度发绀，球结膜充血、水肿，多汗，血气分析：PaO_2 50mmHg，$PaCO_2$ 68mmHg，患者目前出现了（　　）

A. 肺心病　　B. 肺炎　　C. 左心衰

D. 呼吸衰竭　　E. 肺癌

10. 患者，男性，50 岁，近一年来出现咳嗽伴少量白色黏液痰，有时痰中有血丝并出现左侧胸痛，X 线拍片可见左侧不规则肺部肿块影，此患者可能是（　　）

A. 原发性支气管肺癌　　　　　B. 支气管扩张

C. 肺结核　　　　　　　　　　D. 肺炎球菌肺炎

E. 自发性气胸

A3/A4 型题

（11~12 题共用题干）

史先生，60 岁，慢性支气管炎合并肺气肿病史 20 年，近两周来出现发热、咳嗽，咯大量脓痰，伴心悸、气喘、呼吸急促、发绀明显、颈静脉怒张、下肢水肿。

11. 心电图可出现（　　）

A. P 波高尖　　B. P 波低平　　C. P 波倒置

D. P 波增宽　　E. P 波消失

12. 该患者氧疗时，给氧浓度和氧流量应为（　　）

A. 29%，2L/min　　　　　　　B. 53%，8L/min

C. 37%，4L/min　　　　　　　D. 41%，5L/min

E. 45%，6L/min

（13~14 题共用题干）

患者，女性，25 岁，因支气管扩张入院，夜班护士发现该患者咯血约 200mL 后突然中断，呼吸极度困难，喉部有痰鸣音，表情恐怖，两手乱抓。

13. 护士应首先采取的措施是（　　　）
   A. 立即通知医师　　　　　　　　B. 立即气管插管
   C. 清除呼吸道积血　　　　　　　D. 给予高流量氧气吸入
   E. 应用呼吸兴奋剂

14. 此患者最有可能发生的并发症是（　　　）
   A. 出血性休克　　B. 窒息　　　C. 肺不张　　　D. 肺部感染　　E. 贫血

第三章　循环系统疾病患者的护理

📖 学习目标

1. 能说明循环系统常见疾病的基本病因与诱因。
2. 能描述循环系统常见疾病的临床表现。
3. 能说明循环系统常见相关检查的临床意义和治疗要点。
4. 能按照护理程序对循环系统疾病患者进行全面护理评估，提出正确的护理诊断和问题，并制定和实施合理的护理措施。
5. 能对循环系统疾病患者进行正确的健康指导。

案例：韩先生，57 岁，吸烟史 30 年，每天吸烟 20 余支。12 年前体检时发现高血压，当时测量为 165/105mmHg，以后多次测量血压均高于正常，最高达 185/115mmHg，诊断为"高血压病 3 级，极高危"。遵医嘱规律服用降压药物进行治疗，血压控制在 140/85mmHg 左右。5 年前，患者连续熬夜 5 天后，晚上用餐时出现心前区闷痛，持续 10～15 分钟后自行缓解，未在意。第 2 天清晨排便时，再次出现心前区疼痛，性质较前加重，向左肩部放射，且持续不缓解，伴大汗，无恶心、呕吐，于医院诊断为"冠心病，急性广泛前壁心肌梗死，killip Ⅱ 级"。急诊行冠脉造影，并于左冠状动脉前降支中段植入支架一枚，病情好转后出院，院外遵医嘱规律服药。2 年前，患者开始于上楼及快走时出现胸闷、气短，伴心悸，无胸痛，休息后可缓解。3 天前着凉后出现咳嗽、咳痰，为白色泡沫样痰伴发热，最高体温达 39℃，胸闷、气短症状较前明显加重，轻微活动后即有喘息，并伴有夜间阵发性呼吸困难。

第一节　概　　述

循环系统疾病包括心脏和血管疾病，合称心血管病。随着社会经济发展、居民生活方式改变，以及人口老龄化的进程加速，心血管病已成为威胁人类健康的重要疾病。《中国心血管病报告 2013》概要指出，我国心血管病患病率持续上升，预测全国约有心血管病患者 2.9 亿，每 5 个成人中就有 1 人患心血管病。心血管病死亡人数每年约 350 万人，占总死亡原因的 41%，居各种疾病之首。随着现代医学发展，药物治疗、介入心脏病治疗、基因治疗等方面都取得了一定的创新和进展，使专科护理工作的科技含量提升，推动着护理学科不断向前发展。

循环系统由心脏、血管和调节血液循环的神经体液组成，通过心脏的泵作用使血液在血管内流动，将氧、营养物质、激素等供给组织，并将组织代谢产生的废物和二氧化碳运走，以保证人体新陈代谢的进行，维持机体正常的生命活动和功能。此外，心肌细胞和血管内皮细胞能分泌心钠素、内皮素和内皮舒张因子等活性物质，具有内分泌功能。

循环系统疾病常见的症状和体征有心源性呼吸困难、心源性水肿、心悸、心前区疼痛和晕厥等。

一、心源性呼吸困难

心源性呼吸困难是指各种心血管疾病引起的呼吸困难。

【病因】

本病主要由左心衰竭和（或）右心衰竭引起，常见于冠心病、肺心病、高血压、风心病、心肌炎、心肌病等。

【临床表现】

心源性呼吸困难根据程度不同表现为以下四种形式：①劳力性呼吸困难：是左心衰竭最早出现的症状。表现为随体力活动而发生或加重的呼吸困难，休息后可缓解或消失，因运动时回心血量增加而加重肺淤血所引起。②夜间阵发性呼吸困难：是典型心源性呼吸困难，患者夜间入睡几小时后，出现胸闷气急而憋醒，被迫坐起，轻者端坐位休息数分钟或数十分钟后缓解，重者持续不缓解，且伴有面色发绀、大汗及哮鸣音，称为"心源性哮喘"。发生机制为睡眠时迷走神经张力增高，使小支气管平滑肌痉挛，引起气道阻力增加；冠状动脉收缩，心肌血供减少。另一方面，平卧时回心血量增加，肺淤血加重；同时，平卧时膈肌上抬，胸腔容积变小，肺活量降低。③端坐呼吸：肺淤血达到一定程度，患者平卧后即出现呼吸困难，坐起后持续不易缓解，被迫采取高枕卧位、半卧位，甚至端坐位。④急性肺水肿：是左心衰竭呼吸困难最严重的形式。

【实验室及其他检查】

胸部 X 线检查可了解心脏大小、肺淤血情况及发现心、肺或其他疾患；超声心动图检查可评估心脏结构与功能；血氧饱和度和动脉血气分析可评估缺氧程度及酸碱平衡状况；血浆 B 型利钠肽（BNP）和氨基末端 B 型利钠肽前体（NT–proBNP），判定疾病严重程度、疗效和预后。

【常见护理诊断/问题】

1. 气体交换受损　与肺淤血、肺水肿和（或）肺内感染有关。

2. 活动无耐力　与心排血量减少，组织缺血、缺氧有关。

【护理措施】

1. 气体交换受损

（1）生活护理 为患者提供安静、舒适的环境，保持病室空气清新，温湿度适宜。患者盖被轻软，处于被动或被迫端坐位时，借助跨床桌扶持休息，并注意卧位舒适与安全，防止压疮、坠床，协助完成日常生活护理。必要时协助两腿下垂，以扩大胸腔容积，减少静脉回心血量。夜间阵发性呼吸困难者，入睡前将床头抬高，以减轻呼吸困难症状和防止呼吸困难反复加重。保持大便通畅，指导患者养成按时排便的习惯，对于习惯性便秘者，酌情给予缓泻药物口服，必要时应用开塞露肛注，避免因用力排便增加心肌耗氧量而加重呼吸困难。

（2）饮食护理 给予低盐、低脂、富含纤维素、清淡易消化饮食，避免辛辣刺激性食物，宜少量多餐。戒烟、酒。呼吸困难急性加重时，暂禁食。

（3）病情观察 观察呼吸困难的程度、伴随症状及缓解情况，皮肤、黏膜发绀有无减轻，听诊肺部啰音的变化，监测动脉血气分析和血氧饱和度指标。

（4）对症护理 急性肺水肿或伴低氧血症者给予氧气吸入，监测血氧饱和度应达到95%以上。严格控制液体入量，24小时总摄入量宜<1500mL。静脉输液时，滴注速度应控制在每分钟20~30滴。

（5）心理护理 呼吸困难患者常有不同程度的焦虑、恐惧及抑郁，这些负性情绪将使呼吸困难的感觉阈值降低，心肌耗氧量增加，加重呼吸困难并影响治疗效果。应与患者建立良好的护患关系，耐心倾听患者主诉，及时解除患者的疑虑，减轻呼吸困难等不适症状，增加患者的安全感与舒适度，使其以积极而放松的心态接受治疗。

2. 活动无耐力

（1）生活护理 卧床休息期间，进行主动或被动肢体功能锻炼，防止肌肉萎缩和深静脉血栓形成，协助完成生活护理。病情稳定后，鼓励患者吃饭、洗脸、刷牙等日常生活自理，并逐渐恢复一般体力活动，包括床上、床边、病室、走廊内活动，上下楼梯及户外活动等。活动时穿着宽松、舒适、透气的衣服和鞋，并减少不必要的体力消耗，如坐位时将床头摇高，枕头或被置于背后；输液患者如厕时给予协助或使用辅助器具，避免患者自己徒手高举输液瓶而增加心脏负荷；提倡坐位排便，禁忌蹲位，卧床患者床上排便时最好采取半坐位，以避免增加体力消耗。上、下楼梯时速度宜慢，连续上台阶时应稍事休息，以免出现不适症状。

（2）病情观察 运动时加强监测，如患者出现呼吸急促、大汗、心率和血压明显升高，表明运动强度大，应减低运动量。如出现疲劳无力、头晕、头痛、面色苍白、运动失调、呼吸困难、恶心、心律失常等，应立即停止活动。

（3）对症护理

1）全面评估患者一般状况、病史及既往运动情况，包括：①性别、年龄、体重、职业、工作环境等。②冠心病、高血压及其他心血管疾病、糖尿病、脑血管疾病病史等。③既往运动类型、频率、持续时间、强度等。④目前病情及不适症状对日常生活及运动能力的影响。

2）确定康复目标，制定运动处方：根据评估结果制定运动的强度、频率、持续时间。以低强度、短时间、分次运动起始，根据患者的耐受性与适应性，逐渐延长运动时间，提高运动强度。遵循个体化、循序渐进、持之以恒的原则，指导患者有计划、有步骤地进行康复运动。结合患者喜好，选择运动项目和种类，适宜的运动类型为中、低强度的有氧运动，如步行、骑自行车、太极拳、老年健身操等；禁止剧烈、快速用力及屏气运动，如挖掘、竞技跑、支撑、引体向上、搬运重物等。

（4）心理护理　运动能力降低影响生活质量，易使患者对生活丧失信心，产生压抑、孤独和悲观情绪。应与家属一起关心体贴患者，提供生活上的支持与帮助，对患者在活动能力方面的进步，及时给予鼓励，树立其战胜疾病的信心。

二、心源性水肿

心源性水肿是由心血管疾病引起的过多的体液在组织间隙或体腔中积聚，最常见于右心衰竭。

【病因】

心源性水肿的发生与多因素有关：①心功能不全使心排血量明显减少，有效循环血量不足，肾血流量下降，肾小球滤过率降低，继发性醛固酮分泌增多，肾小管回吸收增加，引起钠水潴留。②右心衰竭致上、下腔静脉回流受阻，引起体循环静脉压增高，继发毛细血管静水压增高，导致组织液生成增多而回吸收减少。③摄入量减少及淤血性肝硬化均可导致低蛋白血症，血浆蛋白浓度降低，使血浆胶体渗透压下降，组织液生成增多。

【临床表现】

心源性水肿发生于颈静脉充盈和肝淤血肿大之后。首先是尿量减少，逐渐出现双下肢水肿伴体重增加，以足、踝部及胫前明显，为对称性、凹陷性水肿，卧床患者表现为腰骶部和下肢水肿，并逐渐蔓延至全身，严重者可出现胸水、腹水。

【实验室及其他检查】

超声心动图检查可评估心脏结构和功能；血浆 BNP 和 NT – proBNP 可判定疾病严重程度和预后；X 线检查可了解肺淤血程度、胸腔积液和腹水情况；右心导管检查，提供心腔内压力增高和功能异常的证据；中心静脉压监测可评定右心功能和血容量状况；其他检查包括全血细胞计数、血清电解质和酸碱平衡、肝肾功能、血浆蛋白水平等。

【常见护理诊断/问题】

体液过多　与右心衰竭导致体静脉淤血、水钠潴留、低蛋白血症有关。

【护理措施】

1. 生活护理 保持病室空气清新，床铺平整、干燥、舒适。定时翻身，防止身体局部长时间受压，必要时可应用防压疮气垫床。为患者翻身及在床上使用便器时，避免暴力拖、拉，防止皮肤破损。使用热水袋时，温度在40℃～50℃为宜，避免烫伤。

2. 饮食护理 给予低盐、高蛋白、高纤维素、富含维生素、清淡易消化饮食，少量多餐，一般每日食盐摄入量应少于5g。恶心、食欲不振时，应经常变换烹饪方法，使用温和调味品，以增进食欲。

3. 病情观察 密切观察水肿的部位、程度及进展情况，定时测体重和（或）腹围，准确记录24小时液体出入量，当患者出现明显的体重增加或尿量减少时，应报告医生。应用利尿剂时，注意观察药物疗效及不良反应。

4. 对症护理 严重水肿者应绝对卧床休息，穿着宽松、柔软的纯棉衣裤，抬高下肢，身体受压部位、骨隆突处及肢体叠压处垫软枕，伴有胸水、腹水时宜采取半卧位，有明显呼吸困难者应采取半卧位或端坐位。避免在水肿较重处进行静脉输液，延长穿刺点压迫时间。皮肤张力高导致渗液者应暴露局部，可使用支被架将盖被撑起，保持皮肤清洁，防止继发感染。会阴水肿患者，每日温水清洗，保持局部清洁、干燥；阴囊肿胀者用阴囊托或以柔软的垫巾托住阴囊下部。

5. 心理护理 患者常因病程长、病情反复加重而情绪低落，应多与患者交流，鼓励其主动表达感受和需求，及时解答患者提出的疑虑，减轻患者心理压力。加强与患者家属沟通，使家属能够理解患者的心理需求，积极参与到患者的健康照顾中，稳定患者情绪。

三、心悸

心悸是一种自觉心脏跳动的不适感或心慌感，是心血管病早期常见的症状。心悸发生时，患者自觉心脏跳动快而强，并伴有心前区不适感。引起心悸的常见病因：①各种心律失常，如心动过速、心动过缓、心房扑动或颤动、期前收缩等。②引起心室肥厚、心肌收缩力增强的器质性心脏病，如高血压心脏病、主动脉瓣关闭不全、二尖瓣关闭不全等。③引起心排血量增加的全身性病变，如贫血、高热、甲状腺功能亢进等。④某些生理情况下可出现心悸，如剧烈运动、精神高度紧张、情绪激动、过量吸烟、饮浓茶或咖啡等。⑤应用阿托品、氨茶碱、肾上腺素等提升心率或增强心肌收缩力的药物后可出现心悸。心悸可以有节律性的出现或不规则发生，其程度与心律失常的发作特点及持续时间密切相关，一般初发或突然发作的阵发性心动过速，心悸较明显，而慢性心律失常患者，因逐渐适应常无明显心悸。

四、心前区疼痛

心前区疼痛是心血管病常见的症状。常见病因为冠状动脉粥样硬化性心脏病（心绞痛、心肌梗死）、急性主动脉夹层、肺动脉栓塞、急性心包炎、梗阻性肥厚型心肌病等。

因疾病的不同及个体痛阈的差异，心前区疼痛的程度、部位、性质、诱因、缓解方式等也有所不同。常见心前区疼痛的特点与分析见表3-1。

表3-1 常见心前区疼痛的特点与分析

病因	部位	性质	诱因	缓解方式
心绞痛	心前区、胸骨后或剑突下，可放射至左肩和左臂内侧及下颌部	压榨样痛伴压迫感，持续1~5分钟，不超过15分钟	体力活动、吸烟、情绪激动、寒冷天气、饱餐	休息；含服硝酸甘油
急性心肌梗死	心前区、胸骨后或剑突下，可放射至左肩和左臂内侧及下颌部	较心绞痛更为剧烈，伴濒死感，持续数小时或1~2天	体力劳动、饱餐、休克、大出血、脱水	镇痛；心肌再灌注治疗
急性主动脉夹层	胸背部，可放射至头颈部、下腹部、腰部、腹股沟、下肢	剧烈的撕裂样痛，难以忍受，伴大汗、双上肢血压差异	血压升高、外伤	镇痛；降压；手术治疗
肺动脉栓塞	胸骨后，可放射至肩、颈部	突发剧烈绞痛，压迫感，伴呼吸困难与发绀，吸气时加重	下肢深静脉血栓脱落、外伤、手术	镇痛；吸氧；溶栓治疗
急性心包炎	心前区、胸骨后，可放射至颈部、左肩、左臂或上腹部	尖锐性或压榨样痛，咳嗽、用力呼吸或变换体位时加剧	细菌或病毒感染	端坐位，身体前倾；抗感染治疗

五、心源性晕厥

心源性晕厥是由于心排血量突然减少或心脏停搏，引起脑组织缺血、缺氧所导致的短暂性意识丧失，发作时患者常因肌张力消失，不能保持正常姿势而倒地。心源性晕厥常无明显先兆，主要表现为：心脏停搏3秒出现黑矇；停搏5~10秒出现晕厥；停搏15秒以上出现抽搐，称阿-斯综合征（Adams-Stokes syndrome），偶有大小便失禁。心源性晕厥常见于严重心律失常、心脏射血阻力增加及缺血性心肌病等，如严重的窦性心动过缓、病态窦房结综合征、高度房室传导阻滞、阵发性室性心动过速、重度主动脉瓣狭窄、先天性心脏病的某些类型、急性心肌梗死、急性主动脉夹层、梗阻性肥厚型心肌病等。

第二节　心力衰竭患者的护理

心力衰竭（heart failure，HF）简称心衰，是指各种心脏结构或功能异常导致心室充盈和（或）射血能力受损的一组复杂的临床综合征，主要临床表现为呼吸困难、乏力和液体潴留（肺淤血和外周水肿）。心衰依据其发生的时间、速度、严重程度分为慢性心衰和急性心衰；依据发生的部位分为左心衰、右心衰和全心衰；依据左室射血分数（LVEF）分为收缩性心衰（LVEF 减低性心衰）和舒张性心衰（LVEF 保留性心衰）。

一、慢性心力衰竭患者的护理

慢性心力衰竭（chronic heart failure，CHF）是各种心血管病的严重和终末阶段，也是最主要的死亡原因，进行有效干预后，部分患者可增加数年有质量的寿命。随着人群平均寿命的延长，慢性心衰的患病率逐渐增多。

【病因与病机】

1. 基本病因

（1）原发性和继发性心肌损害 ①冠状动脉病变导致缺血性心肌损害，如心肌缺血、心肌梗死。②心肌炎和心肌病。③心肌代谢障碍性疾病，如糖尿病、甲状腺疾病、结缔组织病等。此外，还有酒精性心肌病、围产期心肌病等。

（2）心脏负荷过重 ①容量负荷（前负荷）过重：心脏舒张时承受的容量增多，如主动脉瓣和二尖瓣关闭不全时血液反流；房间隔和室间隔缺损时左、右心血液分流；甲状腺功能亢进、重度贫血时全身血容量增加，导致高输出量性心衰。②压力负荷（后负荷）过重：心脏收缩时承受的射血阻力增加，如高血压、主动脉瓣狭窄、肺动脉高压、肺动脉瓣狭窄等。

有研究显示，冠心病在所有病因中居首位，其次为高血压和心脏瓣膜病。

2. 诱因

（1）感染 呼吸道感染是最常见的诱因，因呼吸道感染可加重肺淤血，诱发或加重心衰。其次是感染性心内膜炎。

（2）心律失常 心房颤动最常见，心房颤动时心房丧失有效收缩，导致心排血量减少而诱发心衰。房性心动过速、室性心动过速等快速性心律失常及严重的缓慢性心律失常均可诱发心衰。

（3）交感神经兴奋性增强 重体力劳动、情绪激动、精神压力过大等使交感神经兴奋性增强，增加心脏负荷。

（4）妊娠和分娩 妊娠时全身血容量增多，心率增快，心脏负荷增加，随妊娠时间的增长逐渐加重；分娩时腹压加大，大量血液涌入心脏，导致心脏负荷增加。

（5）血容量增加 水和电解质紊乱，钠盐摄入过多，液体输入过多、过快，贫血和甲状腺功能亢进等。

（6）治疗不当 不恰当的使用利尿剂、洋地黄类药物、降压药物等。

3. 病机 各种原因导致心脏结构和功能异常时，为了维持心脏正常泵功能，保证心排血量，机体发生各种代偿，包括神经体液的调节及心肌的适应性代偿，以维持心脏正常功能，但各种代偿机制均有其负性效应，当代偿失效时即发生心力衰竭。

（1）代偿机制

1）Frank – Starling 机制：心脏根据心室充盈情况自动调节心输出量，回心血量增多时，心室舒张末期容积增大，心脏做功增加，心排血量增多。心室舒张末期容积增大时心室舒张末期压力也增高，使相应的心室压、心房压及血管压随之增高，也导致肺毛细血管压升高，引起肺淤血，右室舒张末期压力增高，导致上、下腔静脉压升高，引起体循环淤血。

2）心肌肥厚：心脏后负荷持续增加时，为保证正常心排血量，心肌收缩力增强，心肌代偿性肥厚，以克服心脏射血阻力。然而心肌肥厚是一种不平衡的生长，以心肌纤维增多为主，心肌细胞体积增大，但数量并不增多，继续发展将导致心肌细胞死亡。心肌肥厚时心肌顺应性差，舒张能力减弱，客观上已存在心功能障碍。

3）神经体液机制：①交感神经兴奋性增强：心衰早期，交感神经兴奋性增加，血浆中去甲肾上腺素水平升高，使心率加快，心肌收缩力增强，血压升高，心脏做功增加，心排血量增多。但长期交感神经的激活使心肌耗氧量增加，促进心肌肥厚，诱发心律失常甚至猝死。此外，高浓度的去甲肾上腺素可直接导致心肌细胞的凋亡，促进心脏的重塑。②肾素－血管紧张素－醛固酮系统（RAAS）激活：心衰时交感神经兴奋性增高，引起肾血管收缩，刺激肾素分泌增多；当心排血量减少时，肾血流量减少，也可使肾素分泌增多，从而激活 RAAS。醛固酮合成和分泌增多，造成水、钠潴留，心脏前负荷增加，心排血量增加；醛固酮作用于血管平滑肌，引起外周血管收缩，可维持动脉血压。过量的醛固酮则促进了心脏、血管的增殖，参与心脏的重塑过程。

（2）体液因子的改变

1）利钠肽：主要有心房利钠肽（ANP）、脑钠肽（BNP）和 C－利钠肽（CNP）。利钠肽参与血压、血容量及水盐平衡的调节，为 RAAS 的天然拮抗剂。利钠肽分泌量与心衰的严重程度呈正相关，可作为心衰诊断、程度判定、疗效和预后评估的重要指标。

2）精氨酸加压素（AVP）：AVP 储存于脑垂体后叶，当血压降低及血容量减少时释放入血。AVP 可增加肾脏对水的重吸收，使心脏前负荷增加，并引起低钠血症；可引起血管收缩，使血管外周阻力增加，增加心脏后负荷，导致心室肥厚，促进心脏重塑。

3）内皮素（ET）：ET 具有强烈而持久的血管收缩作用，可导致细胞肥大、增生，参与心脏重塑过程。

（3）心室重塑 压力负荷过重引起心肌细胞肥厚，容量负荷过重引起心肌纤维拉长，从而导致心室扩大或心肌肥厚等代偿性变化，即心室重塑。心室重塑是心衰发生发展的基本机制，RAAS、细胞因子和交感神经的激活在心肌重塑中起着关键作用。心室重塑是心肌的适应性改变，以维持心脏正常功能，超过代偿限度即发展为不可逆性心肌损害的终末阶段。

【临床表现】

1. 左心衰竭 主要表现为肺循环淤血和心排血量减少的症状和体征。

（1）症状

1）呼吸困难：是左心衰竭最主要的症状。主要原因是肺循环淤血，其次是肺泡弹性降低。最早出现的是劳力性呼吸困难，随着病情的进展可出现夜间阵发性呼吸困难、端坐呼吸，严重时可发生急性肺水肿。

2）咳嗽、咳痰、咯血：咳嗽、咳痰是肺泡和支气管黏膜淤血所致，开始多于夜间或卧位时发生，坐位或立位时减轻。痰液性质为白色浆液性泡沫状，偶可见痰中带血丝，急性肺水肿时可出现粉红色泡沫样痰。支气管黏膜下扩张的血管破裂可引起咯血。

3）心排血量减少，不能满足组织器官灌注需要，出现体力活动能力下降、疲乏、头晕、心悸。老年人可出现焦虑、失眠、记忆力减退，严重时出现意识障碍。

4）少尿及肾功能损害：心排血量减少时全身血液重新分布，以保证心、脑血液供应。当肾血液灌注量减少时，出现尿量减少，血尿素氮、肌酐增高，甚至发生肾前性的肾功能不全。

（2）体征

1）一般体征：皮肤黏膜苍白或发绀、血压下降、脉压减小、呼吸浅促、心率增快、出现交替脉，并可发生各种心律失常。

2）肺部体征：肺毛细血管压力持续增高，血管内液体渗出至肺泡内出现肺部湿啰音，是左心衰竭的重要体征。初期两肺底可闻及湿啰音，随着病情的进展，湿啰音可遍及全肺，甚至出现哮鸣音。

3）心脏体征：左心室扩大时，心尖搏动向左下移位，心尖部听诊时可闻及舒张期奔马律，肺动脉瓣区第二心音亢进。

2. 右心衰竭 主要表现为体静脉淤血的症状和体征。

（1）症状

1）消化系统症状：体静脉压力增高导致胃肠道及肝淤血，引起恶心、呕吐、腹胀、食欲不振、便秘等症状。

2）呼吸困难：右心衰竭时血氧含量降低，酸性代谢产物增多，可刺激呼吸中枢；肝淤血肿大，出现胸水和腹水，使呼吸运动受限。

（2）体征

1）颈静脉征：右心房压力增高导致上腔静脉回流受阻，引起颈静脉充盈，是右心衰竭最早出现的征象。肝－颈静脉回流征阳性，是右心衰竭区别于其他疾病的重要体征。

2）肝脏体征：肝脏淤血肿大伴压痛是右心衰竭较早出现的体征，长期慢性右心衰竭可导致心源性肝硬化。

3）水肿：是右心衰竭典型的体征，出现于颈静脉充盈和肝淤血肿大之后。其特征性为对称性、低垂性、凹陷性。开始是双下肢水肿，卧床患者可出现腰背部、骶尾部及会阴部水肿，逐渐发展为全身水肿，严重者可出现胸腔积液、腹水。

4）心脏体征：除了原有心脏病体征外，还可出现心脏扩大。单纯右心衰竭时，右心室和（或）右心房扩大，继发于左心衰竭时全心扩大。右心室明显扩大时，引起相对性三尖瓣关闭不全，在三尖瓣听诊区可闻及收缩期吹风样杂音。右心室扩大伴肥厚时，可见剑突下明显搏动，心前区触诊有抬举样搏动感。

3. 全心衰竭 同时具有左、右心衰竭的表现。全心衰竭时，肺淤血因右心排血量减少而减轻，呼吸困难可减轻，左心衰竭的表现主要为心排血量减少的相关症状和体征。

4. 心功能分级与分期

（1）美国纽约心脏病协会（NYHA）于 1928 年提出的心功能分级，见表 3-2。

表 3-2　心功能分级

分级	活动能力与表现
心功能Ⅰ级	活动不受限。患者患有心脏病，但日常活动与工作不引起明显的胸闷、气促、心悸或疲乏
心功能Ⅱ级	活动轻度受限。休息时无症状，日常活动与工作时可出现胸闷、气促、心悸或疲乏，休息后很快缓解
心功能Ⅲ级	活动明显受限。休息时可无症状，低于日常活动可出现头晕、胸闷、气促、心悸或疲乏，休息较长时间后方可缓解
心功能Ⅳ级	不能从事任何体力活动。休息时亦有症状，稍有体力活动后症状即加重，任何体力活动均可引起不适症状

NYHA 分级简便易行，临床沿用至今。但其缺点在于患者凭主观感受进行陈述，医生据此进行判断，主观性强，且不同个体之间差异性较大，症状与心室功能的相关性较差。

（2）2001 年美国心脏协会（AHA）/美国心脏病学会（ACC）根据客观检查，全面评价病情进展的各个阶段，将心衰的发生与发展分为四个阶段。心衰发生发展的各阶段，见表 3-3。

表 3-3　心衰发生发展的各阶段（ACC/AHA，2001）

阶段	定义	患病人群
A（前心衰阶段）	患者为心衰高发危险人群，但目前尚无心脏结构或功能的异常，也无心衰的症状、体征	高血压、冠心病和糖尿病等
B（前临床心衰阶段）	患者无心衰的症状、体征，但已发展至结构性心脏病	左室肥厚、无症状心脏瓣膜病等
C（临床心衰阶段）	患者已有基础结构性心脏病，既往或目前有心衰的症状、体征	结构性心脏病伴气短、乏力及运动耐量下降等
D（难治性终末期心衰阶段）	患者有进行性结构性心脏病，经系统、积极的内科治疗，休息时仍有症状，需要特殊干预	需反复住院且不能安全出院；需长期静脉用药者；等待心脏移植者等

（3）6 分钟步行试验：用于评定患者的运动耐量，以评价心衰的严重程度、预后和治疗效果。测试中患者尽可能快地走动，可根据自身情况调整步行节奏，测量 6 分钟步行距离。6 分钟步行距离 <150m 为重度心衰，150~450m 为中度心衰，>450m 为轻度心衰。患者如出现以下情况应终止试验：①明显的心绞痛、呼吸困难、疲乏。②明显的脑供血不足的表现：黑矇、晕厥。③严重的室性心律失常。④收缩压下降≥20mmHg，伴心率增快。

【实验室及其他检查】

1. 常规检查　全血细胞计数、尿常规、血清电解质、血糖、血脂、肝肾功能、动脉血气等，全面评估患者一般状况。

2. 血浆利钠肽（BNP 和 NT – proBNP）　心衰的诊断与鉴别诊断，判定心衰的严重程度和预后，并可指导临床治疗。

3. 心电图检查　提供心肌梗死、心肌肥厚、心律失常等证据，确定心衰的病因。

4. X 线检查　了解心脏大小、肺淤血情况及导致或加重患者症状的心、肺或其他疾患。

5. 超声心动图检查　评估心脏结构与功能，定量分析心脏结构及功能指标，测定左室射血分数（LVEF），评定舒张功能。

6. 心 – 肺吸氧运动试验　测定最大耗氧量及无氧阈值，仅适用于慢性稳定性心衰患者。心功能正常时最大耗氧量应 > 20mL/（min·kg）。无氧阈值标志着无氧代谢的开始，此值越低心功能越差。

7. 其他　放射性核素心室显像、磁共振显像、有创性血流动力学监测。

【诊断要点】

结合病史、心力衰竭典型的症状和体征及相关检查可做出诊断。

【治疗要点】

慢性心衰的治疗目标是改善急性期症状，防止和延缓心室重塑，改善远期预后，提高生活质量，降低病死率和住院率。

1. 一般治疗

（1）治疗基本病因　控制高血压、糖尿病和血脂异常等危险因素；治疗心脏瓣膜病、先天性心脏病，治疗或改善心肌缺血。

（2）去除诱因　应用抗生素积极控制感染，纠正贫血、电解质紊乱及各种心律失常等。

2. 药物治疗

（1）利尿剂　对抗心衰时的水钠潴留，减轻肺淤血、腹水及外周水肿等，改善心功能和提高运动耐量，有液体潴留的心衰患者均应给予利尿剂。合理应用利尿剂是其他治疗心衰药物取得成功的关键因素之一。应小剂量开始，逐渐加量，体重减轻应每天控制在 0.5 ~ 1.0kg。症状缓解后，以小剂量长期维持。用药期间监测血压、血清电解质水平和肾功能等。利尿剂包括排钾利尿剂和保钾利尿剂两大类：排钾利尿剂主要有氢氯噻嗪、呋塞米；保钾利尿剂包括螺内酯、氨苯蝶啶等。

（2）血管紧张素转换酶抑制剂（ACEI）　ACEI 可缓解症状，降低住院率、病死率，提高生活质量和运动能力，是心衰治疗的基石和首选药物。ACEI 可降低肾素 – 血管紧张素 – 醛固酮水平，达到扩张血管、延缓心室重塑的功效，还可降低左室充盈压力和外周血管阻力，从而达到降压的作用。ACEI 采取个体化治疗方案，初始低剂量，逐渐递增，直至达到目标剂量，一般每隔 1 ~ 2 周剂量倍增 1 次。逐渐调整到合适剂量后终生维持，用药期间监测血压、血清电解质水平和肾功能。避免突然撤药。常用药物有卡托普利、依那普利、培哚普利、贝那普利等。

（3）血管紧张素受体拮抗剂（ARB）　作用与 ACEI 基本相同，适用于不能耐受 ACEI 的患者。常用药物有坎地沙坦、缬沙坦、奥美沙坦等。

（4）醛固酮受体拮抗剂　阻断醛固酮效应，抑制心肌重塑，改善远期预后，降低死亡率。初始小剂量，逐渐增加剂量至目标剂量，用药期间监测血钾水平、尿量及肾功能。肾功能不全及高血钾者禁用。常用药物有螺内酯、依普利酮等。

（5）β受体阻滞剂　β受体阻滞剂可减慢心率、减弱心肌收缩力、降低心肌耗氧量和血压，长期应用可改善心功能，延缓或逆转心室重塑。用药期间监测血压、心率等。起始剂量须小，递加剂量须慢。常用的药物有美托洛尔、比索洛尔等。

（6）正性肌力药物　正性肌力药物可缓解心衰症状，长期应用加重心肌损害，增加死亡率。

1）洋地黄类药物：洋地黄类药物可增强心肌收缩力、减慢心率、抑制心脏传导系统，使心搏出量和心输出量增加，从而改善心衰的症状和体征。适用于慢性收缩性心衰经治疗后仍有症状的患者，伴有快速心室率的心房颤动患者尤其适用，用药期间禁用钙剂，监测血钾水平、心率（律）。常用药物为地高辛和去乙酰毛花苷，地高辛 0.125 ~ 0.25mg，qd，口服，老年患者或肾功能受损者剂量减半；去乙酰毛花苷，每次 0.2 ~ 0.4mg 稀释后缓慢静脉注射，5 ~ 30 分钟生效，1 ~ 2 小时达最大效应。

2）非洋地黄类正性肌力药：有两大类，β受体激动剂（多巴胺、多巴酚丁胺）和磷酸二酯酶抑制剂（米力农、氨力农）。两者兼具正性肌力作用和扩血管作用，能增强心肌收缩力，增加心排血量，减轻心脏前、后负荷，降低左室充盈压，改善心功能。

（7）其他　重组人脑钠肽（rhBNP）、伊伐布雷定等。

【常见护理诊断/问题】

1. 气体交换受损　与左心衰致肺淤血、肺水肿有关。
2. 体液过多　与右心衰致体静脉淤血、水钠潴留、低蛋白血症有关。
3. 活动无耐力　与心排血量减少有关。
4. 焦虑　与病程长、病情反复发作并加重有关。
5. 潜在并发症　洋地黄中毒、电解质紊乱。
6. 皮肤完整性受损的危险　与长期卧床、强迫体位和水肿有关。

【护理措施】

1. 生活护理　为患者提供安静、舒适的环境，保持病室空气清新，温湿度适宜。卧床患者应定时翻身，进行主动或被动肢体功能锻炼，防止压疮和深静脉血栓形成，协助完成日常生活护理。因呼吸困难采取被动或被迫端坐位时，应注意卧位舒适与安全。水肿患者使用热水袋时，温度在40℃~50℃为宜，避免烫伤。保持大便通畅，指导患者养成按时排便的习惯，对于习惯性便秘者，酌情给予缓泻药物，避免因用力排便增加心肌耗氧量，加重心脏负荷。病情稳定的患者，鼓励其日常生活自理，并逐渐恢复一般体力活动（表3-4）。

表3-4 心功能分级与活动原则

心功能分级	休息与活动原则
心功能Ⅰ级	不限制一般体力活动，鼓励参加体育锻炼，但应避免剧烈、爆发性、高强度运动
心功能Ⅱ级	适当限制体力活动，日常工作与家务劳动不受影响，增加午睡时间
心功能Ⅲ级	严格限制一般体力活动，增加休息时间，鼓励患者日常生活自理或在他人协助下自理
心功能Ⅳ级	绝对卧床休息，日常生活由他人照顾，加强基础护理

2. 饮食护理 控制每日热量，给予低盐、低脂、清淡易消化饮食，避免辛辣刺激性食物，少量多餐，低蛋白血症者给予高蛋白饮食。戒烟、限酒。重度心衰患者液体入量限制在每天1500~2000mL，轻中度心衰患者无须严格限制液体入量；一般每日食盐摄入量<5g，大量利尿后不必严格限钠，防止低钠血症。恶心、食欲不振时，应经常变换烹饪方法，使用温和调味品，以增进食欲。

3. 病情观察 观察呼吸困难的程度、伴随症状及缓解情况。听诊肺部啰音的变化。监测动脉血气分析和血氧饱和度指标。密切观察水肿的部位、程度及进展情况，定时测体重和（或）腹围，准确记录24小时液体出入量，当患者出现明显的体重增加或尿量减少时，应报告医生。

4. 药物护理 遵医嘱观察药物疗效及不良反应，严格控制液体入量及滴注速度。

（1）利尿剂 用药期间，每日监测体重，如3天内体重增加超过2kg，可能存在液体潴留，应通知医生。如每天给药1次，应于早晨给药，以免夜间排尿次数多影响休息。注意观察用药后反应：

1）保钾类利尿剂：螺内酯不良反应有高钾血症，恶心、呕吐、腹痛等胃肠道症状；男性乳房发育、性功能低下；女性月经失调、毛发增多；头痛、运动失调及过敏反应等。用药期间监测血钾水平，血钾升高时立即停药；应于餐中或餐后服用，以减少胃肠道反应；肾功能不全、高血钾者禁用。

2）排钾类利尿剂：常用药物为呋塞米、氢氯噻嗪。①不良反应：长期应用可引起低钾血症，主要表现为食欲不振、恶心、腹胀、乏力、肠鸣音减弱等。呋塞米还可引起口干、心律失常、高尿酸血症、高血糖、体位性低血压、听力障碍、视力模糊；氢氯噻嗪可引起高血糖、高尿酸血症。②注意事项：个体化用药，小剂量起始。用药期间监测血钾水平、肝肾功能、血糖、血尿酸等。进食含钾丰富的食物，如橘汁、苹果、香蕉、葡萄干、菠菜、海带、胡萝卜、香菇、黑枣、核桃、花生、杏仁等。必要时遵医嘱补充钾盐，口服钾剂宜餐后补钾，并稀释后服用，以减轻胃肠道不适；静脉补钾时，KCl浓度不能超过0.3%。

（2）洋地黄类药物

1）预防洋地黄中毒：①用药前详细了解患者用药史，近期用过洋地黄类药物者慎用；洋地黄与奎尼丁、胺碘酮、维拉帕米、阿司匹林等药物合用时易诱发中毒，应减量或慎用。②个体化用药，老年人、肝肾功能不全、冠心病心肌缺血、肺心病者对洋地黄敏感性增加，应慎用。③忌与钙剂合用。④严格按医嘱给药，用药期间严密观察病情变化。口服地高辛时，若患者脉搏低于 60 次/分或节律不规则应暂停给药，并通知医生；乙酰毛花苷静脉注射时应稀释后缓慢推注，监测心率、心律的变化。

2）洋地黄毒性反应：①胃肠道反应：恶心、呕吐、厌食。②神经系统表现：头痛、眩晕、倦怠、意识障碍、黄视、绿视。③各种心律失常：以室性期前收缩最多见，多呈二联律或三联律，其他如阵发性心动过速、心房颤动、房室传导阻滞、窦性心动过缓等。

3）洋地黄中毒的处理：①立即停药。②积极纠正低钾血症，轻症口服氯化钾，出现精神症状及心律失常时给予静脉补钾，同时补充镁盐。③纠正心律失常：房室传导阻滞、窦性心动过缓，应用阿托品静脉注射或安置临时起搏器；快速性室性心律失常，应用苯妥英钠或利多卡因。一般禁用电复律，因易致心室颤动。

（3）ACEI 不良反应较少，可有干咳、头痛、皮疹、腹泻、味觉障碍和血管神经性水肿等。过敏性体质者禁用，肾功能不全者慎用。

（4）β受体阻滞剂 常见不良反应有乏力、嗜睡、头晕、失眠、恶心、腹胀、皮疹、晕厥、低血压和心动过缓等，用药期间应加强观察。严重窦性心动过缓、房室传导阻滞、重度心衰、支气管痉挛和过敏性鼻炎者禁用。

5. 心理护理 慢性心衰患者常因病程长、病情反复发作并逐渐加重而情绪低落，多伴有不同程度的焦虑、恐惧及抑郁，这些负性情绪将影响疾病的治疗与康复。应与患者建立良好的护患关系，耐心倾听患者主诉，及时解答患者提出的疑虑，尽快解除或减轻患者的不适症状，增加患者的安全感与舒适度，树立其战胜疾病的信心。加强与患者家属沟通，使家属能够理解患者的心理需求，积极参与到患者的健康照顾中，为患者提供生活上的支持与帮助，使其能以积极而放松的心态接受治疗。

【健康指导】

1. 疾病知识指导 指导患者及家属积极治疗并控制原发病，如冠心病、高血压、心脏瓣膜病、血脂异常、糖尿病、贫血、甲亢等；避免慢性心衰的诱发因素，如呼吸道感染、过度劳累与精神紧张、饮食不当、擅自停用利尿或降压药等，以防止疾病反复发作或加重。

2. 饮食指导 进食低脂、清淡、易消化饮食，少量多餐，戒烟酒。肥胖者应控制体重，明显消瘦者应给予营养支持。

3. 活动指导 临床情况稳定的心衰患者，应规律地进行有氧运动。教会患者根据运动处方，结合既往运动习惯及个人喜好进行适度体力活动。活动中需有家属陪伴并注意监测，如出现胸闷、气急、心悸、脉搏明显增快等不适时立即停止活动。

4. 用药指导与病情监测 指导患者坚持按医嘱服药，告知药物的名称、剂量、服用时间与方法、作用与不良反应。向患者及家属讲解心衰的症状和体征，教患者及家属学会自测脉搏，并知晓反映心衰加重的临床表现，如疲乏加重、运动耐力下降、静息心率增加≥15~20 次/分、活动后气急加重、水肿再现或加重、体重增加。如出现上述症状或体征，应立即就诊。

5. 定期随诊 定期进行心电图检查、生化检查、BNP 和 NT – proBNP 测定、超声心动图及 X 线检查等，了解心功能进展情况并评估治疗效果。

二、急性心力衰竭患者的护理

急性心力衰竭（acute heart failure，AHF）简称急性心衰，是指心衰急性发作或加重。临床上以急性左心衰最常见，出现急性肺淤血、肺水肿伴组织器官灌注不足和心源性休克。急性心衰起病急、症状重，常危及生命，预后较差，必须实施紧急救治。

【病因与病机】

1. 病因

（1）慢性心衰急性加重 诱发因素有肺部感染，快速心律失常或严重缓慢性心律失常，液体输入速度过快、输液量过多，贫血等。

（2）急性心肌坏死和（或）损伤 急性冠脉综合征、冠心病心肌梗死及其机械性并发症（室间隔穿孔、二尖瓣腱索断裂、室间隔缺损等），急性重症心肌炎，围生期心肌病，以及抗肿瘤药物及毒物所致的心肌损伤与坏死等。

（3）急性血流动力学障碍 高血压危象，急性瓣膜大量反流等。

2. 病机 急性心肌损害导致心脏泵功能衰竭，心肌收缩力明显减弱，心排血量急剧、显著减少，左室舒张末期压力增高，肺静脉回流阻力增加致肺静脉压增高，继发肺毛细血管压增高，血管内液体渗出至肺间质和肺泡内，引起急性肺水肿。

【临床表现】

1. 症状 突发严重呼吸困难，端坐呼吸，喘息不止，呼吸频率达 30～40 次/分，频繁咳嗽，咳粉红色泡沫样痰，极度烦躁不安，伴有窒息感与濒死感。

2. 体征 面色灰白或发绀，大汗淋漓，皮肤湿冷，两肺满布湿啰音和哮鸣音，听诊心率快，心尖部可闻及舒张期奔马律，肺动脉瓣第二心音亢进。

【诊断要点】

典型的症状、体征一般不难做出诊断。疑似患者结合血浆利钠肽（BNP 和 NT – proBNP）检测即可诊断。

【抢救配合与护理】

治疗目标为迅速改善心衰症状，稳定血流动力学状态，维护重要脏器功能，避免急性心衰症状反复发作，改善远期预后。

1. 体位 协助患者采取半卧位或端坐位，两腿下垂，以减少回心血量，减轻心脏负荷。端坐位时床旁应有人扶持，以降低能量消耗并保证其安全。

2. 吸氧 有低氧血症和明显呼吸困难者给予高流量（每分钟 6～8L）吸氧，加入

20%～30%乙醇湿化，使肺泡内泡沫表面张力降低而破裂，以利于改善肺通气。吸氧过程中监测血氧饱和度，应保持高于95%。

3. 病情观察 建立静脉通道，进行持续床旁心电监测和血氧饱和度监测，给予留置导尿。

4. 药物治疗 遵医嘱正确用药，密切观察药物疗效及不良反应。

（1）吗啡 扩张外周血管，减轻心脏前负荷，缓解患者焦虑、躁动及呼吸困难症状。3～5mg静脉注射，必要时每间隔15分钟重复应用1次，共2～3次。密切观察疗效和呼吸抑制等不良反应。老年患者慎用。伴明显和持续血压下降、休克、意识障碍、COPD等患者禁用。

（2）利尿剂 呋塞米20～40mg或托拉塞米10～20mg静脉注射，4小时后可重复1次。

（3）血管扩张剂 主要药物为硝普钠、硝酸酯类及重组人脑钠肽（rhBNP）等。应用过程中定时监测血压，根据血压调整合适的维持剂量。

1）硝普钠：扩张小动脉和小静脉，适用于严重心衰、原有后负荷增加及伴肺淤血的患者。初始小剂量0.3μg/（min·kg），用药过程中监测血压，根据血压调整合适剂量。硝普钠易见光分解，应避光保存与使用，临用前配制，溶液的保存与应用不超过24小时。因含有氰化物，持续用药不宜超过72小时。停药时应逐渐减量，并加用口服血管扩张剂，以避免反跳现象。

2）硝酸酯类药物：使周围血管舒张，减少回心血量。硝酸甘油静脉输入时初始剂量为每分钟5～10μg，每5～10分钟递增5～10μg，最大剂量每分钟200μg；硝酸异山梨酯静脉输入，每小时5～10mg。

3）重组人脑钠肽（rhBNP）：扩张动、静脉，降低心脏前、后负荷，还具有强力的利尿及抑制RAAS和交感神经系统的作用。首先给予负荷剂量1.5～2.0μg/kg缓慢静脉注射，继以0.01μg/（min·kg）静脉输入，疗程一般为3天。

（4）洋地黄制剂 去乙酰毛花苷首剂0.4～0.8mg稀释后缓慢静脉注射。适用于快速心房颤动及低心排出量的心衰患者。

（5）氨茶碱 舒张冠状动脉及外周血管，增强心肌收缩力，增加心输出量，尤其适用于伴有支气管痉挛的患者。急性心肌梗死伴血压显著降低者禁用。

5. 机械辅助治疗 主动脉内球囊反搏（IABP）适用于严重心肌缺血伴心源性休克药物不能纠正者、伴有血流动力学障碍的严重冠心病患者等。治疗期间需加强导管维护与观察。

6. 病情监测 密切观察患者意识，精神状态，呼吸频率、节律和深度，皮肤颜色和温度，肺部啰音或哮鸣音的变化；监测心率、血压、血氧饱和度情况；监测血清电解质、动脉血气分析等；准确记录出入液量，对于肺淤血、体循环淤血及水肿明显者应严格限制饮水量和静脉输液速度。

7. 心理护理 医护人员应沉着冷静，给予精神安慰与心理支持，解除患者的焦虑和恐惧心理，增加安全感。尽快解除患者的不适症状，减轻其痛苦，树立战胜疾病的信心。

【健康指导】

1. 疾病基本知识指导　向患者及家属讲解急性心衰的病因及诱因，指导其积极治疗并控制基本病因，预防诱因。

2. 病情监测　告知患者定期于门诊随诊，进行心电图检查、生化检查、BNP 和NT - proBNP 测定、超声心动图及 X 线检查等，了解心功能进展情况并评估治疗效果。

第三节　心律失常患者的护理

心律失常（cardiac arrhythmia）是指心脏冲动的频率、节律、起源部位、传导速度与激动次序的异常。

【分类】

根据心律失常发生时心率的快慢，可分为快速性心律失常和缓慢性心律失常两大类。根据心律失常发生的原理，可分为冲动形成异常和冲动传导异常两大类。

1. 冲动形成异常

（1）**窦性心律失常**　①窦性心动过速；②窦性心动过缓；③窦性心律不齐；④窦性停搏。

（2）**异位心律失常**　包括被动性异位心律和主动性异位心律。

1）被动性异位心律：①逸搏（房性、房室交界性、室性）；②逸搏心律（房性、房室交界性、室性）。

2）主动性异位心律：①期前收缩（房性、房室交界性、室性）；②阵发性心动过速（房性、房室交界性、室性）；③心房扑动、心房颤动；④心室扑动、心室颤动。

2. 冲动传导异常

（1）**生理性**　包括干扰与房室分离。

（2）**病理性**　①窦房传导阻滞；②房内传导阻滞；③房室传导阻滞（一度、二度和三度）；④束支或分支阻滞（左、右束支及左束支分支传导阻滞）或室内阻滞。

（3）**房室间传导途径异常**　预激综合征。

【实验室及其他检查】

1. 常规心电图　诊断心律失常最重要的一项无创性检查。并能明确基本病因。

2. 动态心电图　连续记录24 小时心电活动，可检测出常规心电图不易发现的一过性或非持续性心律失常；明确晕厥原因，了解起搏器功能，评价抗心律失常药物疗效。

3. 心腔内电生理检查　确诊复杂心律失常并指导治疗的微创介入性检查。用于分析心律失常的发生原理、类型、起源部位，并进行定位，为导管射频消融治疗提供依据。

一、窦性心律失常

心脏正常起搏点位于窦房结，由窦房结发放冲动引起的心律叫窦性心律。其心电图具备以下特征：①窦性 P 波，即 I 、II 、AVF、V_5、V_6 导联 P 波直立，AVR 导联 P 波倒置。②成人 P 波频率在 60 ~ 100 次/分。③P 波规律出现，且各导联中 P 波形态固定不变，每个 P 波之后均继以 QRS 波群，有固定而正常的 PR 间期，PR 间期 0.12 ~ 0.20 秒。④同一导联中 PP 间隔的差值 <0.12 秒。见图 3 – 1。

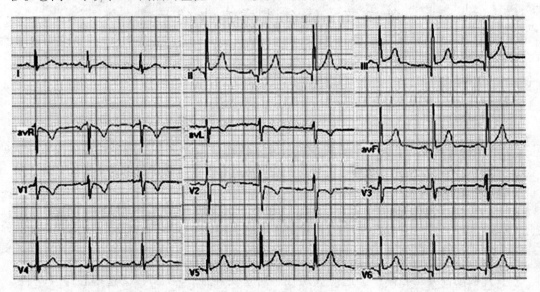

图 3 – 1　正常心电图

（一）窦性心动过速

成人窦性心律的频率超过 100 次/分，称为窦性心动过速（sinus tachycardia），为常见窦性心律失常。

【病因】

窦性心动过速的发生主要与交感神经兴奋性增高或迷走神经张力降低有关，可见于健康人运动、情绪激动、吸烟、饮浓茶、饮酒、疼痛时，或服用阿托品、肾上腺素等药物时。亦可见于发热、感染、贫血、休克、出血、缺氧、甲亢、心衰、心肌炎等疾病。

【临床表现】

多无特殊症状。频率过快时，可出现胸闷、心悸、气短等症状。查体时心尖搏动有力、心音增强、颈动脉搏动明显。

【心电图特征】

①P 波为窦性，心率过快时可重叠在前一心搏的 T 波上。②窦性心动过速常逐渐发

生和终止，PP（或 RR）间期 < 0.60 秒，成人窦性 P 波的频率一般在 100 ~ 150 次/分，做剧烈运动或运动平板试验时可达 180 次/分，偶见高达 200 次/分。③PR 间期 ≥ 0.12 秒。见图 3 - 2。

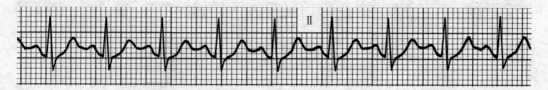

图 3 - 2　窦性心动过速

窦性 P 波，QRS 波群形态为室上性，PR 间期 0.12 秒，PP 间期 0.44 秒，心率 139 次/分

【治疗要点】

去除诱因，并针对病因进行治疗，如控制感染、纠正心衰或休克、治疗甲亢等。必要时应用 β 受体阻滞剂（普萘洛尔等）、非二氢吡啶类钙通道阻滞剂（地尔硫䓬等）减慢心率。窦性心动过速的基本病因没有根本纠正时，不追求将心率降至正常范围，适度降低即可。

（二）窦性心动过缓

成人窦性心律的频率低于 60 次/分，称为窦性心动过缓（sinus bradycardia）。

【病因】

窦性心动过缓的发生主要与迷走神经张力增高有关，也可因窦房结本身病变引起。常见于老年人、运动员、低温和睡眠状态，亦可见于洋地黄中毒、甲减、急性心肌梗死导致窦房结缺血或坏死及各种原因引起的窦房结病变者。

【临床表现】

多数无症状。心率过慢时可出现心排血量不足的表现，如疲乏、胸闷、气短、头晕、黑矇，甚至出现一过性晕厥，冠心病患者可诱发心绞痛。

【心电图特征】

①P 波为窦性。②PP（或 RR）间期 > 1.0 秒，成人窦性 P 波的频率 < 60 次/分。③PR间期 ≥ 0.12 秒。④窦性心动过缓常伴有窦性心律不齐（窦房结发出的冲动显著不匀齐，心率时快时慢，同一导联中 PP 间期不等，互差 > 0.12 秒），亦可出现逸搏或逸搏心律。见图 3 - 3。

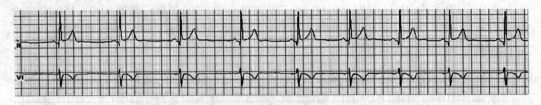

图 3 - 3 窦性心动过缓伴窦性心律不齐

窦性 P 波，PR 间期 0.14 秒，PP 间期不等（第 1 跳与第 2 跳间期为 1.40 秒，

第 7 跳与第 8 跳间期为 1.06 秒，互差约 0.34 秒），平均心率约 50 次/分

【治疗要点】

无症状时无须处理。心率过慢出现心排血量不足的表现时，可应用阿托品、异丙肾上腺素等。药物治疗无效或产生药物依赖时，应考虑心脏起搏治疗。

附：窦性停搏

窦性停搏（sinus arrest，亦称窦性静止）指窦房结在一定时间内不能产生并发放冲动。

1. 病因 窦性停搏可因迷走神经张力增高或颈动脉窦过敏、洋地黄药物中毒、高血钾等引起。急性心肌梗死、心肌病、急性心肌炎、窦房结功能衰竭等也可以引起窦性停搏。

2. 临床表现 停搏时间较短可无症状。当停搏时间较长且无逸搏出现时，患者可出现黑矇、晕厥，甚至发生阿 - 斯综合征而危及生命。

3. 心电图特征 ①在正常的窦性节律中，暂时出现较长时间的间歇，即消失一个或数个心动周期（无 P 波、QRS 波群及 T 波）。②间歇时间长短不定，长 PP 间期与正常心动周期不呈倍数关系。③长的间歇中常出现房室交界性、室性逸搏或逸搏心律。见图 3 - 4。

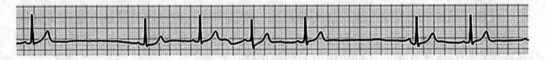

图 3 - 4 窦性停搏

显著延长的 PP 间期，与基本窦性间期无倍数关系，第 1 跳与第 2 跳 PP 间期为 2.18 秒，

第 5 跳与第 6 跳 PP 间期为 2.12 秒，第 4 跳与第 5 跳间期为 1.02 秒（基本节律）

4. 治疗要点 停搏时间较短，无症状时无须处理，随诊观察。停搏时间较长且无逸搏出现时应积极处理，药物选择阿托品或异丙肾上腺素。药物治疗无效或反复发作者，应实施心脏起搏治疗。

（三）病态窦房结综合征

病态窦房结综合征（sick sinus syndrome，SSS，简称病窦综合征）指窦房结及其周围组织病变导致心脏起搏或传导功能障碍，可累及心房、房室交界区及心室内传导系统，出现多种心律失常，从而引起重要器官供血不足的临床综合征。

【病因】

见于缺血性心肌病、老年传导系统退行性变、高血压性心脏病、心肌病、心肌炎、甲减、风心病等，部分为家族性，少数病例原因不明。

【临床表现】

轻症患者表现为乏力、心悸、眩晕、黑矇；重症患者出现心绞痛、心力衰竭、晕厥，甚至猝死。

【心电图特征】

①不明原因持续而显著的窦性心动过缓，心率＜50 次/分。②窦性停搏、窦房传导阻滞。③窦房传导阻滞与房室传导阻滞并存。④房室交界性逸搏或逸搏心律。⑤心动过缓 – 心动过速综合征（慢 – 快综合征），在缓慢性心律失常基础上出现房性心动过速、阵发性室性心动过速、心房扑动、心房颤动等快速性心律失常。

【治疗要点】

无症状者无须处理，定期随诊观察。有症状者应接受心脏起搏治疗。慢 – 快综合征患者安装心脏起搏器后，仍有心动过速发作时，可联合应用抗快速性心律失常药物。

二、房性心律失常

（一）房性期前收缩

房性期前收缩（atrial premature beats）的异位激动点位于窦房结以外的心房内。

【病因】

各种器质性心脏病均可出现房性期前收缩，如冠心病、高血压性心脏病、心脏瓣膜病、肺心病、心肌炎、心肌病等。健康人过度劳累、紧张、焦虑、吸烟、饮酒后也可出现。病理情况下发生频发性房性期前收缩时，常预示将要发生心房颤动。

【临床表现】

偶发房性期前收缩常无症状，也可有漏跳感。当房性期前收缩频发或连续出现时，患者可出现心悸、胸闷和乏力。

【心电图特征】

①提前出现的房性 P′波，距离前一心搏时间较近，有时甚至重叠于前一心搏的 T 波中，其后往往有不完全性代偿间歇。P′波形态与窦性 P 波不同，激动点接近窦房结时，P′波形态近似于窦性 P 波，距离远则差别大。②P′R 间期≥0.12 秒。③P′波之后的 QRS 波群形态通常正常，若伴有室内差异性传导，则 QRS 波群宽大而畸形。见图 3–5。

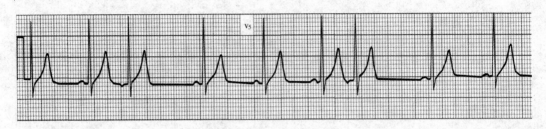

图 3 – 5 房性期前收缩

第 3 跳、第 7 跳 P′ – QRS – T 波群提前出现，激动点接近窦房结，

P′波形态近似于窦性 P 波，其后 QRS 波群形态正常，代偿间歇不完全

【治疗要点】

治疗原发病，去除诱因。房性期前收缩频发或连续出现、症状明显者，可应用 β 受体阻滞剂、普罗帕酮、胺碘酮等药物。

（二）房性心动过速

房性心动过速（atrial tachycardia，简称房速）指起源于心房的快速性心律失常。房速的发生与心房内异位节律点自律性增高、折返激动和触发活动有关。

【病因】

常见于器质性心脏病，如风心病、先心病、急性心肌梗死、心肌炎、慢性阻塞性肺病、甲亢等。此外，洋地黄中毒，特别是低血钾时可出现，且常伴有房室传导阻滞。健康人在情绪激动、精神紧张、过度吸烟、大量饮酒、劳累时也可出现阵发性房速。

【临床表现】

阵发性房速时，患者可有胸闷、头晕、心悸等症状。严重者可发生心绞痛，诱发或加重心衰及休克。

【心电图特征】

①房性 P′波，形态与窦性 P 波不同，心房率 150 ~ 200 次/分，节律规则。见图 3 – 6。②心室律规则或不规则，QRS 波群形态和时限大多正常，若伴有室内差异性传导时，QRS 波群宽大畸形。③常出现二度 Ⅰ 型或二度 Ⅱ 型房室传导阻滞。④刺激迷走神经不能终止房速发作，但可减慢心室率，并有助于与其他室上性快速心律失常相鉴别。⑤房性 P′波形态有 3 种或以上时，称为紊乱性房速。见图 3 – 7。⑥发作开始时心率逐渐加速。

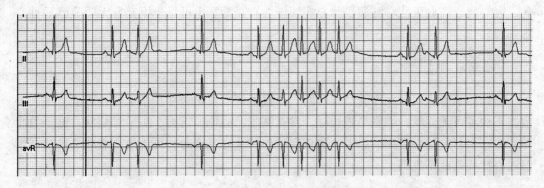

图 3 - 6　自律性房速
第 1、2、4、5、10、12 跳为正常窦性心搏；第 3、11 跳为房性期前收缩；
第 6~9 跳为阵发性房速，RR 间期约 0.40 秒，频率约 150 次/分，QRS 波群形态为室上性

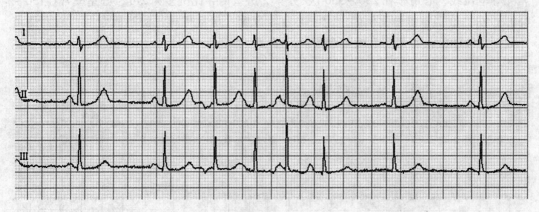

图 3 - 7　紊乱性房速
第 3~6 跳为阵发性房速，房性 P′波互不相同，联律间期不等

【治疗要点】

房速的治疗取决于发作类型、持续时间及对血流动力学的影响。偶发短阵房速，无血流动力学影响时可观察，治疗原发病和去除诱因。房速频繁发作并伴有胸闷、心悸症状时，应用 β 受体阻滞剂或钙通道阻滞剂，以减慢心室率。持续性房速伴明显血流动力学异常时，宜静脉应用维拉帕米、胺碘酮等控制心室率和转复窦性心律。药物治疗无效时，可选择射频消融术。

（三）心房扑动

心房扑动（atrial flutter，简称房扑）较房速频率更快，是心房呈规则收缩中的最快心律。房扑比房颤发生率低，常在治疗后转复窦性心律或转为房颤。

【病因】

常见于年龄大且有器质性心脏病的患者，或其他可导致心房扩大的病变，如风心

病、冠心病、高血压性心脏病、肺心病、慢性心衰等。也可见于甲亢及无明显器质性心脏病者。

【临床表现】

房扑的临床表现与发作的持续时间、心室率快慢及是否存在基础性心脏病有关。心室率不快者可无症状；心室率较快时，常有胸闷、心悸、乏力、头晕等症状，甚至发生晕厥；存在器质性心脏病的患者，出现房扑伴快速心室率时，可诱发心衰或心绞痛。听诊时心律规则或不规则。

【心电图特点】

①P波消失，代之以快速的形态相同、间隔匀齐的连续性锯齿状的F波，F波之间常无等电位线，心房率在250~350次/分。②房室传导比例多为2:1，心室率常在150~180次/分。③房室传导比例固定时，心室律规则；房室传导比例不固定时，心室律可不规则。④QRS波群形态和时限多正常，伴室内差异性传导时，QRS波群宽大畸形。见图3-8。

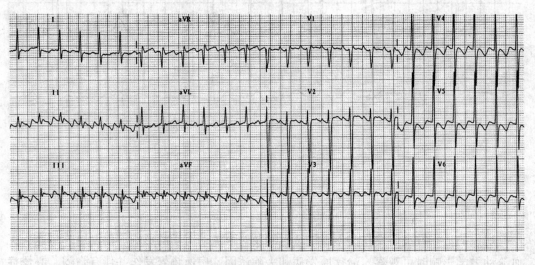

图3-8 房扑

P波消失，代之以形态相同的大锯齿状F波，F波之间无等电位线，

F波振幅、FF间期、RR间期均相等，F波频率300次/分

【治疗要点】

1. 积极治疗并控制原发病。

2. 控制心室率：心室率快并伴有明显不适症状时，应用β受体阻滞剂、洋地黄类药物或钙通道阻滞剂，以减慢心室率并缓解不适症状。

3. 转复窦性心律：奎尼丁、普罗帕酮和胺碘酮等可转复窦性心律。药物转律无效时可选择直流电同步电复律，电复律是终止房扑最简单而有效的手段。当心室率极快伴血流动力学不稳定时，应首选电复律。

4. 抗凝治疗：持续性房扑，给予华法林或阿司匹林抗凝治疗。

（四）心房颤动

心房颤动（atrial fibrillation，简称房颤）为快而不规则心律，是临床最常见心律失常之一。随着年龄增加其发生率增高，由此引发的栓塞性脑卒中的发病率和死亡率亦增加。房颤可分为：①初发房颤：首次发作的房颤。②阵发性房颤：持续时间≤7 天（常 ≤48 小时），可自行终止。③持续性房颤：持续时间 >7 天，需依靠药物治疗或电复律转律。④长期持续性房颤：持续时间≥1 年，部分可转复。⑤永久性房颤：持续时间 >1 年，经治疗不能终止，不拟进行转复。

【病因】

房颤多由器质性心脏病引起，如冠心病、高血压性心脏病、心脏瓣膜病、心肌病及感染性心内膜炎等。甲亢、酒精性心肌病可引起房颤。正常人情绪激动、运动或大量饮酒后也可出现阵发性房颤。

【临床表现】

房颤的临床表现与房颤类型、心室率快慢，以及是否伴有心脏结构和功能异常等有关。慢性房颤患者，心室率不快时常无症状。首诊房颤心室率较快时，患者常有胸闷、心悸、气促等症状；心室率过快，超过 150 次/分时可诱发心绞痛或心衰。慢性房颤时心房丧失有效收缩，易形成左房附壁血栓，体循环栓塞发生率高。听诊第一心音强弱不等，心律绝对不齐伴脉搏短绌。

【心电图特点】

①P 波消失，代之以快速的大小不等、形态各异、间隔不均匀的 F 波，频率在 350~600 次/分。②心室律绝对不规则，多在 100~160 次/分，QRS 波群形态多正常。③常伴有干扰性房室传导障碍和室内差异性传导等。见图 3.-9。

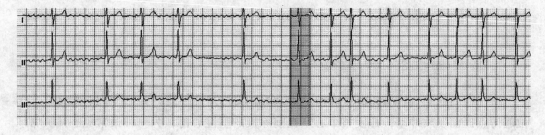

图 3.-9　房颤

P 波消失，代之以大小不等、形态各异、间隔不均匀的 F 波，

心室律绝对不规则，QRS 波群形态为正常

【治疗要点】

房颤的治疗原则为控制原发病和诱发因素，给予抗凝、转复并维持窦性心律、控制心室率等治疗，维持血流动力学稳定，减轻房颤引起的症状。

1. 抗凝治疗　房颤是脑栓塞和外周动脉栓塞的独立危险因素。具备以下情况者，需要进行抗凝治疗：①心脏瓣膜病伴房颤者。②非心脏瓣膜病性房颤血栓栓塞危险因素评分（$CHADS_2$评分，见表3-5）≥2分者。③准备进行药物复律或电复律者。抗凝治疗优先选择华法林口服。药物复律前服用华法林抗凝，至少3周，复律后继续抗凝4周。拟复律患者，若未提前口服抗凝药，急性期需应用普通肝素或低分子肝素抗凝。

表3-5　非心脏瓣膜病性房颤血栓栓塞危险因素评分（$CHADS_2$评分）

危险因素	评分
充血性心衰	1分
高血压	1分
年龄≥75岁	1分
糖尿病	1分
血栓栓塞病史	2分

2. 转复并维持窦性心律　①药物复律：血流动力学稳定，症状明显者可使用药物复律，常用药物有胺碘酮、普罗帕酮、伊布利特等。长期服用有利于维持窦性心律，预防复发，同时可降低电复律阈值，用药期间注意观察药物不良反应。②电复律：药物复律无效者，可实施直流电同步电复律。房颤伴快速心室率，并发持续性心肌缺血、低血压、休克等临床情况，导致血流动力学不稳定时，应立即行直流电同步电复律。

3. 控制心室率　房颤患者有效控制心室率可改善症状，提高生活质量，降低心衰发生率。对于无器质性心脏病的患者，心室率控制的目标为80~100次/分；对于合并器质性心脏病者，则需根据患者具体情况决定目标心率。常用药物有β受体阻滞剂、钙通道阻滞剂、洋地黄类药物及胺碘酮等。

三、室性心律失常

（一）室性期前收缩

室性期前收缩（premature ventricular beats，简称室性早搏）是心室内一个或多个异位起搏点提前发放冲动，并使整个心室提前除极的室性心搏，为一种最常见心律失常。

【病因】

室性期前收缩常见于各种器质性心脏病，如冠心病、高血压、心肌病、心肌炎、心力衰竭等患者。可见于正常人，常于劳累、精神紧张、情绪激动、睡眠不足、烟酒过度时发生。严重的低血钾及洋地黄药物中毒时，也可出现室性期前收缩。

【临床表现】

偶发性室性期前收缩一般无特殊症状，部分患者可有心跳暂停感。当室性期前收缩频繁发作或连续出现时，可出现心悸、胸闷、气短等症状，严重时可诱发心绞痛或心衰。听诊时心律不齐，第一心音增强，第二心音相对减弱或消失。桡动脉搏动减弱或消失。

【心电图特征】

1. 提前出现宽大畸形的 QRS 波群，时限常 ≥0.12 秒，其前无相关 P 波，如为高位室性期前收缩（心室内异位起搏点接近房室交界区），QRS 波群可不宽。

2. ST 段和 T 波方向与 QRS 波群主波方向相反。

3. 室性期前收缩与其前的窦性搏动之间有固定的配对间期，其后多见完全性代偿间歇，见图3-10。

4. 室性期前收缩的类型：①起源于心室内同一异位起搏点的室性期前收缩，在同一导联中形态均相同，称为单形性室性期前收缩；形态不同的室性期前收缩，且配对间期各不相同，称多源性室性期前收缩，见图3-11。②成对室性期前收缩：一个窦性搏动之后连续出现两个室性期前收缩。③二联律或三联律：每个窦性搏动后出现一个室性期前收缩，称为二联律；每两个窦性搏动后出现一个室性期前收缩，称为三联律。④频发室性期前收缩：室性期前收缩频繁出现，每分钟大于5个。⑤R-ON-T现象：室性期前收缩发生在前一心搏的易损期，即 R 波落在前一个 QRS-T 波群的 T 波上，极易诱发室性心动过速或心室颤动。

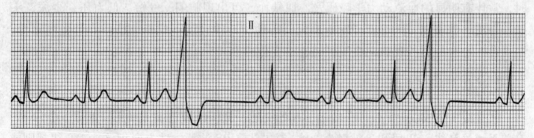

图3-10 室性期前收缩（单形性室性期前收缩）

Ⅱ导联第4个 QRS 波群提前出现、宽大畸形，其前无相关 P 波，
主波向上，T 波方向与主波方向相反，呈现完全性代偿间歇

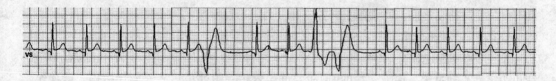

图3-11 多源性室性期前收缩

第6、9、10跳均为室性期前收缩，三者形态不同，
与其前的窦性搏动之配对间期不等，第9、10跳为成对室性期前收缩

【治疗要点】

1. 无器质性心脏病、症状不明显者，随诊观察。频发室性期前收缩、症状明显时，应用β受体阻滞剂、美西律、普罗帕酮等。

2. 存在器质性心脏病者，如无明显自觉症状时，无须针对室性期前收缩进行治疗，应积极纠正诱因。频发室性期前收缩症状明显时，应用胺碘酮，并积极治疗原发病，如急性心肌梗死患者，尽早实施心肌再灌注治疗；急性肺水肿或重症心衰患者，及时纠正血流动力学障碍及电解质紊乱等。

（二）室性心动过速

室性心动过速（ventricular tachycardia，简称室速）指室性期前收缩连续出现3个或3个以上，心室率超过100次/分。室速发作持续时间<30秒可自行终止，称非持续性室速；室速发作持续时间>30秒，需应用药物或电复律终止，称持续性室速。

【病因】

多见于器质性心脏病，如冠心病，特别是急性心肌梗死，其次是心肌病、心脏瓣膜病、心衰等患者。电解质紊乱、洋地黄和奎尼丁等药物中毒时可出现室速。偶见于健康人。

【临床表现】

非持续性室速可无症状或仅有心悸、胸闷、乏力等症状。持续性室速心室率较快时，常伴有明显的血流动力学障碍及心肌缺血，可出现胸闷、气短、低血压、少尿、头晕、心绞痛等表现，严重者可发生晕厥。听诊时心律轻度不规则，第一心音强弱不等，第一、二心音分裂。收缩期血压可随心搏变化。

【心电图特征】

①连续3个或以上室性期前收缩，起始突然。②QRS波群宽大畸形，时限>0.12秒，其前无相关P波，ST段和T波融为一体，方向与QRS波群主波方向相反。③心律规则或略不匀齐，心室率多在100~250次/分。④P波与QRS波群无固定关系，房室分离。⑤室上性夺获和室性融合波：室速发作时，个别室上性冲动可下传并夺获心室，使1次QRS波群突然提前出现，形态为室上性，其前有P波；室性融合波的QRS波群形态介于窦性搏动与异位室性搏动之间。⑥尖端扭转性室速：为多形性室速的一个特殊类型，可诱发心室颤动或猝死。发作时QRS波群的振幅与波峰呈周期性改变，围绕等电位线连续上下扭动，心室率在200~250次/分。QT间期延长，通常超过0.5秒，U波明显。发作间期的基础心律可为窦性心动过缓、房颤、二度Ⅱ型或三度房室传导阻滞等，心室率均较慢，室速第一个QRS波群常发生在前一个基础心律的T波上。见图3-12。

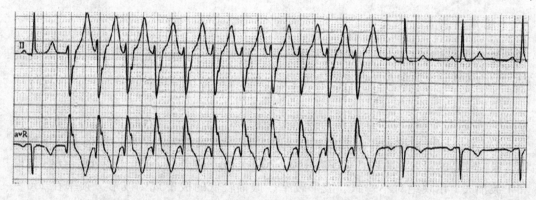

图 3 – 12　室速

第 2 跳至第 12 跳为阵发性室速，QRS 波群宽大畸形，
时限 > 0.12 秒，其前均无相关 P 波，RR 间期约 0.40 秒

【治疗要点】

室速的治疗目标在于终止室速发作，控制心室率，转复窦性心律并预防复发，防范心源性猝死。无器质性心脏病，血流动力学稳定者，无明显症状时可不处理。存在器质性心脏病时，应针对原发病进行治疗，并纠正诱发因素。血流动力学稳定时，首先使用抗心律失常药物；伴严重血流动力学障碍时，立即施行直流电同步电复律。

持续性室速，无论是否存在器质性心脏病均应进行治疗。

1. 控制心室率并终止室速发作　①血流动力学稳定者，首先给予抗心律失常药物控制心室率和终止室速发作，选择胺碘酮、利多卡因、普罗帕酮等静脉注射，之后以维持量静脉输入。药物复律无效时，应施行直流电同步电复律。②血流动力学障碍者，首选电复律，转律后给予胺碘酮、利多卡因等药物静脉输入，以防止室速短期内再发。

2. 预防复发、防范心源性猝死　①治疗基础病因，去除诱因，如心肌缺血、心衰、电解质紊乱、低血压等。②评估抗心律失常药物的作用与不良反应，优先选择不良反应较少的药物。③基础心律为二度Ⅱ型、三度房室传导阻滞时，植入心脏起搏器；无器质性心脏病的特发性室速，终止后行导管射频消融术；非可逆因素致血流动力学不稳定，易诱发心室颤动的室速，植入植入式心律转复除颤器（ICD）。

（三）心室扑动与心室颤动

心室扑动（ventricular flutter，简称室扑）和心室颤动（ventricular fibrillation，简称室颤）是心源性猝死的最主要原因。室扑持续时间比较短，很快转为室颤；室颤时，心室丧失协调一致的收缩，呈现快而不协调的乱颤，完全丧失射血能力。

【病因】

常见于缺血性心脏病、药物中毒或过敏、电击伤、溺水等。

【临床表现】

表现为突然意识丧失、抽搐、发绀、大小便失禁、呼吸停止，甚至死亡，心音消失、大动脉搏动无法触及、血压测不出。

【心电图特征】

①室扑：QRS 波群和 T 波相互融合无法辨认，基线消失，呈现连续匀齐、相对规则、振幅较高的正弦波曲线，频率在 150 ~ 300 次/分，见图 3 – 13。②室颤：QRS 波群和 T 波消失，出现绝对不一致、波形较窄、振幅较低的极不规则波形，频率在 250 ~ 500 次/分，见图 3 – 14。

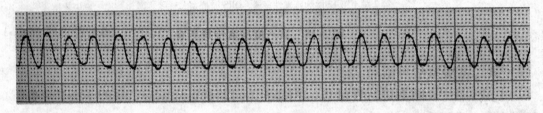

图 3 – 13　室扑

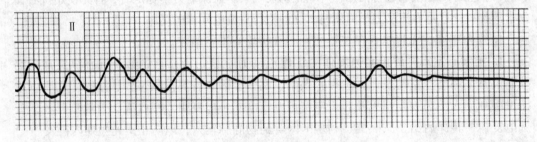

图 3 – 14　室颤

【治疗要点】

立即行直流电非同步电除颤，并配合实施心肺复苏术。

四、房室传导阻滞

房室传导阻滞（atrioventricular block，AVB）指冲动自心房传导至心室过程中发生延迟或中断，与房室传导系统不应期延长有关。房室传导阻滞分为一度、二度和三度。

【病因】

常见于器质性心脏病，如冠心病、心肌炎、心肌病、心内膜炎、先心病、高血压性心脏病等。也可见于洋地黄、奎尼丁、普鲁卡因胺等药物中毒或高血钾时。一度或二度房室传导阻滞亦可见于无明显器质性心脏病者，常于体位改变或迷走神经张力增高时出现，活动后或交感神经兴奋性增高、心率增快后消失。

【临床表现】

一度房室传导阻滞常无症状，听诊时第一心音强度减弱。二度房室传导阻滞可有心悸、心搏脱落感。听诊时，二度Ⅰ型房室传导阻滞第一心音强度逐渐减弱，二度Ⅱ型房室传导阻滞第一心音强度恒定。三度房室传导阻滞的症状与心室率快慢有关，常出现疲倦、头晕、晕厥、心绞痛、心衰等症状，心室率过慢时可导致脑缺血，引起暂时性意识丧失、晕厥，甚至阿-斯综合征发作，严重者可致猝死。听诊时第一心音强弱不等，偶可听到响亮、亢进的大炮音，第二心音可出现反常分裂，心房与心室同时收缩时，颈静脉可出现巨大的 α 波。

【心电图特征】

1. 一度房室传导阻滞　每个 P 波之后均继以 QRS 波群，PR 间期 >0.20 秒，见图3-15。

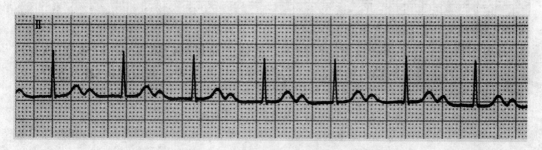

图3-15　一度房室传导阻滞

P 波之后均继之以 QRS 波群，QRS 波群形态为室上性，PR 间期0.40 秒

2. 二度房室传导阻滞

（1）二度Ⅰ型　①P-R 间期进行性延长，直至一个 P 波受阻不能下传心室，即 P 波后无 QRS 波群，这种现象周而复始。②房室传导比例多为 3:2 和 5:4，很少进展为三度房室传导阻滞。③心搏脱落前 RR 间期进行性缩短。④包含受阻 P 波在内的 RR 间期小于正常窦性 PP 间期的两倍。⑤QRS 波群形态大多正常。见图3-16。

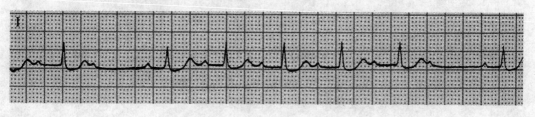

图3-16　二度Ⅰ型房室传导阻滞

PR 间期逐渐延长，直至第2个、第8个 P 波后脱漏 QRS 波群

（2）二度Ⅱ型　①PR 间期恒定。②QRS 波群间歇性脱落，房室传导比例多为 2:1 或 3:1，易进展为三度房室传导阻滞。③QRS 波群形态正常或呈束支阻滞图形。见图3-17。

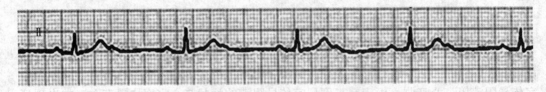

图 3 - 17　二度Ⅱ型房室传导阻滞

P 波规律出现，PR 间期 0.44 秒，第 4 个 P 波后脱漏 QRS 波群

3. 三度房室传导阻滞　①心房与心室活动各自独立，互不相关，房室分离。②心房率快于心室率，心房冲动来自于窦房结或异位心房节律，如房速、房颤、房扑。③心室起搏点位于希氏束及其近端，QRS 波群形态多正常，心室率 40 ~ 60 次/分；心室起搏点位于室内传导系统的远端，QRS 波群增宽，心室率 < 40 次/分，心室律不稳定。见图 3 - 18。

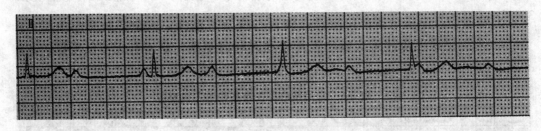

图 3 - 18　三度房室传导阻滞

P 波和 QRS 波群无关，心房率快于心室率

【治疗要点】

针对病因进行治疗。一度和二度Ⅰ型房室传导阻滞心室率不太慢时，无须特殊处理。二度Ⅱ型和三度房室传导阻滞心室率过慢伴血流动力学障碍，甚至阿 - 斯综合征发作者，应及早行心脏起搏治疗。不具备起搏条件时，应用阿托品 0.5 ~ 2.0mg 静脉注射或异丙肾上腺素每分钟 1.0 ~ 4.0μg 静脉输入，为进一步治疗提供安全保障。

五、护理

【常见护理诊断/问题】

1. 活动无耐力　与心律失常致心排血量减少及伴随不适症状有关。

2. 焦虑　与心律失常反复发作、疗效欠佳有关。

3. 潜在并发症　猝死、心力衰竭、脑栓塞。

4. 有受伤的危险　与心律失常导致的头晕、晕厥有关。

【护理措施】

1. 生活护理　提供安静环境，保证充分的休息与睡眠。协助采取舒适卧位，尽量避免左侧卧位，因左侧卧位时可感觉到心脏的搏动，加重不适感。保持大便通畅，避免用力排便时过度屏气而诱发或加重心律失常。

2. 饮食护理　给予低热量、低脂、富含维生素和纤维素的清淡易消化饮食，少食多餐；避免辛辣刺激性食物；戒烟、酒，少饮浓茶和咖啡。

3. 病情观察　评估心律失常的性质，以下情况应进行心电监测：①严重心律失常：窦性停搏、易导致血流动力学障碍的室性期前收缩（频发、二联律、三联律、多源性、成对、R－on－T现象）、室速、二度Ⅱ型和三度房室传导阻滞。②心律失常致血流动力学不稳定，包括低血压、休克、急性心衰、进行性缺血性胸痛等。③心脏骤停急诊心肺复苏术后等。监测期间密切观察心律和心率、血压、呼吸、神志等情况，并监测血清电解质水平，发现异常应及时报告医生。

4. 对症护理

（1）**心悸**　除提供合理的生活、饮食护理外还应：①密切观察心率和心律、血压、神志等情况，及时发现并处理严重心律失常，保证患者的安全，减轻恐惧心理。②向患者讲解心悸的原因及应对方法，教会患者放松呼吸、听舒缓音乐等自我放松方法，缓解焦虑情绪。

（2）**心源性晕厥**　①无明显血流动力学影响者，日常生活可自理，但尽量避免独自外出。心源性晕厥频繁发作者，应卧床休息，协助生活护理，床上更换体位时应轻缓。②给予心电监测，密切观察病情变化，备齐抢救物品及药品，如除颤仪、临时起搏器、胺碘酮、利多卡因、阿托品、异丙肾上腺素等，随时做好抢救准备。③晕厥发作时应注意保护患者，将头偏向一侧，防止舌咬伤和窒息等。

5. 药物护理　遵医嘱按时、准确给予抗心律失常药物。输注时为保证剂量准确，可使用静脉输液泵或微量注射泵。用药期间密切观察药物疗效及不良反应、神志、生命体征和心电图情况。常用抗心律失常药物的适应证、不良反应及注意事项见表3－6。

表3－6　常用抗心律失常药物的适应证、不良反应及注意事项

药物名称	适应证	不良反应	注意事项
利多卡因	血流动力学稳定的室性心律失常（如心肌梗死、洋地黄中毒等梗死、洋地黄中毒等引起的室性期前收缩或室速）	头晕、嗜睡、烦躁不安、震颤、恶心、呕吐、吞咽障碍、传导阻滞	老年人、心衰、心源性休克、肝肾功能损害者，应减量；严重房室传导阻滞、室内阻滞者禁用；连续用药24～48小时后减少维持量
普罗帕酮	室上性和室性期前收缩、心动过速；电复律后室颤发作；房扑、房颤	恶心、呕吐、口干、舌唇麻木、头晕、失眠、传导阻滞、心衰加重	心肌严重损害者慎用；窦房结功能障碍、心源性休克、传导阻滞者禁用；肝肾功能不全、严重心动过缓者慎用
美托洛尔	室上性心律失常；控制房扑和房速心室率；多形性室速、反复发作单形性室速	血压降低、心率减缓、诱发或加重心衰、支气管痉挛	失代偿性心衰、心源性休克、二度Ⅱ型以上房室传导阻滞者禁用；严重支气管痉挛、肝肾功能不全、糖尿病、甲亢者慎用

药物名称	适应证	不良反应	注意事项
胺碘酮	室性和室上性心动过速和期前收缩；房扑、房颤	低血压、静脉炎、肝功能损害、胃肠道反应（食欲不振、恶心、腹胀等）	禁用于 QT 间期延长的尖端扭转性室速；低血钾、严重心动过缓、二度Ⅱ型以上房室传导阻滞者禁用；静脉输注时选择中心静脉或深静脉
阿托品	窦性心动过缓、窦性停搏、房室传导阻滞（二度Ⅰ型）	口干、眩晕、视力模糊、皮肤潮红、排尿困难、心率加快	青光眼、前列腺肥大、高热者禁用
异丙肾上腺素	用于阿托品无效的症状性心动过缓；房室传导阻滞；各种原因引起的心脏骤停	心悸、头痛、眩晕、恶心、软弱无力、心律失常、加重心绞痛	心绞痛、高血压、心衰慎用；不宜长期、快速、大剂量应用
地尔硫䓬/维拉帕米	房扑、房颤、房性期前收缩；阵发性室上速；特发性室速（仅限维拉帕米）	血压降低、心动过缓、诱发或加重心衰、恶心、呕吐、眩晕	预激综合征伴房颤、低血压、传导阻滞、心源性休克禁用；支气管哮喘慎用；心衰者慎用或禁用
依布利特	中止房扑、房颤的发作	室性心律失常，特别是致 QT 间期延长的尖端扭转性室速	肝肾功能不全者无须调剂量；低血钾、心动过缓及已应用延长 QT 间期药物者禁用；用药期间持续心电监测

6. 心理护理 心律失常易反复发作，而且大多数患者伴有器质性心脏病，急性发作时可危及生命，患者常有恐惧和焦虑情绪。应多与患者沟通，鼓励患者表达并宣泄不良情绪，准确把握患者的感受，给予安慰、鼓励与疏导，减轻恐惧不安心理。争取家属配合，为患者提供情感和陪伴支持，满足患者的心理需求，使其能以平和的心态接受治疗。向患者讲解不良情绪对疾病的影响，教会患者掌握自我情绪管理方法。

【健康指导】

1. 疾病知识指导 向患者及家属介绍心律失常的基本病因、诱因及发作特点。提高患者对疾病的认知水平及在疾病防范、治疗方面的自我监管能力，建立自我应对策略。

2. 饮食指导 养成良好的饮食习惯，宜进食低脂、清淡、易消化饮食，少食多餐。避免辛辣刺激性和易胀气食物，多食蔬菜、水果及富含纤维素的食物。戒烟、酒，少饮浓茶、咖啡等。

3. 活动指导 生活规律，劳逸结合。无器质性心脏病者，可正常工作与学习，但避免剧烈、持久或竞技性的运动锻炼。伴有器质性心脏病者，应保证充分的休息与睡眠，病情稳定后逐渐恢复活动，以提高运动耐力，活动量以不引起心悸、气短、头晕等不适症状为宜。有晕厥史者，避免从事登高、驾驶等危险工作。暂不接受起搏器、ICD或手术等治疗而反复晕厥发作者，外出时应有人陪伴，当出现头晕、黑矇时应就地休息或平卧，防止意外发生。

4. 用药指导与病情监测 向患者及家属介绍药物的名称、作用、服用方法、不良反应及注意事项，指导患者坚持按医嘱服药。教会患者及家属测量脉搏的方法，出现药物不良反应及脉搏异常时，应及时就诊。教会家属掌握危急情况的判断和基本心肺复苏术，以利于紧急施救，保证患者安全。

5. 定期随诊 定期进行心电图、动态心电图和相关生化检查等。

附一：心脏电复律

心脏电复律是在短时间内将一定强度的电流通过心脏，使心肌瞬间同时除极，消除异位性快速心律失常，使窦房结重新恢复对心脏电活动的控制作用而转复窦性心律。释放电流的电极板可以放在胸壁上，也可以在心脏手术或急症开胸抢救时直接放在心肌上。

【适应证】

1. 直流电非同步电复律 室颤及伴严重血流动力学障碍的室速。

2. 直流电同步电复律 快速性心律失常，如房颤、房扑伴有血流动力学障碍者；药物治疗无效、血流动力学显著障碍的阵发性室上性心动过速；室速；预激综合征伴快速性心律失常者。

【禁忌证】

1. 心脏明显扩大，心房内有新鲜血栓形成或近3个月有栓塞史者。

2. 伴二度Ⅱ型、三度房室传导阻滞或病态窦房结综合征的异位性快速心律失常。

3. 洋地黄中毒或低钾血症。

4. 病情危急且不稳定，如严重心衰或风湿活动期。

【操作过程】

心脏电复律操作过程见表3-7。

表3-7 心脏电复律操作过程

项目	技术操作要求
操作准备	1. 医护人员准备：服装整洁，洗手 2. 物品准备：除颤仪、心电监护仪、吸氧装置、吸引器、临时起搏器及电极导线、气管插管、4~6层湿盐水纱布2块或导电糊 3. 药品准备：丙泊酚或咪达唑仑、阿托品、肾上腺素、多巴胺、利多卡因、胺碘酮 4. 患者准备： （1）评估病情、心律失常性质、意识及配合程度 （2）室颤或伴严重血流动力学障碍的快速性室速，应立即给予直流电非同步电除颤 （3）择期电转复前应做好如下准备工作：①复律前停用洋地黄类药物24~48小时；改善心功能、纠正电解质紊乱；房颤患者复律前进行抗凝治疗。②向患者及家属解释电复律的目的、必要性、电复律过程及可能导致的并发症，取得合作并签字同意；完善术前检查，如血清电解质、肝肾功能、心腔内是否存在血栓等。③观察胸壁皮肤情况，胸毛多者应备皮。④复律前禁食6小时 5. 环境准备：安静、宽敞、光线柔和、温湿度适宜，注意遮挡患者；配备各种复苏设施
操作流程	1. 洗手 2. 准备用物、核对医嘱、检查除颤仪性能（电量充足、电极板完好、导联线连接正确） 3. 携带用物推车至患者床旁 4. 核对患者，告知操作目的、过程，指导患者配合，协助排空膀胱 5. 患者仰卧于绝缘硬板床上，松开衣领，取下活动性义齿 6. 记录全导联心电图，给予氧气吸入，建立静脉输液通路 7. 清洁皮肤，连接心电监护仪，粘贴电极片（避开除颤部位） 8. 连接电源，打开除颤仪开关，选择一个R波高耸的导联进行示波观察，选择"同步"按钮

项目	技术操作要求
操作流程	9. 遵医嘱给予丙泊酚或咪达唑仑缓慢静脉输注，直至患者进入理想麻醉状态（麻醉过程中观察患者呼吸、血压情况） 10. 充分暴露患者前胸，将两个电极板涂满导电糊或以 4～6 层盐水湿纱布包裹，分别置于心尖部和胸骨右缘第 2～3 肋间（两电极板间距≥10cm，电极板与皮肤紧密接触，并施以一定压力；盐水纱布不可过湿） 11. 充电至所需能量，操作者和工作人员避免接触患者、病床及同患者相连接的仪器，两电极板同时放电后通过心电监测观察患者心律、心率变化（能量选择：房颤在 100～200J；室上性心动过速在 100～150J；室速在 100～200J；房扑在 50～100J；室颤在 200～360J） 12. 根据情况判断是否需要再次电转复 13. 整理用物，记录 14. 交代注意事项
复律后注意事项	1. 卧床休息 24 小时，清醒后 2 小时内暂禁食，以免恶心、呕吐 2. 持续心电监测至少 24 小时，密切观察心率和心律、血压、呼吸、神志、除颤部位皮肤及肢体活动情况，及时发现电复律并发症：各种心律失常、局部皮肤烧伤、肺水肿、体循环栓塞、肺动脉栓塞、血清心肌酶升高等 3. 遵医嘱继续应用抗心律失常药物，观察疗效及不良反应

附二：心脏起搏术

心脏起搏术是治疗心律失常的重要方法，分为临时心脏起搏和永久心脏起搏两种。起搏系统由脉冲发生器（起搏器）、能量传输系统（电极导线）组成，通过发放一定形式的电脉冲，暂时或长期地刺激心脏，使之激动和收缩，即模拟正常心脏冲动的形成和传导，治疗心律失常导致的心脏功能障碍。

【适应证】

1. 临时心脏起搏 脉冲发生器置于体外，电极导线经食管或外周静脉（股静脉、锁骨下静脉或颈内静脉）送入右心室的心尖部，电极放置时间一般不超过 14 天。适用于伴血流动力障碍的心动过缓，起到诊断、预防及治疗的目的，包括：

（1）急性心肌梗死、心肌炎、洋地黄类药物中毒、电解质紊乱等，导致心脏传导功能障碍，甚至阿-斯综合征发作。

（2）射频消融术或介入治疗等，引起一过性三度房室传导阻滞。

（3）预防性应用于某些治疗与检查过程中将出现明显心动过缓的高危患者。

（4）起搏器依赖的患者更换新起搏器之前的过渡。

2. 永久心脏起搏 脉冲发生器植入患者胸部的皮下组织内，适用于需长期心脏起搏的患者，包括：

（1）伴有临床症状的二度 II 型以上房室传导阻滞。

（2）病态窦房结综合征或房室传导阻滞有明显临床症状，或虽无症状，但心室率长期低于 40 次/分或心脏停搏时间超过 3 秒者。

（3）窦房结功能障碍或房室传导阻滞者，必须应用减慢心率的药物治疗时。

（4）其他：预防和治疗长 QT 间期综合征的恶性室性心律失常；辅助治疗梗阻性肥厚型心肌病、扩张型心肌病、顽固性心衰等。

【起搏器功能型号】

美国心脏起搏与电生理学会（NASPE）和美国心脏起搏与电生理工作组（BPEF）共同编制 NBG

编码（表3-8），并于2002年进行了修订。

表3-8 NBG 编码

I	II	III	IV	V
起搏心腔	感知心腔	感知后反应	程控功能/频率应答	抗快速心律失常功能
V = 心室	V = 心室	T = 触发	P = 程控频率及（或）输出	P = 抗心动过速起搏
A = 心房	A = 心房	I = 抑制	M = 多项参数程控	S = 电击
D = 双腔	D = 双腔	D = T + I	C = 通讯	D = P + S
O = 无	O = 无	O = 无	R = 频率适应	O = 无
			O = 无	

【操作过程】

心脏起搏术操作过程见表3-9。

表3-9 心脏起搏术操作过程

项目	技术操作要求
操作 准备 环境	1. 医护人员准备：服装整洁，洗手，戴口罩、帽子 2. 物品准备：起搏器、电极导线、穿刺针及导管、临时起搏器及电极导线、起搏分析仪；常规消毒品、敷料包（隔离衣、各种大单等）、缝合包、无菌手套；除颤仪、心电监护仪、吸氧装置、各种抢救药品、局部麻醉药、治疗用药等 3. 患者准备： （1）评估病情、心律失常性质、意识、配合程度 （2）向患者及家属解释心脏起搏的意义及必要性、手术的简单过程、可能导致的并发症及患者需配合事项，取得合作并签字同意。完善术前检查：血型、血常规、血凝常规、尿常规、肝功能、胸部X线检查、心电图、超声心动图等 （3）心脏起搏治疗术前准备：①停用抗凝药物，使凝血酶原时间在正常范围内。②皮肤准备：临时心脏起搏，进行会阴部、双侧腹股沟区备皮；永久心脏起搏，进行左侧或右侧前胸部、颈部及腋下备皮，需临时心脏起搏时，增加会阴部及双侧腹股沟区备皮。术前彻底清洁皮肤。③行抗生素过敏试验。④指导患者练习床上平卧排尿。⑤术前不必禁食，但不可过饱 4. 导管室：符合无菌手术要求；安静、宽敞，温湿度适宜；配备各种复苏设施
操作 流程	1. 术前 （1）洗手 （2）准备用物、核对医嘱、携带用物推车至患者床旁 （3）核对患者，告知操作目的、过程，指导患者配合，协助排空膀胱 （4）记录全导联心电图。于左下肢建立静脉输液通路，术前30分钟静脉输入抗生素 （5）运送患者至导管室，进行病情、用药及术前准备事项交接 2. 术中 （1）连接心电监护导线（避开除颤部位），密切观察心率、心律、血压、呼吸变化，发现异常及时通知医生 （2）遵医嘱准确用药，观察药物反应 （3）临时心脏起搏：选择股静脉、锁骨下静脉或颈内静脉穿刺，将电极导线送至右心室的心尖部。通过心电监测观察起搏效果，起搏有效后，根据病情及治疗需要，设定起搏参数

项目	技术操作要求
操作流程	（4）永久心脏起搏：①单腔起搏：锁骨下静脉或头静脉穿刺，将电极导线送入右心室内，旋入或嵌入肌小梁中，脉冲发生器埋藏在胸壁皮下组织中。根据病情及治疗需要，设定起搏参数。②双腔起搏：将心房电极导线旋入或嵌入右心耳，心室电极放置于右心室。③三腔起搏：双房起搏时，除右心房、右心室电极外，另一电极放置于左冠状窦内；双室起搏时，除右心房、右心室电极外，另一电极经冠状窦放置于左室侧壁冠状静脉处。观察起搏有效后，根据病情及治疗需要设定起搏参数 3. 术后 （1）将患者平移至床上，平卧24～48小时，术侧上肢避免过度伸展及抬高。临时心脏起搏电极头端为柱状，无固定装置，仅依靠接触心内膜而发挥功能，术后需绝对卧床，术侧肢体避免屈曲 （2）术后记录12导联心电图。进行心电监测，观察心律和心率、血压、体温变化，及时发现起搏感知不良、电极脱位、心脏穿孔及感染等并发症。术后常规应用抗生素2～3天 （3）植入埋藏式起搏器者，伤口处需沙袋压迫6小时，保持局部清洁，定期按无菌原则换药，密切观察伤口局部有无渗血、血肿等
注意事项	1. 避开强磁场及高压电环境，如磁共振成像检查、高电压线环境和变电所。移动电话放置于起搏器15cm以外，接听电话时置于起搏器对侧。一般家电均无影响，可正常使用。植入起搏器一侧上肢避免过度抬举、持重物及频繁伸展，防止电极脱位及起搏器部位反复受到摩擦 2. 告知患者及家属起搏器功能类型、参数设置、使用年限及相关注意事项。指导其随身携带起搏器担保卡 3. 教会患者及家属测量脉搏的方法，指导其每天自测脉搏，当发现脉搏明显低于或高于设定参数，或出现头晕、乏力、晕厥时应及时就诊 4. 指导患者定期随访，测试起搏器功能，必要时进行参数调整。通常于出院后1个月、3个月、半年、1年规律随访，以后每年随访1次。临近电池耗竭前，需缩短随访间隔时间，以保证在电池耗尽前及时更换新起搏器

第四节　原发性高血压患者的护理

原发性高血压（primary hypertension，简称高血压）指以体循环动脉压升高为主要临床表现的心血管综合征。高血压是重要的心脑血管疾病的危险因素，可损伤心、脑、肾等重要器官的结构和功能，最终导致这些器官的功能衰竭。

高血压的患病率和发病率在不同国家、地域和种族之间有所不同，其中欧美国家高于亚非国家，工业化国家高于发展中国家，美国黑人高于白人2倍。我国高血压呈逐年上升的趋势，其患病率和流行也存在地域、城乡和民族的差别，其中北方、沿海、城市、高原少数民族患病率均较高，且随年龄增长而升高。男性与女性总体患病率差别不大，青年期男性稍高，中年后女性稍高。

【分类和定义】

目前我国采用的血压分类和标准见表3-10。高血压定义为未使用降压药物的情况下，诊室收缩压≥140mmHg和（或）舒张压≥90mmHg，并根据血压升高水平将高血压分为1～3级。

表 3 - 10　血压水平分类

分类	收缩压（mmHg）		舒张压（mmHg）
正常血压	<120	和	<80
正常高值血压	120~139	和（或）	80~89
高血压	≥140	和（或）	≥90
1 级高血压（轻度）	140~159	和（或）	90~99
2 级高血压（中度）	160~179	和（或）	100~109
3 级高血压（重度）	≥180	和（或）	≥110
单纯收缩期高血压	≥140	和	<90

注：当收缩压和舒张压分属于不同级别时，以较高的级别为标准。以上标准适用于任何年龄的成年男性和女性。

【病因与病机】

原发性高血压的发生主要是遗传因素和环境因素相互作用的结果。

1. 遗传因素　原发性高血压具有明显的家族遗传倾向，约60%的高血压患者有高血压家族史，父母均是高血压者，子女发病率高达46%。

2. 环境因素　高盐饮食（主要见于对盐敏感的人群）、酗酒、低钙、低钾、高蛋白质、高饱和脂肪酸或饱和脂肪酸与不饱和脂肪酸比例过高的饮食都属于升压的因素；高度精神紧张的职业及长期处于噪音环境中的生活亦增加罹患。

3. 其他因素　超重或肥胖、吸烟、饮酒、服用避孕药、血浆同型半胱氨酸水平升高、阻塞性睡眠呼吸暂停综合征等均与高血压的发生有一定的关系。

高血压的血流动力学特征主要是总外周阻力相对或绝对增高。与以下几个方面有关：①交感神经系统活动亢进，血浆儿茶酚胺浓度升高，阻力小动脉收缩增强。②肾性水钠潴留时，机体全身阻力小动脉收缩增强以避免组织过度灌注，同时，排钠激素分泌释放增加，结果导致外周血管阻力增高。③肾素-血管紧张素-醛固酮系统（RAAS）激活，肾素使血管紧张素原转为血管紧张素Ⅱ，作用于血管紧张素Ⅱ受体上，使小动脉平滑肌收缩，外周血管阻力增加，并刺激肾上腺皮质球状带分泌醛固酮，使水钠潴留，血容量增加，还能使去甲肾上腺素分泌增加。这一系列机制均可使血压升高。此外细胞膜离子转运异常，血管内皮系统生成、激活和释放的各种血管活性物质及胰岛素抵抗所致的高胰岛素血症均与高血压发生有一定关系。

【临床表现】

1. 症状　大多起病隐匿、进展缓慢，可于体检时发现，少数患者在出现心、脑、肾等并发症后才被发现。患者常有头痛、头晕、颈项板紧、耳鸣、失眠、乏力等症状。

2. 体征　血压随季节、昼夜等因素有较大波动，冬季血压较高及清晨起床活动后血压迅速升高。可有周围血管搏动征、血管杂音、心脏杂音出现。颈部和背部两侧肋脊角、上腹部脐两侧、腰部肋脊处的血管杂音较常见。心脏听诊可闻及主动脉瓣区第二心音亢进、主动脉瓣区收缩期杂音。

3. 高血压急症 高血压患者在某些诱因作用下，短时间内（数小时或数日）血压急骤升高，舒张压≥120mmHg 和（或）收缩压≥180mmHg，伴心、脑、肾、眼底及大动脉的严重功能障碍或不可逆损害。主要表现为高血压危象、高血压脑病、恶性高血压。

（1）高血压危象 由于紧张、疲劳、寒冷、突然停服降压药物等诱因，使小动脉强烈痉挛，血压在短时间内急剧上升，收缩压≥200mmHg，影响重要脏器血液供应而产生的危急症状。出现头痛、烦躁、眩晕、心悸、气急、胸闷、恶心、呕吐、视力模糊等症状。

（2）高血压脑病 多见于重症高血压患者，血压急剧升高超过脑血流自动调节范围，脑血流灌注过多，导致脑水肿，出现严重头痛、呕吐，重者出现意识模糊、精神错乱、抽搐、癫痫样发作，甚至昏迷等中枢神经功能障碍。

（3）恶性或急进型高血压 发病急骤，多见于中、青年。血压明显升高，舒张压可持续≥130mmHg。并有头痛，视物模糊，眼底出血、渗出和视盘水肿，肾脏损害突出，表现为持续性蛋白尿、血尿及管型尿，并可伴肾功能不全。病情进展迅速，预后差，可发展为肾衰竭、脑卒中或心力衰竭而死亡。

4. 并发症 可致心、脑、肾等靶器官损害。

（1）脑血管病 高血压可促进脑动脉粥样硬化的发生，引起脑出血、短暂性脑缺血发作及脑血栓形成。

（2）心脏疾病 血压长期升高使左心室后负荷过重，左心室肥厚扩张，形成高血压性心脏病、心力衰竭，同时促进冠状动脉粥样硬化的形成及发展，引起心绞痛、心肌梗死，甚至发生猝死。

（3）慢性肾功能不全 长期高血压可致肾小动脉硬化，并加速肾动脉粥样硬化的发生，使肾功能减退，出现多尿、夜尿、尿中有蛋白质及红细胞，晚期可出现肾衰竭及尿毒症。

（4）主动脉夹层 严重高血压时，血液渗入主动脉壁中层形成夹层血肿，并沿着主动脉壁延伸剥离，以突发剧烈胸痛为主要表现，为严重的血管急症，常可致死。

知识链接

主动脉夹层

主动脉夹层并非主动脉壁的扩张，有别于主动脉瘤。过去这种情况被称为主动脉夹层动脉瘤，现多改称为主动脉夹层血肿，或主动脉夹层分离，简称主动脉夹层。80%以上的主动脉夹层患者有高血压，且男性多于女性。

患有高血压的中年男子是主动脉夹层的高发人群，日常一些不良的生活习惯是引发主动脉夹层病发的主要诱因，比如提重物、剧烈运动、用力咳嗽、长时间熬夜等。疼痛常会在心前区、胸背部、腰背部或腹部产生，且剧烈的疼痛感令人难以忍受，从胸骨后或胸背部沿主动脉向远端放射。日常生活中一定要注意控制好血压，一旦出现胸痛现象，最好到医院就诊。主动脉夹层属于急性病，可以手术治疗，但是治疗不及时，会危及生命。

（5）其他　眼底改变及视力、视野异常。

【实验室及其他检查】

这些检查有助于发现相关的危险因素和了解高血压对靶器官的损害情况。

1. 基本项目　血糖、血脂、血清电解质、全血细胞计数、血红蛋白和血细胞比容、尿液分析、心电图等检查项目。

2. 推荐项目　24 小时动态血压监测、超声心动图、颈动脉超声、餐后 2 小时血糖、血同型半胱氨酸、尿白蛋白定量、尿蛋白定量、眼底、胸部 X 线等检查项目。

3. 选择项目　血浆肾素活性、血和尿醛固酮、血和尿皮质醇、动脉造影、肾和肾上腺超声、CT 或 MRI 等检查项目。

【诊断要点】

主要根据诊室测量的血压值，采用经核准的水银柱或电子血压计，测量安静休息坐位时上臂肱动脉部位血压。一般需在非同日测量 3 次血压值，收缩压均≥140mmHg 和（或）舒张压均≥90mmHg 可诊断为高血压，同时应排除其他疾病导致的继发性高血压。

【治疗要点】

原发性高血压目前尚无根治方法，降压治疗的最终目的是减少高血压患者心、脑血管的发生率和死亡率。

1. 治疗性生活方式干预　适合于所有高血压患者。主要措施包括：控制体重；减少钠盐摄入，补充钾盐；减少脂肪摄入；戒烟、限酒；增加运动；减轻精神压力，保持心态平衡；必要时补充叶酸制剂。

2. 降压药物治疗　凡高血压持续升高，改善生活方式后血压仍未能获得有效控制的患者；高血压 2 级或以上患者；高血压合并糖尿病，或者已有心、脑、肾靶器官损害者或并发症者均须使用降压药物强化治疗。治疗目标为：一般高血压患者，应将血压降至 140/90mmHg 以下；65 岁及以上的老年人的收缩压应控制在 150mmHg 以下，如能耐受还可进一步降低；伴有肾脏疾病、糖尿病，或病情稳定的冠心病或脑血管病的高血压患者治疗更宜个体化，一般可以将血压降至 130/80mmHg 以下。用药原则为：小剂量开始，优先选择长效制剂，联合用药及个体化。

（1）降压药物的种类与特点　常用的降压药物包括利尿剂、β 受体阻滞剂、钙通道阻滞剂、血管紧张素转换酶抑制剂和血管紧张素 Ⅱ 受体阻滞剂。

1）利尿剂：通过排钠作用，减少血容量，降低外周血管阻力。适用于轻、中度高血压患者，包括排钾利尿剂如噻嗪类（氢氯噻嗪）、袢利尿剂（呋塞米）和保钾利尿剂（螺内酯、氨苯蝶啶）。

2）β 受体阻滞剂：通过抑制交感神经亢进、抑制心肌收缩力、降低心率发挥降压作用。适用于不同程度的高血压患者，尤其是心率较快的中青年患者或合并心绞痛和慢性心力衰竭者，如普萘洛尔、美托洛尔、阿替洛尔、倍他洛尔等。

3）钙通道阻滞剂（CCB）：通过阻断血管平滑肌细胞上的钙离子通道，扩张血管，起到降压作用。适用于中、重度的高血压，尤其适用于老年高血压，单纯收缩期高血压，伴稳定性心绞痛、冠状动脉或颈动脉粥样硬化及周围血管病患者，短效制剂有硝苯地平、维拉帕米、地尔硫草等；长效或缓释型制剂有非洛地平缓释片、硝苯地平控释片、氨氯地平等。

4）血管紧张素转换酶抑制剂（ACEI）：通过抑制血管紧张素转换酶阻断血管紧张素原转换为血管紧张素Ⅱ，发挥降压作用。适用于各级高血压，尤其是伴有心力衰竭、左心室肥厚、心肌梗死后、糖耐量降低或糖尿病肾病、蛋白尿等合并症的高血压患者。限盐或加用利尿剂可增加 ACEI 的降压效应。如卡托普利、依那普利、贝那普利等。

5）血管紧张素Ⅱ受体阻滞剂（ARB）：通过阻断血管紧张素Ⅱ受体发挥降压作用。适应证同 ACEI，咳嗽反应小。如氯沙坦、缬沙坦、替米沙坦。

（2）优化联合治疗方案　推荐的优化联合治疗方案为 ACEI 或 ARB 类药与钙离子拮抗剂或噻嗪类利尿剂联合用药，钙离子拮抗剂与噻嗪类利尿剂或 β 受体阻滞剂联合用药。一般在治疗的 3~6 个月内达到降压目标。

（3）其他　在降压治疗的同时还应兼顾对糖代谢、脂代谢、尿酸代谢等多重危险因素的控制。

3. 高血压急症的治疗处理

（1）及时降压，静脉滴注给药，病情许可情况下，及时口服降压药。血压不易急骤下降，应采取逐步控制性降压：在初始阶段，即数分钟到 1 小时内，平均动脉压降低幅度不超过治疗前水平的25%；2~6 小时内血压一般降为 160/100mmHg 左右；如果耐受，在 24~48 小时内逐步降至正常水平，若不耐受则缩小降压幅度，在之后的 1~2 周内，逐步降至正常水平。

（2）合理选择药物。选择起效快、持续时间短、停药后作用消失快、不良反应小的药物。首选药物为硝普钠，适用于各种高血压患者，用药期间应密切监测血压，停药 3~5 分钟后，药物作用消失。硝酸甘油适用于高血压急症伴有心力衰竭或急性冠状动脉综合征者。尼卡地平适用于高血压急症伴有急性脑血管病或其他高血压急症。拉贝洛尔适用于高血压急症合并妊娠或肾功能不全者。

（3）针对不同的靶器官损害进行相应处理。高血压脑病时予甘露醇、呋塞米等脱水、利尿治疗。烦躁、抽搐者，给予地西泮、巴比妥类药物或水合氯醛保留灌肠等镇静治疗。

【常见护理诊断/问题】

1. 疼痛：头痛　与血压升高有关。

2. 有受伤的危险　与头晕、视力模糊或发生体位性低血压有关。

3. 知识缺乏　缺乏疾病预防、保健知识和高血压用药知识。

4. 焦虑　与血压控制不满意、已发生并发症有关。

5. 潜在并发症　高血压急症、脑出血等。

【护理措施】

1. 生活护理 指导患者合理休息、适度活动。可进行下棋、听音乐、练太极拳、气功、慢跑或步行等有氧运动，保证充足的睡眠，避免劳累、情绪激动、精神紧张、环境嘈杂等因素。头晕、眼花、耳鸣、视物模糊者应卧床休息，如厕或外出时有人陪伴，避免迅速改变体位。

2. 饮食护理 饮食原则为低盐、低脂、低胆固醇饮食，补充适量蛋白质，多吃新鲜蔬菜、水果。摄盐量每天不超过6g为宜。膳食中脂肪量应控制在总热量的25%以下。超重及肥胖者应控制体重，尽量将体重指数（BMI）控制在25以下。戒烟限酒，补充钙、钾。

3. 病情观察 监测血压变化及并发症征象。每日测量血压2次，必要时进行动态血压监测。观察患者的精神状态、语言能力、头痛性质、视力改变、肢体活动障碍等症状，以便及早发现高血压急症和心、脑、肾等靶器官损害的征象。

4. 用药护理 遵医嘱用药，不可自行增减药量或突然停药。观察药物疗效及不良反应，测量用药前及用药后2小时的血压，以达到监测血压、判断疗效的目的。

（1）利尿剂 长期应用噻嗪类和祥利尿剂，可致低钾、低镁、糖耐量降低及血尿酸、血胆固醇增高等不良反应；保钾利尿剂易引起高钾血症，故不宜与血管紧张素转换酶抑制剂合用，也禁用于肾衰竭者。

（2）β受体阻滞剂 该类药物可引起心动过缓、乏力、四肢发冷等不良反应，高剂量治疗时停药会引起撤药综合征，用药时注意观察患者的心率、脉搏和呼吸变化。心力衰竭、窦性心动过缓、房室传导阻滞、支气管哮喘及慢性阻塞性肺病者应慎重给药。

（3）CCB 硝苯地平的不良反应有颜面潮红、头痛、眩晕、恶心、便秘、下肢浮肿等；地尔硫䓬可致负性肌力作用和心动过缓。

（4）ACEI 本类药物的不良反应为顽固性干咳、血管性水肿、头晕、乏力等，停药后即可消失。高血钾症、妊娠妇女和双肾动脉狭窄者禁用，血肌酐超过3mg/dL的患者应慎用本药，需监测血肌酐及血钾水平。

（5）ARB ARB类药物禁忌证同ACEI类药物，但该类药物不良反应少，一般不引起干咳。

5. 低血压的预防和处理 低血压容易发生在联合用药、首剂或加量时，表现为头晕、恶心、心悸、出汗、乏力等症状，应指导患者服药后平卧休息，不要长时间站立或立即活动，变换姿势时，动作要缓慢，特别是从卧位、蹲位改为立位时和夜晚排尿起床时。避免用过热的水沐浴或蒸汽浴，不宜大量饮酒，外出活动时应有人陪伴。一旦出现低血压症状应立即平卧，采取头低足高位以促进静脉回流，增加脑部血流量。

6. 高血压急症护理

（1）避免过劳、寒冷刺激、不良情绪及不正确服用药物等诱因。

（2）一旦出现高血压急症，患者应立即卧床休息，抬高床头，保持呼吸道通畅，吸氧。

（3）严密监测生命体征、神志、瞳孔、尿量，每 5～10 分钟测血压 1 次。

（4）迅速建立静脉通道，遵医嘱给药，密切观察疗效和不良反应。硝普钠静脉滴注过程中应避光，现用现配，严密监测血压。

（5）出现脑水肿时，应快速静脉滴入脱水剂甘露醇，30 分钟内滴完。

（6）必要时遵医嘱给予镇静剂。

7. 心理护理　对于精神压力大、心情抑郁的患者，了解其性格特征及有关社会支持因素，有针对性地进行心理调节；当患者情绪发生变化时，与其进行治疗性接触，安慰患者，减少或排除不良因素，直接给予心理援助和心理疏导，以保持良好的心情和稳定的血压。血压控制后，根据患者的性格特点和生活方式，解释疾病的相关知识，提出改变不良性格和生活方式的方法；协助患者训练自我控制能力，保持乐观情绪，避免情绪激动；同时，指导家属给予患者理解、宽容与支持。

【健康指导】

1. 疾病知识指导　向患者及家属宣传原发性高血压的防治知识，指导其改变不良的生活方式。嘱咐患者服药剂量必须遵医嘱执行，不可随意增减药量或撤换药物。教会患者或家属定时测量血压并记录，定期门诊复查。若血压控制不满意或有心动过缓等不良反应随时就诊。

2. 生活指导　限制钠摄入，每日少于 6g，可减少水钠潴留，减轻心脏负荷，降低外周阻力，达到降低血压、改善心功能的目的；减轻体重，特别是向心性肥胖患者，应限制每日摄入的总热量；适量运动，如慢跑、散步、游泳等活动。

3. 避免血压波动诱因　①情绪激动、精神紧张、劳累、精神创伤等可使交感神经兴奋、血压上升，应指导患者学会控制自己的情绪，调整生活节奏。②寒冷可使血管收缩，血压升高，冬天外出时注意保暖，室温不宜过低。③保持大便通畅，避免剧烈运动和用力咳嗽，以防回心血量骤增而发生脑血管意外。④生活环境应安静，避免噪声刺激和引起精神过度兴奋的活动。⑤避免突然改变体位或长时间站立，不用过热的水洗澡或进行蒸汽浴。

第五节　冠状动脉粥样硬化性心脏病患者的护理

冠状动脉粥样硬化性心脏病（coronary atherosclerotic heart disease）是指冠状动脉（冠脉）发生粥样硬化造成管腔狭窄或闭塞，导致心肌缺血缺氧或坏死而引起的心脏病。与因冠状动脉功能性改变（痉挛）导致的心肌缺血缺氧或坏死而引起的心脏病统称为冠状动脉性心脏病，简称冠心病（CHD），亦称缺血性心脏病。冠状动脉粥样硬化性心脏病经济发达地区发病率较高，已成为威胁人类健康的主要疾病之一。据世界卫生组织（WHO）在 2011 年的资料显示，我国冠心病死亡人数位列世界第 2 名。

【分型】

1979 年 WHO 曾将冠心病分为五型，即隐匿性或无症状性冠心病、心绞痛、心肌梗死、缺血性心肌病、猝死。近年来，趋向于根据发病特点和治疗原则不同分为两大类：①慢性冠脉病（CAD）也称慢性心肌缺血综合征（CIS），包括稳定型心绞痛、缺血性心肌病和隐匿性冠心病等。②急性冠状动脉综合征（ACS），包括不稳定型心绞痛（UA）、非 ST 段抬高型心绞痛（NSTEMI）和 ST 段抬高型心绞痛（STEMI），也有将冠心病猝死包括在内的。

【病因】

本病病因不明，主要考虑与以下因素有关：

1. 年龄和性别 多发生在 40 岁以后，男性发病早于女性，近年来发病呈年轻化趋势。

2. 血脂异常 是动脉粥样硬化最重要的危险因素。总胆固醇（TC）、甘油三酯（TG）、低密度脂蛋白（LDL）或极低密度脂蛋白（VLDL）增高，高密度脂蛋白、载脂蛋白 A 降低，载脂蛋白 B 增高都属于本病的危险因素。

3. 高血压 高血压患者患本病比血压正常者高 3～4 倍，而冠状动脉粥样硬化患者中的 60%～70% 患有高血压病。

4. 吸烟 吸烟者本病的发病率和病死率较不吸烟者高 2～6 倍，其与吸烟量呈正比。被吸烟也是冠心病的危险因素。

5. 糖尿病和糖耐量异常 糖尿病患者发生心血管疾病的风险比无糖尿病者增加 2～5 倍，且病情进展迅速，发生心肌梗死的危险率增加。糖耐量异常者也增加了罹患本病的危险。

6. 其他 肥胖、缺少体力活动、遗传因素、A 型性格及进食过多动物脂肪、胆固醇、盐、糖等也是本病的危险因素。

近年来还发现血中同型半胱氨酸增高、胰岛素抵抗增强、血中纤维蛋白原及凝血因子增高、病毒和衣原体感染等也增加本病的患病风险。

一、稳定型心绞痛患者的护理

稳定型心绞痛（stable angina pectoris，也称劳力性心绞痛）是在冠状动脉狭窄的基础上，心肌负荷进一步增加，导致心肌急剧地、暂时地缺血缺氧所出现的临床综合征。疼痛发作的程度、频度、性质及诱发因素在数周至数月内无明显变化。其特点为阵发性的前胸压榨性疼痛或憋闷感觉，主要位于胸骨后部，可放射至心前区和左上肢尺侧，常发生于劳力负荷增加时，持续数分钟，休息或用硝酸酯制剂后疼痛消失。

【病机】

冠状动脉粥样硬化是本病的基本病因。病机主要是冠状动脉粥样硬化导致冠状动脉狭窄或部分分支血管闭塞，给心肌供血供氧的调节能力下降，当有诱因出现时，导致心肌需氧量增加超过了冠状动脉血管的调节能力，即可引起心绞痛。

【临床表现】

1. 症状　发作性胸痛或心前区不适是心绞痛的最主要表现。

（1）部位　主要在胸骨体中段或上段之后，可波及心前区，约手掌大小范围，甚至横贯前胸，界限不清。常放射至左肩、左臂内侧达无名指和小指，或至咽、颈、下颌、背部等。

（2）性质　常为压迫、发闷或紧缩性，也可有烧灼感，但不像针刺或刀扎样锐性痛，偶伴濒死感。发作时患者常不自觉地停止原来的活动，出现强迫停立位或身体下蹲。

（3）持续时间　疼痛一般可持续 3~5 分钟，一般不超过 15 分钟。可数天、数周发作 1 次，亦可 1 日内多次发作。

（4）缓解方式　停止原来的活动和（或）舌下含服硝酸甘油等硝酸酯类药物可缓解。

（5）诱因　常因体力劳动或情绪激动（如愤怒、焦虑、过度兴奋）而诱发，也可在饱餐、寒冷、吸烟时发生。

2. 体征　一般无异常体征。心绞痛发作时常出现面色苍白、表情焦虑、皮肤湿冷或出汗、血压升高、心率增快，可出现交替脉。

【实验室及其他检查】

1. 心电图检查　诊断心绞痛最常用的方法。发作时，患者心电图呈 ST 段压低、T 波倒置；对可疑冠心病患者可采用运动负荷试验及 24 小时动态心电图监测，能明显提高缺血性心电图的检出率，有助于非典型发作患者的诊断。

2. 放射性核素检查　利用放射性铊心肌显像所示灌注缺损，判断心肌供血不足或血供消失部位，对心肌缺血诊断极有价值。

3. 冠状动脉造影　是诊断冠心病的"金标准"，对冠心病有确诊价值。可明确冠状动脉及其分支发生狭窄的部位和程度，对选择治疗方案及预后判断极为重要。

4. 其他　二维超声心动图可探测到缺血区心室壁的运动异常；冠状动脉内的超声显像、多排螺旋 CT 冠状动脉成像（CTA）可显示血管壁的粥样硬化病变等。

【诊断要点】

根据典型心绞痛的发作特点，结合年龄和存在冠心病危险因素，并除外其他原因所导致的心绞痛，即可诊断稳定型心绞痛。诊断困难者，可考虑心电图运动负荷试验、冠状动脉造影或多排螺旋 CT。

【治疗要点】

稳定型心绞痛的治疗原则是改善冠脉血供和降低心肌耗氧以改善患者症状，提高生活质量，同时治疗冠脉粥样硬化，预防心肌梗死和猝死。

1. 发作时的治疗

（1）休息 发作时立刻休息，一般患者在停止活动后症状即逐渐消失。

（2）药物治疗 ①硝酸甘油：可用 0.5mg，舌下含化，1~2 分钟即开始起作用，约半小时后作用消失。②硝酸异山梨酯：可用 5~10mg，舌下含化，2~5 分钟即开始起作用，作用可持续 2~3 小时。临床上还有吸入用的喷雾制剂可以选择。

2. 缓解期的治疗

（1）调整生活方式 避免各种诱发致病的因素，调节饮食，戒烟限酒，减轻精神负担，保持适当的体力劳动。

（2）药物治疗 ①β 受体拮抗剂：口服美托洛尔普通片、美托洛尔缓释片和比索洛尔等。②硝酸酯类药：缓解期常用硝酸甘油皮肤贴片、二硝酸异山梨酯和单硝酸异山梨酯等。③钙通道阻滞剂：常用制剂有维拉帕米、硝苯地平、氨氯地平、地尔硫草等。④其他：预防心肌梗死、改善预后的药物，常用阿司匹林、氯吡格雷、他汀类药物等。

（3）血管重建治疗 经皮冠状动脉介入治疗（PCI）和冠状动脉旁路移植术（CABG）等。

【常见护理诊断/问题】

1. 疼痛：胸痛 与心肌缺血、缺氧有关。

2. 活动无耐力 与心肌耗氧的供需失调有关。

3. 焦虑 与心前区疼痛及对预后的忧虑有关。

4. 知识缺乏 缺乏控制诱发因素及预防心绞痛发作的知识。

5. 潜在并发症 心肌梗死，与过度劳累、情绪激动或治疗不当有关。

【护理措施】

1. 生活护理 心绞痛发作时应立即停止活动，安静坐下或半卧位休息。呼吸困难或血氧饱和度降低者，鼻导管或面罩吸氧，氧流量每分钟 2~4L，可改善心肌供氧，减轻疼痛。缓解期充足休息，适量活动，出现不适立即停止活动，避免重体力劳动、剧烈运动、情绪激动、过度疲劳等诱因。

2. 饮食护理 低盐、低脂、低胆固醇、低热量、清淡易消化的饮食。少量多餐，不易过饱，避免暴饮暴食和进食辛辣刺激食物，不易饮浓茶和咖啡。减少饱和性脂肪酸的摄入，以多种不饱和脂肪酸替代，避免高胆固醇的食物，多食高纤维素食物。

3. 病情观察 观察疼痛的部位、性质、程度、持续时间及缓解方式；观察患者有无面色苍白、大汗、恶心、呕吐、呼吸困难等；必要时实施床头 24 小时心电监测，严密监测心率、心律、血压变化。

4. 用药护理 嘱患者随身携带硝酸甘油，有效期一般为 6 个月，应避光保存。一旦发病，立即舌下含服硝酸甘油或硝酸异山梨酯。服药后 3~5 分钟疼痛不缓解，可再服药 1 次，仍不能缓解，应立即去医院就诊。含服时舌下应保留一些唾液，以利于药物迅速溶解而吸收。用药后应平卧，以防止直立性低血压的发生。心绞痛频繁发作者，可遵医嘱硝酸甘油静滴，不可擅自调节滴速，以防低血压发生。硝酸酯类药物可有头胀、面红、头晕、心悸等血管扩张的不良反应。

5. 心理护理 心绞痛疼痛发作时，应安慰患者，解除紧张不安情绪，以免紧张情绪会进一步加重病情；指导患者学会放松技术，缓解情绪紧张，减少心肌耗氧。

【健康指导】

1. 疾病知识指导 向患者介绍疾病的性质、预后和治疗方案，获得患者配合，减少紧张、恐惧情绪。指导患者避免各种诱发因素，如情绪激动、过度劳累、饱餐、用力排便、寒冷刺激等，避免精神紧张和长时间工作。

2. 生活指导 指导患者合理膳食，低热量、低脂、低胆固醇、低盐饮食，多食新鲜蔬菜、水果及粗纤维食物，少量多餐，控制总热量。戒烟限酒，忌浓茶、咖啡及辛辣刺激性饮食，预防肥胖，避免心绞痛再发；根据患者活动能力合理制定活动计划，鼓励患者适当参与运动，提高活动耐力。

3. 用药指导和病情监测 对于规律发作的劳力性心绞痛，预防用药，如就餐、外出、排便等活动前含服硝酸甘油；指导患者遵医嘱用药，不擅自增减药量，随身携带硝酸甘油以备发作时急救；教会患者自测脉搏、血压，定期门诊复查。

二、急性冠状动脉综合征患者的护理

急性冠状动脉综合征（acute coronary syndrome，ACS）是一组由急性心肌缺血引起的临床综合征，主要包括不稳定型心绞痛（unstable angina，UA）、非 ST 段抬高型心肌梗死（non‑ST‑segment elevation myocardial infarction，NSTEMI）和 ST 段抬高型心肌梗死（ST‑segment elevation myocardial infarction，STEMI）。

（一）不稳定型心绞痛和非 ST 段抬高型心肌梗死

UA/NSTEMI 合称为非 ST 段抬高型急性冠脉综合征，是在动脉粥样斑块破裂或糜烂的基础上，伴有不同程度的表面血栓形成、血管痉挛及远端血管栓塞所导致的一组临床症状。UA 和 NSTEMI 有相似的病因和临床表现，但程度不同，缺血的严重程度及是否导致心肌损害是两者的重要区别。

【病机】

在不稳定粥样硬化斑块破裂或糜烂的基础上血小板聚集、血栓形成、冠状动脉痉挛收缩、微血管栓塞导致急性或亚急性心肌供血供氧的减少和加重，不容易缓解。NSTEMI 还可进一步发生心肌坏死。

【临床表现】

1. 症状 胸痛或胸部不适的性质与典型的稳定型心绞痛相似，但疼痛更为剧烈，持续时间更长，可达 30 分钟，偶尔在休息或睡眠中发作。卧床休息和含服硝酸酯类药物仅出现短暂或不完全性胸痛缓解。

2. 体征 心尖部可闻及一过性第三心音和第四心音；缺血发作时或缺血发作后即刻可闻及收缩期二尖瓣反流性杂音。

【实验室及其他检查】

1. 心电图检查

（1）常规心电图 ST 段压低或升高和（或）T 波倒置，常呈短暂性，随心绞痛缓解而完全或部分消失。如果 ST－T 改变持续 12 小时以上，则提示 NSTEMI。ST－T 亦可无改变。

（2）动态心电图 连续 24 小时以上的心电图监测，多数患者均有无症状性心肌缺血的心电图改变，有 85%～95% 的动态心电图改变不伴有心绞痛等症状。

（3）运动心电图 适用于症状已稳定或消失的患者，常用于判断不稳定型心绞痛的预后。

2. 冠状动脉造影 冠状动脉造影能提供详细的血管信息，用以指导治疗和判断预后。多数患者有两支或以上的冠状动脉病变，但新近发作的心绞痛和无心肌梗死或慢性稳定型心绞痛病史的患者，则以单支冠状动脉病变者居多。冠状动脉内窥镜检查多显示阻塞性病变性质，为复合性斑和（或）血栓形成。

3. 心脏标志物检查 心脏肌钙蛋白（cTn）T 及 I 是诊断 NSTEMI 较为敏感和准确的指标，在症状发生的 24 小时内，其峰值超过正常对照值的 99 个百分位需考虑为 NSTEMI。

4. 其他 超声心动图检查显示室壁运动异常。放射性核素心肌显像检查，可确定心肌缺血的部位。

【诊断要点】

根据病史、典型的心绞痛症状、典型的缺血性心电图改变（新发或一过性 ST 段压低 ≥0.1mV，或 T 波倒置 ≥0.2mV）及心肌损伤标记物（cTnT、cTnI 或 CK－MB）测定，可以做出诊断。诊断不明确者可酌情进行负荷心电图、负荷超声心动图、核素心肌灌注显像及冠状动脉造影等检查。

【治疗要点】

不稳定型心绞痛和非 ST 段抬高型心肌梗死的治疗主要包括两方面：一是即刻缓解缺血；二是预防死亡或心肌梗死或再梗死。

1. 一般治疗 患者应立即卧床休息，环境安静，消除紧张情绪，可应用小剂量的镇静剂和抗焦虑药物。伴有发绀、呼吸困难或其他高危表现患者，吸氧，维持 $SaO_2 >$ 90%。积极处理引起心肌耗氧量增加的疾病和因素，如发热、心力衰竭、心律失常等。

2. 药物治疗

（1）抗心肌缺血　主要是减少心肌耗氧量和扩张冠状动脉。心绞痛发作时舌下含服硝酸甘油，若连续 3 次舌下含服未见缓解，应静脉给予硝酸甘油，以每分钟 5～10μg 开始，持续滴注，每 5～10 分钟增加 10μg/min，直至症状缓解或出现明显不良反应，最大剂量不超过每分钟 200μg。症状消失后 12～24 小时改为口服制剂。此外，还可考虑使用 β 受体阻滞剂，如美托洛尔、比索洛尔；钙通道阻滞剂，如维拉帕米、硝苯地平、氨氯地平、地尔硫䓬等，尤其适用于血管痉挛性心绞痛。

（2）抗血小板治疗　阿司匹林（尽早应用，首次口服非肠溶剂或嚼服肠溶制剂 300mg，随后 75～100mg，每日 1 次长期维持）。ADP 受体拮抗剂，如氯吡格雷、普拉格雷、替格瑞洛，与阿司匹林联合应用可以提高抗血小板疗效。

（3）抗凝治疗　常规应用于中危和高危患者，常用的抗凝药包括普通肝素、低分子肝素、磺达肝癸钠、比伐卢定。

（4）调脂治疗　尽早（24 小时内）使用他汀类药物。该类药物有类硝酸酯作用，远期有抗炎症和稳定斑块的作用。

（5）ACEI 或 ARB　如无禁忌，在第一个 24 小时给予口服 ACEI 或 ARB，可降低心血管事件发生率。

3. 冠状动脉血运重建术　包括经皮冠状动脉介入治疗（PCI）和冠状动脉旁路搭桥术（CABG）。

（二）急性 ST 段抬高型心肌梗死

急性 ST 段抬高型心肌梗死（STEMI）是在冠状动脉病变的基础上，发生冠状动脉供血急剧减少或中断，使相应的心肌严重而持久地缺血缺氧，最后导致急性心肌缺血性坏死发生。

【病机】

冠状动脉粥样硬化是本病的基本病因，导致一支或多支血管狭窄，引起心肌供血不足，而侧支循环尚未充分建立。此时，一旦出现心肌血供减少或中断，使心肌严重而持久地急性缺血达 20～30 分钟以上，即可发生急性心肌梗死。

研究证明，多数急性心肌梗死是由于粥样斑块破溃、出血，管腔内血栓形成，使管腔闭塞所引起的。还有部分患者是由于冠状动脉粥样斑块内或其下出血或血管持续痉挛引起冠状动脉完全闭塞而引发本病。

促使粥样斑块破裂、出血、血栓形成的诱因有：①晨起 6～12 时机体交感神经活动增高，应激反应性增强，心肌收缩力加强，心率加快，血压增高。②饱餐，特别在食用大量脂肪后，使血脂升高，血黏稠度增高。③剧烈活动、情绪过分紧张或过分激动、用力大便或血压突然升高，均可使左心室负荷加重。④脱水、出血、手术、休克或严重心律失常，可使心排血量减少，冠状动脉灌注减少。

【临床表现】

1. 先兆症状 起病前数日有乏力、胸部不适，活动时心悸、气急、烦躁、心绞痛等前驱症状，其中以新发心绞痛或原有心绞痛加重最为突出。如及时处理先兆症状，可使部分患者避免心肌梗死的发生。

2. 症状 与心肌梗死面积的大小、部位及冠状动脉侧支循环情况密切相关。

（1）疼痛 为最早、最突出的症状。其性质和部位与心绞痛相似，但多无明显诱因，常发生于安静时，程度更剧烈，呈难以忍受的压榨、窒息或烧灼样的疼痛，伴有大汗、烦躁不安、恐惧及濒死感，持续时间可长达数小时或数天，休息和含服硝酸甘油无效。

（2）全身症状 疼痛发生后 24 ~ 48 小时出现发热、心动过速、白细胞增高、血沉增快等现象，由坏死物质吸收所引起。体温可升高至 38℃ 左右，持续约一周。

（3）胃肠道症状 疼痛剧烈时常伴频繁的恶心、呕吐和上腹胀痛、肠胀气，与迷走神经受坏死心肌刺激和心排血量降低、组织灌注不足等有关。

（4）心律失常 有 75% ~ 95% 的患者发生，多发生于起病 1 ~ 2 天内，以 24 小时内最多见。室性心律失常最多见，尤其是室性期前收缩，还可出现室颤，室颤是急性心肌梗死早期患者死亡的主要原因。下壁心肌梗死则易发生缓慢性心律失常。

（5）低血压和休克 主要为心源性休克。休克多在起病后数小时至一周内发生，发生率为 20% 左右。如疼痛缓解而收缩压低于 80mmHg，有烦躁不安、面色苍白、皮肤湿冷、脉细而快、大汗淋漓、尿量减少（尿量 <20mL/h），则为休克的表现。

（6）心力衰竭 主要为急性左心衰竭，在最初几天内发生，患者表现为呼吸困难、咳嗽、发绀、烦躁等，重者随后可出现右心衰竭的表现。

3. 体征 除急性心肌梗死早期血压可增高外，几乎所有患者的血压都下降。心率多增快，也可减慢，心律不齐；心尖部第一心音减弱，可闻及奔马律。部分患者在发病第 2 ~ 3 天出现心包摩擦音，为反应性纤维性心包炎所致；也有部分患者在心前区可闻及收缩期杂音，为二尖瓣乳头肌功能失调或断裂所致。

4. 并发症

（1）乳头肌功能失调或断裂 总发生率可高达 50%。因缺血、坏死等致乳头肌收缩无力或断裂、二尖瓣脱垂及关闭不全，严重者容易引起急性心力衰竭。

（2）心脏破裂 少见但严重的并发症。一般在起病 1 周内出现，多为心室游离壁破裂，偶为室间隔破裂穿孔，引起心包积血和急性心包填塞，发生猝死，或因心力衰竭而迅速死亡。

（3）心室壁瘤 发生率 5% ~ 20%。主要见于左心室，梗死部位的心室壁在心室腔内压力作用下向外膨出而形成。

（4）栓塞 发生率 1% ~ 6%。见于起病后 1 ~ 2 周，主要为心室附壁血栓或下肢静脉血栓破碎脱落所致。来自左心室的栓子可导致脑、肾、脾或四肢等动脉栓塞；来自下肢深部静脉的栓子可产生肺动脉栓塞。

（5）心肌梗死后综合征 发生率约为 10%。于心肌梗死后数周至数月内出现，偶可发生于数天后，可反复发生，为机体对坏死物质产生过敏反应所致，表现为心包炎、胸膜炎或肺炎，有发热、胸痛、气急等症状。

【实验室及其他检查】

1. 心电图检查　有特征性的改变和动态性的演变及定位诊断。

（1）特征性改变　ST段抬高呈弓背向上型，在面向坏死区周围心肌损伤区的导联上出现；宽而深的Q波（病理性Q波），在面向透壁心肌坏死区的导联上出现；T波倒置，在面向损伤区周围心肌缺血区的导联上出现。

（2）动态性演变　ST段抬高急性心肌梗死的心电图演变过程为：起病数小时内，可无异常或出现异常高大的两肢不对称的T波，此期为超急性期改变；起病数小时后，ST段明显抬高，弓背向上，与直立的T波形成单相曲线。2天内出现病理性Q波，同时R波减低，此期为急性期改变；在早期如不进行治疗干预，ST段抬高持续数天至两周左右，逐渐回到基线水平，T波则变为平坦或倒置，此期为亚急性期改变；数周至数月后，T波呈V形倒置，两肢对称，波谷尖锐，此期为慢性期改变。70%～80%的Q波永久存在。

（3）定位诊断　ST段抬高型心肌梗死的定位和范围可根据出现特征性改变的导联来判断：$V_1 \sim V_5$导联提示广泛前壁心肌梗死；V_1、V_2、V_3导联提示前间壁心肌梗死；$V_3 \sim V_5$导联提示局限前间壁心肌梗死；$V_7 \sim V_8$导联提示正后壁心肌梗死；Ⅱ、Ⅲ、AVF导联提示下壁心肌梗死；Ⅰ、AVL导联提示高侧壁心肌梗死。

2. 血清心肌坏死标记物

（1）肌红蛋白测定　起病后2小时内升高，12小时达到高峰，多数24～48小时即恢复正常，出现早，十分敏感但特异性不高。

（2）肌钙蛋白测定　心肌肌钙蛋白Ⅰ（cTnI）或T（cTnT）在起病3～4小时后升高，cTnI于11～24小时达高峰，7～10小时降至正常；cTnT于24～48小时达高峰，10～14天降至正常。其特异性高，缺点是因其持续时间长，在此期间不利于判断是否有新的梗死发生。

（3）肌酸激酶同工酶（CK-MB）　发病4小时内出现，16～24小时达高峰，3～4天后恢复正常，其增高的程度能较准确地反映梗死的范围，其高峰的出现时间是否提前有助于判断溶栓的成败。

（4）肌酸激酶（CK）、天门冬氨酸氨基转移酶（AST）、乳酸脱氢酶（LDH）　在发病后6～10小时开始升高；分别于12小时、24小时及2～3天内达到高峰；又分别于3～4天、3～6天及1～2周内回降至正常水平。

3. 血液检查　发病1周内白细胞计数增高，血沉增快，可持续1～3周。此外，还可出现血糖异常升高和糖耐量降低。

4. 超声心动图　可了解心室各壁的运动情况和左心室功能，诊断室壁瘤和乳头肌功能不全。

【诊断要点】

根据典型的临床表现、特征性的心电图改变及实验室检查即可诊断。对于老年患者，突发严重的心律失常、休克、心力衰竭而原因未明，或突发较重而持久的胸闷或胸痛者，都应考虑本病的可能。

【治疗要点】

本病强调及早发现，及早住院，加强住院前的就地处理。治疗原则为尽快恢复心肌的血液灌注（到达医院后 30 分钟内开始溶栓或 90 分钟内开始介入治疗），以挽救濒死心肌，防止梗死面积扩大，尽量缩小心肌缺血范围，保护和维持心脏功能，及时处理心律失常、泵衰竭和其他并发症，防止猝死发生。使患者不仅能够度过急性期还能尽可能多的保存有功能的心肌。

1. 一般治疗　急性期卧床休息、给氧，在冠心病监护室中进行心电监护，给予抗血小板聚集药阿司匹林，备好除颤仪等抢救设备。

2. 解除疼痛　哌替啶 50～100mg 肌内注射或吗啡 2～4mg 静脉注射，必要时 5～10 分钟重复。疼痛较轻者，可待因或罂粟碱肌内注射或口服；亦可使用硝酸酯类药物进行止痛，但下壁梗、右室梗及明显低血压者不适用。

3. 再灌注心肌治疗　血管开通时间越早，挽救的心肌越多。起病 12 小时内尤其是 3～6 小时内实现闭塞的冠状动脉再通，治疗效果和预后最好。

（1）经皮冠状动脉介入术（PCI）　主要包括经皮冠状动脉腔内成形术（PTCA）和冠状动脉内支架植入术（CASI），对具备适应证的患者应尽早实施直接 PCI，获得更好的治疗效果。

（2）溶栓疗法　①溶栓机制：溶栓治疗是以纤维蛋白溶酶原激活剂激活血栓中纤维蛋白溶酶原，使其转变为纤维蛋白溶酶而溶解冠状动脉内的血栓。②常用药物：尿激酶（UK）150 万～200 万 U，30 分钟内静脉滴注；链激酶（SK）或重组链激酶（rSK）150 万 U，60 分钟内静脉滴注；重组组织型纤维蛋白溶酶原激活剂（rt－PA）100mg，90 分钟内静脉给予：先静脉注射 15mg，继而 30 分钟内静脉滴注 50mg，其后 60 分钟内静脉滴注 35mg。③溶栓适应证：所有在症状发作后 12 小时内就诊的 ST 段抬高的心肌梗死患者，或发病虽然超出 12 小时但仍有胸痛进行性发生和心电图 ST 段持续抬高的患者，在没有溶栓禁忌证的情况下都应进行溶栓治疗。④溶栓禁忌证：既往发生过出血性脑卒中，1 年内发生过缺血性脑卒中或脑血管事件；2～4 周内有活动性内脏出血或出血倾向、创伤史、外科大手术、脑血管疾病、颅内肿瘤、严重肝肾疾病及创伤性心肺复苏术或超过 10 分钟的长时间的心肺复苏术等；高血压（＞180/110mmHg）或有慢性高血压史；可疑主动脉夹层；2 周内曾在不能压迫部位的大血管行穿刺术。⑤溶栓成功依据：冠状动脉造影可直接判断，或根据 ST 段于 2 小时内回降 >50%、胸痛 2 小时内基本消失、再灌注性心律失常于 2 小时内出现、血清 CK－MB 峰值提前出现（14 小时内）等间接判断血栓是否溶解。

（3）紧急主动脉－冠状动脉旁路移植术　介入治疗失败或溶栓治疗无效有手术指征者，争取 6～8 小时内施行主动脉－冠状动脉旁路移植术。

4. 抗血小板治疗和抗凝治疗　参见"不稳定型心绞痛和非 ST 段抬高型心肌梗死"。

5. 消除心律失常 一旦发现室性期前收缩或室性心动过速，立即静脉注射利多卡因，必要时重复或维持使用，室性心律失常反复发作者使用胺碘酮；发生心室颤动立即电除颤；缓慢性心律失常，用阿托品肌注或静注，二度或三度室房传导阻滞者，宜用临时心脏起搏器。

6. 控制休克 发生心源性休克，应在血流动力学监测下及时补充血容量，合理使用升压药及血管扩张剂，纠正酸中毒等。

7. 治疗心力衰竭 主要是治疗急性左心衰竭，以吗啡和利尿剂为主，亦可选用血管扩张剂减轻左心室负荷。心梗发生后 24 小时内尽量避免使用洋地黄制剂。右心室梗死者慎用利尿剂。

8. 其他 早期应用 β 受体阻滞剂可有效防止梗死范围扩大，改善预后，不能使用 β 受体阻滞剂者可考虑地尔硫革替代治疗。ACEI 和 ARB 类药物能够改善心肌重构，降低死亡率和心力衰竭发生率。极化液可促进心肌细胞膜极化状态的恢复，减少心律失常发生。

【常见护理诊断/问题】

1. **疼痛：胸痛** 与心肌缺血坏死有关。
2. **活动无耐力** 与氧的供需失调有关。
3. **恐惧** 与剧烈疼痛产生濒死感、处于监护室的陌生环境有关。
4. **有便秘的危险** 与进食少、活动少、不习惯床上排便有关。
5. **潜在并发症** 猝死、心力衰竭。

【护理措施】

1. **生活护理** 急性期绝对卧床休息 12 小时，保持环境安静。病情稳定无并发症者，24 小时内床上活动肢体，第 3 天病室内走动，第 4~5 天逐渐增加活动量，以不感到疲劳为限，有并发症者可适当延长卧床时间。间断或持续吸氧，氧流量为 2~4L/min，以增加心肌氧供应量，减轻缺血和疼痛。

2. **饮食护理** 第 1 天流质饮食，第 2~3 天软食，提供低盐、低脂、低胆固醇、易消化食物，多食蔬菜、水果，少量多餐，不宜过饱；禁烟、禁酒；避免浓茶、咖啡、过冷、过热、辛辣刺激性的食物；有心功能不全者，适当限制钠盐。

3. **病情观察** 进入 CCU 病房，密切观察血压、心律、心率、脉搏、呼吸、意识障碍及心电图变化等情况；监测疼痛、皮肤黏膜、尿量等改变；观察有无咳嗽、呼吸困难等表现；监测有无电解质紊乱和酸碱平衡失调发生。备好抢救设备和药品。

4. **对症护理**

（1）便秘的护理 便秘是急性心肌梗死患者长期卧床期间最容易出现的问题。应指导患者床上使用便盆或在床边使用便椅排便；多食富含纤维素食物，适当腹部按摩或服用缓泻剂；病情稳定后，鼓励患者适当活动，以促进肠道蠕动；发生便秘者，嘱患者勿自己用力排便，可用开塞露或低压盐水灌肠。

（2）疼痛护理 疼痛使交感神经兴奋，心肌缺血、缺氧加重，进一步扩大梗死范围，因此及早采取有效的止痛措施非常重要。遵医嘱给予吗啡或哌替啶止痛，注意有无呼吸抑制、脉搏加快等不良反应；静脉滴注或用微量注射泵注射硝酸甘油，严格控制滴速，监测血压的变化，收缩压不低于100mmHg。及时询问患者疼痛及其伴随症状的变化情况。给予鼻导管吸氧，每分钟2～5L。

5. 溶栓治疗的护理

（1）使用溶栓药物治疗前注意评估是否有溶栓的禁忌证，进行血常规、血型和出凝血时间的检查。

（2）迅速建立静脉通路，遵医嘱用药，观察有无不良反应发生，如过敏反应（寒战、高热、皮疹等）、低血压（收缩压＜90mmHg）、出血及出血倾向。

（3）观察溶栓效果，根据溶栓成功依据判断疗效。

6. 其他药物护理 急性心肌梗死发生后24小时内尽量避免应用洋地黄类药物，以免诱发室性心律失常。使用抗血小板和抗凝药物时，治疗前后应检测出凝血时间，治疗中应观察有无出血现象和出血倾向。

7. 心理护理 护理人员尽量陪伴在患者身旁，多与患者沟通，了解患者需要，向患者解释病情和治疗情况。给患者和家属介绍监护室的环境，解释不良情绪对疾病的负面影响，解除患者和家属的思想顾虑和精神紧张，鼓励患者树立乐观情绪和战胜疾病信心，密切配合治疗和护理。

【健康指导】

1. 疾病知识指导 指导患者遵医嘱服用药物；告知药物的用法、作用和不良反应，定期复查；教会自测血压、脉搏。心肌梗死患者无并发症，在6～8周后进入恢复期，可进行康复锻炼，适当参加力所能及的体力活动，但要注意不宜过劳。

2. 生活指导 向家属解释，患者生活方式的改变需要家人的积极配合与支持，为患者创造一个良好的身心休养环境；应低糖、低脂、低胆固醇饮食，肥胖者限制热量摄入，控制体重；避免饱餐，戒烟酒，防止便秘，克服急躁、焦虑情绪，保持乐观、平和的心态；合理安排休息与活动，保证足够的睡眠。

知识链接

冠心病二级预防原则

A. 抗血小板聚集（阿司匹林或联合使用氯吡格雷、噻氯匹定）和抗心绞痛治疗（硝酸酯类制剂）

B. β受体阻滞剂和控制血压

C. 控制血脂水平和戒烟

D. 控制饮食和治疗糖尿病

E. 鼓励有计划的、适当的运动锻炼和对患者及其家属教育，普及有关冠心病的知识

附一：冠状动脉造影术

选择性冠状动脉造影术（SCA）是诊断冠心病最为可靠的方法和手段之一，可明确冠状动脉病变部位、性质、范围、侧支循环状况。

【适应证】

凡疑有冠状动脉病变者：

（1）经药物治疗后心绞痛仍较重，考虑进行介入性手术或旁路移植手术者。

（2）疑似心绞痛，但不能确诊者。

（3）中老年患者心脏增大、心力衰竭、心律失常、疑有冠心病而无创性检查未能确诊者。

【禁忌证】

（1）严重心功能不全。

（2）外周动脉血栓性脉管炎。

（3）造影剂过敏。

（4）严重心动过缓者应在临时起搏器保护下手术。

（5）电解质紊乱，尤其是低钾血症未纠正者。

【操作过程】

冠状动脉造影术操作过程见表3-11。

表3-11 冠状动脉造影术操作过程

项目	技术操作要求
操作准备	1. 向患者及家属介绍操作的意义、目的、方法和过程，解除患者顾虑，签订同意书 2. 检查出凝血时间、肝肾功能、胸片、超声心动图等 3. 于会阴及两侧腹股沟处进行常规备皮 4. 遵医嘱行药敏试验，于术前0.5~2小时给予抗生素 5. 穿刺动脉者检查两侧足背动脉搏动情况并标记，以便与术中、术后对照观察 6. 指导患者进行术前配合训练，如吸气和屏气、连续咳嗽、床上排尿等 7. 术前6小时禁食水，但正常服药
操作流程	将心导管经皮穿刺插入股动脉、肱动脉或桡动脉，推送至主动脉根部，使导管顶端进入左、右冠状动脉开口，注入造影剂而使其显影。常用造影剂为76%的泛影葡胺，或其他非离子型碘造影剂，如优维显
操作后护理	1. 观察患者体温、脉搏、血压、神志和心电图的变化，及时发现异常，立即通知医生 2. 术后平卧，动脉穿刺部位按压15~20分钟以止血，加压包扎，沙袋压迫6小时，术侧肢体制动12小时，卧床休息24小时。观察有无出血、血肿及足背动脉搏动情况 3. 常规给予抗生素预防感染 4. 全麻术术后去枕平卧，头偏向一侧，注意观察呼吸，防止分泌物过多阻塞气道，患者苏醒后可进水，并适当多饮水以排出造影剂。排尿困难者进行诱导，无效时可导尿

附二：经皮冠状动脉介入治疗

经皮冠状动脉介入治疗（PCI）是用心导管技术疏通狭窄甚至闭塞的冠状动脉管腔，从而改善心肌血流灌注的一组治疗技术。包括经皮冠状动脉腔内成形术（PTCA）、冠状动脉内支架植入术、冠状动脉内旋切术、旋磨术和激光成形术等。其中，PTCA和支架植入术是目前冠心病介入治疗的重要手段。

【适应证】

1. PTCA 的适应证 ①冠状动脉不完全狭窄，狭窄程度在 75% 以上。②冠状动脉单支或多支孤立、向心性、局限性、长度 <15mm 的无钙化病变。③有临床症状的 PTCA 术后再狭窄。④新近发生的单支冠状动脉完全阻塞。⑤冠状动脉旁路移植血管再狭窄病变。

2. 冠状动脉内支架置入术的适应证 ①冠状动脉支起始或近端病变。②由 PTCA 治疗引起的冠状动脉急性闭塞、血管内膜撕裂和弹性回缩病变。③血管内径≥3.0mm。

【禁忌证】

1. PTCA 的禁忌证 ①冠状动脉僵硬或钙化性、偏心性狭窄。②慢性完全阻塞性伴严重钙化的病变。③多支广泛性弥漫性病变。④冠状动脉病变狭窄程度≤50% 或仅有痉挛者。⑤无侧支循环保护的左主干病变。

2. 冠状动脉内支架置入术的禁忌证 无绝对禁忌证。但有出血倾向者，血管直径≤2.0mm，主要分支血管的分叉部、血管严重迂曲的病变不宜选用。

【操作过程】

经皮冠状动脉介入操作过程见表 3 – 12。

表 3 – 12　经皮冠状动脉介入操作过程

项目	技术操作要求
操作准备	操作准备同冠状动脉造影术，但本术前须口服抗血小板聚集药物
操作流程	PTCA 术先做冠状动脉造影，再用指引导管将带球囊导管置入，通过细钢丝引至狭窄病变处，以 1:1 稀释的造影剂注入球囊，加压，使之扩张膨胀，待血管已经扩张后逐渐减压，回抽造影剂，将球囊抽成负压状态撤出。冠状动脉内支架置入术即在 PTCA 术后将金属支架置入病变的冠状动脉内，支撑其管壁。支架的大小依血管直径来选择，以 1:1 为宜
操作后护理	1. 持续心电监护 24 小时，严密观察有无心律失常、心肌缺血、心肌梗死等急性期并发症。定期监测血小板计数及出凝血时间 2. 术后进食清淡饮食，避免过饱，多饮水，加速造影剂排泄 3. 24 小时后指导患者逐渐增加活动量。起床、下蹲时动作应缓慢，术后一周内避免抬重物，防止穿刺部位再出血。一周后有可能恢复日常生活与轻体力工作 4. 预防感染：常规应用抗生素 3 ~ 5 天 5. 常于术后 4 小时拔除动脉鞘管，按压穿刺部位 15 ~ 20 分钟以彻底止血，以弹力绷带加压包扎，沙袋压迫 6 小时，右下肢制动 24 小时，防止出血。注意观察有无出血及出血倾向，指导患者不要用硬尖物剔牙，挖鼻孔或耳道 6. 观察患者有无穿刺局部出血或血肿及腰酸、腹胀、栓塞、尿潴留、低血压、造影剂反应、心肌梗死等负效应出现，一旦出现及时报告医生，进行处理 7. 继续遵医嘱服用硝酸酯类、钙通道阻滞剂及 ACEI 类药物，继续口服抗血小板聚集药物，如阿司匹林、波立维、噻氯匹定等 8. 定期随访：PTCA 术后 3 ~ 6 个月约有 30% 的患者发生再狭窄，故应定期门诊随访

第六节　心肌疾病患者的护理

一、心肌病患者的护理

心肌病（cardiomyopathy）是指伴有心肌功能障碍的心肌疾病。1995 年世界卫生组织（WHO）和国际心脏病学会工作组依据病理生理学将心肌病分为扩张型心肌病、肥厚型心肌病、限制型心肌病、致心律失常型右室心肌病、未定型心肌病。其中以扩张型心肌病的发病率最高，其次为肥厚型心肌病。据统计，在心血管病住院患者中，心肌病可占 0.6% ~ 4.3%，近年来其发病率有所升高。本节重点阐述扩张型心肌病、肥厚型心肌病。

（一）扩张型心肌病

扩张型心肌病（dilated cardiomyopathy，DCM）以一侧或双侧心腔扩大、心肌收缩功能减退为主要特征，伴或不伴有充血性心力衰竭。本病常伴有心律失常，近年来发病率呈上升趋势，病死率较高，男女发病率之比为 2.5∶1，是临床心肌病最常见的一种类型。

【病因与病机】

病因迄今未明，除特发性、遗传性因素外，近年来认为持续病毒感染是其重要原因。病毒对心肌的直接损伤或体液、细胞免疫反应所致心肌炎均可导致和诱发扩张型心肌病。此外，酒精中毒、抗癌药物、心肌能量代谢紊乱和神经激素受体异常等多因素亦可引起本病。

【临床表现】

起病缓慢，早期患者可有心脏轻度扩大而无明显症状。此后出现的临床表现以充血性心力衰竭的症状和体征为主，如心悸、气短、胸闷、乏力、夜间阵发性呼吸困难、水肿、肝大等。主要体征有心浊音界向两侧扩大，常可闻及第三或第四心音，心率快时呈奔马律。多数患者合并各种类型的心律失常，部分患者可发生猝死或栓塞。

【实验室及其他检查】

1. **胸部 X 线检查**　可见心影明显增大，心胸比 >50%，肺淤血征。
2. **心电图**　可见多种心律失常，如室性心律失常、心房颤动、传导阻滞等。此外，尚有 ST－T 改变、低电压，少数可见病理性 Q 波。
3. **超声心动图**　心脏各腔均扩大，以左心室扩大早而显著，室壁运动减弱，提示心肌收缩力下降。
4. **其他**　心导管检查和心血管造影、心脏放射性核素检查、心内膜心肌活检等。

【诊断要点】

本病缺乏特异性诊断指标。临床上患者有心脏增大、心力衰竭和心律失常时，如超声心动图证实有心腔扩大与心脏搏动减弱，即应考虑本病的可能，但应除外各种病因明确的器质性心脏病及各种继发性心肌病后才能确诊。

【治疗要点】

因本病原因未明，尚无特殊治疗方法。目前主要是针对心力衰竭和心律失常进行治疗。一般以限制体力活动、休息为主，给予低盐饮食；应用洋地黄和利尿剂以减轻症状；近年来发现 ACEI、β 受体阻滞剂长期口服，能延缓病情进展，有益于提高患者生存率。

（二）肥厚型心肌病

肥厚型心肌病（hypertrophic cardiomyopathy，HCM）是以心肌非对称性肥厚、心室腔变小、左心室血液充盈受限、舒张期顺应性下降为特征的心肌病。临床上根据左心室流出道有无梗阻可分为梗阻性肥厚型心肌病和非梗阻性肥厚型心肌病。本病常为青年猝死的原因。

【病因与病机】

本病病因未明，目前被认为是常染色体显性遗传疾病，主要由编码心肌肌小节收缩体系相关蛋白的基因突变所致。也有研究认为儿茶酚胺代谢异常、细胞内钙调节机制异常、高血压、高强度运动等均可为本病发病的促进因子。

【临床表现】

起病缓慢，部分患者可无自觉症状，因猝死或体检时才被发现。多数患者有心悸、胸痛、劳力性呼吸困难等症状，伴有流出道梗阻的患者由于左心室舒张充盈不足，心排血量减低可在起立或运动时加重或诱发上述症状，并出现眩晕，甚至神志丧失等。

主要体征有心脏轻度增大，心尖搏动向左下移位，能听到第四心音。梗阻性肥厚型心肌病患者可在胸骨左缘第 3~4 肋间听到较粗糙的喷射性收缩期杂音，心尖部也常可闻及吹风样收缩期杂音。

【实验室及其他检查】

1. 胸部 X 线检查 心影增大多不明显，如有心衰则心影明显增大。

2. 心电图 最常见的表现为左心室肥大，可出现 ST–T 改变、深而不宽的病理性 Q 波。此外，室内传导阻滞和期前收缩亦常见。

3. 超声心动图 检查可显示室间隔的非对称性肥厚，舒张期室间隔厚度与左心室后壁厚度之比≥1.3，室间隔运动低下。

4. 心导管检查和心血管造影 左心室舒张末期压上升。心室造影显示左心室腔变小、心壁增厚。冠状动脉造影多无异常。

5. 心内膜心肌活检 心肌细胞畸形肥大，排列紊乱有助于诊断。

【诊断要点】

对临床或心电图表现类似冠心病者，如患者较年轻、诊断冠心病依据不充分而又不能用其他心脏病来解释，则应考虑本病的可能。结合心电图、超声心动图及心导管检查做出诊断。若有阳性家族史，如猝死、心脏增大等亦有助于诊断。

【治疗要点】

目前主张应用 β 受体阻滞剂及钙通道阻滞剂治疗，以减慢心率，降低心肌收缩力，减轻流出道梗阻。常用药物有普萘洛尔、美托洛尔、维拉帕米等。避免使用增强心肌收缩力和减少心脏容量负荷的药物。有些肥厚型心肌病患者，随着病情进展，逐渐呈现扩张型心肌病的症状与体征，对此类患者用扩张型心肌病伴有心力衰竭时的治疗措施进行治疗。对药物治疗效果不佳的重症梗阻性患者可考虑采用介入或手术治疗，植入 DDD 型起搏器、消融或切除肥厚的室间隔心肌。

【常见护理诊断/问题】

1. **疼痛：胸痛** 与肥厚心肌耗氧量增加有关。
2. **有受伤的危险** 与梗阻性肥厚型心肌病所致头晕及晕厥有关。
3. **焦虑** 与疾病呈慢性过程、病情逐渐加重、生活方式被迫改变有关。
4. **潜在并发症** 心力衰竭、心律失常、栓塞、猝死。

【护理措施】

1. **生活护理** 保持病室安静、通风、温湿度适宜。减少探视，避免不良刺激。心肌病患者应限制体力活动，以减轻心脏负荷，增加心肌收缩力，改善心功能。有心衰症状者应绝对卧床休息，注意照顾其饮食起居。肥厚型心肌病患者活动后有晕厥和猝死的危险，故应避免持重、屏气及剧烈运动等。有晕厥史者避免独自外出活动，以免发生意外。

2. **饮食护理** 宜给予低脂、低盐、高蛋白和高维生素的易消化饮食，避免刺激性食物。多食新鲜蔬菜和水果，少量多餐及增加粗纤维食物的摄入，防止便秘。有心衰时，低盐饮食。

3. **病情观察** 观察胸痛的部位、性质、程度、持续时间、诱因及缓解方式，注意血压、心率、心律及心电图变化。如疼痛加重或伴有冷汗、恶心、呕吐时，应及时与医生联系。对已有严重心律失常、心绞痛及晕厥症状的患者，加强心电监护；密切观察有无脑、肺和肾等器官及周围动脉栓塞的征象。对于长期慢性心力衰竭的患者重点观察肢体的温度、色泽、感觉和运动障碍，皮肤瘀点、瘀斑及有无突发胸痛、剧烈咳嗽、咯血等；注意有无心输出量减少导致的心、脑供血不足表现。

4. **对症护理**

（1）**胸痛** 嘱患者立即停止活动，卧床休息。应安慰患者，解除紧张情绪。遵医嘱使用药物，持续吸氧。嘱其避免剧烈运动、屏气、持重、情绪激动、饱餐、寒冷等诱发因素，戒烟酒。

（2）心悸、呼吸困难　停止活动，嘱患者卧床休息，以减少心肌耗氧量，休息时采用半卧位，尽量避免左侧卧位。必要时予以吸氧，根据缺氧程度、心功能状态调节氧流量。

（3）晕厥　立即让患者平躺于空气流通处，将头部位置放低；松开衣领、腰带；注意肢体保暖；吸氧；做好急救准备。

5. 给药护理　遵医嘱用药，观察疗效及不良反应。扩张型心肌病患者，对洋地黄耐受性较差，使用时应密切观察，警惕发生中毒；应用利尿剂时，注意电解质紊乱，尤其是钾离子紊乱；应用 β 受体阻滞剂和钙通道阻滞剂时，注意有无心动过缓等不良反应。肥厚型心肌病患者不宜使用洋地黄类、硝酸酯类药物。

6. 心理护理　应经常与患者沟通、交流，了解其心理特点，多关心体贴患者，常予以鼓励和安慰，耐心地向患者介绍有关疾病的知识、治疗方案及心理调节与康复的关系，帮助其解除顾虑，消除悲观情绪，增强治疗信心，积极配合治疗。

【健康指导】

1. 疾病知识指导　避免诱因，防寒保暖，预防感冒和上呼吸道感染。早期无明显症状者，可从事轻体力工作，但要避免劳累。戒烟戒酒，给予高蛋白、高维生素、易消化食物，心衰时低盐饮食。

2. 用药与随访　坚持服用 β 受体阻滞剂、钙通道阻滞剂等药物，以提高存活年限。说明药物的名称、剂量、用法，教会患者及家属观察药物疗效及不良反应。嘱患者定期门诊随访，症状加重时立即就诊，防止病情进展、恶化。

二、心肌炎患者的护理

心肌炎（myocarditis）指心肌本身的炎症病变，分为感染性和非感染性两大类。感染性可由细菌、病毒、螺旋体、立克次体、真菌等引起。非感染性包括过敏、变态反应、化学、物理或药物等因素。起病急缓不定，少数呈暴发性导致急性泵衰竭或猝死。病程多有自限性，但也可进展为扩张型心肌病。本节重点叙述病毒性心肌炎（viral myocarditis）。

【病因与病机】

1. 病因　很多病毒感染都可能引起心肌炎，其中以肠道病毒，包括柯萨奇 A、B 组病毒，孤儿病毒，脊髓灰质炎病毒等较为常见，尤其是柯萨奇 B 组病毒占 30% ~ 50%。此外，流感、风疹、单纯疱疹、肝炎病毒、HIV 等也能引起心肌炎。

2. 病机　为病毒的直接作用，包括急性病毒感染及持续病毒感染对心肌的损害；细胞免疫主要是 T 细胞，以及多种细胞因子和一氧化氮等介导的心肌损害和微血管损伤。这些变化均可损害心脏的结构和功能。典型病变是心肌间质增生、水肿及充血，内有大量炎性细胞浸润等。

【临床表现】

病毒性心肌炎患者临床表现取决于病变的广泛程度和严重性，轻者可无明显症状，重者可猝死。

1. 症状

（1）前驱症状　约半数患者在发病前 1~3 周有病毒感染的前驱症状，如发热、全身倦怠感、咽痛等"感冒"样症状或恶心、呕吐、腹泻等消化道症状。

（2）心脏受累症状　继病毒感染症状后出现胸闷、心悸、心前区隐痛、呼吸困难、乏力等表现。严重者出现阿 - 斯综合征，甚至猝死。

2. 体征　体检可见与发热程度不平行的心动过速，各种心律失常，心尖部第一心音可减低，可闻及第三心音或杂音，或有肺部啰音、颈静脉怒张、肝大、下肢水肿、心脏扩大等心力衰竭体征。

【实验室及其他检查】

1. 血液检查　白细胞计数可增高，急性期红细胞沉降率加快，C 反应蛋白增加，心肌肌酸激酶（CK – MB）、血清肌钙蛋白（T 或 I）增高。

2. 病原学检查　血清柯萨奇病毒 IgM 抗体滴度明显增高，外周血肠道病毒核酸阳性或肝炎病毒血清学检查阳性，心内膜心肌活检有助于病原学诊断。

3. X 线检查　局灶性心肌炎无异常变化。弥散性心肌炎或合并心包炎者可见心影扩大，心搏减弱，严重者可见肺淤血或肺水肿。

4. 心电图　常见 ST – T 段改变和各种心律失常，特别是室性心律失常和房室传导阻滞等。

5. 超声心动图　可示正常或有左心室舒张功能减退、节段性或弥漫性室壁运动减弱、室壁厚度增加、左心室增大或附壁血栓等。

【诊断要点】

目前病毒性心肌炎的临床诊断主要依据病毒前驱感染史、心脏受累症状、心肌损伤表现及病原学检查结果等综合分析，同时排除风湿性心肌炎、中毒性心肌炎等其他疾病而做出诊断，但其确诊有赖于病毒抗原、病毒基因片段或病毒蛋白的检出。

【治疗要点】

1. 一般治疗　病毒性心肌炎患者应卧床休息，补充易消化、富含维生素和蛋白质的食物。

2. 营养心肌　应用大剂量维生素 C、三磷酸腺苷、辅酶 A、肌苷、细胞色素 C 等药物，以改善心肌的营养和代谢。

3. 对症治疗　频发室性期前收缩或有快速性心律失常者，可选用抗心律失常药物；完全性房室传导阻滞者或窦房结功能损害而出现晕厥或明显低血压时，可考虑使用临时性心脏起搏器。心力衰竭时使用利尿剂、血管扩张剂、血管紧张素转换酶抑制剂等。目前不主张早期使用糖皮质激素，因其能抑制干扰素合成，促进病毒繁殖和炎症扩散，但对有房室传导阻滞、难治性心力衰竭、重症患者或考虑有自身免疫的情况下则可慎用。

4. 抗病毒治疗 近年来采用黄芪、牛磺酸、辅酶 Q_{10} 等中西药结合治疗病毒性心肌炎，对抗病毒、调节免疫和改善心脏功能等有一定疗效。干扰素或干扰素诱导剂也具有抗病毒、调节免疫等作用。

【常见护理诊断/问题】

1. **活动无耐力** 与心肌受损、并发心律失常或心力衰竭有关。
2. **舒适的改变** 与心肌损伤导致的胸闷、心悸、气急和心前区疼痛有关。
3. **焦虑** 与担心疾病预后、学习和前途有关。
4. **潜在并发症** 心律失常、心力衰竭。

【护理措施】

1. **生活护理** 无并发症者急性期应卧床休息 1 个月；重症患者应卧床休息 3 个月以上。协助患者生活护理，预防压疮发生。在病情允许的情况下，指导患者经常变换体位，指导家属为患者按摩。病情稳定后，在患者活动时应严密监测心率、心律、血压变化，若活动后出现胸闷、心悸、呼吸困难、心律失常等，应停止活动，以此作为限制最大活动量的指征。

2. **饮食护理** 指导患者进食高蛋白、高碳水化合物、高维生素及矿物质的清淡易消化饮食，如瘦猪肉、牛奶、蔬菜、水果等，避免辛辣刺激性的饮食和咖啡、浓茶等。少食多餐，避免过饱，禁烟酒。伴心衰者予低盐、低脂饮食。

3. **病情观察** 密切观察生命体征、尿量、意识、皮肤黏膜情况，注意有无呼吸困难、咳嗽、颈静脉怒张、水肿、奔马律、肺部湿啰音等心力衰竭表现。对重症病毒性心肌炎患者，急性期应严密心电监护直至病情平稳。注意心率、心律、心电图变化，如发现异常立即汇报医生，及时建立静脉通道，遵医嘱准确用药，并迅速准备好抢救仪器及药物，配合急救处理。

4. **对症护理** 存在高度房室传导阻滞者应严格卧床休息，严密观察病情，发生病情变化及时处理，防止意外发生。一旦发生阿-斯综合征，立即行心肺复苏，积极配合医生进行药物应用或紧急人工起搏；烦躁不安者必要时适当使用镇静剂；心悸者严格卧床休息，减少不必要的干扰和不良刺激。

5. **用药护理** 病毒性心肌炎患者可发生心力衰竭，因心肌炎时心肌细胞对洋地黄耐受性差，应用洋地黄时应密切观察其中毒反应。

6. **心理护理** 患病常影响患者生活、学习或工作，从而易产生焦急、烦躁等情绪。应与患者多交流，说明本病的演变过程及预后，鼓励患者说出内心感受，协助建立适当的应对方式。当活动耐力有所增加时，应鼓励患者坚持活动。对不愿活动或害怕活动的患者，应给予心理疏导，督促患者完成耐力范围内的活动量，或采取小组活动的方式，为患者提供适宜的活动环境和氛围，激发患者活动的兴趣。

【健康指导】

1. 疾病知识指导　避免诱因，注意防寒保暖，预防呼吸道、消化道等病毒感染，流行期少到公共场所。合理调整饮食结构，指导患者进食高蛋白、高维生素、易消化食物，特别是补充富含维生素 C 的食物，如新鲜蔬菜、水果等，以促进心肌代谢与修复。戒烟酒，忌刺激性食物。急性病毒性心肌炎患者出院后需继续休息，避免劳累，3 ~ 6 个月后无并发症者可考虑恢复学习或轻体力工作，6 个月至 1 年内避免剧烈运动或重体力劳动、妊娠等。

2. 病情监测　定期随访，教会患者及家属测脉率、心律、心率，发现异常或有胸闷、心悸等不适及时就诊。

第七节　感染性心内膜炎患者的护理

感染性心内膜炎（infective endocarditis，IE）为心脏内膜表面的微生物感染，伴赘生物形成。赘生物为大小不等、形状不一的血小板和纤维素团块，内含大量微生物和少量炎症细胞。瓣膜为最常受累部位，也可发生在间隔缺损部位、腱索或心壁内膜。根据病程分为急性和亚急性感染性心内膜炎；根据累及瓣膜的性质分为自体瓣膜、人工瓣膜和静脉药瘾者的心内膜炎。

一、自体瓣膜心内膜炎

【病因与病机】

自体瓣膜心内膜炎的病原微生物主要为链球菌（65%）和葡萄球菌（25%）。急性者主要由金黄色葡萄球菌引起，少数由肺炎球菌、淋球菌、A 族链球菌和流感杆菌等所致。亚急性者以草绿色链球菌最常见，其次为 D 族链球菌、表皮葡萄球菌，其他细菌较少见。

1. 亚急性自体瓣膜心内膜炎　至少占 2/3 的病例，发病与下列因素有关。

（1）血流动力学因素　亚急性者主要发生于器质性心脏病，首先为心脏瓣膜病，尤其是二尖瓣和主动脉瓣；其次为先天性心血管病，如室间隔缺损、动脉导管未闭、法洛四联症和主动脉缩窄。赘生物常位于血流从高压腔经病变瓣口或先天缺损至低压腔产生高速射流和湍流的下游，高速射流冲击心脏或大血管内膜处可致局部损伤，易于感染。

（2）非细菌性血栓性心内膜病变　当心内膜的内皮受损暴露其下结缔组织的胶原纤维时，血小板在该处聚集，形成血小板微血栓和纤维蛋白沉着，成为结节样无菌性赘生物，是细菌定居瓣膜表面的重要因素。

（3）短暂性菌血症 各种感染或细菌寄居的皮肤黏膜的创伤常导致暂时性菌血症，循环中的细菌定居在无菌性赘生物上，即可发生感染性心内膜炎。

（4）细菌感染无菌性赘生物 取决于发生菌血症的频度和循环中细菌的数量，以及细菌黏附于无菌性赘生物的能力。草绿色链球菌从口腔进入血流的机会频繁，黏附性强，因而成为亚急性感染性心内膜炎的最常见致病菌。

2. 急性自体瓣膜心内膜炎 病机尚不清楚，主要累及正常心瓣膜，主动脉瓣常受累。病原菌来自皮肤、肌肉、骨骼或肺等部位的活动性感染灶，循环中细菌量大、毒力强，具有高度侵袭性和黏附内膜的能力。

【临床表现】

1. 症状和体征

（1）发热 是感染性心内膜炎最常见的症状，主要与感染或赘生物脱落引起的菌血症或败血症有关。亚急性者起病隐匿，可出现全身不适、乏力、食欲不振和体重减轻等非特异性症状。常伴有头痛、背痛和肌肉关节痛。可有弛张性低热，一般不超过39℃，午后和晚上高热。急性者呈暴发性败血症过程，有高热寒战。

（2）心脏杂音 大多数患者可闻及心脏杂音，由基础心脏病和（或）心内膜炎导致瓣膜损害所致。

（3）动脉栓塞 约1/3患者以栓塞为首发症状。赘生物引起动脉栓塞占20%～40%，可发生于机体的任何器官组织，脑、心、脾、肺、肾、肠系膜和四肢为常见部位。

（4）其他 可有脾大、贫血等，部分患者可见杵状指（趾）和周围体征（瘀点、指/趾甲下线状出血、Roth 斑、Osler 结节、Janeway 损害）。

2. 并发症 最常见并发症为心力衰竭；大多数患者有肾损害，发生肾动脉栓塞和肾梗死、肾小球肾炎、肾脓肿等；约1/3患者有神经系统受累的表现；细菌性动脉瘤占3%～5%；迁移性脓肿多见于急性患者。

【实验室及其他检查】

1. 血培养 是诊断感染性心内膜炎和菌血症的最重要方法，药物敏感试验可为治疗提供依据。

2. 超声心动图 超声心动图有经胸检查和经食管检查两种途径，对感染性心内膜炎的诊断及随访均有重大意义。经胸超声可检出50%～75%的赘生物。经食管超声可检出＜5mm 的赘生物，敏感性高达95%以上，超声心动图未发现赘生物时并不能除外感染性心内膜炎，必须密切结合临床。

3. 尿液检查 常有镜下血尿和轻度蛋白尿。肉眼血尿提示肾梗死。红细胞管型和大量蛋白尿提示弥漫性肾小球性肾炎。

4. 血常规 进行性贫血常见，白细胞计数正常或轻度升高，核左移。红细胞沉降率升高。

5. 免疫学检查 患者可有高丙种球蛋白血症，也可出现循环免疫复合物，病程超过 6 周的亚急性患者类风湿因子阳性。

【诊断要点】

血培养阳性及超声心动图发现赘生物对本病诊断有重要价值。若血培养阳性或超声心动图诊断不明确时可结合病史和临床表现进行诊断。

【治疗要点】

1. 抗微生物药物治疗 为最重要的治疗措施。

（1）用药原则 ①早期、大量（体外有效杀菌浓度的 4~8 倍及以上）、长疗程（至少 6~8 周）。②静脉用药为主，保持高而稳定的血药浓度。③病原微生物不明时，急性者选用针对金黄色葡萄球菌、链球菌和革兰阴性杆菌均有效的广谱抗生素，亚急性者选用对链球菌（包括肠球菌）有效的抗生素。④已分离出病原微生物时，应根据病原微生物对药物的敏感程度选择药物。

（2）常用药物 大多数致病菌对青霉素敏感，可作为首选药物，亦可与氨苄西林、阿米卡星、万古霉素、庆大霉素等药物联合应用以增强杀菌能力，真菌感染者选用静脉滴注两性霉素 B。

2. 手术治疗 某些严重心内并发症或抗生素治疗无效的应考虑手术治疗。

3. 支持与对症治疗 在抗生素治疗的同时，应注意改善全身状况，保持水、电解质和酸碱平衡，酌情使用冻干血浆、白蛋白。严重贫血时输新鲜血或输红细胞。出现心力衰竭、休克等并发症时应做相应处理。

二、人工瓣膜和静脉药瘾者心内膜炎

（一）人工瓣膜心内膜炎

发生于人工瓣膜置换术后 60 天以内者为早期人工瓣膜心内膜炎，60 天以后发生者为晚期人工瓣膜心内膜炎。早期者常为急性暴发性起病，致病菌约 1/2 为葡萄球菌，其次为革兰阴性杆菌和真菌。晚期者以亚急性表现常见，链球菌为最常见致病菌，其次为葡萄球菌。除赘生物形成外，常致人工瓣膜部分破裂、瓣周漏、瓣环周围组织和心肌脓肿。最常累及主动脉瓣。术后发热、出现新杂音、脾大或周围栓塞征、血培养同一种细菌阳性结果至少 2 次，可诊断本病。预后不良，难以治愈。

应在自体瓣膜心内膜炎用药基础上，将疗程延长为 6~8 周。任一用药方案均应加庆大霉素。有瓣膜再置换术的适应证者，应早期手术。

（二）静脉药瘾者心内膜炎

多见于青年男性。致病菌最常来源于皮肤，药物污染所致者少见。主要致病菌为金黄色葡萄球，其次为链球菌、革兰阴性杆菌和真菌。大多累及正常心瓣膜，三尖瓣受累占50%以上，其次为主动脉瓣和二尖瓣。急性发病者多见，常伴有迁移性感染灶。X线可见肺部多处小片状浸润阴影，为三尖瓣或肺动脉瓣赘生物所致的脓毒性肺栓塞。亚急性表现多见于曾有感染性心内膜炎病史者。左侧心瓣膜（尤其主动脉瓣）受累，革兰阴性杆菌或真菌感染者预后不良。

对甲氧西林敏感的金黄色葡萄球菌所致右心感染，用萘夫西林或苯唑西林、妥布霉素进行治疗。其余用药选择与方案同自体瓣膜心内膜炎的治疗。

三、护理

【常见护理诊断/问题】

1. **体温过高**　与微生物感染引起的心内膜炎有关。
2. **营养失调：低于机体需要量**　与食欲下降、长期发热导致机体消耗过多有关。
3. **焦虑**　与发热、病情反复、疗程长、出现并发症有关。
4. **潜在并发症**　心力衰竭、动脉栓塞、转移性脓肿等。

【护理措施】

1. **生活护理**　室内环境清洁整齐，定时开窗通风，保持空气新鲜，注意防寒保暖。急性者应卧床休息，采取舒适体位，限制活动；亚急性者可适当活动，避免剧烈运动和情绪激动等。心脏超声见巨大赘生物的患者，应绝对卧床休息，防止赘生物脱落，导致栓塞。

2. **饮食护理**　给予高热量、高蛋白、高维生素、低胆固醇、易消化的半流食或软食，鼓励患者多饮水，多食新鲜蔬菜、水果，变换膳食花样和口味，促进食欲，补充营养。有心力衰竭征象者，限盐、限水。脑栓塞不能进食者可给予鼻饲。做好口腔护理。

3. **病情观察**　动态监测体温，每4~6小时测量体温1次。观察患者有无周围体征，有无栓塞征象，重点观察瞳孔、神志、肢体活动及皮肤温度等。当患者突然出现胸痛、气急、发绀和咯血等表现时应考虑为肺栓塞；出现腰痛、血尿时应考虑为肾栓塞；当患者出现神志和精神改变、失语、吞咽困难、瞳孔大小不对称，甚至抽搐或昏迷征象时应警惕脑栓塞；若肢体突发剧烈疼痛，局部皮肤温度下降，动脉搏动减弱或消失时应考虑外周动脉栓塞的可能。出现可疑征象，应及时报告医生并协助处理。

4. **发热的护理**　给予物理降温，如温水擦浴、冰袋等，及时补充水分，必要时补充电解质，记录出入量，保证水及电解质的平衡。出汗的患者及时更换床单、衣被，为避免患者因大汗频繁更换衣服而受凉，出汗多的患者，在衣服与皮肤之间衬以柔软的毛巾，便于及时更换，增加舒适感。必要时遵医嘱使用降温药。

5. **正确采集血培养标本**　对于未经治疗的亚急性患者应在第1天每隔1小时采血1次，共3次。如次日未见细菌生长，重复采血3次后，开始抗生素治疗。已用过抗生素者，停药2~7天后采血。急性患者应在入院后立即安排采血，在3小时内每隔1小时采血1次，共取3次血标本后，按医嘱开始治疗。每次采血量10~20mL，同时做需氧和厌氧培养。

6. 药物护理 遵医嘱用药，观察药物疗效和不良反应。应合理安排给药时间、静脉给药速度和用药剂量，确保维持有效的血药浓度。注意保护患者静脉血管，有计划选择血管，以保证长时间的药物治疗，可使用静脉留置针，避免多次穿刺增加患者痛苦。

7. 心理护理 患者可因病情重，疗效不佳而产生焦虑、恐惧、消极悲观等负面情绪，护士应多与患者沟通，向患者宣讲不良心理对疾病的影响，关心体贴患者，评估患者产生不良心理的原因，并根据患者病情、性格特点及个人需求采取针对性的措施，调整患者心态，帮助患者及家属消除不良心理，增强战胜疾病的信心。

【健康指导】

1. 疾病知识指导 告知患者及家属有关本病的病因、病机及坚持足够疗程抗生素治疗的意义，取得患者的积极配合。告诉患者在就诊时应向医生讲明本人有心内膜炎病史，在实施手术或侵入性诊治前应预防性使用抗生素。勿挤压痤疮、疖、痈等感染病灶，减少病原体侵入的机会。教会患者自我监测体温变化，定期门诊随访，若出现栓塞表现，及时就医。

2. 生活指导 保持口腔及皮肤清洁，少去公共场所。适当锻炼身体，增强机体的抵抗力。给予高蛋白、高热量、高维生素、易消化饮食，禁烟酒及刺激性食物。

第八节 心瓣膜病患者的护理

心脏瓣膜病（valvular heart disease）是由炎症、退行性改变、黏液样变性、先天性畸形、缺血性坏死、创伤等原因引起的单个或多个瓣膜（包括瓣叶、瓣环、腱索或乳头肌）的功能和（或）结构异常，导致瓣口狭窄和（或）关闭不全。

临床上最常见的瓣膜病为风湿性炎症所致的瓣膜损害，即风湿性心脏瓣膜病，简称风心病，以二尖瓣受累最常见，其次为主动脉瓣。反复的风湿活动可使原有的瓣膜病变进一步加重。近年来我国风心病的发病率有所下降，但仍是我国常见的心脏病之一。近年来，黏液样变性及老年瓣膜钙化退行性改变所引起的瓣膜病也日益增多。其中，老年退行性改变以主动脉瓣受累最常见，其次为二尖瓣。本节主要介绍二尖瓣及主动脉瓣病变。

一、二尖瓣狭窄

二尖瓣狭窄最常见的病因是风湿热，以女性患者居多，约占2/3。约半数患者无急性风湿热史，但多有反复链球菌感染史如扁桃体炎、咽峡炎等。二尖瓣从初次风湿病变至狭窄形成，一般需历时2年左右。

【病理生理】

风湿性二尖瓣狭窄的基本病理变化为瓣叶和腱索的纤维化和挛缩，瓣叶交界面相互粘连。这些病变使二尖瓣开放受限，瓣口面积缩小，血流受阻，从而引起一系列病理生理变化。正常二尖瓣口面积为 $4 \sim 6cm^2$。瓣口面积减小至 $1.5 \sim 2.0cm^2$，属轻度狭窄；减少至 $1.0 \sim 1.5cm^2$，属中度狭窄；$<1.0cm^2$时，属重度狭窄。二尖瓣狭窄使左心房压力升高。左心房压力升高导致肺静脉和肺毛细血管压力升高，继而导致肺毛细血管扩张和淤血，产生肺间质水肿。心率增快时（如房颤、妊娠、感染或贫血时），心脏舒张期缩短，左心房压更高，进一步增加肺毛细血管压力。当超过 $4.0kPa$（$30mmHg$）时致肺泡水肿，出现临床表现。肺静脉的压力增高导致肺动脉的压力被动升高。肺动脉高压增加右心室后负荷，引起右心室肥厚扩张，终致右心衰竭。

【临床表现】

1. 症状

（1）**呼吸困难** 早期常出现劳力性呼吸困难，随狭窄加重，症状逐渐明显，出现静息时呼吸困难、夜间阵发性呼吸困难及端坐呼吸，甚至发生急性肺水肿。

（2）**咯血** 可有几种情况：①痰中带血或血痰：与支气管炎、肺部感染、肺充血或肺毛细血管破裂有关，常伴夜间阵发性呼吸困难。②大咯血：血色鲜红。见于二尖瓣重度狭窄患者，可为首发症状，原因为支气管静脉血同时回流入体循环静脉和肺静脉，当肺静脉压力增高时，黏膜下淤血、扩张而壁薄的支气管静脉破裂所致。③肺梗死时咯胶冻状暗红色痰，为二尖瓣狭窄合并心力衰竭的晚期并发症。④粉红色泡沫痰：为急性肺水肿的特征，由毛细血管破裂所致。

（3）**咳嗽** 常见，尤其在冬季明显。有的患者在平卧时干咳，与支气管黏膜淤血水肿易患支气管炎或左心房增大压迫支气管有关。

（4）**其他症状** 胸痛、声音嘶哑、吞咽困难、食欲减退、腹胀、恶心、尿少等。

2. 体征 重度二尖瓣狭窄者有"二尖瓣面容"，双颧绀红，口唇发绀。心尖部闻及第一心音亢进和二尖瓣开瓣音。心尖区可有低调的舒张中晚期隆隆样杂音，局限、不传导。部分患者伴有心房纤颤。肺动脉高压时肺动脉瓣区第二心音亢进和分裂。

3. 并发症

（1）**心房颤动** 为早期常见的并发症。突发快速房颤常为左房和左室衰竭，甚至急性肺水肿的常见诱因。

（2）**心力衰竭** 是晚期常见的并发症及主要死亡原因。

（3）**急性肺水肿** 为重度二尖瓣狭窄的严重并发症，咳粉红色泡沫痰为患者的特征性表现。

（4）**栓塞** 栓子主要来源于扩大的左心房，房颤是其危险因素之一。20% 以上的患者可伴体循环栓塞，以脑动脉栓塞最多见。

（5）**肺部感染** 较常见。常因肺静脉压力增高及肺淤血所致。

（6）感染性心内膜炎　单纯二尖瓣狭窄者较少见。

【实验室及其他检查】

1. X 线检查　轻度狭窄时，X 线表现可正常。中重度狭窄时，左心房增大，肺动脉段突出心影呈梨形。

2. 超声心动图　是明确和量化诊断二尖瓣狭窄的可靠方法。M 型示二尖瓣呈城墙样改变（EP 斜率降低，A 峰消失）。二维超声心动图可显示狭窄瓣膜的形态和活动度，测量瓣口面积。彩色多普勒血流显像可观察二尖瓣狭窄的射流。连续多普勒可测量二尖瓣血流速度，计算跨瓣压差和瓣口面积。经食管超声有利于检出左心房附壁血栓。

3. 心电图　左心房扩大可见"二尖瓣型 P 波"，即 P 波宽度 > 0.12 秒，伴切迹，QRS 波群示电轴右偏和右心室肥大的表现。

【诊断要点】

心尖区有舒张期隆隆样杂音并伴有 X 线或心电图示左心房增大，即提示存在二尖瓣狭窄。超声心动图检查可明确诊断。

【治疗要点】

1. 预防风湿热复发和感染性心内膜炎　有风湿活动者应予抗风湿治疗，一般坚持用药至患者 40 岁，甚至终身，常应用苄星青霉素 120 万 U 肌注，每月 1 次，定期复查。感染性心内膜炎的预防措施见本章第七节。无症状者避免剧烈体力活动。

2. 并发症的治疗　急性肺水肿患者做好相应的抢救配合与处理，但避免使用扩张小动脉为主的药物，应选用扩张静脉、减轻心脏前负荷为主的硝酸酯类药物。慢性房颤者如无禁忌证应长期服用华法林，预防血栓形成。右心衰竭时应限制钠盐摄入，必要时应用利尿剂等。

3. 介入及手术治疗　包括经皮球囊二尖瓣成形术、二尖瓣分离术、人工瓣膜置换术等。

二、二尖瓣关闭不全

二尖瓣关闭依赖二尖瓣装置（瓣叶、瓣环、腱索、乳头肌）和左心室的结构及功能的完整性，其中任何部位的异常均可致二尖瓣关闭不全。其发生原因与风湿热、腱索断裂、感染性心内膜炎、二尖瓣黏液样变性、缺血性心脏病等有关。

【病理生理】

主要病理改变为风湿性病变使瓣膜呈僵硬、变性，瓣缘卷缩不能合拢，以及乳头肌增厚、缩短或与心内膜融合，使瓣膜活动受限，以至于心室收缩时两瓣叶不能紧密闭合。腱索延长、断裂，瓣环断裂，乳头肌功能不全等均可产生二尖瓣脱垂，形成或加重关闭不全。二尖瓣关闭不全主要累及左心房、左心室，最终影响右心。可分为急性和慢性二尖瓣关闭不全。①急性：左心室部分血液在收缩期经关闭不全的二尖瓣口反流入左心房，与肺静脉至左心房的血流汇总，在舒张期再流入左心室，使左心房和左心室的容量负荷骤增，而左心室急性扩张能力有限，如容量超过左心室代偿能力，则左心室舒张末压急剧上升。左心房压也急剧升高，导致肺淤血，甚至肺水肿，进一步发展导致肺动脉高压和右心衰竭。②慢性：左心室对慢性容量负荷的代偿为左心室舒张末压增大，根据 Frank – Starling 机制，左心室搏出量增加，加上部分血流反流入左心房，室壁应力下降快，利于左心室排空。故代偿期左心室总的心搏量明显增加，射血分数可完全正常。但当二尖瓣关闭不全持续存在并逐渐加重，超过左心室的代偿能力则可出现症状，导致左心衰竭、肺淤血、肺动脉高压和右心衰竭发生。

【临床表现】

1. 症状

（1）急性 二尖瓣轻度反流者症状较轻；严重者如乳头肌断裂则很快发生急性左心衰竭，甚至出现急性肺水肿和心源性休克。

（2）慢性 轻度反流者可终身无症状；严重反流者则表现为心排血量减少的症状，首先出现的突出表现为疲乏无力，肺淤血症状则出现较晚。

2. 体征 心尖搏动呈高动力型，左心室增大时向左下移位。心尖区第一心音减弱，可闻及全收缩期高调一贯性吹风样杂音，可向左腋部或左肩胛下传导，可伴震颤。

3. 并发症 与二尖瓣狭窄相似。房颤见于多数慢性重度二尖瓣关闭不全者；感染性心内膜炎较二尖瓣狭窄多见，但体循环栓塞较二尖瓣狭窄少见。

【实验室及其他检查】

1. X 线检查 急性者心影正常或左心房轻度增大伴明显肺淤血。慢性重度反流者常见左心房、左心室增大，左心衰竭时可见肺淤血和间质性肺水肿征。

2. 心电图 主要为左心房增大，部分有左心室肥厚和非特异性 ST – T 改变，心房颤动常见。

3. 超声心动图 左心房、左心室增大，脉冲多普勒超声和彩色多普勒血流显像可探及收缩期反流束，诊断敏感率几乎 100%，且可半定量反流的程度。二维超声可显示二尖瓣结构的形态特征，如瓣叶增厚、融合、缩短和钙化等，还可提示是否伴有赘生物。

【诊断要点】

心尖区典型收缩期杂音伴 X 线或心动图示左心房、左心室增大为主要诊断依据。超声心动图检查有确诊价值。

【治疗要点】

内科治疗包括预防风湿活动和感染性心内膜炎，针对并发症治疗。外科治疗为恢复瓣膜关闭完整性的根本措施，包括瓣膜修补术或人工瓣膜置换术。

三、主动脉瓣狭窄

主动脉瓣狭窄的病因有三种，即先天性病变、退行性变和炎症性病变。风湿性炎症引起的单纯性主动脉瓣狭窄少见，大多伴有不同程度的主动脉关闭不全和二尖瓣狭窄。已诊断为本病的患者除无症状、病变较轻者外，多数需要手术治疗。出现充血性心力衰竭、晕厥和心绞痛等症状的患者自然生存期较短。

【病理生理】

风湿性病变导致瓣膜交界处粘连融合，瓣膜纤维化、僵硬、钙化和挛缩畸形，瓣膜口狭窄。正常成人主动脉瓣口 ≥3.0cm^2。当瓣口面积减少一半时，收缩期仍无明显跨瓣压差。当瓣口 ≤1.0cm^2 时，左心室收缩压明显升高，跨瓣压差显著。主动脉瓣狭窄使左室射血阻力增加，左心室通过进行性室壁向心性肥厚，以维持正常收缩期室壁应力和左室心排血量。而左心室肥厚导致其顺应性降低，引起左心室舒张末压进行性升高，致左心房后负荷增加，左心房代偿性肥厚。最终因室壁应力增加、心肌缺血和纤维化等导致左心室功能衰竭。因左心射血受阻，左心搏出量减少，使脑动脉、冠状动脉供血减少，临床上出现相应症状和体征。

【临床表现】

1. 症状 出现较晚。呼吸困难、心绞痛和晕厥为典型主动脉瓣狭窄常见的三联征。

（1）呼吸困难 劳力性呼吸困难为晚期肺淤血的首发症状，见于90%的有症状患者。继而可发生阵发性呼吸困难、端坐呼吸和急性肺水肿。

（2）心绞痛 常由运动诱发，休息后可缓解，见于60%的有症状患者。主要由心肌缺血所致。

（3）头晕，甚至晕厥 多发生于直立、运动中或运动后即刻，由脑缺血引起。见于1/3有症状的患者。休息时的晕厥可由房颤、房室传导阻滞等心律失常导致心排量骤减所致。

2. 体征 心尖搏动相对局限、持续有力，呈抬举样。主动脉瓣第一听诊区可闻及喷射状全收缩期杂音，向颈动脉传导，常伴震颤。

3. 并发症 感染性心内膜炎、室性心律失常、心力衰竭常见，心脏性猝死少见。

【实验室及其他检查】

1. X 线检查 早期心影可正常或左心室稍大，后期增大明显；升主动脉根部常见狭窄后扩张；晚期肺淤血及左心房增大。

2. 心电图 重度狭窄者有左心室肥厚伴继发性 ST－T 改变。可有心律失常。

3. 超声心动图 是明确诊断和判定狭窄程度的重要方法。二维超声心动图探测主动脉瓣异常十分敏感，有助于显示瓣膜结构。多普勒超声可测出主动脉瓣口面积及跨瓣压差。

4. 心导管检查 当超声心动图不能确定狭窄程度并考虑人工瓣膜置换时，应行心导管检查。可通过计算左心室－主动脉收缩期峰值压差，计算出瓣口面积。

【诊断要点】

有典型主动脉瓣狭窄杂音时较易诊断。确诊有赖于超声心动图。

【治疗要点】

1. 内科治疗 预防风湿热复发。积极治疗心律失常，尤其注意预防和及时治疗房颤，并积极治疗其他可能导致症状或血流动力学改变的心律失常。心绞痛可用硝酸酯类药物。心力衰竭患者应限制水钠摄入，使用利尿剂及洋地黄类药物，不可使用小动脉血管扩张剂，如酚妥拉明，以防血压过低。

2. 外科治疗及介入治疗 人工瓣膜置换术为治疗成人主动脉瓣狭窄的主要方法。重度狭窄伴心绞痛、晕厥或心力衰竭为主要手术指征。介入治疗主要是经皮球囊主动脉瓣成形术，但临床使用较少。

四、主动脉瓣关闭不全

主动脉瓣关闭不全是由主动脉瓣和（或）主动脉根部疾病所致。约 2/3 的主动脉瓣关闭不全为风心病所致。

【病理生理】

风湿性病变使瓣叶缩短变形、增厚、钙化和活动受限，影响舒张期瓣叶边缘对合，导致主动脉瓣关闭不全。由于主动脉瓣关闭不全，舒张期血流从主动脉反流入左心室，左心室在舒张期不仅要接受左心房流入的血液，同时还要接受由主动脉反流的血液，左心室容量负荷增加。收缩期心搏出量增加，导致左心室代偿肥大与扩张，后期可发生左心衰竭。此外，由于心脏收缩时射血增多，故收缩压升高；由于舒张早期主动脉口的反流，致舒张压降低，出现脉压增大和周围血管征。若主动脉瓣口反流量大，可引起外周动脉供血不足，导致主要脏器灌注不足而出现相应的临床表现。

【临床表现】

1. 症状 轻度或中度关闭不全者，临床可无明显症状；较重者可出现心悸、心前区不适及头部动脉强烈搏动感。部分患者伴有心绞痛。常有体位性头昏，晕厥较罕见。晚期出现左心衰竭的表现。

2. **体征**　因左心室扩大，心尖搏动向左下移位，可有抬举性搏动。主动脉瓣第二听诊区可闻及高调叹气样递减型舒张期杂音，以吸气及端坐前倾时明显。第一心音减弱，主动脉瓣区第二心音减弱或消失，心尖区常有第三心音。周围血管征常见，如点头征、水冲脉、股动脉枪击音和毛细血管搏动征，听诊器压迫股动脉可闻及双期杂音（duroziez 双重音）。

3. **并发症**　感染性心内膜炎、室性心律失常较常见，心脏性猝死较少见。

【实验室及其他检查】

1. **X 线检查**　不同程度的左心室扩大，心影呈靴型，主动脉弓突出，搏动明显。

2. **心电图**　左心室肥厚及继发性 ST-T 改变。

3. **超声心动图**　M 型超声显示舒张期二尖瓣前叶或室间隔纤细扑动；二维超声可显示瓣膜和主动脉根部的形态改变，有助于确诊病因；多普勒血流显像可探及全舒张期反流束，为最敏感的确定主动脉瓣反流的方法，并可通过计算反流血量与搏出血量的比例来判断其严重程度。

4. **主动脉造影**　当无创技术不能确定反流程度，并考虑外科治疗时，可行选择性主动脉造影，半定量反流程度。

【诊断要点】

主动脉瓣关闭不全的舒张期杂音伴周围血管征可以做出诊断。确诊有赖于超声心动图。

【治疗要点】

1. **内科治疗**　参照主动脉瓣狭窄的治疗。

2. **外科治疗**　人工瓣膜置换术为治疗成人严重主动脉瓣关闭不全的主要方法。

五、护理

【常见护理诊断/问题】

1. **活动无耐力**　与心输出量下降有关。

2. **有感染的危险**　与肺淤血及风湿活动有关。

3. **焦虑**　与担心疾病预后等有关。

4. **知识缺乏**　缺乏疾病相关治疗、保健知识。

5. **无效性家庭应对**　与患者长期患病，家属体力、精力及经济不支有关。

6. **潜在并发症**　栓塞、心力衰竭、心律失常等。

【护理措施】

1. **生活护理**　病室温湿度适宜，减少探视，保持环境安静。根据心功能级别合理安排休息和活动。左房内有巨大附壁血栓者应绝对卧床休息，以防血栓脱落造成其他部位栓塞。

2. 饮食护理 给予高热量、高蛋白、富含维生素的清淡、易消化饮食。已发生心力衰竭的患者应给予低热量、易消化饮食，宜少量多餐，心衰缓解后可适量补充营养，提高机体抵抗力。服用抗凝药物者应避免食用含大量维生素 K 的深绿色蔬菜（如菠菜），以免影响抗凝效果。服用排钾利尿药者应多食富含钾的食物，如海产类、豆类、菌菇类、水果类等，避免太咸的食物。

3. 病情观察 监测体温，注意热型，超过 38.5℃给予物理降温；观察有无风湿活动表现，如皮肤红斑、皮下结节、关节红肿疼痛等；监测心衰征象，如呼吸困难、咳嗽咳痰、水肿、颈静脉怒张、肝脏肿大等；警惕栓塞的发生，当患者出现头晕、失语、肢体功能障碍，甚至昏迷、脑疝等征象时应警惕脑栓塞的可能；当肢体突发剧烈疼痛、局部皮肤温度下降，应考虑外周动脉栓塞的可能。

4. 对症护理

（1）关节疼痛 注意休息，病变关节应制动，保暖，避免受压和碰撞，局部可热敷或按摩，减轻疼痛，必要时给予止痛治疗。

（2）栓塞护理 遵医嘱使用抗凝或抗血小板聚集的药物，如阿司匹林或华法林，预防血栓形成。定期进行超声心动图检查，了解左心房有无附壁血栓，如发现有较大附壁血栓者应绝对卧床休息，避免剧烈运动或体位突然改变，以防血栓脱落，形成栓塞。卧床休息期间，应协助患者翻身，做肢体的被动运动，按摩及用温水泡足，以防下肢静脉栓塞。密切观察患者有无胸痛、咯血、腰痛、血尿、肢体剧痛、动脉搏动消失、局部皮肤苍白发凉、头痛、肢体活动及感觉障碍等栓塞表现。

5. 药物护理 遵医嘱用药，观察药物疗效及不良反应。应用抗凝药期间，应严密监测出血征兆，如牙龈出血、皮下瘀斑、血尿、黑便、月经量增多等。阿司匹林宜饭后服用，并注意有无胃肠道反应。注意观察与预防口腔及肺部的二重感染。

6. 心理护理 与患者加强沟通，耐心解释病情，消除患者焦虑紧张情绪，使其积极配合治疗。向患者和家属详细介绍治疗的方法和目的，缓解患者或家属的焦虑和顾虑。

【健康指导】

1. 疾病知识指导 告知患者及家属本病的原因和病程进展特点，鼓励其做好长期与疾病做斗争的思想准备。有手术适应证时及早择期手术，以免错过最佳手术时机。指导患者在接受牙科治疗及各种侵袭性检查或治疗时，事先告诉医生有风心病病史，以便预防性应用抗生素。

2. 日常生活指导 预防感染，尽可能改善居住环境，避免潮湿、阴暗等，保证室内空气流通、阳光充足。日常生活中防止受伤。避免与上呼吸道感染等患者接触。加强营养，锻炼身体，以增加抵抗力，预防感冒。尽量避免剧烈运动、重体力劳动或情绪激动。

3. 用药及妊娠指导　告知患者坚持服药的重要性，按医嘱服用抗风湿药物、抗心衰药物及抗生素；并定期门诊复查，防止病情进展。育龄妇女应在医生的指导下选择妊娠与分娩时机，病情重不能妊娠与分娩者，应做好家属的思想工作。

第九节　心包炎患者的护理

心包炎（pericarditis）是指心包脏层和壁层的急、慢性炎症，常继发于某些全身性疾病或邻近组织病变蔓延而来。可单独存在，也可与心肌或心内膜等炎症并存。临床上可根据病程急缓分为急性、亚急性及慢性，根据病因分为感染性、非感染性、过敏性或免疫性，见表 3 – 13。临床上以急性心包炎和慢性缩窄性心包炎最为常见。

表 3 – 13　心包炎的分类

分类		内容
依据病因分类	感染性	病毒、化脓性、结核性、真菌性、其他
	非感染性	急性心肌梗死、尿毒症、肿瘤、黏液腺瘤、胆固醇、乳糜性、外伤、主动脉夹层、放射性、急性特发性、结节病等
	过敏性或免疫性	风湿性、血管炎性、药物、心肌心包损伤后
依据病程分类	急性	病程 <6 周，包括纤维素性、渗出性
	亚急性	6 周 ~6 个月，包括渗出性 – 缩窄性、缩窄性
	慢性	>6 个月，包括缩窄性、渗出性、粘连性

一、急性心包炎

急性心包炎（acute pericarditis）为心包脏层和壁层的急性炎症，可由细菌、病毒、肿瘤、自身免疫、物理、化学等因素引起。

【病因与病机】

过去常见病因为风湿热、结核及细菌性感染。近年来，病毒感染、肿瘤、尿毒症性及心肌梗死性心包炎明显增多。

正常心包腔内约有 50mL 的浆液。急性炎症反应时，心包壁层和脏层间出现由纤维蛋白、白细胞及少量内皮细胞组成的渗出物，尚无明显液体积聚，为纤维蛋白性心包炎；如液体增多，主要为浆液性纤维蛋白渗液，则转变为渗出性心包炎，液体量由 100 ~ 3000mL 不等，亦可呈血性、脓性。如液体迅速增多，心包腔内压力急骤上升，导致心室舒张期充盈受限，周围静脉压升高，最终使心排血量降低、血压下降，出现急性心脏压塞的表现。

【临床表现】

1. 纤维蛋白性心包炎

（1）症状 胸痛为最主要症状。心前区尖锐剧痛或沉闷痛，深呼吸、咳嗽、体位变动或吞咽时加重，可放射至左肩、左臂、左肩胛区及颈部、上腹部。结核性或肿瘤性心包炎可不明显，急性非特异性心包炎及感染性心包炎疼痛较明显。

（2）体征 心包摩擦音是纤维蛋白性心包炎的典型体征。多位于心前区，胸骨左缘第3、4肋间最明显，呈抓刮样粗糙音，与心音无相关性。坐位身体前倾、深吸气或将听诊器胸件加压更易听到。可持续数小时、数天或数周。

2. 渗出性心包炎

（1）症状 呼吸困难是最突出的症状。严重时呈端坐呼吸、身躯前倾、呼吸浅速、面色苍白。也可因压迫气管、喉返神经、食管产生干咳、声音嘶哑及吞咽困难。可有发冷、发热、乏力、烦躁、上腹闷胀等全身症状。

（2）体征 心尖搏动减弱或消失，心浊音界向两侧扩大，心音遥远。大量积液时可在左肩胛骨下出现浊音及左肺受压迫所引起的支气管呼吸音，称心包积液征。大量积液可使收缩压下降，脉压减小，导致静脉回流受阻，出现颈静脉怒张、肝大、腹水及水肿等。

3. 心脏压塞 急性心脏压塞表现为心动过速、血压下降、脉压变小和静脉压明显上升，如心排血量显著下降可引起急性循环衰竭、休克。亚急性或慢性心脏压塞表现为体循环静脉淤血、颈静脉怒张、静脉压升高、奇脉等。

【实验室及其他检查】

1. 血液检查 取决于原发病，感染性者常有外周血白细胞计数增加、血沉增快等炎症反应。

2. X线检查 当心包内积液量超过300mL时可见心影向两侧增大而肺部无明显充血现象，是心包积液的有力证据。

3. 心电图 常规导联（除AVR外）ST段呈弓背向下型抬高，一至数日后，ST段回到基线，出现T波低平及倒置，持续数周至数月后逐渐恢复正常。渗出性心包炎时可有QRS波群低电压及电交替，无病理性Q波。

4. 超声心动图 是简单、可靠的无创性诊断心包积液的方法。M型或二维超声心动图可见液性暗区。

5. 心包穿刺 心包穿刺不但可确诊还可用于治疗，主要用于心脏压塞和未能明确病因的渗出性心包炎和心脏压塞。抽取心包穿刺液进行常规涂片、细菌培养和寻找肿瘤细胞等。

【诊断要点】

根据急性起病、典型胸痛、心包摩擦音、特征性心电图表现可进行诊断。超声心动图检查可以确诊并判断积液量。结合相关病史、全身表现及相应的检查有助于对病因做出诊断。

【治疗要点】

1. 病因治疗 针对病因，应用抗生素、抗结核药物、化疗药物等治疗。

2. 对症治疗 胸痛者应用镇痛剂，可予阿司匹林、吲哚美辛，必要时给予吗啡类药物；呼吸困难者半卧位、吸氧。

3. 解除心脏压塞 行心包穿刺可解除心脏压塞和减轻大量渗液引起的压迫症状，必要时可经穿刺向心包腔内注入抗菌药物或化疗药物等；也可行心包切开引流及心包切除术等。

二、缩窄性心包炎

缩窄性心包炎（constrictive pericarditis）是指心脏被致密厚实的纤维化或钙化心包所包围，致使心室舒张期充盈受限，从而产生一系列循环障碍的病征。

【病因与病机】

缩窄性心包炎继发于各种急性心包炎，国内最常见的病因为结核性，其次为化脓性或外伤性心包炎后演变而来。少数与心包肿瘤、急性非特异性心包炎及放射性心包炎等有关。急性心包炎后，随着渗出液逐渐吸收可有纤维组织增生，心包粘连增厚、钙化，最终形成坚厚的瘢痕，使心包失去伸缩性，心室舒张期扩张受阻，充盈减少，心搏量下降而产生血液循环障碍。

【临床表现】

1. 症状 心包缩窄多于急性心包炎后 1 年内形成，少数可达数年，常见症状为劳力性呼吸困难，主要与心搏量降低有关。可伴有不同程度的疲乏、食欲不振、上腹胀满或疼痛等。

2. 体征 心尖搏动减弱或消失，心浊音界正常或稍大，心音低远，心率增快，部分患者可闻及心包叩击音，可触及奇脉。此外，有颈静脉怒张、肝大、腹水、胸腔积液、下肢水肿等。

【实验室及其他检查】

1. X 线检查 心影偏小、正常或轻度增大。

2. 心电图 有 QRS 波群低电压、T 波低平或倒置。

3. 超声心动图 可见心包增厚、室壁活动减弱、室间隔矛盾运动等。

4. 心导管检查 血流动力学可有相应改变。

5. CT 及 MRI 对心包增厚具有很高的特异性和分辨率。

【诊断要点】

典型缩窄性心包炎根据临床表现及相关检查可明确诊断。

【治疗要点】

早期施行心包剥离术。心包感染被控制、结核活动已静止即应手术，术后继续用药1年。

三、护理

【常见护理诊断/问题】

1. **气体交换受损**　与肺淤血、肺或支气管受压有关。
2. **疼痛：胸痛**　与心包炎症有关。
3. **体液过多**　与渗出性、缩窄性心包炎有关。
4. **体温过高**　与心包炎症有关。
5. **活动无耐力**　与心排血量减少有关。
6. **营养失调：低于机体需要量**　与结核、肿瘤等病因有关。
7. **焦虑**　与病因诊断不明、病情重、疗效不佳有关。

【护理措施】

1. **生活护理**　保持病室安静，限制探视。注意病室温度和相对湿度，避免患者受凉，防止呼吸道感染。指导患者卧床休息，协助患者取舒适卧位，如半坐卧位或坐位，使膈肌下降，呼吸面积扩大，换气量增加而利于呼吸。出现心脏压塞者往往采取强迫前倾坐位。给患者提供可依靠的床头桌，并加床档以保护患者防止坠床。患者衣着应宽松，以免妨碍胸廓运动。勿用力咳嗽、深呼吸或突然改变体位，以免引起疼痛加重。

2. **饮食护理**　给予高热量、高蛋白、高维生素、易消化的半流食或软食，限制钠盐摄入，少食易产气食物，如薯类、葱及笋等，多食芹菜、海带等富含纤维素的食物，以防肠内产气过多引起腹胀、便秘导致膈肌上抬。

3. **病情观察**　密切监测心前区疼痛的部位、性质及其变化情况，以及是否有心包摩擦音出现。观察患者呼吸困难的程度和血气分析的结果。观察颈静脉是否充盈、肝脏大小及水肿情况。如有胸闷气急、疼痛加重或心动过速、血压下降、脉压变小等，应及时与医生联系。

4. **胸痛的护理**　向患者解释疼痛的原因及应对方式，以缓解患者的紧张情绪。轻、中度疼痛者，可根据各自喜好，选择喜欢的音乐或电视节目来欣赏，以分散其注意力。也可采用局部按摩，松弛肌肉，改善血液循环。对疼痛明显者，可遵医嘱给予止痛剂，以减轻疼痛对呼吸功能的影响。

5. 心包穿刺术的配合与护理

（1）术前护理　准备用物，与患者沟通，说明手术的目的、意义、方法和过程，解除患者思想顾虑，必要时少量镇静剂；患者有咳嗽时可给予可待因镇咳治疗；维护患者隐私；操作前开放静脉通道，备好抢救药品，如阿托品等，以备急需；进行心电、血压监测；术前行超声检查，确定积液量与穿刺部位，对最佳穿刺点进行标记。

（2）术中配合　密切观察患者的反应和主诉，如面色、呼吸、血压、脉搏、心电等变化，如有异常，应及时协助医生处理。患者避免剧烈咳嗽或深呼吸，穿刺过程中出现不适时，应立即告知医护人员。严格无菌操作，抽液过程中随时夹闭胶管，防止空气进入心包腔；缓慢抽液，抽液量每次不超过 1L，以防引起急性右室扩张，第 1 次抽液量一般不宜超过 200~300mL，若抽出鲜血，须立即停止抽吸，密切观察有无心脏压塞发生；记录抽液量、质，按要求留标本及时送检。

（3）术后护理　术毕拔出穿刺针，穿刺部位覆盖无菌纱布，用胶布固定；继续监测心电、血压 2 小时，嘱患者休息，注意观察生命体征变化。心包引流者需做好引流管的护理，当间断心包引流液 <25mL/d 时拔除导管。

6. 药物护理　遵医嘱用药，观察药物疗效和不良反应，应用解热镇痛剂时应注意观察有无出血及胃肠道反应；应用吗啡类药物止痛时注意观察是否出现呼吸抑制等不良反应；抗结核治疗时，定期检查肝功。应用糖皮质激素、抗生素、抗肿瘤等药物治疗时，应注意观察药物的疗效及不良反应，如过敏反应、骨髓抑制、血糖异常等。

7. 心理护理　患者呼吸困难或疼痛时，应给予解释和安慰，消除不良心理因素。在心包穿刺抽液前，通过讲解治疗的意义、过程、术中配合事项等，舒缓患者的紧张情绪。

【健康指导】

1. 疾病知识指导　避免诱因，嘱患者注意防寒保暖，防止呼吸道感染。注意休息，加强营养。进食高热量、高蛋白、高维生素的易消化饮食，限制钠盐摄入。对缩窄性心包炎的患者应讲明行心包切除术的重要性，解除其思想顾虑，尽早接受手术治疗。

2. 用药指导与病情监测　告知患者药物的名称、剂量、作用及不良反应，明确坚持足疗程药物治疗的重要性，勿擅自增加或减少药物的剂量和种类，防止复发。监测病情，定期随访。

【综合（复杂）案例】

李某，女性，55 岁。于 30 年前反复患扁桃体炎，于 23 年前行扁桃体摘除。无高血压、冠心病史。患者于 8 年前因劳累出现心悸、气短，无咳嗽、咳痰等症状，休息后可缓解。上述症状每于劳累后出现，日常活动尚不受限，未行诊治。3 年前自觉活动耐力下降，日常活动即感心悸、气短，休息后仍能缓解，间断出现睡眠中憋醒，起床活动后，自行缓解，伴有咳嗽、咯血痰，不伴有胸痛。于当地医院检查时发现有心脏杂音

（诊断不详）。给予对症治疗后病情可好转，此后病情反复发作，并逐渐出现腹胀、双下肢浮肿，均经住院治疗后好转。于 3 天前劳累后上述症状加重，咳嗽、咳少量粉红色泡沫痰，自服药物（不详），无好转，急来我院。病重以来，饮食、睡眠欠佳，尿量减少（24 小时 700mL 左右）。体格检查：T 36.2℃，P 96 次/分，R 30 次/分，BP 135/80mmHg。双颧绀红，端坐位，颈静脉怒张，肝颈静脉反流征阳性，呼吸急促，大汗。双肺布满干、湿啰音。心界不大，心率 144 次/分，心律绝对不齐，心音强弱不等，心尖部可闻及低调的隆隆样舒张中晚期杂音，可闻及开瓣音。腹部软，肝肋下 2cm，质韧，无压痛。双下肢中度浮肿。

问题：

1. 根据病史、查体应该考虑该患者患有哪些疾病？

2. 针对目前诊断，应给予哪些治疗？

3. 该患者主要的护理问题有哪些？应采取哪些护理措施？

目标检测

A1 型题

1. 心绞痛的错误护理是（　　）

    A. 发作时就地休息　　　　　　　B. 注意保暖，室温不宜过低

    C. 高热时，高糖饮食　　　　　　D. 少食多餐，不宜过饱

    E. 戒烟

2. 下列关于室性期前收缩的描述错误的是（　　）

    A. 频发室性期前收缩指发作频率超过 5 次/分

    B. 提前出现的 QRS 波群，宽大畸形，时限 ≥0.12 秒

    C. 室性期前收缩前常无 P 波，其后可见完全性代偿间歇

    D. 三联律是指每两个窦性搏动后出现一个室性期前收缩

    E. 治疗室性期前收缩的首选药物是洋地黄类药物

3. 观察使用洋地黄类药物的患者，哪种情况可继续用药（　　）

    A. 恶心、呕吐　　　　　　　　　B. 视力模糊

    C. 心率 70 次/分　　　　　　　　D. 室性早搏呈二联律

    E. 原房颤转为规则心律

4. 风湿性心脏病心房颤动患者突然抽搐、偏瘫，首先考虑（　　）

    A. 心力衰竭　　　B. 洋地黄中毒　　　C. 低钾血症

    D. 脑栓塞　　　　E. 戒烟

A2 型题

5. 马女士，有风心病史，因心源性水肿给予噻嗪类利尿剂治疗时，特别注意预防（　　）

A. 低钾血症　　　B. 高钠血症　　　C. 低钠血症

D. 高钾血症　　　E. 低镁血症

6. 赵女士，58 岁。诊断慢性心力衰竭，心功能Ⅲ级，平素规律服药，2 天前不洁饮食后出现腹泻。今晨患者出现头痛、恶心、视力模糊、黄视，查心电图示频发室性期前收缩，考虑可能出现了（　　　）

A. 利尿剂不良反应　　　　　　　　B. 洋地黄类药物中毒

C. 硝酸酯类药物不良反应　　　　　D. 高血压脑病

E. 心肌梗死

7. 孙某，男，66 岁，因重症心肌炎入院。1 小时前于床上排便后突然出现严重呼吸困难，呼吸频率 40 次/分左右，频繁咳嗽，咳泡沫样痰，查血压 160/90mmHg，为患者采取的护理措施错误的是（　　　）

A. 立即采取端坐位，两腿下垂

B. 静脉注射或皮下注射吗啡，以镇静、减轻心脏前、后负荷

C. 6～8L/min 氧气吸入，加入 20%～30% 酒精湿化，维持血氧饱和度在 95% 以上

D. 应用硝普钠快速静脉输注，迅速将血压降到正常

E. 给予高蛋白、高维生素、低渣、易消化饮食

8. 某患者，女，52 岁。确诊风湿性心脏病二尖瓣狭窄 8 年余，未进行系统治疗，心电图示持续性房颤，心室率 102 次/分，患者最易出现的临床情况为（　　　）

A. 脑栓塞　　　B. 肺栓塞　　　C. 肝脏肿大

D. 感染性心内膜炎　　　E. 胸腔积液和腹水

9. 王某，女，50 岁，肺动脉高压，右心衰竭。护士进行身体评估时，患者存在的症状或体征是（　　　）

A. 肺部湿啰音　　　B. 呼吸困难　　　C. 咳嗽

D. 心绞痛　　　E. 颈静脉怒张

10. 王老先生，因持续心前区痛 4 小时入院，诊断为急性心肌梗死，监测中发现患者出现心室颤动，此时责任护士应即刻采取的首要措施是（　　　）

A. 心内注射利多卡因　　　　　　B. 非同步电除颤（电复律）

C. 高压吸氧　　　　　　　　　　D. 气管插管

E. 同步电除颤

11. 肖先生，33 岁，风心病二尖瓣狭窄 4 年，近 1 个月重体力劳动时出现呼吸困难入院。晚 1 点患者突然憋醒，端坐位，大汗淋漓，咳粉红色泡沫痰，心率 120 次/分，两肺满布湿啰音及哮鸣音，责任护士给予患者吸氧的正确方式是（　　　）

A. 持续低流量吸氧　　　　　　B. 高流量吸氧

C. 间断给氧　　　　　　　　　D. 高流量酒精湿化吸氧

E. 低流量酒精湿化吸氧

12. 高某，55 岁，建筑公司木工，出现过度劳累时心前区疼痛 1 个月来就诊，确诊为心绞痛。患者吸烟 14 年，血脂高，过量进食，喜欢浓茶。责任护士向患者进行健康教育下列哪项不妥（　　）
    A. 防治冠心病危险因素如低脂、低盐饮食，不易过饱
    B. 保持情绪稳定，不可过度劳累
    C. 戒烟、限酒、不饮浓茶
    D. 按医嘱服药，定期复查，平日随身携带硝酸甘油
    E. 心绞痛疼痛持续 1 小时以上，是正常情况

A3/A4 型题

(13 ~ 15 题共用题干)

周先生，63 岁，诊断高血压病 35 年。3 年前始，常于体力活动后出现胸闷、气短等症状，休息后可缓解，无胸痛。近半年来，患者体力活动明显受限，常于日常活动后出现呼吸困难，休息很长时间后才缓解。

13. 该患者 3 年前和近半年来的心功能分别为（　　）
    A. 3 年前Ⅱ级，近半年来Ⅲ级　　　B. 3 年前Ⅰ级，近半年来Ⅱ级
    C. 3 年前Ⅲ级，近半年来Ⅳ级　　　D. 3 年前Ⅰ级，近半年来Ⅲ级
    E. 3 年前和近半年来心功能都是Ⅱ级

14. 该患者目前可能存在的临床表现不包括（　　）
    A. 肝脏淤血肿大　　　　　　　　B. 劳力性呼吸困难
    C. 咳嗽、咳痰　　　　　　　　　D. 乏力
    E. 头晕

15. 该患者首要的护理问题是（　　）
    A. 有受伤的危险　　　　　　　　B. 气体交换受损
    C. 体液过多　　　　　　　　　　D. 潜在并发症：洋地黄类药物中毒
    E. 知识缺乏

(16 ~ 18 题共用题干)

秦女士，69 岁，3 小时前胸骨后压榨样疼痛发作，伴呕吐、冷汗及濒死感而入院。护理体检：神清，合作，心率 112 次/分，律齐，交替脉，心电图检查显示有急性广泛性前壁心肌梗死。

16. 秦女士存在的最主要护理问题是（　　）
    A. 活动无耐力　　　　　　　　　B. 心输出量减少
    C. 体液过多　　　　　　　　　　D. 潜在心律失常
    E. 潜在感染

17. 对秦女士第一周的护理措施正确的是（　　）
    A. 高热量，高蛋白饮食　　　　　B. 协助患者翻身，进食
    C. 协助患者如厕　　　　　　　　D. 低流量持续吸氧
    E. 指导患者床上活动

18. 在监护过程中护士发现秦女士烦躁不安，面色苍白，皮肤湿冷，脉细速，尿量减少，应警惕发生（　　）

A. 严重心律失常
B. 急性左心衰
C. 心源性休克
D. 并发感染
E. 紧张，恐惧

第四章　消化系统疾病患者的护理

 学习目标

1. 能说明消化系统常见疾病的基本病因与诱因。
2. 能描述消化系统常见疾病的临床表现。
3. 能说明消化系统常用相关检查的临床意义和治疗要点。
4. 能按照护理程序对消化系统疾病患者进行全面的护理评估，提出正确的护理诊断和问题，并制定和实施合理的护理措施。
5. 能对消化系统疾病患者进行正确的健康指导。

案例：患者男性，42 岁，间歇性上腹痛 3 年，有嗳气、反酸、食欲不振，冬春季节较常发作。曾用奥美拉唑（洛赛克）、枸橼酸铋钾（得乐冲剂）等治疗，时好时坏。每次发作均有上腹部胀痛，多数是在进餐后 30 分钟疼痛更甚，进餐后不能缓解。近 3 天来腹痛加剧，且突然呕血 400mL。

第一节　概　　述

消化系统疾病是指发生于食管、胃、肠、肝胆、胰腺等脏器的器质性或功能性疾病。消化系统疾病是临床常见病和多发病，其种类较多。据统计，约 10% 的人在一生中的某一时期患有消化性溃疡。我国居民慢性疾病患病率高的前十种疾病中就包括胃肠炎、胆结石和胆囊炎、消化性溃疡 3 种疾病。由于现代人们生活方式、饮食习惯的改变，消化系统疾病谱也发生了变化，急慢性胰腺炎、炎症性肠病、酒精性和非酒精性脂肪肝等疾病的发病率逐年增高，恶性肿瘤如结直肠癌、胰腺癌的发病率也在增高。随着科技进步和医学的不断发展，内镜技术、肝移植技术等不断发展和成熟，对消化系统疾病的护理方法也提出了更高的要求。

消化系统包括消化道和消化腺两部分。消化道包括口腔、咽、食管、胃、小肠、大肠。以十二指肠屈氏韧带为界分为上消化道和下消化道。消化腺包括唾液腺、肝、胰、胃腺、肠腺等。消化系统的主要生理功能是将人体摄入的食物进行消化和分解，使之成为小分子物质被肠道吸收，经肝脏处理后成为人体必需物质，以供全身组织利用。未被吸收和无营养价值的残渣以粪便形式排出体外。所以，消化系统具有清除有毒物质和病原微生物的功能。同时，消化系统还可分泌多种激素，具有免疫功能。

消化系统疾病常见症状有恶心、呕吐、腹胀、腹痛、腹泻等。

一、恶心与呕吐

恶心是指上腹部不适、紧迫欲吐的主观感觉，可伴有迷走神经兴奋的症状，患者可有出汗、流涎、血压降低等表现。呕吐是指胃强烈收缩，导致胃内容物经食管、口腔排出体外。两者可单独发生，但多数患者先有恶心，继而出现呕吐。

【病因】

1. 消化系统疾病 急慢性胃炎、消化性溃疡并发幽门梗阻、胃癌；肝、胆囊、胆道、胰腺、腹膜的急性炎症；胃肠道功能紊乱引起的心理性呕吐。

2. 其他疾病 梅尼埃病、颅内高压症、妊娠、癔症等。

【临床表现】

呕吐出现的时间、频度，呕吐物的量与性状因病种而异。上消化道出血时呕吐物呈咖啡色，甚至鲜红色；消化性溃疡并发幽门梗阻时呕吐常在餐后发生，呕吐量大，呕吐物含酸性发酵宿食；低位肠梗阻时呕吐物带有粪臭味；急性胰腺炎可出现频繁剧烈的呕吐，吐出胃内容物，甚至胆汁。呕吐频繁且量大者可引起水电解质紊乱、代谢性碱中毒。长期呕吐伴畏食者可致营养不良。

【实验室及其他检查】

留取呕吐物做毒物分析或细菌培养、X 线钡餐、胃镜、血糖及电解质检测等以明确病变部位和了解病情。

【常见护理诊断/问题】

1. 有体液不足的危险 与大量呕吐导致失水有关。

2. 活动无耐力 与频繁呕吐导致水、电解质丢失有关。

【护理措施】

1. 有体液不足的危险

(1) 生活护理 呕吐严重者，卧床休息，不宜多翻身。患者呕吐时，取坐位或侧卧位，头偏向一侧，防止误吸。呕吐完毕，协助患者漱口，做好口腔护理，更换污染衣服被褥，必要时呕吐物留样送检。保持病室环境清洁，开窗通风去除异味。严重呕吐引发水电解质失衡者应协助患者进行日常生活护理。

(2) 饮食护理 呕吐患者饮食以低渣、易消化食物为主，避免生冷、高纤维素及刺激性强的食物。进食前后协助患者漱口以促进患者食欲和清洁口腔。呕吐频繁禁食者，宜静脉补充营养，待症状缓解后逐步恢复饮食。

（3）病情观察 监测生命体征和意识状态。观察患者呕吐的特点，记录呕吐的次数，呕吐物的性质、数量、颜色和气味。观察有无因为大量呕吐导致代谢性碱中毒、心动过速、呼吸急促、低血压、休克、脱水等症状发生。准确测量和记录每日的出入量、尿比重、体重。监测血清电解质、酸碱平衡状态。

（4）对症护理 针对不同病因引发的恶心呕吐，遵医嘱给予相应的处理。呕吐引发体液不足，应积极补充水分和电解质，防止出现低钾血症、代谢性碱中毒。每日补液量＝已损失量＋当日生理需要量＋当日额外损失量。剧烈呕吐不能进食或严重水电解质失衡时，主要通过静脉输液给予纠正。口服补液时，应少量多次饮用，以免引起恶心呕吐。如口服补液未能达到所需补液量时，仍需静脉输液以恢复和保持机体的液体平衡状态。

（5）心理护理 频繁呕吐者，可存在紧张、焦虑等情绪反应。应关心患者，耐心解答患者及家属提出的问题，向其解释精神紧张不利于呕吐的缓解，特别是有的呕吐与精神因素有关，紧张、焦虑还会影响食欲和消化能力，而治病的信心及情绪稳定则有利于症状的缓解。疏导患者焦虑情绪，指导患者应用深呼吸、转移注意力（听音乐、阅读）等放松技术，减少呕吐的发生。

2. 活动无耐力

（1）生活护理 长期或频繁呕吐者，出现体力消耗、营养不足，应协助患者日常活动和生活护理。将患者所需日常用品放置于容易取放的位置。遵医嘱应用止吐药及其他治疗，促使患者逐步恢复正常饮食和体力。

（2）安全护理 告知患者坐起活动、变换体位时，应动作缓慢，以免发生头晕、心悸等不适，甚至发生跌倒。

二、腹胀

腹胀是一种常见的消化系统症状，患者腹部胀满不适。正常人胃肠道内可有少量气体，约为150mL，当咽入胃内空气过多或消化吸收功能不良时，胃肠道内产气过多而肠道内的气体又不能从肛门排出体外时，则可发生腹胀。

【病因】

引起腹胀的原因主要有胃肠道胀气，各种原因所致的腹水、腹腔肿瘤等。临床上常见的引起胃肠道胀气的疾病有吞气症、急性胃扩张、幽门梗阻、肠梗阻、肠麻痹、顽固性便秘、肝胆疾病及某些全身性疾病。晚期妊娠也可引起腹胀。

【临床表现】

腹胀范围可局限于某一区域，也可是全腹。由内科原因引起的消化功能不良或肠麻痹、低位肠梗阻可能引起全腹胀。消化道梗阻部位越高，腹胀程度越轻。正常人在饱餐后可出现一过性腹胀。腹胀伴有胃肠道蠕动增强常表示远端的消化道可能存在梗阻。叩诊腹胀部位可确定是由气体、液体还是实性物所引起，叩诊时气体为鼓音，液体为浊音，实质性病变则为实音。

【实验室及其他检查】

白细胞计数增高和中性粒细胞比例增高提示腹胀患者存在全身、肠腔内、腹腔内或脏器的感染。大便常规和粪便培养可明确病因，指导用药；腹水检查可确定漏出液或渗出液；B超、钡灌肠、肠X线立位照片或透视检查可判断腹腔病变性质，具有诊断意义。

【常见护理诊断/问题】

舒适度改变　与腹部积气、积液有关。

【护理措施】

1. 生活护理　腹胀者多感腹部胀满，横膈升高，影响呼吸功能。患者宜取半卧位或坐位。病因明确后，可以多活动，促进胃肠蠕动。

2. 饮食护理　养成良好的进食习惯，细嚼慢咽，避免过度进食、过快进食和边走边吃，以免吞食空气引起腹胀。少食产气食物，如土豆、面食、糖、碳酸饮料等，以免在肠胃部制造气体导致腹胀。不食不易消化的食物，炒豆、硬煎饼等硬性食物，此类食物不易消化，在胃肠里滞留的时间也较长，可能产生较多气体引发腹胀。适度补充高纤维素食物促进胃肠道蠕动，防止便秘，减轻腹胀。

3. 病情观察　观察腹胀的程度、伴随症状和有无明显诱因。通过触压、叩击腹壁，判断患者腹胀是否缓解，如腹壁较紧张、叩诊鼓音增强、直立时下腹部向外鼓出、平卧时向上鼓出，则说明尚未缓解。若腹胀同时伴有腹肌紧张或板样强直或肝浊音区缩小、消失等紧急情况，应立即报告医生，及时处理。

4. 对症护理　便秘患者可应用开塞露或甘油栓等药物排出大便和肠道内气体，降低肠内压力。伴有嗳气者可服用氢氧化铝消除肠道内泡沫协助排出气体。遵医嘱服用促进肠蠕动的药物。在明确病因情况下，可采用腹部按摩或热敷减轻腹部胀满感。

5. 心理护理　生气或情绪受刺激可加重腹胀，所以告知患者要减少不良情绪，如焦躁、忧虑等，以免使消化功能减弱或刺激胃产生过多胃酸加剧腹胀。

三、腹痛

腹痛是肋骨以下到腹股沟以上的部位出现的疼痛。临床上一般将腹痛按起病急缓、病程长短分为急性腹痛与慢性腹痛。

【病因】

1. 消化道疾病　胃及十二指肠溃疡、急性或慢性胃炎、胃癌、胃痉挛、胃及十二指肠穿孔、肠穿孔等。

2. 肝胆胰疾病　胆囊及胆管的炎症、结石、寄生虫、肿瘤；急性或慢性胰腺炎、胰腺脓肿；肝炎、肝脓肿、肝癌、肝淤血、膈下脓肿及肝脾破裂出血等。

3. 腹膜及血管病变 急性腹膜炎、结核性腹膜炎、肠系膜淋巴结炎、大网膜扭转；血管病变，如肠系膜动脉栓塞、肠系膜静脉血栓形成、门静脉血栓形成等。

4. 其他系统疾病 如泌尿系统结石、积水、结核，异位妊娠，急性或慢性输卵管炎，卵巢囊肿蒂扭转，卵巢囊肿破裂。中毒及代谢性疾病，如铅中毒、尿毒症、低钙血症和低钠血症、糖尿病酮症酸中毒等。

【临床表现】

1. 腹痛的性质、程度、部位与病变脏器及病变性质有关 腹痛可表现为隐痛、钝痛、胀痛、刀割样痛、绞痛等。胃、十二指肠疾病引起的腹痛多为中上腹部隐痛、灼痛或不适感，伴畏食、恶心、呕吐、嗳气、反酸等。小肠疾病多呈脐周疼痛伴有腹泻、腹胀等。绞痛常表示空腔脏器梗阻。由于个体差异，疼痛的程度并不反映病变程度。腹痛的体表位置常和脊髓的节段性分布有关，通常情况下疼痛所在部位即为病变所在部位，但有些病变引起的疼痛可放射至固定的区域，如急性胆囊炎可放射至右肩胛部和背部，阑尾炎引起的疼痛可由脐周转移至右下腹。急性胰腺炎常出现上腹部剧烈疼痛，为持续性钝痛、钻痛或绞痛，并向腰背部呈带状放射。急性腹膜炎时疼痛弥漫全腹，腹肌紧张，有压痛、反跳痛。

2. 腹痛常伴随发热、呕吐、贫血甚至休克等症状 腹痛伴随发热提示炎症、结缔组织病、恶性肿瘤等；伴呕吐提示食管、胃或胆道疾病；呕吐量多提示有胃肠梗阻；伴腹泻提示肠道炎症、吸收不良、胰腺疾病；伴休克同时有贫血提示腹腔脏器破裂，心肌梗死、肺炎也可有腹痛伴休克，应特别警惕；伴尿急、尿频、尿痛、血尿等可能是泌尿系感染或结石；伴消化道出血、柏油样便或呕血提示消化性溃疡或胃炎等；鲜血便或暗红色血便，提示溃疡性结肠炎、结肠癌、肠结核等。

【实验室及其他检查】

对腹痛患者进行相应的实验室检查，如血尿便常规检查，必要时需做 X 线检查、消化道内镜检查等。

【常见护理诊断/问题】

1. 疼痛：腹痛 与消化系统炎症、缺血、梗阻、溃疡、肿瘤或功能性改变等有关。
2. 焦虑 与剧烈腹痛，反复或持续腹痛不易缓解有关。

【护理措施】

1. 疼痛：腹痛
(1) 生活护理 急性剧烈腹痛患者应卧床休息，协助患者采取有利于减轻疼痛的体位，如消化性溃疡患者取屈曲位。伴烦躁不安者应采取防护措施，防止坠床等意外发生。加强巡视，随时了解和满足患者所需，做好生活护理。

（2）饮食护理 未明确病因的急性腹痛者应禁食水。存在胃肠梗阻者遵医嘱给予胃肠减压。指导患者合理饮食，忌暴饮暴食，忌食生冷、油腻、坚硬的食物，可少食多餐。

（3）病情观察 观察腹痛的部位、性质及程度，发作的时间、频率，持续时间以及相关疾病的其他临床表现。如果疼痛性质突然发生改变且经一般对症处理疼痛不仅不能减轻反而加重，需警惕某些并发症的出现，应立即报告并配合医生进行处理；观察患者生命体征、神志、大小便情况，有无反应迟钝、皮肤苍白、出冷汗等休克先兆，及时发现患者可能出现的病情变化或并发症表现。

（4）对症护理 缓解患者腹痛的方法有非药物性和药物性止痛两种。①非药物止痛法指针对慢性腹痛者采取的缓解焦虑、紧张情绪的方法，以提高患者疼痛的阈值。患者可取屈曲位，腹肌松弛，指导患者回忆趣事或想象某种事物来转移其对疼痛的注意。还可指导患者进行行为疗法，如冥想、放松、听音乐、生物反馈等分散其注意力。腹痛部位可应用热水袋热敷，解除肌肉痉挛以达到止痛效果。②药物止痛指针对疼痛时间较长、由恶性肿瘤引起、对患者生理和心理造成严重影响的疼痛所采取的措施。急性剧烈腹痛诊断未明时不可随意使用镇痛药，以免掩盖症状，延误病情。癌性疼痛应依据癌痛等级采取三阶梯止痛疗法，遵循按需给药的原则有效控制患者的疼痛。疼痛缓解或消失后及时停药，防止药物不良反应，减少药物耐受性和药物依赖的发生。

2. 焦虑

（1）评估患者疼痛的因素 疼痛是一种主观感觉，对疼痛的感受既与疾病的性质（是否危及生命）、程度（对患者的生活、工作、休息、睡眠和社交活动是否有影响）有关，也与患者对疼痛的耐受性（与其有关的因素有年龄、个性、文化背景、情绪和注意力等）有关。

（2）心理疏导 加强急性腹痛患者的心理护理，稳定情绪，进行有效心理疏导，使其减轻紧张恐惧心理，有利于增强患者对疼痛的耐受性。如急骤发生的剧烈腹痛、持续存在或反复出现的慢性腹痛及预后不良的癌性疼痛，均可造成患者精神紧张、情绪低落，消极悲观和紧张的情绪又可加剧疼痛。因此，护士对患者和家属应进行细致全面的心理评估和护理，增强患者对疼痛的耐受性。

四、腹泻

腹泻是指排便次数多于平日习惯的频率，或伴有粪质稀薄，或含有未消化食物、脓血、黏液等。正常人的排便习惯多为每天 1 次，有的人每天 2~3 次或每 2~3 天 1 次，只要粪便的性状正常，排便规律，均属正常范围。腹泻分急性和慢性两类。急性腹泻发病急剧，病程在 2~3 周之内。慢性腹泻指病程在两个月以上或间歇期在 2~4 周内的复发性腹泻。

【病因】

1. 肠道感染性疾病，如胃肠炎。

2. 消化系统非感染性疾病，如胃肠肿瘤、胰腺疾病、肝胆疾病。

3. 食物不洁、食物或化学物质过敏等。

4. 其他如消化不良、情绪紧张、药物（如通便剂、制酸剂、咖啡因）等。

【临床表现】

腹泻常由于胃肠蠕动亢进、肠液分泌增多或吸收障碍引起。小肠病变引起的腹泻粪便呈糊状或水样，可含有未完全消化的食物成分，大量水泻易导致脱水和电解质丢失，患者皮肤弹性丧失。部分慢性腹泻患者可发生营养不良，出现消瘦和贫血情况。大肠病变引起的腹泻，粪便中可含脓、血、黏液，病变累及直肠时可出现里急后重。急性腹泻常伴有腹痛。

【实验室及其他检查】

采集新鲜粪便标本做显微镜检查，必要时做细菌学检查。急性腹泻者注意监测血清电解质、酸碱平衡状况。

【常见护理诊断/问题】

1. 腹泻　与肠道疾病或全身性疾病有关。

2. 有体液不足的危险　与大量腹泻引起失水有关。

【护理措施】

1. 腹泻

（1）生活护理　急性起病、全身症状明显的患者应卧床休息，注意腹部保暖。可用热水袋热敷腹部，以减弱肠道运动，减少排便次数，并有利于腹痛等症状的减轻。慢性轻症者可适当活动。腹泻频发者及时更换污染衣物。

（2）饮食护理　饮食以少渣、易消化食物为主，避免生冷、多纤维、辛辣刺激性食物。急性腹泻应根据病情和医嘱给予禁食、流质、半流质或软食。

（3）病情观察　观察排便情况、伴随症状、生命体征及意识状态；观察肛周皮肤、尿量、全身情况及血生化指标等。

（4）对症护理　腹泻者应用止泻药时注意观察患者排便情况有无改善，根据效果及时调整药物。应用解痉止痛剂如阿托品时注意药物不良反应，如口干、视力模糊、心动过速等。排便频繁时因粪便的刺激可使肛周皮肤损伤引起糜烂及感染。故排便后应用温水清洗肛周，保持肛周皮肤清洁干燥，或涂无菌凡士林、抗生素软膏等保护肛周皮肤。

（5）心理护理　因担心治疗效果、害怕纤维结肠内镜检查等，慢性腹泻者可出现精神紧张、焦虑情绪。可告知患者某些腹泻如肠易激综合征与精神因素有关，鼓励患者积极配合检查与治疗，指导患者通过放松、适当活动锻炼来消除紧张、焦虑情绪。

2. 有体液不足的危险

（1）病情观察　观察有无失水、电解质失衡。急性严重腹泻时丢失大量水分和电解质，可引起脱水及电解质紊乱，严重时导致休克。故应严密监测患者生命体征、神志、尿量的变化；有无口唇干燥、皮肤弹性下降、尿量减少、神志淡漠等失水表现；有无肌肉无力、腹胀、肠鸣音减弱、心律失常等低钾血症的表现；监测血生化指标的变化。

（2）对症护理　遵医嘱补充水分和电解质，进行口服补液或静脉补液，以满足患者生理需要量，补充额外丢失量，恢复和维持血容量。静脉补液时，注意输液速度的调节；老年患者尤其应及时补液并注意输液速度，因老年人易因腹泻发生脱水，也易因输液过度、过快引起循环衰竭。

第二节　胃炎患者的护理

胃炎（gastritis）是一种临床常见病，是由多种原因引起的胃黏膜炎症。胃黏膜因炎症出现损害，可出现中上腹疼痛、消化不良、上消化道出血等症状，甚至癌变。依据胃黏膜病理生理和临床表现，胃炎可分为急性、慢性和特殊类型胃炎。本节主要介绍急性胃炎和慢性胃炎。

一、急性胃炎患者的护理

急性胃炎（acute gastritis）是指发生于胃黏膜的急性炎症，胃镜下可见胃黏膜充血、水肿、糜烂和出血，也有些急性胃炎仅仅有炎症细胞浸润。

【病因与病机】

1. 病因

（1）急性应激状态　如严重创伤、败血症、多器官功能衰竭、烧伤等。

（2）理化因素　物理性刺激如放置胃管、剧烈恶心或干呕、胃内异物等。化学性刺激如药物（非甾体抗炎药、抗肿瘤药等）、酒精、浓咖啡等。

（3）十二指肠胃反流　上消化道动力异常、幽门括约肌功能不全、十二指肠远端梗阻等可导致十二指肠内容物、胆汁、肠液等反流进入胃部。

（4）感染　某些细菌和病毒，如 α 链球菌、葡萄球菌、大肠杆菌、幽门螺杆菌等。

2. 病机　以上因素导致胃黏膜微循环障碍、缺血缺氧，黏液分泌减少，局部前列腺素合成不足，屏障功能损坏；并可增加胃酸分泌，大量氢离子反渗，损伤血管和黏膜，最后引起胃黏膜糜烂和出血。

【临床表现】

轻症常无症状。通常患者常有上腹痛、腹胀、恶心、呕吐和食欲不振等。急性糜烂出血性胃炎者可有呕血或黑便，严重者可出现脱水、酸中毒或休克。

【实验室及其他检查】

1. 粪便检查　可出现粪便隐血试验阳性。

2. 胃镜检查 诊断本病的主要依据。镜下可见胃黏膜浅表溃疡、多发性糜烂或出血灶，表面附有黏液和炎性渗出物。

【诊断要点】

近期处于应激状态、服用 NSAID 等药物或大量饮酒者，若出现上述临床表现，应考虑本病，需尽早进行胃镜检查确诊。

【治疗要点】

针对病因和原发病进行治疗，停止服用可能引起胃黏膜炎症的药物，应用抑制胃酸分泌药物（H₂受体拮抗剂、质子泵抑制剂等）或胃黏膜保护剂促进胃黏膜修复和止血。

【常见护理诊断/问题】

1. 知识缺乏 缺乏急性胃炎的病因及防治知识。
2. 营养失调：低于机体需要量 与消化不良、少量持续出血有关。
3. 潜在并发症 上消化道大量出血。
4. 焦虑 与消化道出血及病情反复有关。

【护理措施】

1. 生活护理 嘱患者加强休息，减少活动，特别是急性应激性胃炎患者。伴有消化道出血者，应卧床休息。病情缓解后适当运动锻炼，避免过度劳累，增强机体抵抗力。

2. 饮食护理 规律进餐，不可暴饮暴食，可分餐少食。避免过冷、过热及辛辣刺激性食物，进食少渣、温凉、半流质饮食，如有少量出血者可给牛奶、米汤等流质饮食以中和胃酸，有利于黏膜的修复。急性大出血或呕吐频繁者应禁食。

3. 病情观察 观察腹痛部位、性质、程度及变化情况，观察有无呕血、便血及其他伴随症状，及时发现病情变化，如有无脱水、电解质紊乱等情况。

4. 药物护理 禁用或慎用阿司匹林、吲哚美辛等对胃黏膜有刺激的药物。遵医嘱给予胃黏膜保护剂、制酸剂、H₂受体拮抗剂等，观察药物疗效及不良反应。

5. 心理护理 了解患者对该病病因、治疗及护理的认识，主动安慰患者，做好患者的心理疏导，告知患者不良情绪也可导致或加重急性胃炎，协助患者情绪平和，保证身、心两方面得以充分的松弛和休息。

【健康指导】

1. 疾病基本知识 向患者和家属介绍引起急性胃炎的病因、临床表现、预防方法和自我护理措施。

2. 饮食指导 饮食有节，进食规律，避免过冷、过热、辛辣等刺激性食物及咖啡、浓茶等，注意饮食卫生，戒烟酒。避免使用对胃黏膜有刺激的药物，必要时应用制酸剂。

3. 生活指导 生活规律，避免过劳，保持轻松愉快心情，加强锻炼，增强机体抵抗力。

二、慢性胃炎患者的护理

慢性胃炎（chronic gastritis）是指胃黏膜的慢性炎症性病变；胃黏膜呈非糜烂的炎性改变，组织学以炎性细胞浸润、上皮增殖异常、胃腺萎缩及瘢痕形成为特点。

【病因与病机】

1. 幽门螺杆菌（helicobacter pylori，Hp）感染 目前认为 Hp 感染是慢性胃炎最主要的病因。Hp 经口进入胃内，部分附着于胃窦部黏液层，依靠其鞭毛结构穿过黏液层，定居于黏液层与胃窦黏膜上皮细胞表面。Hp 产生尿素酶可分解尿素，产生氨中和胃酸，形成有利于 Hp 定居和繁殖的中性环境，并损伤上皮细胞。Hp 还能使胃黏膜上皮细胞空泡变性，造成黏膜损害和炎症。Hp 菌体细胞壁作为抗原还可引起自身免疫反应。

2. 饮食习惯 长期进食高盐食物、食物单一、长期消化不良、营养缺乏等均可使胃黏膜修复再生功能降低，炎症慢性化。

3. 年龄因素 老年人的胃黏膜小血管扭曲，小动脉壁玻璃样变性，管腔狭窄，这些因素导致老年人胃黏膜屏障功能下降，发生退行性改变。

4. 自身免疫 自身免疫型胃炎患者体内存在壁细胞抗体和内因子抗体，壁细胞总数可减少，胃酸分泌降低，内因子不能发挥正常功能，导致维生素 B_{12} 吸收不良，出现巨幼细胞性贫血。

5. 其他 长期饮用浓茶、咖啡，大量服用非甾体抗炎药及十二指肠液反流等均可导致胃黏膜慢性炎症。

【临床表现】

大多数患者无明显症状。部分患者可表现为非特异性消化不良症状，如上腹痛或不适、食欲不振、饱胀、嗳气、反酸、恶心和呕吐等，严重者重度贫血、体重减轻、疲乏无力、全身衰弱。体征多不明显，可有上腹部轻压痛、舌炎。

【实验室及其他检查】

1. 胃镜检查和胃黏膜组织活检 是最可靠的确诊方法。慢性非萎缩性胃炎胃镜下可见红斑、黏膜粗糙不平。慢性萎缩性胃炎胃镜下可见胃黏膜呈颗粒状、黏膜血管显露、色泽灰暗、皱襞细小。

2. Hp 检测 通过侵入性（组织学检查、快速尿素酶测定）和非侵入性（^{13}C - 或 ^{14}C - 尿素呼气试验等）方法检测 Hp。

3. 血清学检测 自身免疫性胃炎壁细胞抗体和内因子抗体阳性，血清促胃液素水平升高；多灶萎缩性胃炎，血清促胃液素水平正常或偏低。

4. 胃液分析　自身免疫性胃炎胃酸缺乏；多灶萎缩性胃炎，胃酸分泌正常或偏低。

【诊断要点】

胃镜及胃黏膜活组织检查是明确诊断的重要手段。幽门螺杆菌检测有助于病因诊断。

【治疗要点】

1. 根除幽门螺杆菌感染　适用于慢性胃炎伴有胃黏膜糜烂、萎缩及肠化生，或有消化不良症状者，或有胃癌家族史者。目前多采用的治疗方案是一种胶体铋剂或一种质子泵抑制剂加上两种抗生素。如常用胶体次枸橼酸铋（CBS）480mg/d，阿莫西林1000~2000mg/d 及甲硝唑800mg/d，上述剂量分2次服用，疗程7~14天，可有效根除Hp 感染。

2. 对症治疗　使用氢氧化铝凝胶、硫糖铝等抑制或中和胃酸，缓解症状，保护胃黏膜；使用多潘立酮、西沙必利等改善胃动力；恶性贫血者可注射维生素 B_{12}。

3. 癌前状态　如胃黏膜之肠化和有典型增生者定期做胃镜检查随访。

【常见护理诊断/问题】

1. 疼痛：腹痛　与胃黏膜炎性病变有关。
2. 营养失调：低于机体需要量　与厌食、消化吸收不良等有关。
3. 焦虑　与病情反复、病程迁延有关。

【护理措施】

1. 生活护理　急性发作期患者应卧床休息，病情缓解后，进行适当运动锻炼。
2. 饮食护理　少量多餐，以高热量、高蛋白、高维生素、易消化的饮食为原则。避免摄入过咸、过甜、过辣的刺激性食物。存在营养失调者，鼓励其进食，并向患者说明营养充分的重要性，协助患者制定饮食计划，指导患者家属改进烹饪技巧，增加食物的色、香、味，刺激患者食欲。胃酸低者，酌情可食用浓肉汤、山楂、食醋等。胃酸高者，避免浓肉汤及酸性食物，可食用牛奶、面包及菜泥等。
3. 病情观察　急性发展期观察患者腹痛情况及伴随症状。观察患者进食情况，如每天进餐次数、量、品种，以了解患者营养摄入是否充足。定期监测患者体重，了解相关营养指标的变化。
4. 对症护理　腹痛者避免情绪紧张，采取转移注意力、深呼吸等方法缓解疼痛，或者用热水袋热敷胃部，解除痉挛不适，减轻腹痛。
5. 药物护理　遵医嘱给予根除 Hp 感染的药物，观察药物作用与不良反应。禁用或慎用阿司匹林、吲哚美辛等对胃黏膜有刺激的药物。
6. 心理护理　主动安慰患者，解释疾病发生的相关知识、治疗方法，对于反复发作者，应指导患者正确进食及避免加重病情的不良因素。

【健康指导】

1. 疾病基本知识 向患者和家属介绍慢性胃炎的病因、临床表现、预防方法和自我护理措施。合理安排工作和休息，劳逸结合，生活规律。保持轻松愉快的心情，加强锻炼，增强机体抵抗力。

2. 饮食指导 加强饮食卫生和饮食营养，养成良好的饮食习惯，饮食有节，进食规律，避免过冷、过热、辛辣等刺激性食物及咖啡、浓茶等，戒烟酒。

3. 用药指导 避免使用对胃黏膜有刺激的药物，必要时应用制酸剂或胃黏膜保护剂，如有异常及时复查。

第三节 消化性溃疡患者的护理

消化性溃疡（peptic ulcer）主要指发生在胃和十二指肠的慢性溃疡，即胃溃疡（gastric ulcer，GU）和十二指肠溃疡（duodenal ulcer，DU），因其形成与胃酸 - 胃蛋白酶的消化作用有关而得名。消化性溃疡是一种全球性常见病。本病可发生于任何年龄，十二指肠溃疡多见于青壮年，胃溃疡多见于中老年，十二指肠球部溃疡与胃溃疡发生率之比为 3∶1，男性发病率高于女性，我国南方发病率高于北方。消化性溃疡多为慢性病程、周期性发作、节律性上腹部疼痛，其发作有明显的季节性，秋冬和冬春之交发病较多。

【病因与病机】

消化性溃疡的发生是基于各种导致胃炎的病因持续作用后的黏膜糜烂发展而来的。多种因素共同作用造成胃、十二指肠黏膜的破坏，其病机是胃、十二指肠黏膜的侵袭因素与黏膜自身的防御 - 修复因素之间失去平衡。胃、十二指肠黏膜的侵袭因素包括 Hp 感染、胃酸和胃蛋白酶的消化作用、胆盐、胰酶、非甾体类抗炎药（NSAID）、乙醇等。胃、十二指肠黏膜的防御 - 修复因素包括黏液/碳酸氢盐屏障、黏膜屏障、黏膜血流量和上皮细胞每 3~5 天更新及前列腺素和表皮生长因子的作用等。侵袭因素过强，防御 - 修复因素减弱，或两者并存时，就会产生溃疡。

1. Hp 感染 是消化性溃疡的主要致病因素。大量研究表明，消化性溃疡患者 Hp 感染率高，胃溃疡患者 Hp 感染率为 80%~90%，十二指肠溃疡患者 Hp 感染率为 90%~100%。根除 Hp 可促进溃疡愈合和显著降低其发病率。

2. 胃酸和胃蛋白酶 胃酸和胃蛋白酶是胃液的主要成分，是对胃和十二指肠黏膜有侵袭作用的主要因素，而胃酸又在其中起主要作用。这是因为不但胃蛋白酶原需要盐酸激活才能转变为胃蛋白酶，而且胃蛋白酶的活性取决于胃液 pH 值，当胃液 pH 值上升到 4 以上时，胃蛋白酶就失去了活性。因此胃酸的存在是溃疡发生的决定因素。

3. 药物因素 某些非甾体类抗炎药（NSAID）、抗癌药对胃、十二指肠黏膜具有损伤作用，其中以 NSAID 最为明显。NSAID 除直接导致胃、十二指肠黏膜损伤外，主要通过抑制前列腺素合成，削弱后者对胃、十二指肠黏膜的保护作用。

4. 胃排空延缓和胆汁反流　GU 患者多有胃排空延缓和十二指肠 - 胃反流。胃排空延缓可使胃窦部张力增高，胃内食糜停留过久，刺激促胃液素分泌，进而兴奋壁细胞分泌胃酸。胃窦 - 十二指肠运动失调和幽门括约肌功能障碍时可引起十二指肠 - 胃反流，反流液中的胆汁、胰液和溶血磷脂酰胆碱（卵磷脂）可损伤胃黏膜。以上病因不是 GU 的原发病因，但能加重 Hp 感染或 NSAID 对胃黏膜的损伤。

5. 应激与遗传因素　长期精神紧张、焦虑或情绪波动的人易患消化性溃疡。遗传因素与消化性溃疡也有关，有资料表明，GU 患者的家族中，GU 的发病率较正常人高 3 倍。O 型血者 DU 的发病率较其他血型高 1.4 倍。

6. 其他因素　吸烟可增加胃酸和胃蛋白酶分泌，降低幽门括约肌张力和影响胃黏膜前列腺素合成，增加溃疡发生率；高盐饮食可损伤胃黏膜而增加 GU 发生的危险性。

【临床表现】

消化性溃疡患者表现不一，部分患者可无症状。

1. 症状　上腹部疼痛或不适是本病的主要症状，性质可有钝痛、灼痛、胀痛，甚至剧痛或呈饥饿样不适感。腹痛常具有以下特点：①慢性病程，病史可达数年或十余年。②周期性发作，发作期可为数周或数月，缓解期也长短不一；呈季节性发作，多在秋冬和冬春之交发作。③疼痛呈节律性，胃溃疡患者进食后疼痛，十二指肠溃疡患者空腹时疼痛。④腹痛可被抑酸剂缓解。部分患者仅有反酸、嗳气、上腹胀、食欲减退等消化不良症状。

2. 体征　溃疡活动期剑突下有固定而局限的压痛点，缓解期则无明显体征。

3. 并发症

（1）出血　发生于 15% ~ 25% 的患者，DU 比 GU 容易发生。少数患者（10% ~ 25%）以上消化道出血为首发症状。

（2）穿孔　见于 2% ~10% 的病例。其后果有 3 种：①溃疡穿透浆膜层达游离腹腔致急性穿孔。②溃疡穿透并与邻近器官、组织粘连，称为穿透性溃疡。③溃疡穿孔入空腔器官形成瘘管。

（3）幽门梗阻　见于 2% ~4% 的病例，大多由 DU 或幽门管溃疡引起。急性梗阻多因炎症水肿和幽门部痉挛所致，梗阻为暂时性，随炎症好转而缓解；慢性梗阻主要由溃疡愈合后瘢痕收缩形成，梗阻为持久性。

（4）癌变　少数 GU 可发生癌变，癌变率在 1% 以下。对有长期 GU 病史，年龄在 45 岁以上，经严格内科治疗 4 ~6 周症状无好转，大便隐血试验持续阳性者，应怀疑是否癌变，需进一步检查和定期随访。

【实验室及其他检查】

1. 胃镜检查和黏膜活检　胃镜是消化性溃疡诊断的首选方法。通过胃镜可直接观察溃疡部位、病变大小和性质，并可在直视下取活组织做病理检查和 Hp 检测。对于合并出血者还可同时进行止血治疗。消化性溃疡镜下可见单发或多个溃疡，呈圆形或椭圆形。DU 多发生在球部，前壁比较常见；GU 多在胃角和胃窦小弯。溃疡浅者累及黏膜肌层，深者可贯穿肌层，甚至浆膜层。溃疡边缘常有增厚，基底光滑、清洁，表面覆有灰白或灰黄色纤维渗出物。

2. X 线钡餐检查 X 线钡餐检查可了解胃部运动情况，有胃镜检查禁忌证者可选用此检查方法。溃疡的 X 线直接征象是龛影。

3. HP 检测 是消化性溃疡的常规检查方法，为治疗方法的选择提供依据。

4. 大便隐血试验 了解溃疡有无出血发生，是否为活动期；大便隐血试验持续阳性提示有癌变可能。

【诊断要点】

根据本病具有慢性病程、周期性发作和节律性中上腹疼痛等特点可做出初步诊断。但确诊需要依靠胃镜检查、X 线钡餐检查。

【治疗要点】

治疗的目的在于去除病因、控制症状、促进溃疡愈合、预防复发和避免并发症。

1. 抑制胃酸 抑制胃酸分泌药有 H_2 受体拮抗剂（H_2RA）和质子泵抑制剂（PPI）两大类。H_2 受体拮抗剂是消化性溃疡治疗的主要药物之一，常用药物有法莫替丁、尼扎替丁、雷尼替丁等；质子泵抑制剂抑酸作用强于 H_2 受体拮抗剂，并可增强抗生素对 Hp 的杀菌作用，常用的药物有奥美拉唑、兰索拉唑、泮托拉唑等。

2. 根除 Hp 消化性溃疡不论是否处于活动期，都应进行 Hp 的根除治疗，对于有并发症或反复复发的消化性溃疡患者应进行跟踪治疗，一般在治疗后至少 4 周复查 Hp。

3. 保护胃黏膜 常用铋剂和弱碱性抗酸剂。铋剂分子量较大，与溃疡基底面的蛋白形成蛋白 – 铋复合物，覆盖于溃疡表面，阻断胃酸和胃蛋白酶的消化作用，也可包裹 Hp 菌体干扰 Hp 代谢发挥杀菌作用，常用铋剂有胶体次枸橼酸铋、果胶铋等。弱碱性抗酸剂可中和胃酸，短暂缓解疼痛，常用药物有硫糖铝、铝碳酸镁、氢氧化铝凝胶等。

4. 手术治疗 大量出血经药物、胃镜和血管介入治疗无效时；急性穿孔、慢性穿透溃疡；瘢痕性幽门梗阻；胃溃疡疑有癌变者均可采用手术治疗。

【常见护理诊断/问题】

1. 疼痛：腹痛 与胃酸刺激溃疡面引起化学性炎症反应有关。

2. 潜在并发症 上消化道大量出血、穿孔、幽门梗阻、癌变。

【护理措施】

1. 生活护理 在溃疡活动期，症状较重或有并发症时嘱患者卧床休息以减轻疼痛。病情缓解期，鼓励患者适当活动。夜间疼痛者，遵医嘱夜间可加服 1 次制酸剂以保证睡眠。生活规律，避免劳累、情绪激动、精神紧张、吸烟、饮酒等诱发因素。

2. 饮食护理　指导患者建立合理的饮食习惯和结构可有效避免疼痛的发作。指导患者规律进食，定时、定量。溃疡活动期，宜少食多餐，避免餐间零食和睡前进食，进餐时细嚼慢咽。症状较重的患者以面食为主，避免食用生冷、坚硬等机械性和化学性刺激性强的食物，如葱头、韭菜、芹菜、咖啡、浓茶和辣椒、酸醋等。

3. 病情观察　观察腹痛部位、特点及规律；观察有无呕血、黑便等情况，有无突发性腹痛加剧；若出现呕血或黑便、腹痛加剧，应警惕消化道出血或穿孔的发生。监测生命体征、神志及腹部体征变化以便及时发现并处理并发症。

4. 对症护理

（1）*疼痛护理*　去除诱发上腹部疼痛的因素，如停止服用非甾体抗炎药物、避免刺激性食物等。注意观察及详细了解患者上腹部疼痛的规律和特点，并按其疼痛特点指导患者采取缓解疼痛的方法。如 DU 表现为空腹痛或午夜痛，指导患者准备制酸性食物（苏打饼干等）在疼痛前进食或服用制酸剂以防疼痛，也可采用局部热敷或针灸止痛。

（2）*并发症护理*　若突发腹痛加剧，可能出现急性穿孔，应遵医嘱做好术前准备；发生幽门梗阻者应禁食、禁水，并给予胃肠减压；发生上消化道出血或癌变者的护理详见本章相关章节。

5. 药物护理　遵医嘱用药并注意观察药效及不良反应。治疗消化性溃疡的常用药物、不良反应及护理措施见表 4 - 1。

表 4 - 1　消化性溃疡治疗药物护理

常用药物		功效	不良反应	护理措施
H₂受体拮抗剂	法莫替丁	抑制胃酸分泌，减少胃酸对黏膜的侵袭	少数患者可出现一过性肝功能损害、粒细胞缺乏、头痛、头晕、腹泻及皮疹等反应。西咪替丁可导致男性乳腺发育、性功能紊乱	餐中或餐后即刻服用，或睡前服用一日剂量。如需同时服用抗酸药，则两药应间隔 1 小时以上。静脉给药时应控制速度，避免低血压和心律失常。哺乳期应停药
	雷尼替丁			
	西咪替丁			
质子泵抑制剂	埃索美拉唑	抑制 $H^+ - K^+ - ATP$ 酶的活性，抑制胃酸分泌，还可增强抗 Hp 抗生素的杀菌作用	可引起头晕、口干、疲倦乏力。有些患者还可出现腹痛腹胀、食欲减退、皮疹等	用药期间避免从事注意力高度集中的事，如开车等
	兰索拉唑			
	奥美拉唑			
弱碱性制酸剂	硫糖铝	中和胃酸，缓解疼痛，还能促进黏膜前列腺素合成，保护胃黏膜	硫糖铝可引起口干、便秘。氢氧化铝凝胶可引起磷缺乏症、骨质疏松，肾功能不全者服用可能会引起铝蓄积中毒。镁制剂则易引起腹泻	硫糖铝在餐前 1 小时服用。氢氧化铝宜饭后 1 ~ 1.5 小时或睡前服用。服用片剂时应嚼服，乳剂给药前应充分摇匀。抗酸药应避免与奶制品同时服用，抗酸药不宜与酸性的食物及饮料同服
	氢氧化铝			
	铝碳酸镁			

续表

常用药物		功效	不良反应	护理措施
铋剂	枸橼酸铋钾	为大分子药物，酸性环境下呈胶体状，与溃疡基底蛋白形成蛋白－铋复合物，防止胃酸、胃蛋白酶对黏膜的自身消化，还可包裹 Hp 菌体，起到杀菌作用	可见舌苔和粪便变黑，偶见恶心、便秘等消化道症状。肾功能不全者忌用	餐前半小时或睡前服用，服用后半小时内不能服用抗酸剂、牛奶等。不宜长期使用
抗生素类	甲硝唑	抗生素类药物在酸性环境下不能正常发挥其抗菌作用，需要联合质子泵抑制剂后，才能发挥作用	可见恶心、呕吐、腹泻等胃肠道反应，皮疹等	联合 PPI、铋剂应用，PPI 餐前服用，抗生素多餐后服用，阿莫西林用前询问有无过敏史
	阿莫西林			
	克拉霉素			

6. 心理护理 疾病发作期，指导患者听音乐、冥想等，转移注意力、放松心情，以减轻疼痛。患者常因疼痛、疾病反复、害怕癌变而出现焦虑情绪，应向患者及家属讲解引起和加重溃疡病的主要因素，告知乐观的情绪、规律的生活对疾病康复尤为重要。同时教育患者去除影响因素。指导患者积极配合治疗，帮助其建立治疗信心。

【健康指导】

1. 疾病基本知识 向患者及家属讲解引起和加重消化性溃疡的主要因素。指导患者保持乐观的情绪、规律的生活，避免过度紧张与劳累。嘱患者慎用或勿用导致溃疡的药物，如阿司匹林、咖啡因、泼尼松等。

2. 饮食指导 告知患者建立合理的饮食习惯和结构，戒烟酒，避免摄入刺激性食物。

3. 药物指导 指导患者遵医嘱正确服药，学会观察药效及不良反应，不随便停药以减少复发。嘱患者定期复诊，如上腹疼痛节律发生变化并加剧或者出现呕血、黑粪时应立即就医。

第四节 胃癌患者的护理

胃癌（gastric cancer）是源于胃黏膜上皮细胞的恶性肿瘤。胃癌全球总发病率有所下降，2/3 胃癌分布在发展中国家，以日本、中国等东亚国家高发。胃癌在我国仍是最常见的恶性肿瘤之一，全国平均年死亡率为（16~21）/10 万，居消化道肿瘤死亡原因的首位。其发病率在不同年龄、地区和种族间有较大差异。北方高于南方，农村高于城市。本病的高发年龄为 55~70 岁，男性居多，男女之比为 2∶1~3∶1。

【病因与病机】

胃部黏膜在不良环境、饮食、Hp 及遗传因素作用下，COX-2 及生长因子等介导发生持续慢性炎症，按照慢性炎症→萎缩性胃炎→萎缩性胃炎伴肠化生→异型增生病变过程逐渐进展为胃癌。一般认为胃癌的发生与以下因素有关：

1. 环境和饮食因素　不同地区和人种的胃癌发生出现相对高发的状况，表明环境因素、饮食习惯等在胃癌的发生中起重要作用。高泥炭土壤、水土含过多硝酸盐或化学污染等可直接或间接经饮食途径导致胃癌的发生。流行病学研究结果表明，经常食用霉变食物、咸菜、烟熏和腌制鱼肉及高盐食品可增加胃癌发生的危险性。含高浓度硝酸盐的食物在胃内受细菌硝酸盐还原酶的作用形成亚硝酸盐，再与胺结合形成致癌的亚硝胺；高浓度盐可能造成胃黏膜损伤，使黏膜易感性增加协同致癌。

2. 幽门螺杆菌感染　大量流行病学资料表明，Hp 抗体阳性人群胃癌的发生率是 Hp 抗体阴性者的 3~6 倍，胃癌高发区人群 Hp 感染率高。国际癌肿研究机构将 Hp 感染认定为人类 I 类致癌原。Hp 感染产生的氨中和胃酸后利于细菌生长并促进硝酸盐降解为亚硝胺而致癌，同时 Hp 的代谢产物，包括一些酶和毒素，也可能直接损害胃黏膜细胞的 DNA 而诱发基因突变。

3. 胃的慢性疾病　胃息肉和腺瘤性息肉癌变的概率较高，尤其是直径 >2cm 的广基息肉。慢性胃溃疡的恶变率为 5%。萎缩性胃炎患者胃黏膜常伴肠上皮化生并可出现典型性增生，约 10% 最终并发胃癌。这些易恶变的疾病和状态与残胃癌等均被视为"癌前状态"。

4. 遗传因素　有研究表明，胃癌有明显的家族聚集倾向，家族发病率高于人群 2~3 倍。另外有调查发现，A 型血者发生率高于其他血型，提示遗传在胃癌发生中的作用。

【临床表现】

1. 症状　早期胃癌可无明显表现，最常见的症状是嗳气、反酸、食欲缺乏、上腹不适等非特异性表现。进展期胃癌患者出现上腹部痛，餐后加重，无明显规律，有时为上腹饱胀不适、食欲缺乏、厌食，继而乏力、体重减轻。因癌肿发生和侵犯部位不同，临床症状不尽相同。胃窦部癌肿并发幽门部分或全部梗阻时，可表现为恶心、餐后饱胀、呕吐等。贲门癌肿累及食道下端时可出现吞咽困难。溃疡性胃癌、癌肿破溃或侵犯血管时，可引起呕血或黑粪。晚期患者因食欲缺乏、厌食及癌肿导致的异常代谢和全身消耗，患者出现消瘦、乏力、贫血，最后表现为恶病质。如癌肿转移到身体其他脏器可出现相应症状：转移到肝脏可引起右上腹痛、黄疸或发热；转移至肺可引起咳嗽、咯血，累及胸膜可产生胸腔积液；转移到骨骼时，可有全身骨骼剧痛；转移到胰腺可出现持续性上腹痛并放射至背部。

2. 体征　早期无明显体征。进展期胃癌可扪及上腹部肿块，多位于上腹部右侧，呈结节状，有压痛。如肿瘤转移至肝脏，可有肝肿大、黄疸，甚至出现腹水。转移至腹膜，可出现腹水，移动性浊音阳性。远处淋巴结转移可扪及锁骨上淋巴结肿大，质硬不活动。直肠前凹种植转移时，直肠指诊可扣及肿块。

3. 转移途径　胃癌的转移有直接蔓延、淋巴转移、血行转移和种植转移等途径。直接蔓延是胃癌侵袭至相邻器官；淋巴转移是胃癌的主要转移途径，癌细胞可沿淋巴管转移至所属区域，甚至直接侵犯远处淋巴结；血行转移多发生于晚期，最常转移至肝，其次是肺、腹膜及肾上腺等；种植转移是癌细胞侵及浆膜层脱落入腹腔，种植于腹膜、大网膜或其他脏器表面，广泛散播可形成血性腹水。

4. 并发症　胃癌可并发出血、幽门或贲门梗阻、穿孔。

【实验室及其他检查】

1. 纤维胃镜检查及胃黏膜活检　是诊断早期胃癌的有效和可靠的方法。内镜直视下可观察病变部位并取组织活检确定诊断。早期胃癌好发于胃窦部及胃体部，可见小息肉样隆起或凹陷，也可呈平坦样，但局部黏膜粗糙呈颗粒状；进展期胃癌可表现为肿块凹凸不平、表面糜烂、易出血，或不规则的深大溃疡、底部污秽、病变处无蠕动。超声胃镜能准确判断肿瘤侵犯深度，有助于区分早期和进展期胃癌，还能了解有无局部淋巴结转移。

2. 实验室检查　多数患者血常规检查有缺铁性贫血；大便隐血试验持续阳性提示有长期小量出血；胃液分析在进展期胃癌表现为无酸或低胃酸分泌。

3. X线钡餐检查　是诊断胃癌常规的方法之一。胃癌表现为局限性表浅的充盈缺损或边缘呈锯齿状不规则的龛影。如有胃黏膜皱襞破坏、消失或中断，邻近胃黏膜蠕动消失，胃癌可能性大。浸润性胃癌可见胃壁僵直、蠕动消失，呈狭窄的"革袋状胃"。

【诊断要点】

胃镜和活组织检查是诊断的主要手段。早期确诊是根治胃癌的重要条件，对有中上腹疼痛、消化不良、呕血或黑便者应及时进行胃镜检查。对存在下列高危因素者应定期胃镜随访，以协助确诊：

1. 40岁以上，尤其是男性，既往无胃病史，近期出现消化系统相应症状者。

2. 出现上腹不适、隐痛、嗳气、返酸等消化不良症状，出现渐进性上腹部疼痛、恶心、呕吐、突然呕血或黑粪，或进食后胸骨下有梗阻感者。

3. 溃疡患者经正规治疗2个月无效，疼痛规律突然改变，X线检查显示溃疡反而增大者。

4. 晚期患者出现上腹部肿块、进行性贫血、消瘦等，或相应的转移症状。

5. X线检查胃息肉 >2cm，慢性萎缩性胃炎伴肠化生及不典型增生，或胃切除术后10年以上者。

【治疗要点】

早期发现、早期诊断和早期治疗是提高胃癌疗效的关键。早期胃癌无淋巴转移，可采取内镜治疗；进展期胃癌无全身转移，可进行手术治疗；中晚期胃癌可辅以化疗、放疗及免疫治疗等。

1. 内镜治疗 早期胃癌如黏膜内癌可在胃镜下行黏膜切除或剥离术，切除的组织进行病理检查，如发现黏膜下层有侵袭应手术治疗；中晚期胃癌不能手术者可在内镜下局部注射抗肿瘤药物、无水乙醇或免疫增强剂等。

2. 手术治疗 依据胃癌分期及转移的情况可实施根治性或姑息性手术。

3. 其他治疗 其他辅助治疗方法有化学治疗、生物免疫治疗等。胃癌对化疗不敏感，但术前、术中、术后化疗仍有一定作用。术前化疗可使肿瘤缩小，增加手术根治机会；术后辅助化疗可抑制癌细胞的扩散，杀死残存的癌细胞。联合化疗亦可用于晚期胃癌不能施行手术者。常用化疗药物有5-氟尿嘧啶（5-FU）、丝裂霉素（MMC）、阿霉素（ADM）、顺铂（DDP）等。生长抑素类似物及 COX-2 抑制剂能抑制胃癌生长，改善患者生活质量。支持疗法可通过高能量静脉营养增强患者体质，使用免疫增强剂提高患者的免疫力。此外还可使用中医中药扶正固本治疗、局部放疗、腹腔灌注疗法、动脉介入治疗等。

【常见护理诊断/问题】

1. 疼痛 与肿瘤侵蚀组织、手术创伤有关。

2. 营养失调：低于机体需要量 与消化功能减退、进食不足、术后禁食、机体代谢率增加等有关。

3. 有体液不足的危险 与呕吐、胃肠减压、术后禁食、可能的胃肠梗阻并发症等有关。

4. 潜在并发症 上消化道出血、穿孔、梗阻、吻合口瘘、感染、伤口裂开等。

5. 恐惧、焦虑 与环境改变、手术治疗、恶性疾病诊断及预后不佳、死亡威胁等有关。

【护理措施】

1. 生活护理 给予早期胃癌患者积极的信息支持，鼓励患者适当运动锻炼，以不感到疲乏、劳累为主。晚期癌症患者则应多卧床休息，采取舒适体位，了解患者的生理及心理需求，协助满足其生活需求。

2. 饮食护理 采取有效措施鼓励患者少量多餐，定时定量。进食高蛋白、高热量、富含维生素、易消化、无刺激的饮食，为后续治疗做好准备。行胃部切除术后的患者，应根据患者恢复情况制定周密的饮食和营养计划，从禁食、流质，逐渐过渡到半流质饮食，量由少到多，并密切观察各个阶段的反应。饮食应选择柔软、少渣、易消化食物，忌产气、生冷、刺激食物。必要时可采用完全胃肠外营养（TPN），及时提供充分的营养支持。

3. 病情观察 观察患者疼痛性质、部位、伴随症状等，监测患者生命体征、血液生化等检查结果。

4. 疼痛的护理 疼痛对患者睡眠和饮食均有影响，可导致身心伤害，应密切观察疼痛的性质、程度、持续时间、伴随症状等，并采取有效措施控制疼痛。对于晚期肿瘤引起的癌痛，应根据国际规定采取循序渐进的方式制定镇痛药的使用计划，以有效缓解疼痛，提高患者生活质量。使用三阶梯止痛方案，密切观察疼痛控制效果和不良反应，必要时采用自控镇痛泵。对于病情突然改变、程度加剧的疼痛，应考虑穿孔、化学性腹膜炎等并发症的发生，需及时采取外科治疗措施。对于术后疼痛者可采用非药物治疗结合药物治疗的方法，包括分散注意力、指导性想象、行为疗法、针灸、音乐疗法等，有效控制患者的疼痛。

5. 心理护理 针对患者可能出现焦虑、恐惧等心理反应，应向患者解释胃癌的相关知识。根据患者个体情况提供信息，帮助分析有利条件和因素，帮助患者接受事实并增强对治疗和预后的信心。同时应向患者讲述成功治疗的案例，克服恐惧。解释各种治疗、护理措施的方法和作用，包括引流管、用药等，取得患者配合，告知治疗的进程和可能出现的反应，减少因不了解疾病相关知识所造成的恐惧和担忧。

【健康指导】

1. 疾病基本知识 结合患者个性心理特点，逐步向患者介绍胃癌的相关知识，包括诊断、病程、治疗、预后等知识；解释疾病发展进程与治疗方法，可以建立患者的康复信心，缓解患者焦虑的情绪。

2. 饮食指导 指导患者制定饮食计划，戒除烟酒，劳逸结合，避免刺激胃肠道的食物，帮助患者养成良好的生活习惯。采取正确饮食方法，根据康复情况逐渐恢复过渡到正常饮食。

3. 用药指导 向患者解释胃癌化疗药物的作用，指导患者正确用药，缓解不适症状，告知患者及家属注意预防和观察并发症的发生及紧急处理措施，并定期门诊随访。

4. 心理指导 心理建设对胃癌患者非常重要，可通过病友会或康复患者的实例告诉患者早期诊断、及时治疗可明显缓解症状，控制疾病发展，同时与家属及亲友共同努力，关爱、支持患者，帮助其树立战胜疾病的信心和决心。

附：纤维胃镜检查术

纤维胃镜检查术是利用前端装有内视镜的一条直径约1cm的黑色塑胶包裹导光纤维的细长管子，通过口腔伸入受检者的食道、胃、十二指肠，借由光源器所发出的强光，经由导光纤维可使光转弯，让医生从另一端清楚地观察上消化道内各部位的健康状况。必要时，可钳取活组织进行检查。

【适应证】
1. 有原因不明的上消化道症状。
2. 上消化道钡餐造影检查不能确定病变或症状与钡餐检查结果不符等。
3. 原因不明的急（慢）性上消化道出血或须做内镜止血治疗者。
4. 须随访的病变，如溃疡病、萎缩性胃炎、癌前病变等。
5. 高危人群（食管癌、胃癌高发区）的普查。
6. 须做内镜治疗者。

【禁忌证】
1. 食管、胃、十二指肠急性穿孔，腐蚀性食管炎急性期。
2. 严重心、肺、肾、脑功能不全和多脏器功能衰竭者及处于休克、昏迷等危重状态者。

3. 精神病及意识明显障碍不能合作者。

4. 咽喉部严重疾病、主动脉瘤及颈胸段脊柱严重畸形等。

【操作过程】

纤维胃镜检查术操作过程见表4-2。

表4-2　纤维胃镜检查术操作过程

项目	技术操作要求
操作 准备	1. 患者准备：了解病史、病情、意识状态，有无内镜检查禁忌证、有无药物过敏及急慢性传染病等。向患者说明检查目的及配合检查须注意的事项。嘱患者或家属签手术同意书。术前禁食6~8小时，已做钡餐检查者须待钡剂排空后再做胃镜检查。幽门梗阻患者应禁食2~3天，必要时术前洗胃。排空大小便。检查前10分钟含服1%丁卡因麻醉润滑霜，有麻醉过敏史者不可用麻醉。精神紧张或胃肠蠕动强者可在检查前15分钟肌注阿托品0.5mg或丁溴东莨碱10mg，或行清醒镇静麻醉 2. 物品准备：①内镜、光源主机、活检钳、细胞刷、必要的各种治疗器械、表面麻醉剂，各种急救药品（备用）及内镜消毒设备。②圆碗、弯盆、酒精纱布、注射器、1次性手套 3. 医护准备：着装整洁、洗手、戴口罩 4. 环境准备：温湿度适宜，病房清洁整齐、光线好，关好门窗
操作 流程	1. 洗手、戴口罩 2. 准备用物、核对医嘱、检查物品是否完备 3. 核对患者，告知操作目的、过程，指导患者配合，评估患者 4. 嘱患者取左侧卧位，头部略向前倾，双腿屈曲。在患者头下放一治疗巾，解开衣领和裤带，有活动假牙宜取出，嘱患者轻轻咬住牙垫 5. 配合医生进行操作，护士位于患者头侧或医生旁，注意保持患者头部位置不动，插镜有恶心反应时牙垫不要脱出，嘱患者不要吞咽唾液以免呛咳，让唾液流入盘内或用吸引管将口水吸出。嘱患者缓慢深呼吸，有助于减轻恶心等不适反应 6. 护士配合活检、黏膜染色、涂片、快速尿素酶试验及其他治疗时，需用手固定牙垫和扶镜，以防滑出或移位 7. 检查术中如遇胃内黏液多、泡沫多、有血迹、食物残留等影响视野清晰度时，术者可按压胃镜操纵部的注水按钮冲洗镜面，也可用30mL注射器吸水经钳道管注水冲洗，后者冲力大、速度快、清洁效果好 8. 术中发现胃内有活动出血或活检后出血较多时，需进行内镜下止血 9. 检查结束退镜时，助手应手持纱布将镜身外黏附的黏液、血迹擦掉 10. 进行床侧清洗
操作后 处理	1. 患者取舒适体位，麻醉作用未消退时不要吞咽唾液，以免呛咳；麻醉作用消退后，允许进食，检查术当天以流质或半流质饮食为宜 2. 核对抽取病理标本并及时送检 3. 整理用物；送胃镜于镜室进行手工清洗-酶洗-消毒液浸泡-酒精冲洗及吹干等程序；按规范要求专人登记姓名、内镜编号、清洁、消毒时间 4. 患者有咽痛、咽部不适感时不要用力咳嗽以免损伤黏膜。腹痛、腹胀者按摩、排气；手术数天内注意观察有无消化道穿孔、感染、出血等发生，一旦出现及时报告医生进行处理

第五节 炎症性肠病患者的护理

炎症性肠病 (inflammatory bowel disease, IBD) 是一种病因尚不十分清楚的肠道慢性非特异性炎症性疾病, 包括溃疡性结肠炎 (ulcerative colitis, UC) 和克罗恩病 (Crohn disease, CD)。

【病因】

病因未明, 目前认为系多因素相互作用所致, 主要包括环境、遗传、感染和免疫因素。

1. 环境 饮食、吸烟、不良生活方式或暴露于某些不明因素下, 都是可能造成 IBD 的环境因素。全球 IBD 发病率持续增高, 经济高度发达的北美、北欧率先出现这一现象, 提示环境因素在其中起重要作用。

2. 遗传 IBD 患者一级亲属发病率高于普通人群, 说明 IBD 具有遗传倾向。

3. 感染 近年研究表明, IBD 是针对自身正常肠道菌群的异常免疫反应性疾病。

4. 免疫 自然免疫反应及 Th1 细胞异常激活等释放出各种炎症介质及免疫调节因子, 可造成肠黏膜屏障的免疫损伤。

一、溃疡性结肠炎

溃疡性结肠炎是一种慢性非特异性结肠炎症, 任何年龄均可发病, 多见于 20 ~ 40 岁。男女发病率无明显差别。

【病理】

病变主要累及结肠黏膜和黏膜下层, 活动期结肠固有膜内弥漫性淋巴细胞、浆细胞等细胞浸润, 黏膜糜烂、多发性溃疡、弥漫性炎症和结肠上皮脱落或排出, 范围多自远段结肠开始, 可逆行向近段发展, 甚至累及全结肠及末段回肠, 呈连续性分布。

【临床表现】

本病起病多缓慢, 少数急性起病。病程呈慢性过程, 多为发作期与缓解期交替发生, 少数患者症状持续并进行性加重。

1. 症状 持续或反复发作的腹泻、黏液脓血便, 伴腹痛、里急后重等消化系统症状。中、重型患者活动期可出现低至中度的发热, 有部分患者出现消瘦、低蛋白血症、水及电解质平衡紊乱等表现。还可有关节炎、结节性红斑、口腔复发性溃疡、虹膜睫状体炎、坏疽性脓皮症等肠外表现。

2. 体征 轻、中型患者仅左下腹轻压痛, 重型和暴发型患者常有明显压痛和鼓肠。若腹肌紧张、反跳痛、肠鸣音减弱应注意中毒性巨结肠、肠穿孔等并发症。

3. 临床分型 按病程、程度、范围及病期进行综合分型。

（1）临床类型 ①初发型：无既往史的首次发作。②慢性复发型：发作期与缓解期交替。③慢性持续型：症状持续，间以症状加重的急性发作。④急性暴发型：急性起病，病情严重，全身毒血症状明显，可伴并发症。上述各型可相互转化。

（2）病情严重程度 ①轻型：腹泻 <4 次/天，无便血或轻度便血，无发热、贫血。②中型：介于轻型和重型之间。③重型：腹泻 >6 次/天，有明显黏液脓血便，有发热、贫血，血沉增快。

（3）病变范围 可分为直肠炎、直肠乙状结肠炎、左半结肠炎（结肠脾曲以下）或广泛性或全结肠炎。

（4）病情分期 分为活动期和缓解期。缓解期患者可因饮食失调、劳累、精神刺激等加重症状，使疾病转为活动期。

4. 并发症 约5%的重症 UC 并发中毒性巨结肠。因结肠病变广泛且严重，累及肌层和肠肌神经丛，肠壁张力减退，结肠蠕动消失，肠内容物与气体大量积聚，导致结肠急性扩张。患者可有明显毒血症，有水、电解质失衡表现。中毒性巨结肠可引起急性肠穿孔。广泛性结肠炎者发生结肠癌变风险较高。结肠大出血发生率为3%，肠梗阻则较为少见。

【实验室及其他检查】

1. 实验室检查 ①血常规检查：活动期可见血红蛋白下降、白细胞计数增高，红细胞沉降率和 C 反应蛋白增高。②粪便检查：至少 3 次，粪便常规检查肉眼常见黏液脓血便，显微镜检见红细胞和脓细胞，连续粪便病原学检查可帮助排除感染性结肠炎。

2. 结肠镜检查 一般做全直肠结肠检查，必要时做回肠末端检查，并取活组织做病理学检查。病变多从直肠开始逆行向上扩展，呈连续性、弥漫性分布，表现为：①黏膜血管纹理模糊、紊乱，黏膜充血、水肿、易脆、出血及脓性分泌物附着，亦常见黏膜粗糙，呈细颗粒状。②病变明显处可见弥漫性多发糜烂或溃疡。③慢性病变者可见结肠袋囊变浅、变钝或消失，假息肉及桥形黏膜等。

3. X 线钡剂灌肠检查 主要改变为：①黏膜粗乱和（或）颗粒样改变。②肠管边缘呈锯齿状或毛刺样，肠壁有多发性小充盈缺损。③肠管短缩，袋囊消失呈铅管样。

4. 黏膜病理学检查 活动期和缓解期有不同表现：①活动期可见黏膜表层糜烂、溃疡和隐窝炎、隐窝脓肿。②缓解期可见隐窝结构紊乱、潘氏细胞化生。

【诊断要点】

具有持续反复发作的腹泻和黏液脓血便、腹痛、里急后重、不同程度的全身症状者，排除细菌性痢疾、阿米巴痢疾、慢性血吸虫病、肠结核等疾病，结合结肠镜检查、黏膜活检或 X 线钡剂灌肠检查结果，可诊断本病。

【治疗要点】

活动期溃疡性结肠炎的治疗目标是尽快控制炎症缓解症状；缓解期应继续维持

治疗。

1. 一般治疗 休息，进食清淡、易消化、营养丰富的食物。一般患者没有接受抗生素治疗的指征。

2. 药物治疗 ①氨基水杨酸制剂：柳氮磺胺吡啶为常用药物，适用于轻、中型患者和经糖皮质激素治疗已缓解的重型患者。②糖皮质激素：适用于对氨基水杨酸制剂疗效不佳的轻、中型患者，尤其适于重型活动期和暴发型患者。③免疫抑制剂：可试用于激素治疗效果不佳或对激素依赖的慢性持续型患者。

3. 手术治疗 一般采用全结肠切除加回肠造瘘术。绝对指征：大出血、穿孔、明确或高度怀疑癌肿及组织学检查发现重度异型增生或肿块性损害轻中度异型增生。相对指征：重型溃疡性结肠炎伴中毒性巨结肠，静脉用药无效者；内科治疗症状顽固、体能下降、激素治疗耐药或依赖者；溃疡性结肠炎合并坏疽性脓皮病、溶血性贫血等肠外表现者。

二、克罗恩病

克罗恩病为一种慢性肉芽肿性炎症，多见于 15～30 岁，首次发作可出现在任何年龄。

【病理生理】

病变可累及胃肠道各部位，特征为被正常组织间隔开的黏膜溃疡、铺路石样肠黏膜、肉芽肿性炎症伴不同程度纤维化，以末段回肠及其邻近结肠为主，多呈节段性、非对称性分布。

【临床表现】

起病多隐匿，病程呈慢性、长短不等的活动期和缓解期交替，终生有复发倾向。

1. 消化系统表现 ①反复发作的右下腹或脐周腹痛。②腹泻。③部分患者伴有腹部肿块。④瘘管形成。⑤肛门直肠周围病变包括肛门直肠周围瘘管、脓肿形成和肛裂等。

2. 全身表现 主要有发热、营养障碍等。

3. 肠外表现 包括杵状指（趾）、关节炎、结节性红斑、坏疽性脓皮病、口腔黏膜溃疡、虹膜睫状体炎、小胆管周围炎、硬化性胆管炎、慢性肝炎等。

4. 并发症 肠梗阻最多见，其次为腹腔内脓肿。还可出现肠穿孔、肠大出血、中毒性巨结肠、癌变、胆石症、尿路结石、脂肪肝等。

【实验室及其他检查】

1. 实验室检查 血液检查常见血红蛋白水平下降、白细胞增高；红细胞沉降率增快；低蛋白血症；粪便隐血试验常呈阳性。

2. 影像学检查 根据临床表现做钡剂小肠造影或钡剂灌肠，可见多发性、节段性炎症伴僵硬、狭窄、裂隙状溃疡、瘘管、假息肉形成及鹅卵石样改变等。B超、CT、MRI检查可显示肠壁增厚、腹腔或盆腔脓肿等。

3. 内镜检查 全结肠镜检查见节段性、非对称性黏膜炎症、纵行或阿弗他溃疡、鹅卵石样改变，可有肠腔狭窄和肠壁僵硬等，病变呈跳跃式分布。超声内镜检查有助于确定病变范围和深度。

4. 黏膜病理学检查 可见裂隙状溃疡、结节病样肉芽肿、固有膜底部和黏膜下层淋巴细胞聚集而隐窝结构正常、杯状细胞不减少、固有膜中量炎症细胞浸润及黏膜下层增宽。

【诊断要点】

对慢性起病、反复发作的右下腹或脐周痛、腹泻、体重下降，特别是伴有肠梗阻、腹部包块、腹部压痛、肠瘘、肛周病变者，排除各种肠道感染性或非感染性炎症疾病及肠道肿瘤，结合结肠镜检查、黏膜活检、影像学检查等特征性改变可诊断本病。对于不典型病例，可定期随访观察，逐步明确诊断。

【治疗要点】

治疗目的是控制发作、维持缓解、防治并发症、提高生命质量。

1. 一般治疗 强调饮食调理和营养补充。

2. 药物治疗 维持时间多需2年以上甚至终生：①氨基水杨酸制剂：为结肠型、回结肠型克罗恩病的第一线药物，对控制轻、中型患者的活动性有一定疗效，但仅适用于病变局限于结肠者。②糖皮质激素：系小肠型克罗恩病的第一线药物，是目前控制病情活动性的最有效药物，适用于活动期患者，一般主张使用时初量足、疗程长。③免疫抑制剂：适用于激素治疗效果不佳或对激素依赖的慢性活动性患者。④有瘘管与化脓性并发症时应及时使用甲硝唑、环丙沙星和克拉霉素等抗生素。⑤新的生物制品，如抗肿瘤坏死因子-α单克隆抗体主要用于顽固性克罗恩病、瘘管形成及免疫抑制剂治疗无效者。

3. 外科手术治疗 主要用于致命性并发症。一般采用病变肠段切除术。手术后需维持治疗，以防复发和并发症。

三、护理

【常见护理诊断/问题】

1. 腹泻 与肠黏膜的炎症有关。

2. 疼痛：腹痛 与炎症性肠病活动有关。

3. 营养失调：低于机体需要量 与腹泻和吸收不良有关。

4. 潜在并发症 肠瘘。

【护理措施】

1. 生活护理　急性发作期或病情严重时应卧床休息，减少肠蠕动，减轻腹泻、腹痛症状；缓解期适当休息，劳逸结合。

2. 饮食护理　指导患者选择高营养、质软、易消化、低渣饮食。避免摄入全麦食品、壳果类食品、生冷水果和蔬菜、油炸鸡蛋和油炸土豆片等。告诉患者戒烟、戒酒，避免饮用乳制品、含咖啡因的饮料。贫血患者宜补充维生素 B_{12}、叶酸或输血，血清白蛋白过低者可输血白蛋白或血浆。明显摄入不足导致营养不良者，给予肠内、外营养支持。

3. 病情观察　观察患者腹痛、腹泻症状；对频繁腹泻的患者及时补充水分，维持水、电解质平衡，记录出入水量，包括腹泻的次数、量及尿量。观察患者腹痛部位、发作时间及缓解方式。嘱患者避免生冷饮食或根据医嘱予以解痉药物。

4. 对症护理

（1）腹痛和腹泻护理　详见第一节概述。

（2）并发症护理　炎症性肠病患者术后易并发肠瘘，故应注意观察患者有无发热、腹痛、腹膜炎症状和体征出现；若发生外瘘，应保护瘘口周围皮肤，用生理盐水清洁并保持干燥，避免皮肤破损和继发感染。

5. 药物护理　遵医嘱给予水杨酸柳氮磺胺吡啶（SASP），餐后服用，观察药物疗效及不良反应，如恶心、呕吐、皮疹、白细胞减少或溶血反应等。服药期间，定期复查血象。应用糖皮质激素者，应监测血压、血糖情况，不可随意停药，防止反跳现象。应用免疫抑制剂者，可出现骨髓抑制现象，监测白细胞计数。

6. 心理护理　因病情反复发作，迁延不愈，尤其是排便次数增加，给患者带来困扰，产生忧虑心理。鼓励患者树立治疗疾病的信心，引导患者放松，稳定情绪，平和应对疾病，积极配合治疗。

【健康指导】

1. 疾病基本知识　向患者和家属介绍引起炎症性肠病的病因、临床表现、治疗的基本知识。嘱患者坚持治疗，教会患者识别药物的不良反应，勿随意更换药物或停药。对于有造瘘的患者要使其和家属掌握造瘘口的护理措施。

2. 饮食指导　合理饮食，摄入足够的营养维持良好的营养状况。避免较硬和粗糙的食物。

3. 活动指导　合理休息与活动，注意劳逸结合。

附：纤维结肠镜检查术

纤维结肠镜是一种用于检查大肠的内镜技术，通过纤维结肠镜可以顺次观察肛管、直肠、结肠、回盲部黏膜状态，还可以进行组织病理学和细胞学检查。纤维结肠镜可用于诊断和治疗原因不明的便血、慢性腹泻、排便异常、钡灌肠异常及结肠术前确定病变原因等。

【适应证】

1. 血便或持续粪潜血阳性原因不明者，且钡剂灌肠不能确诊者。

2. 下消化道症状，如慢性腹泻、长期进行性便秘或大便习惯改变，疑有溃疡性结肠炎、克罗恩病、慢性痢疾等结肠病变。

3. 钡灌肠检查疑有结肠肿瘤、息肉者，或病变不能确定性质者。

4. X线钡灌肠检查阴性但有明显肠道症状或疑有恶性变者。

5. 用于结肠镜治疗者，如结肠息肉切除术、止血、乙状结肠扭转或肠套叠复位等。

6. 结肠癌术后、结肠息肉切除术后及炎症性肠病治疗后需复查者或药物治疗后观察疗效。

7. 用于大肠疾病普查检查。

【禁忌证】

1. 绝对禁忌证　严重心脏病或极度衰竭者、肺功能不全者、严重高血压、休克、腹主动脉瘤、急性腹膜炎、肠穿孔等。

2. 相对禁忌证　①妊娠、腹腔内广泛粘连及各种原因导致肠腔狭窄者。②慢性盆腔炎、肝硬化腹水、肠系膜炎症、肠管高度异常屈曲及癌肿晚期伴有腹腔内广泛转移者等。③曾做腹腔尤其盆腔手术、曾患腹膜炎及有腹腔放疗史者。若需检查，进镜时应缓慢、轻柔，发生剧痛则应终止检查，以防肠壁撕裂、穿孔。④重症溃疡性结肠炎、多发性结肠憩室者。若须检查，进镜时勿用滑进方式推进结肠镜。⑤体弱、高龄病例及有严重的心脑血管疾病、对检查不能耐受者，检查时必须慎重。⑥不能耐受检查的肛门、直肠有严重化脓性炎症或疼痛性病灶者，检查须慎重。⑦小儿及精神病或不能合作者不宜施行检查，必要时可在全麻下施行。⑧月经期、孕妇一般不宜做检查。

【操作过程】

纤维结肠镜检查术操作过程见表4-3。

表4-3 纤维结肠镜检查术操作过程

项目	技术操作要求
操作准备	1. 患者准备：了解患者病情、身体状况、意识状态和肢体活动能力。解释检查的目的、过程和注意事项，评估患者的配合程度，与患者和家属签检查同意书。指导患者术前3天进食易消化半流质饮食。术前1天完善相关检查，如血常规检查、出凝血时间检查、传染病检查等。术前1天晚餐进流质饮食，晚8点后禁食或遵医嘱给予灌肠。检查日早、中餐禁食。清晨口服2%甘露醇250mL（或5%硫酸镁100g），9点口服番泻叶水（番泻叶10g加1000mL水煮沸2分钟服用），行息肉电切治疗者禁用2%甘露醇，防止肠道产气，发生爆炸 2. 物品准备：纤维结肠镜、活检钳、常规消毒品、无菌润滑油、无菌手套、局部麻醉药、治疗用药、胶布等 3. 医护人员准备：洗手，戴口罩和帽子 4. 环境准备：清洁、无尘、室温不低于20℃，保护隐私
操作流程	1. 洗手、戴口罩 2. 准备用物、核对医嘱、检查物品是否完备 3. 核对患者，告知操作目的、过程，指导患者配合，评估患者 4. 患者换上清洁裤，取左侧屈膝卧位，肛门处应用局麻药和润滑剂，术者进行肛指检查，了解肛门及直肠末端情况 5. 结肠镜涂润滑油后插入肛门内，术者通过内镜旋转、取直、短缩、充气与吸气等操作方法，将纤维结肠镜慢慢送达盲肠或小肠末端，缓缓退镜，细致观察各肠段 6. 如果检查插镜过程中，患者出现腹胀、牵拉疼痛等不适，嘱患者通过缓慢深呼吸调整放松腹部以提高患者耐受 7. 通过监视器屏幕观察大肠黏膜形态或用活检钳取组织进行病理切片检查

续表

项目	技术操作要求
操作后护理	1. 术后嘱患者卧床休息，观察 2 小时，如有腹痛、便血应及时处理 2. 嘱患者术后 3 天内不能剧烈活动 3. 整理用物，记录

第六节 肝硬化患者的护理

肝硬化（hepatic cirrhosis）是由一种或多种病因引起的以肝组织弥漫性纤维化、假小叶和再生结节形成组织学特征的进行性慢性肝病。临床上早期无明显表现，后期以肝功能损害和门静脉高压为主要表现，常并发消化道出血、肝性脑病、继发感染等而死亡。肝硬化是我国的常见病，发病高峰年龄在 35~48 岁，男性多于女性。

【病因与病机】

1. 病因

（1）病毒性肝炎　是我国引起肝硬化最常见的原因，主要为乙型、丙型和丁型肝炎病毒所引起。

（2）酒精中毒　长期大量饮酒（每日摄入乙醇 80g 达 10 年以上），乙醇及其中间代谢产物乙醛的毒性作用引起酒精性肝炎，进而发展为肝硬化。

（3）胆汁淤积　任何原因引起的肝内、肝外胆道阻塞，持续胆汁淤积，皆可发展为胆汁性肝硬化。

（4）循环障碍　慢性右心衰竭、缩窄性心包炎、肝静脉或下腔静脉阻塞可致肝脏长期淤血、缺氧，肝细胞发生变性坏死和纤维化，最终发展成淤血性肝硬化。

（5）其他　化学毒物和药物、寄生虫感染、遗传和代谢性疾病、营养障碍、免疫疾病等因素皆可引起肝硬化，还有一些肝硬化原因不明。

2. 病机　肝硬化的演变过程是广泛肝细胞变性坏死，肝小叶纤维支架塌陷，残存肝细胞形成再生结节，大量纤维结缔组织增生，包绕再生结节或将残留肝小叶重新分割，最后形成假小叶。上述病理变化造成肝内血管扭曲、受压、闭塞而致血管床缩小，肝内门静脉、肝静脉和肝动脉小分支之间发生异常吻合而形成短路，导致肝血循环紊乱。这些严重的肝内血循环障碍是形成门静脉高压的病理基础，也使肝细胞营养障碍加重，促使肝硬化病变进一步发展。

【临床表现】

肝硬化起病隐匿，病程发展缓慢，临床将肝硬化分为肝功能代偿期和失代偿期，但两者界限不清楚。

1. 代偿期　大部分患者无症状或症状轻。可有乏力、食欲减退，可伴有腹胀不适、恶心、上腹隐痛、轻微腹泻等。多呈间歇性，常因劳累、精神紧张或伴随其他疾病而出现，休息或助消化治疗后可缓解。患者营养状态尚可，肝脏是否肿大取决于不同类型的肝硬化。肝功能检查正常或轻度异常。脾脏因门静脉高压常有轻、中度肿大。

2. 失代偿期 主要包括肝功能减退和门静脉高压两方面。

（1）肝功能减退 ①消化道症状：食欲不振，恶心，厌食，腹胀，餐后加重，稍食油腻即引起腹泻。多与门静脉高压时胃肠道淤血、水肿，消化吸收障碍和肠道菌群失调等有关。②营养不良：一般情况较差，消瘦乏力，精神不振，面色黝黯无光泽，皮肤干枯粗糙，舌炎，口角炎等。③黄疸：皮肤、巩膜黄染，尿色深。肝功能衰竭时，黄疸持续加重，多为肝细胞性黄疸。④出血和贫血：常有鼻腔、牙龈出血，皮肤黏膜瘀点、瘀斑和胃肠道出血。与肝脏合成凝血因子减少、脾功能亢进引起血小板减少及毛细血管脆性增加有关。患者有不同程度的贫血，是由脾功能亢进、肠道吸收障碍、营养不良和胃肠道失血等因素引起。⑤内分泌失调：主要有雌激素增多，雄激素减少，糖皮质激素减少。男性患者常出现性欲减退、睾丸萎缩、毛发脱落及乳房发育等。女性患者出现月经失调、闭经、不孕等。患者常有蜘蛛痣、肝掌、尿量减少、浮肿、皮肤色素沉着等。另外，醛固酮及抗利尿激素增多，钠水潴留导致尿少、浮肿等均可促使腹水形成。⑥其他：可有不规则低热、低蛋白血症等症状。

（2）门静脉高压 脾大、侧支循环的建立和开放、腹水是门静脉高压症的三大临床表现。①脾功能亢进及脾大：脾大是肝硬化门静脉高压较早出现的体征。脾静脉回流阻力增加及门静脉压力逆传到脾，使脾被动淤血性肿大、脾组织和脾内纤维组织增生。脾功能亢进时，患者外周血象白细胞减少、增生性贫血和血小板降低，易并发感染和出血，有脾周围炎时脾脏可有触痛。②门-腔侧支循环开放：正常情况下，门静脉系与腔静脉系之间的交通支很细小，血流量很少。门静脉高压形成后，来自消化器官和脾脏的回心血液流经肝脏受阻，使门腔静脉交通支充盈扩张，血流量增加，建立起侧支循环。临床上重要的侧支循环有：食管下段和胃底静脉曲张（主要是胃冠状静脉在食管下段和胃底处与食管静脉、奇静脉相吻合形成。常在恶心、呕吐、咳嗽、负重等增加腹压的因素或粗糙食物机械性刺激、胃酸反流腐蚀损伤等作用下导致曲张静脉破裂出血）；腹壁静脉曲张（由于脐静脉重新开放，与附脐静脉、腹壁静脉等连接，在脐周和腹壁可见迂曲静脉以脐为中心向上及下腹壁延伸）；痔静脉扩张（为直肠上静脉在直肠下段与直肠中、下静脉吻合扩张形成痔静脉曲张，部分患者因痔疮出血而发现肝硬化）。③腹水：是肝功能减退和门脉高压的共同结果，是肝硬化失代偿期最突出的临床表现。腹水是由于门静脉压力增高、低蛋白血症、淋巴液生成过多、继发性醛固酮增多导致肾对钠的重吸收增多、抗利尿激素分泌增多致水的重吸收增加、有效循环血容量不足等因素参与形成的。大量腹水使腹部膨隆，状如蛙腹，患者出现端坐呼吸，可有脐疝等腹壁疝形成。

（3）肝脏的体征 肝的大小与肝内脂肪浸润、再生结节和纤维化的程度有关。质地坚硬，边缘较薄，早期表面尚平滑，晚期可触及结节或颗粒状。一般无压痛，但在肝细胞进行性坏死或炎症时可有轻压痛。

3. 并发症

（1）上消化道出血 为最常见的并发症。大多数患者因食管胃底静脉曲张破裂引起，部分是由于并发消化性溃疡、急性胃黏膜病变引起。多突然发生大量呕血或黑便，常引起出血性休克，诱发肝性脑病。

（2）肝性脑病　是最严重的并发症及最常见的死亡原因。肝性脑病是一种以代谢紊乱为基础的中枢神经系统功能失调综合征，主要表现为意识障碍、行为异常、昏迷。

（3）感染　患者因免疫功能降低、门腔静脉侧支循环开放等因素，增加细菌入侵繁殖机会易并发感染，如自发性细菌性腹膜炎，胆道感染，肺部、肠道及尿路感染。自发性腹膜炎的致病菌多为革兰阴性杆菌，主要表现为腹痛、腹胀、不同程度的发热、腹水增长迅速，严重者诱发肝性脑病，出现中毒性休克。体检发现轻重不等的全腹压痛和腹膜刺激征。

（4）肝肾综合征　患者肾脏无实质性病变，但严重门静脉高压和多种扩血管物质不能被肝脏灭活引起体循环血管扩张等因素，导致肾脏血流尤其是肾皮质灌注不足，出现肾衰竭，临床上主要表现为少尿或无尿及氮质血症。

（5）原发性肝癌　出现短期内肝脏迅速增大、持续性肝区疼痛、腹水增多且为血性、不明原因的发热等变化时应考虑并发原发性肝癌。

（6）电解质和酸碱平衡紊乱　长期低钠饮食、利尿、大量放腹水和继发性醛固酮增多均是导致电解质紊乱的常见原因。低钾、低氯血症与代谢性碱中毒易诱发肝性脑病。肝功能严重减退且持续重度低钠血症易引起肝肾综合征，预后较差。

【实验室及其他检查】

1. 肝功能检查　代偿期，肝功能正常或轻度异常。失代偿期，患者血清胆红素增高，转氨酶轻、中度增高，血清总蛋白正常、降低或增高，但清蛋白降低，球蛋白增高，凝血酶原时间延长。

2. 腹水检查　通常为漏出液，如并发自发性腹膜炎，比重介于漏出液与渗出液之间，白细胞计数增多。腹水呈血性时高度怀疑癌变，应做细胞学检查。

3. 免疫功能检查　细胞免疫检查可发现半数以上的患者 T 细胞数低于正常，CD3、CD4、CD8 细胞均降低，体液免疫检查发现免疫球蛋白 IgG、IgA 均增高，病毒性肝炎肝硬化者，病毒标记呈阳性反应。

4. 影像学检查　X 线钡餐检查可见：食管静脉曲张者虫蚀样或蚯蚓状充盈缺损、胃底静脉曲张者呈菊花样充盈缺损。超声显像可显示肝脾大小和外形改变，门静脉高压者可见门静脉、脾静脉直径增宽，有腹水时可见液性暗区。CT 和 MRI 检查可显示肝脾形态改变、腹水。放射性核素检查可见肝摄取核素稀疏、脾核素浓集等。

5. 纤维内镜检查　可直接观察静脉曲张的部位及程度。上消化道出血时可施行止血治疗。

6. 腹腔镜和肝穿刺活组织检查　可直接观察肝外形、表面、色泽及脾的改变，直视下对病变明显处做穿刺活组织检查。

【诊断要点】

肝硬化失代偿期的诊断主要依据病毒性肝炎、血吸虫病、长期酗酒或营养失调等病史，肝功能减退与门静脉高压的临床表现，肝质地坚硬及肝功能试验异常等。代偿期的诊断常不容易，故对原因不明的肝脾大、迁延不愈的肝炎患者应定期复查，以利早期诊断。

【治疗要点】

本病无特效治疗。代偿期主要是延缓肝功能代偿，预防肝细胞癌；失代偿期则以改善肝功能、治疗并发症为主，有手术适应证者择机手术。

1. 保护或改善肝功能 慎用损伤肝的药物，减轻肝脏代谢负担，可适当应用熊去氧胆酸、还原型谷胱甘肽及甘草酸二铵等保护肝细胞。

2. 腹水治疗

（1）限制钠、水的摄入 每日氯化钠限制在 $1.2 \sim 2.0g$（钠盐 $500 \sim 800mg/d$），进水量 $< 1000mL/d$，低钠血症者应限制水摄入量在 $500mL$ 以内。

（2）利尿 常联合应用保钾及排钾利尿剂，如螺内酯联合呋塞米，可减少电解质紊乱。常用螺内酯 $100mg/d$，数日后加用呋塞米 $40mg/d$，可根据效果逐渐加大药量，但螺内酯不超过 $400mg/d$，呋塞米不超过 $160mg/d$，腹水消退时逐渐减量。利尿效果不满意时，应酌情配合静脉输注白蛋白。利尿速度不宜过快，以每天体重减轻 $0.5kg$ 为宜，以免诱发肝性脑病、肝肾综合征等。

（3）放腹水加输注白蛋白 当大量腹水引起高度腹胀、影响心肺功能时，可穿刺放腹水以减轻症状。每次放腹水 $4000 \sim 6000mL$，亦可 1 次放 $10000mL$，同时静脉输注白蛋白 $40 \sim 60g$。

（4）提高血浆胶体渗透压 每周定期少量、多次静脉输注鲜血、血浆或白蛋白，不仅有助于促进腹水消退，也利于改善机体一般状况和肝功能。

（5）其他方法 腹水浓缩回输、腹腔－颈静脉引流等。

3. 手术治疗 各种分流术、断流术和脾切除术等。肝移植手术是治疗晚期肝硬化的新方法。

4. 食管胃底静脉曲张破裂出血的治疗

（1）一般治疗 卧床休息，保持呼吸道通畅，禁食。严密观察患者生命体征及呕血、黑粪情况。

（2）补充血容量 建立有效的静脉输液通道，尽快补充血容量。当患者出现失血性休克或血红蛋白低于 $70g/L$、红细胞比容低于 25% 时要紧急输血。

（3）止血 主要措施有：①药物止血：血管加压素为常用药物，$0.2U/min$ 静脉持续滴注，视情况可逐渐增加剂量至 $0.4U/min$，为了防止药物的不良反应，如腹痛、血压升高、心律失常、心绞痛等，可同时使用硝酸甘油。②三腔二囊管压迫止血：具体操作详见第十节上消化道大量出血。③内镜治疗：内镜直视下注硬化剂至曲张的静脉或用皮圈套扎曲张静脉。

【常见护理诊断/问题】

1. 营养失调：低于机体需要量 与肝功能减退、门静脉高压引起食欲减退、消化和吸收障碍有关。

2. 体液过多 与肝功能减退、门静脉高压引起钠水潴留有关。

3. 活动无耐力 与肝功能减退、大量腹水有关。

4. 有皮肤完整性受损的危险 与营养不良、水肿、皮肤干燥、瘙痒、长期卧床有关。

5. 潜在并发症 上消化道出血、肝性脑病等。

【护理措施】

1. 生活护理 休息可减少患者能量消耗，减轻肝脏负担，有助于肝细胞修复。代偿期患者可参加轻体力工作，减少活动量；失代偿期患者应多卧床休息，尽量取平卧位，以增加肝、肾血流量。大量腹水者可取半卧位，以使膈肌下降，有利于呼吸运动，减轻呼吸困难和心悸，避免剧烈咳嗽、打喷嚏、便秘等使腹内压突然剧增的因素。水肿和长期卧床的患者保持床铺平整、干燥，定时更换体位、进行按摩等以避免压疮的发生。

2. 饮食护理 给予高热量、高蛋白、高维生素、易消化饮食。

（1）**蛋白质** 是修复肝细胞和维持血清清蛋白正常水平的重要物质基础，应保证其摄入量。蛋白质应以豆制品、鸡蛋、牛奶、鱼、鸡肉、瘦猪肉为主。肝功能显著损害或有肝性脑病先兆者应限制蛋白质，待病情好转后再逐渐增加蛋白质的摄入量，并以植物蛋白为主，如豆制品，因其含蛋氨酸、芳香氨基酸和产氨氨基酸较少。

（2）**维生素** 多食新鲜蔬菜和水果，如西红柿、柑橘等富含 VC，日常食用可保证维生素需求。

（3）**限制水钠** 有腹水者应低盐或无盐饮食，钠限制在 500~800mg/d（NaCl 1.2~2g/d）；限制液体摄入量，限制在 1000mL/d 左右。食欲不振、恶心、呕吐的患者应于进食前给予口腔护理以促进食欲。在允许范围内尽量照顾患者的饮食习惯和口味，以促进食欲。

知识链接

含钠食物

含钠较多食物：咸肉、酱菜、酱油、罐头食品、含钠味素等，应少用；

含钠较少食物：粮谷类、瓜茄类、水果等。

（4）**避免损伤曲张的静脉** 患者戒烟酒，避免进食刺激性强、粗纤维多和较硬的食物。

（5）**必要时遵医嘱静脉补充足够的营养** 如高渗葡萄糖、复方氨基酸、清蛋白或新鲜血。低钾者可补充香蕉、橘子、橙子等高钾水果或硬壳果、马铃薯、干豆、肉类等含钾多的食物。

3. 病情观察 评估患者的饮食和营养状况，观察患者的生命体征、意识状态，观察肝功能减退和门静脉高压的表现，以及有无并发症出现。准确记录每日出入液量，定期测量腹围和体重以观察腹水消长情况，测量腹围时应注意在同一时间、同一体位、同一部位进行。并监测相关检测指标的变化。

4. 腹腔穿刺术的护理　参见附录"腹腔穿刺术"。

5. 食管、胃底静脉曲张破裂出血的护理

（1）备好抢救用物和药品，如双气囊三腔管、止血药、吸引器和静脉切开包等。

（2）置患者于抢救室内，平卧位、禁食、吸氧、保持环境安静。

（3）安慰患者及家属以消除恐惧心理，及时清除呕吐物及其污染物，保持床单位整洁。

（4）立即建立静脉通路，保持静脉输液通畅，遵医嘱用药和补充血容量。

（5）密切观察血压、脉搏、面色等变化；观察呕吐物及粪便的量、色和质；观察有无肝性脑病发生。应做好特别护理记录。

（6）需用双气囊三腔管压迫止血者按双气囊三腔管应用护理，详见第十节上消化道大量出血。

6. 药物护理　利尿剂使用时剂量不宜过大，利尿速度不宜过猛。定期检测钾、钠、氯，防止发生电解质紊乱，可口服或静脉补充电解质。应用垂体后叶素的患者应注意静脉输液速度及有无恶心、便意、心悸、面色苍白等不良反应。加强巡视，防止药物外渗。

7. 心理护理　应鼓励患者说出内心感受和忧虑，增加与患者交谈的时间，与患者一起讨论其可能面对的问题，在精神上给予患者安慰和支持。充分利用来自他人的情感支持，鼓励患者同那些经受同样事件及理解患者处境的人多交流。引导患者家属在情感上多关心患者，使之能从情感宣泄中减轻沉重的心理压力。

【健康指导】

1. 疾病基本知识指导　肝硬化为慢性过程，应帮助患者和家属掌握疾病的相关知识，分析和消除不利因素，树立治病信心，保持愉快心情。切实遵循饮食治疗的原则和计划，禁酒。注意保暖和个人卫生，预防感染。

2. 休息与活动　生活起居有规律，保证足够的休息和睡眠。代偿期适当工作和活动，避免过度劳累。失代偿期患者以卧床休息为主。

3. 皮肤的保护　肝硬化患者易发生皮肤破损和继发感染。除常规的皮肤护理、预防压疮措施外，沐浴时避免水温过高或使用刺激性的皂类和沐浴液，沐浴后可使用性质柔和的润肤品以减轻皮肤干燥和瘙痒；皮肤瘙痒者给予止痒处理，勿用手抓搔，以免引起皮肤破损。

4. 用药指导　嘱患者遵医嘱用药，避免使用对肝脏有害的药物以免加重肝脏负担，进一步损害肝功能。指导患者观察和识别所用药物的不良反应，有异常时及时就诊。

5. 照顾者指导　指导患者家属关心患者，给予精神支持和生活照顾。了解各种并发症的主要诱发因素和临床表现，及早识别病情变化，及时就医。疾病恢复期应定期协助患者复诊和检查肝功能。

附：腹腔穿刺术

腹腔穿刺术是为了诊断和治疗疾病，用穿刺技术抽取腹腔液体，以明确腹腔积液的性质、降低腹腔压力及向腹腔内注射药物进行局部治疗的方法。

【适应证】

1. 腹水，抽取腹水检验用作鉴别诊断。

2. 疑有腹腔内出血，如脾破裂、异位妊娠等。

3. 大量腹水者，需向腹腔内注射药物及适量放腹水。

【禁忌证】

1. 对于肝性脑病先兆者禁忌腹腔穿刺放腹水。

2. 结核性腹膜炎广泛粘连、包块，包虫病，巨大卵巢囊肿者。

【操作过程】

腹腔穿刺术操作过程见表4-4。

表4-4　腹腔穿刺术操作过程

项目	技术操作要求
操作 准备	1. 患者准备：评估患者腹水状况，如腹水量、出入量、腹围等。向患者解释腹穿的目的、过程和注意事项，取得患者的配合，消除紧张情绪，患者及家属签字同意。检查患者血小板、出凝血时间等。操作前嘱患者排空膀胱，根据患者状况采取坐位或平卧位，充分暴露穿刺部位，但要注意保暖 2. 物品准备：基础治疗盘一套、腹腔穿刺包、无菌手套、注射器（5mL、20mL、50mL 各 1 支）、输液器、无菌培养瓶、试管、量杯、腹带、中单、皮尺及 2% 利多卡因等 3. 医护人员准备：洗手、戴口罩和帽子 4. 环境准备：清洁、无尘、室温不低于 25℃，保护隐私
操作 流程	1. 衣帽整洁，洗手、戴口罩 2. 准备用物、核对医嘱、检查腹穿包和相关物品 3. 携带用物推车至患者床旁 4. 核对患者，告知操作目的、过程，指导患者配合（术中须知：不能移动，不得深度腹式呼吸），评估患者：询问有无药物（特别是局麻药利多卡因）过敏史，术前测脉搏、血压及腹围。对腹部进行体格检查，复查相关体征 5. 选择、确定穿刺部位，协助患者坐在靠背椅上或平卧、半卧、稍左侧卧位（一般常选择左下腹部脐与髂前上棘连线中外 1/3 交点处，也有取脐与耻骨联合中点上 1cm，偏左或右 1.5cm 处，或侧卧位脐水平线与腋前线或腋中线的交点。对少量或包裹性腹水须在 B 超定位下穿刺） 6. 常规消毒穿刺点 7. 戴无菌手套、铺洞巾、局部麻醉（护士将已消毒瓶塞的麻药瓶瓶塞面对术者、术者用 5mL 注射器抽取麻药、在穿刺点自皮肤至腹膜壁层用 2% 利多卡因逐层做局部浸润麻醉） 8. 检查穿针是否通畅，与胶管衔接是否紧密 9. 术者左手固定穿刺部位皮肤，右手持针经麻醉处逐步刺入腹壁，待针尖抵抗感消失时，表示针头已穿过腹膜壁层，即可抽取和引流腹水，并置腹水于消毒试管中以备检验用。诊断性穿刺可选用 7 号针头进行穿刺，直接用无菌的 20mL 或 50mL 注射器抽取腹水。大量放液时可用针尾连接橡皮管的 8 号或 9 号针头，在放液的过程中，用血管钳固定针头并夹持橡皮管 10. 术中应密切观察患者有无头晕、恶心、心悸、气短、面色苍白等，一旦出现应立即停止操作并对症处理。注意腹腔穿刺放液的速度不宜过快，以防腹压骤然降低，内脏血管扩张而发生血压下降，甚至休克等现象。肝硬化放腹水 1 次一般不超过 3000mL，过多放液可诱发肝性脑病和电解质紊乱，但在补充输注大量清蛋白的基础上，也可以大量放液 11. 放液结束后拔出穿刺针，穿刺部位盖上无菌纱布，并用多头绷带将腹部包扎（血小板减少者至少按压 3~5 分钟，并观察有无出血）

项目	技术操作要求
操作后护理	1. 术后再次评估腹水状况，患者平卧休息，注意使穿刺针孔位于上方，以免腹水继续漏出。询问患者有无任何不适。再次测脉搏、血压和腹围，复查体征 2. 整理用物、洗手、记录，将留取标本送化验科 3. 询问有无不适，一旦发现，及时报告医生处理，交代注意事项（随时观察穿刺部位有无渗液、渗血情况；观察穿刺部位及周围皮肤有无发红、发痒等感染迹象。如有渗液，可用纱布加压或用蝶形胶布固定。穿刺3天内禁止洗浴，以免感染）

第七节　原发性肝癌患者的护理

原发性肝癌（primary carcinoma of the liver，简称肝癌）是指肝细胞或肝内胆管上皮细胞发生的恶性肿瘤，是我国常见的恶性肿瘤之一，其死亡率在恶性肿瘤中居第二位。全世界每年平均约有25万人死于肝癌，而我国约占其中的45%。本病多见于中年男性，男女发病率之比为5:1。

【病因与病机】

病因和病机尚未完全明确，根据高发地区流行病学调查，可能与下列因素有关。

1. 病毒性肝炎　在我国，肝癌患者中约90%有乙型肝炎病毒（HBV）感染的病史。西方国家以丙型肝炎病毒（HCV）感染常见，部分患者在慢性肝炎阶段就可发展为肝癌。

2. 食物及饮水　长期大量饮酒导致酒精性肝病，在此基础上的肝纤维化及肝硬化过程都可能引发肝癌。此外，HBV及HCV感染者经常饮酒将加速肝硬化的形成和发展，促进肝癌的发生。长期进食霉变食物（粮食受黄曲霉素污染）或含亚硝胺食物、食物缺乏微量元素及饮用藻类毒素污染的水等都与肝癌的发生密切相关。

3. 毒物与寄生虫　亚硝胺类、有机氯农药、偶氮芥类等化学物质是可疑的致肝癌物质。血吸虫及华支睾吸虫感染均易导致肝癌。

4. 其他　肝癌的家族聚集现象既与遗传易感性有关，也与家族饮食习惯及生活环境有关。不同种族人群肝癌的发病率不同。

上述各种原因使肝细胞在损伤后的再生修复过程中生物学特征逐渐变化，基因突变，增殖与凋亡失衡；各种致癌因素也可促使癌基因表达及抑癌基因受抑；慢性炎症及纤维化过程中的活跃血管增殖，为肝癌的发生发展创造了重要条件。

【临床表现】

起病隐匿，早期缺乏典型症状。临床症状明显者，病程大多已进入中晚期。本病常在肝硬化的基础上发生，或者以转移病灶症状为首发表现，此时临床容易漏诊或误诊，应予注意。

1. 中晚期临床表现

（1）肝区疼痛　是肝癌最常见的症状，多呈持续性右上腹胀痛或钝痛，夜间或劳累后加重。疼痛是由于肿瘤快速增长，使肝包膜被牵拉所致。如病变侵犯到膈，疼痛可牵涉右肩或右背部；如癌肿生长缓慢，则可完全无痛或仅有轻微钝痛。当肝表面的癌结节破裂则突然发生剧烈腹痛并伴腹膜刺激征，如出血量大时可导致休克。

（2）肝大　肝脏呈进行性增大，质地坚硬，表面凹凸不平，可触到大小不等的结节，边缘钝而不整齐，常有不同程度的压痛。肝癌突出于右肋弓下或剑突下时，上腹可呈现局部隆起或饱满；如癌肿位于膈面则主要表现为膈肌抬高而肝下缘不下移。

（3）黄疸　多为晚期征象，以阻塞性黄疸多见，少数为肝细胞性黄疸。前者因癌肿压迫侵犯胆管或肝门转移性淋巴结肿大而压迫胆管造成阻塞所致；后者可由于癌组织肝内广泛浸润或合并肝硬化、慢性肝炎引起。

（4）肝硬化征象　在失代偿期肝硬化的基础上发病者有基础疾病的表现。原有腹水者可表现为腹水迅速增加且具难治性，腹水一般为漏出液。血性腹水多因肝癌侵犯肝包膜或向腹腔内破溃引起，少数因腹膜转移癌所致。

（5）全身症状　可呈进行性消瘦、乏力、发热、食欲不振、营养不良和恶病质。如转移至肺、骨、脑、淋巴结、胸腔等处，可产生相应症状。

（6）伴癌综合征　少数肝癌患者由于癌肿本身代谢异常或癌组织对机体影响而致内分泌或代谢异常的一组症候群，称为伴癌综合征，主要表现为自发性低血糖症、红细胞增多症，其他罕见的有高血钙、高血脂等。

2. 并发症

（1）肝性脑病　是肝癌终末期的最严重的并发症，约1/3 的患者因此死亡。一旦出现肝性脑病，预后不良。

（2）上消化道出血　约占肝癌死亡原因的15%。肝癌患者常因肝硬化或门静脉、肝静脉癌栓而发生门静脉高压，导致食管胃底静脉曲张、破裂出血。晚期可因胃肠道黏膜糜烂合并凝血功能障碍而广泛出血。大量出血可引起休克和肝性脑病。

（3）肝癌结节破裂出血　约10%的肝癌患者因肝癌结节破裂出血而死亡。癌结节破裂局限于肝包膜下产生局部疼痛；若包膜下出血快速增多则形成压痛性血肿，也可破入腹腔引起急性腹痛、腹膜刺激征和血性腹水，大量出血可致休克。

（4）继发感染　由于长期消耗、手术或因放射、化学治疗导致白细胞减少，抵抗力减弱，加之长期卧床等因素，易并发肺炎、自发性腹膜炎、肠道感染和霉菌感染等。

【实验室及其他检查】

1. 肝癌标记物检测

（1）甲胎蛋白（AFP）测定　是诊断肝细胞癌特异性的标志物，阳性率约为70%。现已广泛用于肝癌的普查、诊断、判断疗效及预测复发。在排除妊娠和生殖腺胚胎瘤的基础上，AFP＞400ng/mL 为诊断肝癌的条件之一。

（2）其他　血清岩藻糖苷酶（AFu）、γ－谷氨酰转移酶同工酶Ⅱ（γ－GGT$_2$）、异常凝血酶原（APT）、α_1-抗胰蛋白酶（AAT）、碱性磷酸酶同工酶（ALP-I）等有助于 AFP 阴性肝癌的诊断和鉴别诊断。

2. 影像学检查

（1）超声 是目前诊断肝癌筛查的首选方法，能检测出肝内直径 >1cm 的占位病变；利用多普勒效应或超声造影剂了解病灶的血供状态，判断占位病变的良恶性，并有助于引导肝穿刺活检。

（2）增强 CT/MRI 可以客观及更敏感地显示肝癌，1cm 左右肝癌的检出率 >80%，是诊断及确定治疗策略的重要手段。

（3）选择性肝动脉造影 当增强 CT/MRI 对疑为肝癌的小病灶难以确诊时，选择性肝动脉造影是肝癌诊断的重要补充手段。对直径 1~2cm 的小肝癌，肝动脉造影可以更精确地做出诊断，正确率 >90%。

3. 肝穿刺活体组织检查 确诊肝癌最可靠的方法，属创伤性检查，视情况考虑应用。

【诊断要点】

满足下列三项标准中的任意一项即可诊断肝癌。

1. 具有两种典型影像学（超声、增强 CT、MRI 或选择性肝动脉造影）表现，病灶 >2cm。

2. 一项典型影像学表现，病灶 >2cm，AFP >400ng/mL。

3. 肝脏活检阳性。

为争取对肝癌的早诊早治，应对高危人群（各种原因所致的慢性肝炎、肝硬化及 >35 岁的 HBV 或 HCV 感染者）每 6~12 个月行超声和 AFP 检测，如有阳性改变应进一步检查。

【治疗要点】

早期应尽量采取手术切除，对不能手术切除者可运用多种方法综合治疗。

1. 手术治疗 肝癌治疗性切除术是目前治疗肝癌最有效的方法之一。

2. 局部治疗 对较小的肝癌（<3cm）用经皮穿刺乙醇注射疗法（PEI）、微波或射频消融（RF）治疗可达到治疗性切除的目的。晚期肝癌，已失去手术时机的患者可选择肝动脉化疗栓塞（TAE）治疗。

3. 肝移植 对于肝癌合并肝硬化者可将整个病肝切除进行肝移植，但若肝癌已有血管侵犯及远处转移（常见肺、骨）则不宜肝移植术。

4. 药物治疗 HBV 感染患者在手术、局部治疗或肝移植后均需坚持口服抗病毒药物。肝移植患者需终生使用免疫抑制剂。

5. 中医治疗 配合手术、化疗和放疗使用可改善症状，调动机体免疫功能，减少不良反应，提高疗效。

6. 并发症治疗 肝癌结节破裂时，可行肝动脉结扎、大网膜包裹填塞、喷洒止血药等治疗。上消化道出血、肝性脑病、感染等并发症的治疗参阅相关章节。

【常见护理诊断/问题】

1. 疼痛：肝区痛 与肿瘤增长迅速，肝包膜被牵拉或肝动脉栓塞术后综合征有关。

2. 预感性悲哀 与得知疾病的预后有关。

3. 营养失调：低于机体需要量 与疼痛、心理反应、化疗导致的胃肠道反应有关。

4. 潜在并发症 上消化道出血、肝性脑病、癌结节破裂出血。

【护理措施】

1. 生活护理 指导患者根据病情适当活动和休息，协助患者采取舒适的体位，如腹水的患者采取半卧位，减轻呼吸困难。

2. 饮食护理 应给予高蛋白、高热量、高维生素饮食。若有食欲不振、恶心呕吐现象，应做好口腔护理，于服用止吐剂后少量进食，增加餐次。尽可能安排舒适、安静的就餐环境，选择患者喜欢的食物种类、烹调方式，以促进食欲。

3. 病情观察 评估患者疼痛的强度、部位、性质及伴随症状；评估患者有无肝脏变大、发热、黄疸、腹水、呕血、黑便等。观察有无转移灶表现，肺转移出现咳嗽、咯血、胸痛等症状，颅内转移出现神经定位症状和体征，骨骼或脊柱转移出现骨骼压痛和局部神经受压症状。若突然出现门静脉高压的各种表现时应考虑为肝内血行转移。

4. 疼痛的护理 指导并协助患者减轻疼痛，采取舒适体位，保持环境安静，减少对患者的各种不良刺激和心理压力。尊重患者，与患者及时沟通交流，减轻其孤独无助感和焦虑。教会患者一些放松和转移注意力的技巧，如深呼吸、听音乐、与病友交谈等，有利于缓解疼痛。遵医嘱采取镇痛措施，可采用自控镇痛（PCA）法进行止痛。

5. 肝动脉化疗栓塞患者的护理

（1）术前护理 向患者及家属解释有关治疗的必要性、方法和效果，使其减轻对手术的疑虑，配合手术治疗。做好各种检查，包括血常规、出凝血时间、肝肾功能、心电图、B超等。检查股动脉和足背动脉搏动的强度。行碘过敏试验和普鲁卡因过敏试验，如碘过敏试验阳性可用非离子型造影剂。术前6小时禁食水；术前半小时遵医嘱给予镇静剂并测量血压。

（2）术中配合 备好各种抢救用品和药物，及时安慰患者，使其放松。注射造影剂时，密切观察患者有无恶心、心悸、胸闷、皮疹等过敏反应，监测血压的变化。注射化疗药物时，观察患者有无恶心、呕吐，一旦出现应帮助患者头偏向一侧、口边垫污物盘，指导患者做深呼吸，也可遵医嘱在化疗前给予止吐药。观察患者有无腹痛，如出现轻微腹痛，可安慰患者，转移其注意力；如疼痛较剧不能耐受者，可遵医嘱给予对症处理。

（3）术后护理 术后由于肝动脉血供突然减少，可产生栓塞后综合征，出现腹痛、发热、恶心、呕吐、肝功能异常等改变，应做好相应护理：①术后禁食2～3天，逐渐过渡到流质饮食，并注意少量多餐，以减轻恶心呕吐，同时避免因消化吸收食物而降低门静脉含氧量。②穿刺部位压迫止血15分钟再加压包扎，沙袋压迫6小时，保持穿刺侧肢体伸直24小时，并观察穿刺部位有无血肿及渗血。③密切观察病情变化：术后应观察体温的变化，多数患者术后4～8小时体温升高持续1周左右，是机体对坏死肿瘤组织重吸收的反应。高热者应采取降温措施，避免机体消耗增加。注意有无肝性脑病的前驱症状，一旦发现异常，及时配合医生进行处理。④鼓励患者深呼吸、排痰，预防肺部感染，必要时吸氧以提高血氧分压，利于肝细胞代谢。⑤栓塞术后1周，常因肝缺血影响肝糖原储存和蛋白质的合成，应遵医嘱补充蛋白质和葡萄糖。准确记录出入量作为补液依据。

6. 心理护理 及时对患者心理状态进行评估以确定对其心理辅导的强度、方式，避免意外发生。与患者建立良好的护患关系，随时给患者及家属以心理支持和具体指导，使家属保持镇静，多陪伴患者，以减轻患者的恐惧感、稳定情绪和增强治疗信心。了解患者的护理需要并及时给予回应，对晚期的患者尤应注意维护其尊严，耐心处理其提出的各种要求。当患者出现不适症状时应协助积极处理，减轻不适。

【健康指导】

1. 疾病预防指导 积极宣传和普及肝癌的预防知识，注意饮食、饮水卫生；应用乙型和丙型病毒性肝炎疫苗，预防病毒性肝炎和肝硬化。定期对肝癌高发区人群进行普查以预防肝癌的发生和早期诊治。

2. 生活指导 保持规律生活，注意劳逸结合，避免情绪剧烈波动和劳累，以减少肝糖原的分解，减少乳酸和血氨的产生。按医嘱服药，忌服损害肝脏药物。向患者及家属介绍肝癌的有关知识，以便随时观察病情变化，及时就诊。保持乐观情绪，积极参加社会活动，增加精神支持，以提高机体抗癌功能。

3. 饮食指导 指导患者合理进食，以高蛋白、适当热量、高维生素为宜，避免摄入高脂、高热量和刺激性食物，使肝脏负担加重。如有肝性脑病倾向应减少蛋白质的摄入。戒烟酒，减轻对肝脏损害。

第八节 肝性脑病患者的护理

肝性脑病（hepatic encephalopathy，HE）是严重肝病或门－体分流引起的，以代谢紊乱为基础，中枢神经系统功能失调的综合病征。临床表现轻者仅有轻微的智力减退，严重者出现意识障碍、行为失常和昏迷。

【病因与病机】

1. 病因 肝性脑病多继发于肝硬化（特别是肝炎后肝硬化）或门－体静脉分流手

术后。此外，少数肝性脑病见于重症病毒性肝炎、中毒性肝炎、药物性肝病引起的急性或暴发性肝衰竭，以及严重胆道感染及妊娠急性脂肪肝等。

2. 诱因 上消化道出血、大量排钾利尿、腹腔放液、高蛋白质饮食、便秘、低血糖、感染、手术创伤和不恰当的使用安眠药、镇静药、麻醉药等。

3. 病机 尚未完全明了，一般认为肝性脑病的发生是由于肝细胞功能衰竭和门－体静脉分流术及自然形成的侧支分流，使来自肠道的许多毒性代谢产物未经肝脏解毒和清除，便经侧支循环进入体循环，透过血－脑屏障而至脑部，引起大脑功能紊乱。其假说有：

（1）**氨中毒学说** 氨代谢紊乱引起氨中毒是肝性脑病，特别是门体分流引起的肝性脑病的重要病机。消化道、肾脏和骨骼肌都可生成氨，但产氨主要部位在消化道，当其被吸收后通过门静脉进入体循环。氨以非离子型氨（NH_3）和离子型氨（NH_4^+）两种形式存在，氨在肠道的吸收主要以 NH_3 弥散进入肠黏膜。当结肠内 pH >6 时，NH_3 大量弥散入血；pH <6 时，则以 NH_4^+ 形式从血液转至肠腔，随粪便排泄。健康的肝脏可将门静脉输入的氨转变为尿素和谷氨酰胺，使之极少进入体循环。肝衰竭时，肝脏对氨的代谢能力明显减退，当有门－体分流存在时，肠道的氨不经肝脏代谢而直接进入体循环，血氨增高。游离的 NH_3 能透过血－脑脊液屏障，对脑产生多方面的影响：①干扰脑细胞三羧酸循环，使脑细胞的能量供应不足，不能维持正常功能。②增加了脑对中性氨基酸如酪氨酸、苯丙氨酸、色氨酸的摄取，抑制脑功能。③脑氨浓度升高，引起谷氨酰胺合成增加，导致肝性脑病时脑水肿发生。④氨是一种具有神经毒性的化合物，可直接干扰神经的电活动。

（2）**假神经递质学说** 神经冲动的传导是通过递质来完成的。神经递质分兴奋和抑制两类，兴奋性递质有多巴胺、去甲肾上腺素、乙酰胆碱、谷氨酸和门冬氨酸等；抑制性递质有 5－羟色胺、γ－氨基丁酸等。肝功能正常时，兴奋性递质与抑制性递质保持生理平衡；肝功能衰竭时，食物中的芳香族氨基酸，如酪氨酸、苯丙氨酸等产生的代谢产物不能及时被清除而进入脑组织，生成与去甲肾上腺素相似的代谢产物，但传导神经冲动的能力仅有正常神经递质的 1%，故称为假性神经递质。当假性神经递质取代正常递质被脑细胞摄取时，神经传导发生障碍，兴奋冲动不能正常地传至大脑皮质而产生异常抑制，出现意识障碍或昏迷。

（3）**γ－氨基丁酸/苯二氮䓬（GABA/BZ）神经递质学说** 大脑神经元表面的 GABA 受体与 BZ 受体及巴比妥受体紧密相连，GABA/BZ 复合体共同调节氯离子通道。复合体中任何一个受体被激活均可使氯离子内流，使神经传导被抑制。弥散入大脑的氨可上调脑星形胶质细胞 BZ 受体的表达，引发肝性脑病。

（4）**色氨酸学说** 正常情况下，色氨酸与白蛋白结合不易通过血脑屏障，肝病时白蛋白合成减少，加之血浆中其他物质对白蛋白的竞争性结合造成游离色氨酸增多；游离色氨酸进入大脑后，在脑中生成 5－羟色胺（5－HT）及 5－羟吲哚乙酸，二者都是抑制性神经递质，参与肝性脑病的发生，与早期睡眠方式及日夜节律改变有关。

（5）锰中毒学说 锰具有神经毒性。肝病时锰不能经肝脏分泌至胆道，再通过肠道排出体外，而是进入体循环，在大脑中沉积，除直接对脑组织损伤外，还影响 5－HT、去甲肾上腺素和 GABA 等神经递质的功能，造成星形细胞功能障碍，与氨有协同作用。

【临床表现】

肝性脑病的临床表现常因原有肝病的性质、肝细胞损害的轻重缓急及诱因的不同而很不一致。主要表现为高级神经中枢的功能紊乱及运动和反射异常，其临床过程分为 5 期：

0 期（潜伏期） 又称轻微肝性脑病，无行为、性格的异常，无神经系统病理征，脑电图正常，只在心理测试或智力测试时有轻微异常。

1 期（前驱期） 轻度性格改变和精神异常，如焦虑、欣快激动或淡漠少言、睡眠倒错、健忘等，可有扑翼样震颤。脑电图多数正常。此期临床表现不明显，易被忽视。应答尚准确，但吐字不清楚且较缓慢。

2 期（昏迷前期） 嗜睡、行为异常（衣冠不整或随地便溺）、言语不清、书写障碍及定向力障碍。有腱反射亢进、肌张力增高、踝阵挛及 Babinski 征阳性等神经体征。有扑翼样震颤，脑电图有特异性异常。

3 期（昏睡期） 昏睡但可以唤醒，醒时尚可应答，但常有神志不清和幻觉。各种神经体征持续或加重，有扑翼样震颤，肌张力增高，腱反射亢进，锥体束征常阳性。脑电图有明显的异常。

4 期（昏迷期） 神志完全丧失，不能唤醒。由于患者不能合作，扑翼样震颤无法引出。浅昏迷时，对疼痛等强刺激尚有反应，腱反射和肌张力仍亢进；深昏迷时，各种反射消失，肌张力降低，瞳孔常散大，脑电图明显异常。

以上各期的分界常不清楚，前后期临床表现可有重叠，其程度可因病情发展或治疗好转而变化。

【实验室及其他检查】

1. 血氨 慢性肝性脑病，特别是门体分流性脑病患者多有血氨增高；急性肝衰竭所致脑病的血氨多正常。

2. 血浆氨基酸 正常人血中支链氨基酸与芳香氨基酸的比值 >3，门体分流性肝性脑病患者的这一比值 <1。

3. 电生理检查

（1）脑电图检查 典型改变为节律变慢，主要出现普遍性每秒 4~7 次 D 波或三相波，也可有每秒 1~3 次的 S 波。对诊断和预后的判断有意义。

（2）诱发电位 是大脑皮质或皮质下层接受由各种感觉器官受刺激的信息后所产

生的电位，有别于脑电图所记录的大脑自发性电活动。可用于轻微肝性脑病的诊断和研究。

（3）临界视觉闪烁频率　视网膜胶质细胞病变可作为肝性脑病时大脑星形胶质细胞病变的标志，通过测定临界视觉闪烁频率可辅助诊断肝性脑病，用于检测轻微肝性脑病。

4. 心理智力测验　一般将木块图试验、数字连接试验和数字符号试验联合应用，筛选轻微肝性脑病。这些方法简单，无须特殊器材，但受年龄、教育程度的影响。老年人和教育层次比较低者在进行测试时较为迟钝，影响结果。

5. 影像学检查　急性肝性脑病患者头部 CT 或 MRI 检查可发现脑水肿。慢性肝性脑病患者则可发现有不同程度的脑萎缩。此外，头颅 CT 及 MRI 检查还可排除脑血管意外及颅内肿瘤等疾病。

【诊断要点】

肝性脑病的主要诊断依据为：①有严重肝病和（或）广泛门 – 体静脉侧支循环形成的基础及肝性脑病的诱因。②出现精神错乱、昏睡或昏迷，可引出扑翼样震颤。③肝功能生化指标明显异常或血氨增高。④脑电图异常。⑤心理智能测验、诱发电位及临界视觉闪烁频率异常。⑥头颅 CT 或 MRI 排除脑血管意外及颅内肿瘤等疾病。

【治疗要点】

积极治疗原发病，去除引发肝性脑病的诱因，维护肝功能，促进氨代谢，清除及调节神经递质是治疗肝性脑病的主要措施。

1. 及早识别及去除诱因

（1）纠正电解质和酸碱平衡紊乱　低钾性碱中毒是肝硬化患者常出现的内环境紊乱，应重视患者的营养支持和避免过度利尿；肝硬化患者应控制水的摄入量，一般为尿量加 1000mL，以免血液稀释、血钠过低，加重昏迷。排放大量腹水时应静脉输入足量的白蛋白以维持有效的血容量和防止电解质紊乱。

（2）止血和清除肠道积血　可采取以下措施：乳果糖、乳梨醇或 25% 硫酸镁口服或鼻饲导泻，生理盐水或弱酸溶液清洁灌肠。

（3）其他　预防和控制感染，慎用镇静药及损伤肝功能的药物，警惕低血糖，防治便秘。门体静脉分流者应避免大量蛋白质饮食。

2. 减少肠内氮源性毒物的生成和吸收　为抑制肠道产尿素酶的细菌生长，减少氨的生成，可口服抗生素，如利福昔明、甲硝唑、新霉素等。利福昔明具有广谱、强效的抑制肠道细菌生长作用，口服不吸收，只在胃肠道局部起作用，剂量为 1.2g/d，分 3 次口服。另外，可口服含双歧杆菌、乳酸杆菌的微生态制剂，以调节肠道菌群结构，减少氨的产生。

微生态制剂

　　微生态制剂主要包括益生菌、益生元和合生元3类。益生菌是由具有生理活性的细菌组成的微生态制剂，以口服给药为主。常用的菌种包括嗜酸乳杆菌、双歧杆菌、粪肠球菌和枯草杆菌。益生元是一类本身不被人体消化吸收，但能促进有益菌生长繁殖的制剂，如乳果糖等寡糖类物质。合生元是含有益生菌和益生元的一类混合制剂，具有益生菌和益生元共同的作用特点。

　　3. 促进体内氨的代谢　降氨药物：L - 鸟氨酸 - L - 门冬氨酸，能促进体内鸟氨酸循环而降低血氨，每天输注20g。还可应用鸟氨酸 - α - 酮戊二酸，但疗效稍差。以往临床上广泛应用的谷氨酸钾、谷氨酸钠及精氨酸等药物，理论上具有降氨作用，但至今尚无证据肯定其疗效。

　　4. 调节神经递质

　　（1）GABA/BZ复合受体拮抗药　氟马西尼通过抑制GABA/BZ受体发挥作用，对部分Ⅲ～Ⅳ期患者具有促醒作用。其用法为0.5～1mg静脉注射或1mg/h持续静脉滴注。

　　（2）减少或拮抗假神经递质　支链氨基酸制剂是一种以亮氨酸、异亮氨酸、缬氨酸等为主的复合氨基酸，能抑制芳香族氨基酸进入大脑，减少假神经递质的形成。

　　5. 其他治疗　改善肝功能，阻断肝外门 - 体分流，人工肝或肝移植等。

【常见护理诊断/问题】

　　1. 急性意识障碍　与未经肝脏解毒的有毒代谢产物引起大脑功能紊乱有关。

　　2. 营养失调：低于机体需要量　与肝功能减退、消化吸收障碍及控制蛋白质摄入有关。

　　3. 潜在并发症　脑水肿。

　　4. 照顾者角色困难　与患者意识障碍、照顾者缺乏有关照顾知识及经济负担过重有关。

　　5. 活动无耐力　与肝功能减退、营养摄入不足有关。

　　6. 有感染的危险　与长期卧床、营养失调、抵抗力低下有关。

　　7. 知识缺乏　缺乏预防肝性脑病的有关知识。

【护理措施】

　　1. 生活护理　患者卧床休息，专人护理。对烦躁患者应注意保护，可加床栏或使用约束带防止坠床及撞伤等意外发生。在患者清醒时向其讲解意识模糊的原因，安慰患者，尊重患者的人格，切忌嘲笑患者的异常行为。

2. 饮食护理   肝性脑病患者应限制蛋白质的摄入。在发病开始数日内禁食蛋白质，供给足够的热量和维生素，以碳水化合物为主要食物，可口服蜂蜜、葡萄糖、果汁、面条、稀饭等。昏迷患者鼻饲 25% 葡萄糖液以供给热量，从而减少体内蛋白质分解。患者神志清楚后可逐步增加蛋白质饮食，每天 20g，以后每 3~5 天增加 10g，但短期内不能超过 40~50g/d，以植物蛋白为好。脂肪可延缓胃的排空，应尽量少用。不宜用维生素 B_6，因其可影响多巴进入脑组织，减少中枢神经系统的正常传导递质。

3. 病情观察   注意观察肝性脑病征象，如患者有无冷漠或欣快，理解力和近期记忆力减退，行为异常（哭泣、叫喊、当众便溺）及扑翼样震颤等。观察患者思维及认知的改变，采用刺激、定期唤醒等方法判断其意识障碍的程度。监测并记录患者生命体征及瞳孔变化。定期复查血氨、肝肾功能、电解质。若有异常应及时协助医生进行处理。对意识障碍者，应加强巡视，注意安全。

4. 消除和避免诱因

（1）避免应用催眠镇静药、麻醉药等，因其可直接抑制大脑和呼吸中枢，造成缺氧。脑细胞缺氧又可降低脑对氨毒的耐受性。

（2）避免快速利尿和大量放腹水，及时处理严重的呕吐和腹泻，以防止有效循环血容量减少、大量蛋白质丢失及水或电解质平衡紊乱而加重肝脏损害。

（3）防止感染，感染能加重肝脏吞噬、免疫和解毒功能的负荷，还能使组织分解代谢提高而增加产氨量和机体耗氧量。故发生感染时，应遵医嘱及时、准确地应用抗生素，有效控制感染。

（4）维持体液平衡，禁止大量输液，液体过多可引起低血钾、稀释性低血钠、脑水肿等，从而加重肝性脑病。正确记录出入液量，调节水液平衡。除肾功能有障碍者，应补足钾。按需要测定钠、钾、氯、血氨、尿素等。有肝性脑病倾向的患者应避免快速和大量利尿及放腹水。

（5）保持大便通畅，防止便秘。便秘使含氨、胺类和其他有毒物质与结肠黏膜接触时间延长，促进毒物的吸收，可采用灌肠和导泻的方法清除肠内毒物。灌肠应使用生理盐水或弱酸性溶液（生理盐水 1~2L 加用食醋 100mL）；忌用肥皂水。导泻者注意观察血压、脉搏，记录尿量、排便量和粪便颜色，加强肛周皮肤护理。血容量不足、血压不稳定者不能导泻。

（6）积极预防和控制上消化道出血，上消化道出血可使肠道产氨增多从而使血氨增高而诱发本病，故出血停止后也应灌肠和导泻，以清除肠道内积血，减少氨的吸收。

（7）禁食或限食者，避免发生低血糖。因葡萄糖是大脑产生能量的重要燃料，低血糖时能量减少使脑内去氨活动停滞，氨的毒性增加。

5. 昏迷的护理   患者取仰卧位，头略偏向一侧以防舌后坠阻塞呼吸道。保持呼吸道通畅，深昏迷患者应做气管切开以排痰，保证氧气的供给。做好口腔、眼部的护理，对眼睑闭合不全、角膜外露的患者可用生理盐水纱布覆盖眼部。保持床褥干燥、平整，定时协助患者翻身，按摩受压部位，防止压疮。尿潴留者予留置导尿并详细记录尿的量、色、味。给患者做肢体的被动运动，防止静脉血栓形成及肌肉萎缩。

6. 用药护理　①应用谷氨酸钾和谷氨酸钠时，两者比例应根据血清钾、钠浓度和病情而定。患者尿少时少用钾剂，明显腹水和水肿时慎用钠剂。②应用精氨酸时，滴注速度不宜过快，否则可出现流涎、呕吐、面色潮红等反应。因精氨酸呈酸性，含氯离子，不宜与碱性溶液配伍使用。③乳果糖因在肠内产气较多，可引起腹胀、腹绞痛、恶心、呕吐及电解质紊乱等，应用时应从小剂量开始。④长期服用新霉素可损害听力或肾功能，故服用新霉素不宜超过一个月，用药期间应做好听力和肾功能的监测。⑤大量输注葡萄糖的过程中，必须警惕低钾血症、心力衰竭和脑水肿的发生。

7. 心理护理　加强与患者和患者家属的沟通，观察患者的心理状态，如出现焦虑、抑郁等表现，应积极鉴别患者的心理状态是因疾病产生的心理问题还是出现了精神障碍表现。同时重视患者家属的心理护理。

【健康指导】

1. 疾病知识指导　向患者和家属介绍肝性脑病的有关知识，识别肝性脑病的各种诱发因素并能自觉避免。

2. 用药指导　指导患者按医嘱规定的剂量、用法服药，了解药物的不良反应，定期随访复诊。

3. 照顾者指导　告诉患者家属肝性脑病发生时的早期征象，以便能及时发现疾病，早诊断、早治疗。家属要给予患者精神支持和生活照顾，帮助患者树立战胜疾病的信心。

第九节　急性胰腺炎患者的护理

急性胰腺炎（acute pancreatitis，AP）是多种病因导致胰酶在胰腺内被激活后引起胰腺组织自身消化所致的胰腺水肿、出血及坏死等炎性损伤。临床上以急性上腹痛及血淀粉酶或脂肪酶升高为特点。病情轻者预后一般较好，若伴发多器官功能障碍及胰腺局部并发症则死亡率高。

【病因与病机】

引起急性胰腺炎的病因较多，我国以胆道疾病为主，西方国家则以大量饮酒者多见。

1. 胆道系统疾病　国内报道 50% 以上的急性胰腺炎并发于胆石症、胆道感染或胆道蛔虫等胆道系统疾病，引起胆源性胰腺炎的因素可能为：①胆石、感染、蛔虫等因素致 Oddi 括约肌水肿、痉挛，使十二指肠壶腹部出口梗阻，胆道内压力高于胰管内压力，胆汁逆流入胰管引起急性胰腺炎。②胆石在移行过程中损伤胆总管、壶腹部或胆道感染引起 Oddi 括约肌松弛，使富含肠激酶的十二指肠液反流入胰管引起急性胰腺炎。③胆道感染时细菌毒素、游离胆酸、非结合胆红素等可通过胆胰间淋巴管交通支扩散到胰腺，激活胰酶，引起急性胰腺炎。

2. 胰管阻塞 胰管结石、狭窄、肿瘤或蛔虫钻入胰管等均可引起胰管阻塞，胰管内压过高，使胰管小分支和胰腺泡破裂，胰液与消化酶外溢至间质引起急性胰腺炎。

3. 酒精 酒精可致胰液分泌增加，并刺激 Oddi 括约肌痉挛，十二指肠乳头水肿，使胰管内压增高，胰液排出受阻，引起急性胰腺炎。慢性嗜酒者常有胰液蛋白沉淀，形成蛋白栓堵塞胰管致胰液排泄障碍。

4. 其他 ①手术与创伤：腹腔手术，特别是胰、胆或胃手术，腹部钝挫伤等损伤胰腺组织，导致胰腺血液循环障碍引起胰腺炎；内镜逆行性胰胆管造影术插管时导致的十二指肠乳头水肿或注射造影剂压力过高等也可引发本病。②代谢障碍：高甘油三酯血症与急性胰腺炎有病因学关联。甲状旁腺肿瘤、维生素 D 过多等引起的高钙血症可致胰管钙化、胰酶提前活化而促发本病。③感染及全身炎症反应：感染可增加胰液分泌引起急性胰腺炎，但症状多数较轻，随感染痊愈而自行消退；全身炎症反应时，作为受损的靶器官之一，胰腺也可有急性炎性损伤。④药物：某些药物，如噻嗪类利尿剂、糖皮质激素、四环素、磺胺类、硫唑嘌呤等，可促发急性胰腺炎，多发生在服药的最初 2 个月。

各种病因导致胰腺管内高压，腺泡细胞内 Ca^{2+} 水平显著上升，溶酶体在腺泡细胞内提前激活酶原，大量活化的胰酶消化胰腺自身：①损伤腺泡细胞，激活炎症反应，血管通透性增加，导致大量炎性渗出。②胰腺微循环障碍使胰腺出血、坏死。炎症过程中参与的众多因素可以相互作用，使炎症逐级放大，当超过机体的抗炎能力时，炎症向全身扩展，出现多器官炎性损伤及功能障碍。

【临床表现】

急性胰腺炎的临床表现多样。轻者以胰腺水肿为主，临床多见，病情常呈自限性，预后良好，又称为轻症急性胰腺炎（MAP）。重者以胰腺出血、坏死为主，临床少见，常继发感染、腹膜炎和休克等多种并发症，病死率高，称为重症急性胰腺炎（SAP）。临床表现介于 MAP 与 SAP 之间，常规治疗基础上，器官衰竭多在 48 小时内恢复，称为中度重症急性胰腺炎（MSAP）。

1. 症状

（1）腹痛 为本病的主要表现和首发症状，常突然发生，呈持续性，可有阵发性加剧，呈钝痛、钻痛、绞痛或刀割样痛，可有阵发性加剧。腹痛常位于上腹，向背部呈带状放射，取弯腰抱膝位可减轻疼痛，一般胃肠解痉药无效。腹痛的发生与炎症刺激和牵拉胰腺包膜上的神经末梢，炎性渗出液和胰液外渗刺激腹膜和腹膜后组织，炎症累及肠道引起肠胀气和肠麻痹，胰管阻塞或伴胆囊炎、胆石症等有关。

（2）恶心、呕吐及腹胀 起病后多出现恶心、呕吐，大多频繁而持久，吐出食物和胆汁，呕吐后腹痛并不减轻。常同时伴有腹胀，甚至出现麻痹性肠梗阻。

（3）发热 多数患者有中度以上发热，一般持续 3~5 天。若发热持续超过 1 周以上并伴有白细胞升高，应考虑有胰腺脓肿或胆道炎症等继发感染。

（4）水、电解质及酸碱平衡紊乱 多有轻重不等的脱水，呕吐频繁者可有代谢性碱中毒。重症者可有显著脱水和代谢性酸中毒，伴血钾、血镁、血钙降低，部分可有血糖增高，偶可发生糖尿病酮症酸中毒或高渗昏迷。

（5）低血压和休克 见于急性坏死型胰腺炎。可逐渐出现或在有并发症时出现。其主要原因为有效循环血容量不足、胰腺坏死释放心肌抑制因子致心肌收缩不良、并发感染和消化道出血等。

2. 体征

（1）轻症急性胰腺炎 腹部体征较轻，可有上腹压痛，但无腹肌紧张和反跳痛，可有肠鸣音减弱。

（2）重症急性胰腺炎 患者常呈急性重病面容，表情痛苦，脉搏增快，呼吸急促，血压下降。患者腹肌紧张，全腹显著压痛和反跳痛，伴麻痹性肠梗阻时有明显腹胀，肠鸣音减弱或消失。腹水时可出现移动性浊音。少数患者由于胰酶或坏死组织液沿腹膜后间隙到腹壁下，致两侧腰部皮肤呈暗灰蓝色（Grey – Turner 征）或出现脐周围皮肤青紫（Cullen 征）。如有胰腺脓肿或假性囊肿形成，上腹部可扪及肿块。胰头炎性水肿压迫胆总管时，可出现黄疸。低血钙时手足抽搐，提示预后不良。

3. 并发症 主要见于重症急性胰腺炎。局部并发症有急性液体积聚、急性坏死物积聚、胰腺假性囊肿、包裹性坏死和胰腺脓肿。全身并发症有器官功能衰竭、急性呼吸窘迫综合征、全身感染、腹腔内高压或腹脏间隔室综合征、胰性脑病等，病死率极高。

【实验室及其他检查】

1. 淀粉酶测定 血清淀粉酶一般在起病后 6～12 小时开始升高，48 小时后开始下降，持续 3～5 天。尿淀粉酶升高较晚，常在发病后 12～14 小时开始升高，持续 1～2 周逐渐恢复正常，但尿淀粉酶受患者尿量的影响。

2. 血清脂肪酶测定 血清脂肪酶常在病后 24～72 小时开始升高，持续 7～10 天，其敏感性和特异性均略优于血淀粉酶。但血清淀粉酶、脂肪酶高低不一定反映病情轻重，部分患者两种胰酶值可不升高。

3. C 反应蛋白（CRP） CRP 是组织损伤和炎症的非特异性标志物，发病 72 小时后 >150mg/L，提示胰腺组织坏死。

4. 其他实验室检查 血清白介素（IL）–6 水平增高提示预后不良。血清淀粉样蛋白升高对 AP 诊断也有一定价值。可有血钙降低，血钙降低程度与病情严重程度平行，若低于 1.5mmol/L 则预后不良。暂时性血糖升高较常见，持久空腹血糖高于 10mmol/L，反映胰腺坏死。此外可有血清 AST、LDH 增加，血清蛋白降低。

5. 影像学检查 CT 扫描可作为诊断 AP 的标准影像学方法，且发病 1 周左右的增强 CT 诊断价值更高，可见胰腺弥漫增大，边界模糊不清，坏死区呈低回声或低密度图像。腹部 X 线平片可见"哨兵袢"和"结肠切割征"。

【诊断要点】

临床上符合以下 3 项特征中的 2 项即可诊断为 AP。①与 AP 符合的腹痛（急性、突发、持续、剧烈的上腹部疼痛，常向背部放射）。②血清淀粉酶和（或）脂肪酶活性至少 >3 倍正常上限值。③增强 CT/MRI 或腹部超声呈 AP 影像学改变。

【治疗要点】

治疗原则为寻找并去除病因，控制炎症，防治并发症。轻症急性胰腺炎，经 3 ~ 5 天积极治疗多可治愈。重症胰腺炎必须采取综合性治疗措施积极抢救。

1. 监护 予以细致的监护，根据临床表现、实验室及其他检查指标的变化及时了解病情发展。高龄、肥胖（MBI > 25）、妊娠患者是 SAP 的高危人群，注意动态评估其病情程度。

2. 支持治疗 积极抗休克治疗，维持水、电解质和酸碱平衡。吸氧，根据病情选择鼻导管或面罩吸氧，维持氧饱和度在 95% 以上，必要时进行机械通气和应用大剂量、短疗程糖皮质激素，有条件时行气管镜下肺泡灌洗术；维持肠功能，酌情给予促肠道动力药物（生大黄、芒硝、硫酸镁、乳果糖等）、保护肠黏膜药（谷氨酰胺制剂），或口服抗生素以减轻肠道炎症反应；当患者出现急性肾功能不全时，进行连续血液净化，避免疾病进一步恶化。

3. 减少胰液分泌

（1）禁食及胃肠减压 降低胰液分泌，减轻自身消化，减轻腹胀。

（2）抑制胃酸 常静脉给予 H_2 受体拮抗剂或质子泵抑制剂，抑制胃酸分泌，间接减少胰液量，缓解胰管内高压；同时可预防应激性溃疡的发生。

（3）生长抑素及其类似物 生长抑素及其类似物（奥曲肽）可通过直接抑制胰腺外分泌而发挥作用，对于预防逆行胰胆管造影（ERCP）术后胰腺炎也有积极作用。

（4）胰酶抑制剂 蛋白酶抑制剂（乌司他丁、加贝酯）能够广泛抑制与 AP 进展有关的胰蛋白酶、弹性蛋白酶、磷脂酶 A 等的释放和活性，还可稳定溶酶体膜改善胰腺微循环，减少 AP 并发症，主张早期足量应用。

4. 镇痛 多数患者在静脉滴注生长抑素或奥曲肽后，腹痛可得到明显缓解。腹痛严重者给予哌替啶，每次 50 ~ 100mg。

5. 内镜或外科手术治疗去除病因 对于胆总管结石性梗阻、急性化脓性胆管炎、胆源性败血症、胆道蛔虫症等胆源性胰腺炎应尽早行治疗性 ERCP。内镜下 Oddi 括约肌切开术、取石术、放置鼻胆管引流等，既有助于降低胰管内高压又可迅速控制感染。对于胆总管结石、胰管先天性狭窄、胆囊结石、慢性胰腺炎、壶腹周围癌等多在急性胰腺炎恢复后择期手术，尽可能选择微创方式。

6. 预防和抗感染 预防感染可采取：①导泻清洁肠道可减少肠腔内细菌过度生长，促进肠蠕动，有助于维护肠黏膜屏障。可给予 33% 硫酸镁，每次 30 ~ 50mL，在此基础上口服抗生素，可进一步清除肠腔内及已进入门静脉系统的致病菌。②尽早恢复肠内营养有助于修复受损的肠黏膜，减少细菌移位。胰腺感染后，应选择对抗革兰阴性菌和厌氧菌为主、脂溶性强、有效通过血胰屏障的药物，如喹诺酮类或头孢类联合抗厌氧菌的甲硝唑。严重败血症或上述抗生素无效时应用亚胺培南等。真菌感染者应用抗真菌药。

7. 胰腺局部并发症处理　胰腺和胰腺周围坏死组织继发感染通常发生在急性胰腺炎发作 2 周后，可应用抗生素治疗。若脓肿不能吸收可行腹腔引流或灌洗，如仍不能控制感染，行内镜下坏死组织清除和引流手术。

8. 营养支持　MAP 患者只需短期禁食，不需肠内或肠外营养。MSAP 或 SAP 患者常先施行肠外营养，待患者胃肠动力能够耐受，及早（发病48 小时内）实施肠内营养。

【常见护理诊断/问题】

1. 疼痛：上腹痛　与胰腺及其周围组织炎症、水肿或出血坏死有关。

2. 体液不足　与呕吐、禁食、胃肠减压有关。

3. 体温过高　与胰腺坏死、继发感染有关。

4. 恐惧　与腹痛剧烈、病情进展急骤有关。

5. 潜在并发症　胰腺周围脓肿、胰腺假囊肿、急性肾衰竭、心功能不全、DIC、败血症、ARDS。

6. 知识缺乏　缺乏有关本病的病因和预防知识。

【护理措施】

1. 生活护理　患者应绝对卧床休息以降低机体代谢率，增加脏器血流量，促进组织修复和体力恢复。协助患者取弯腰、屈膝侧卧位以减轻疼痛。因剧痛辗转不安者应防止坠床，周围不要有危险物品以保证安全。

2. 饮食护理　多数患者需禁食 1～3 天，明显腹胀者需行胃肠减压以减少胃酸分泌，进而减少胰液分泌，减轻腹痛和腹胀。做好口腔护理，患者口渴时可含漱或湿润口唇。禁食期间应每天静脉输液 2000～3000mL，同时补充电解质。禁食数天，腹痛基本缓解后，先给不含脂肪和蛋白质的低糖饮食，如米汤、果汁等，每天 6 餐，每次约 100mL。若无不适，再给低蛋白不含脂肪的食物，如小豆汤、龙须面和少量鸡蛋清，每次 200mL，每天 6 餐，从而逐渐恢复饮食。避免进食刺激性强、产气多、高脂肪和高蛋白质食物，禁酒。在恢复饮食过程中应观察患者腹痛是否重新出现或加重，如有上述情况应继续禁食。重症者应给予全胃肠外营养以维持热量和营养的供应。

3. 病情观察　注意观察呕吐物的量及性质。行胃肠减压者，观察和记录引流量及性质。观察患者皮肤黏膜的色泽与弹性有无变化，判断失水程度。准确记录 24 小时液体出入量，作为补液的依据。定时留取标本，监测血尿淀粉酶、血糖、血清电解质的变化，做好动脉血气分析的测定。重症胰腺炎者应收住重症监护病房，严密监测患者生命体征，注意有无多器官功能衰竭的表现。监测疼痛的部位、程度，若疼痛持续存在伴高热，则应考虑可能并发胰腺脓肿；如疼痛剧烈，腹肌紧张、压痛和反跳痛明显，提示并发腹膜炎，应报告医师及时处理。

4. 维持水、电解质平衡 禁食患者每天的液体入量常需达到 3000mL 以上，故应迅速建立有效静脉通路输入液体及电解质，以维持有效循环血容量。根据患者脱水程度、年龄和心肺功能调节输液速度，及时补充丢失的液体和电解质，纠正酸碱平衡失调。

5. 防治低血容量性休克 特别注意患者血压、神志及尿量的变化，如出现神志改变、血压下降、尿量减少、皮肤黏膜苍白、冷汗等低血容量性休克的表现，应积极配合医生进行抢救。①迅速准备好抢救用物，如静脉切开包、人工呼吸器、气管切开包等。②患者取平卧位，注意保暖，给予氧气吸入。③尽快建立静脉通路，必要时静脉切开，按医嘱输注液体或全血，补充血容量。根据血压调整给药速度，必要时测定中心静脉压，以决定输液量和速度。④如循环衰竭持续存在，按医嘱给予升压药。

6. 用药护理 遵医嘱用药，观察药物疗效及不良反应。哌替啶反复使用可成瘾。吗啡可引起 Oddi 括约肌痉挛加重疼痛。高度腹胀或肠麻痹时不宜使用阿托品等解痉镇痛药。应用抗生素者需观察有无过敏等不良反应。奥曲肽不良反应有注射部位疼痛或针刺感（15 分钟后缓解）、消化道不良反应，偶见高血糖、糖耐量异常和肝功能异常等。孕妇、哺乳期妇女和儿童禁用。乌司他丁注射部位可见血管痛、发红、瘙痒、皮疹等表现，引起白细胞减少或嗜酸粒细胞增多，出现消化系统症状，偶见过敏反应，出现过敏症状时应立即停药，并适当处理。

7. 心理护理 安慰患者，耐心听其诉说，尽量理解其心理状态。采用松弛疗法、皮肤刺激疗法或冷敷来减轻其疼痛。对禁食等各项治疗方法及其作用向患者解释清楚以取得其配合，促进病情尽快好转。

【健康指导】

1. 疾病知识指导 向患者及家属介绍本病的主要诱发因素和疾病发病过程，指导患者积极治疗胆道疾病，注意防治胆道蛔虫。

2. 生活指导 指导患者及家属掌握饮食卫生知识，养成规律进食习惯，避免暴饮暴食。腹痛缓解后，应从少量低脂、低糖饮食开始逐渐恢复正常饮食，应避免刺激性强、产气多、高脂肪和高蛋白食物，戒除烟酒，防止复发。

第十节 上消化道大量出血患者的护理

上消化道出血（upper gastrointestinal hemorrhage）是指 Tre – itz 韧带以上的消化道，包括食管、胃、十二指肠、胰、胆道病变引起的出血及胃空肠吻合术后的空肠病变出血。出血的病因可为上消化道疾病或全身性疾病。

上消化道大量出血一般指在数小时内失血量超过 1000mL 或循环血容量的 20%，主要临床表现为呕血和（或）黑便，常伴有血容量减少而引起急性周围循环衰竭，严重者导致失血性休克而危及患者生命。本病是常见的临床急症，老年人、伴有生命器官严重疾患的患者病死率相当高。

【病因】

上消化道出血的病因很多，消化性溃疡、食管胃底静脉曲张破裂、急性糜烂出血性胃炎和胃癌最常见，亦可见于其他消化系统疾病及其他全身性疾病。

【临床表现】

上消化道大量出血的临床表现取决于出血病变的性质、部位、出血量与速度，并与患者的全身状况及心、肾、肝功能代偿能力有关。

1. 呕血与黑便　是上消化道出血的特征性表现。上消化道大量出血者均有黑便。出血部位在幽门以上者常伴有呕血。但出血量少而速度慢的幽门以上病变亦可仅见黑便，而出血量大、速度快的幽门以下病变可因血液反流入胃引起恶心、呕吐而出现呕血。

呕血与黑便的颜色、性质及出血的量和速度有关。呕血呈鲜红色或血块，提示出血量大且速度快，血液在胃内停留的时间短，未经胃酸充分混合即呕出。如呕血呈棕褐色咖啡渣样，表明血液在胃内停留时间长，经胃酸作用形成正铁血红素所致。柏油样黑便，黏稠而发亮，是因血红蛋白中铁与肠内硫化物作用形成硫化铁所致。当出血量大且速度快时，血液在肠内推进快，粪便可呈暗红甚至鲜红色，需与下消化道出血鉴别；反之，高位小肠出血乃至右祥结肠出血，如出血量不大，在肠内停留时间较长，也可表现为柏油样，需与上消化道出血鉴别。

2. 失血性周围循环衰竭　上消化道大量出血时，循环血容量急剧减少，静脉回心血量相应不足，导致心排血量降低，发生急性周围循环衰竭，其程度轻重因出血量大小和失血速度快慢而异。患者可出现头昏、心悸、乏力、出汗、口渴、晕厥等一系列组织缺血的表现。进入休克状态时，患者表现为面色苍白、口唇发绀、呼吸急促、皮肤湿冷呈灰白色或紫灰花斑、体表静脉塌陷、精神萎靡、烦躁不安，重者反应迟钝、意识模糊、收缩压降至80mmHg以下、脉压小于25～30mmHg、心率加快至120次/分以上。休克时尿量减少，若补足血容量后仍少尿或无尿，应考虑并发急性肾衰竭。老年人因器官储备功能低下，且常有心脑肾的病变存在，即使出血量不大也可引起多器官功能衰竭，增加病死率。

3. 发热　大量出血后，多数患者在24小时内出现发热，一般不超过38.5℃，可持续3～5天。发热机制可能与急性周围循环衰竭，导致体温调节中枢功能障碍有关，失血性贫血亦为影响因素之一。

4. 氮质血症　上消化道大量出血后，肠道中血液的蛋白质消化产物被吸收，引起血中尿素氮浓度增高，属于肠源性氮质血症。出血导致周围循环衰竭使肾血流量和肾小球滤过率减少以致氮质潴留，是肾前性氮质血症。如无活动性出血且血容量已基本补足而尿量仍少，血尿素氮不能降至正常，则应考虑是否因严重而持久的休克造成急性肾衰竭或因失血进一步加重了原有的肾损害而发生肾衰竭。

5. 贫血和血象变化 上消化道大量出血后发生失血性贫血。贫血程度与失血量、出血前有无贫血、出血后液体平衡状态等因素有关。但在出血早期血红蛋白浓度、红细胞计数与血细胞比容无明显变化，出血3~4小时以后才出现失血性贫血，出血24~72小时血液稀释达到最大程度。白细胞计数在出血后2~5小时升高，可达（10~20）×10^9/L，止血后2~3天恢复正常。肝硬化、脾功能亢进者白细胞计数可不升高。

【实验室及其他检查】

1. 实验室检查 测定红细胞、白细胞和血小板计数，血红蛋白浓度、血细胞比容、肝功能、肾功能、大便隐血等，有助于估计失血量及动态观察有无活动性出血，判断治疗效果及协助病因诊断。

2. 内镜检查 是上消化道出血病因诊断的首选检查。出血后24~48小时内行急诊内镜检查可直接观察出血部位，明确出血病因，同时对出血灶进行止血治疗。胶囊内镜对排除小肠病变引起的出血有特殊价值。

3. X线钡剂造影检查 对明确病因亦有价值。一般主张在出血停止且病情基本稳定数天后进行检查。

4. 其他 放射性核素扫描或选择性动脉造影适用于内镜及X线钡剂造影未能确诊而又反复出血者。吞线试验适用于不能耐受X线、内镜或动脉造影检查的患者。

【诊断要点】

诊断上消化道出血时需要明确以下几点：①确定上消化道出血的诊断。②出血程度的评估和周围循环状态的判断。③判断出血是否停止。④出血病因的诊断。

【治疗要点】

上消化道大量出血病情急、变化快，应积极进行抢救。

1. 积极补充血容量 立即查血型和配血，尽快建立有效的静脉通路补充血容量。输入平衡液或葡萄糖盐水、右旋糖酐或其他血浆代用品，尽早输全血以尽快恢复和维持血容量及改善急性失血性周围循环衰竭。高龄、伴心肺肾疾病患者应防止输液量过多，以免引起急性肺水肿。下述征象提示血容量已补足：意识恢复；四肢末端由湿冷、青紫转为温暖、红润，肛温与皮温差减小（1℃）；脉搏由快弱转为正常有力，收缩压接近正常，脉压大于30mmHg；尿量多于30mL/h；中心静脉压恢复正常。在补足液体的前提下，如血压仍不稳定，可适当地选用血管活性药物（如多巴胺）以改善重要脏器的血液灌注。

2. 非曲张静脉上消化道大量出血的止血措施

（1）抑制胃酸分泌 抑酸药物能提高和保持胃内较高pH，有利于止血和预防再出血，又可治疗消化性溃疡。临床常用H_2受体拮抗剂（HRA）或质子泵阻滞剂（PPI）。

（2）内镜直视下止血 内镜止血用于有活动性出血或暴露血管的溃疡。可选用药物喷洒和注射，热凝治疗（高频电、氩气血浆凝固术、热探头、微波、激光等）和止血夹等治疗。

（3）其他　少数不能进行内镜止血或手术治疗的严重大出血患者可经选择性肠系膜动脉造影寻找出血的病灶，给予血管栓塞治疗。诊断明确但药物和介入治疗无效者与诊断不明确但无禁忌证者可考虑手术治疗。

3. 食管胃底静脉曲张破裂出血的止血措施

（1）药物止血　①生长抑素及其类似物：能明显减少内脏血流量，降低门静脉阻力，抑制胃酸和胃蛋白酶分泌，抑制胃肠道及胰腺肽类激素分泌等。临床常用于急性静脉曲张出血（首选药物）和急性非静脉曲张出血的治疗，如 14 肽天然生长抑素，首剂 250μg 缓慢静注，继以 250μg/h 持续静滴（或泵入），疗程 5 天；奥曲肽，首剂 100μg 缓慢静注，继以 25～50μg/h 持续静滴。②血管加压素：如特利加压素起始剂量为每 4 小时 2mg，出血停止后可改为每次 1mg，2 次/天，维持 5 天；血管加压素 0.2U/min 持续静滴，根据治疗反应可逐渐增加至 0.4U/min。

（2）双气囊三腔管压迫止血术　在药物治疗无效的大出血时暂时使用，为后续有效止血起"桥梁"作用。气囊压迫短暂止血效果肯定，但患者痛苦大，并发症较多，如吸入性肺炎、窒息、食管炎、食管黏膜坏死、心律失常等，不能长期使用，停用后早期再出血率高，故不推荐作为首选止血措施。具体操作见附录"双气囊三腔管压迫止血术"。

（3）内镜直视下止血　在药物治疗和气囊压迫基本控制出血，病情基本稳定后，进行急诊内镜检查和止血治疗。常用的方法有硬化剂注射止血术、食管曲张静脉套扎术、组织黏合剂注射法。

（4）其他　经颈静脉肝内门-体静脉分流术（TIPS）及手术治疗等。

【常见护理诊断/问题】

1. 组织灌注不足　与大量失血、血容量不足有关。

2. 恐惧　与突然大量出血危及生命有关。

3. 有窒息的危险　与血块吸入有关。

4. 知识缺乏　缺乏有关引起上消化道出血的疾病及其防治的知识。

5. 潜在并发症　休克。

【护理措施】

1. 生活护理　大出血时患者绝对卧床休息，取平卧位并将下肢略抬高以保证脑部供血。呕吐时头偏向一侧防止窒息或误吸；必要时用负压吸引器清除气道内的分泌物、血液或呕吐物，保持呼吸道通畅。给予吸氧。

2. 饮食护理　急性大出血伴恶心、呕吐者应禁食。少量出血无呕吐者可进温凉、清淡的流质饮食。出血停止 24～48 小时后改为营养丰富、易消化、无刺激性半流质软食，少量多餐，逐步过渡到正常饮食。食管胃底静脉曲张破裂出血者，止血后限制钠和蛋白质摄入，避免粗糙、坚硬、刺激性食物。

3. 病情观察 观察生命体征、精神和意识状态、皮肤和甲床色泽；观察呕吐物和粪便的性质、颜色及量；准确记录出入量，监测血清电解质和血气分析的变化，定期复查红细胞计数、血细胞比容、血红蛋白、网织红细胞计数、血尿素氮、大便隐血，以了解贫血程度、出血是否停止。观察周围循环衰竭的临床表现，如患者烦躁不安、面色苍白、皮肤湿冷、四肢冰凉提示体循环血液灌注不足，而皮肤逐渐转暖、出汗停止则提示血液灌注好转。

4. 对症护理

（1）**评估出血量** 详细询问呕血和（或）黑便的发生时间、次数、量及性状以便估计出血量和速度。①大便隐血试验阳性提示每天出血量 >5 ~ 10mL。②出现黑便表明出血量在 50 ~ 70mL 以上，1 次出血后黑便持续时间取决于患者排便次数，如每天排便 1 次，粪便色泽约在 3 天后恢复正常。③胃内积血量达 250 ~ 300mL 时可引起呕血。④1 次出血量在 400mL 以下时可因组织液与脾贮血补充血容量而不出现全身症状。⑤出血量超过 400 ~ 500mL 时可出现头晕、心悸、乏力等症状。⑥出血量超过 1000mL，临床即出现急性周围循环衰竭的表现，严重者引起失血性休克。

（2）**继续或再次出血的判断** 患者症状好转、脉搏及血压稳定、尿量足（>30mL/h）提示出血停止。观察中出现下列迹象提示有活动性出血或再次出血：①反复呕血，甚至呕吐物由咖啡色转为鲜红色。②黑便次数增多且粪质稀薄，色泽转为暗红色，伴肠鸣音亢进。③周围循环衰竭的表现经补液、输血而未改善或好转后又恶化，血压波动，中心静脉压不稳定。④红细胞计数、血细胞比容、血红蛋白测定不断下降，网织红细胞计数持续增高。⑤在补液足够、尿量正常的情况下，血尿素氮持续或再次增高。⑥门静脉高压的患者原有脾大，在出血后常暂时缩小，如不见脾恢复肿大亦提示出血未止。⑦胃管抽出物有较多新鲜血。⑧选择性动脉造影可见出血血管造影剂外溢。

5. 用药护理 应立即建立静脉通道，配合医生迅速、准确地实施输血、输液及治疗用药和止血等抢救措施，并观察治疗效果及不良反应。肝病患者忌用吗啡、巴比妥类药物，宜输新鲜血，库存血内含氨量高易诱发肝性脑病。血管加压素可引起腹痛、血压升高、心律失常、心肌缺血，甚至发生心肌梗死，故滴注速度应准确并严密观察不良反应。冠心病、高血压及孕妇忌用血管加压素。

6. 双气囊三腔管压迫止血术的护理 见"双气囊三腔管压迫止血术"。

7. 心理护理 观察患者有无紧张、恐惧或悲观、沮丧等心理反应。解释安静休息有利于止血，关心、安慰患者。抢救工作应迅速而不忙乱，以减轻患者的紧张情绪。经常巡视，大出血时陪伴患者，使其有安全感。呕血或排黑便后及时清除血迹、污物，以减少对患者的不良刺激。解释各项检查、治疗措施，听取并解答患者或家属的提问以减轻他们的疑虑。

【健康指导】

1. 针对原发病的指导 引起上消化道出血的病因很多，各原发病的健康指导参见有关章节。应帮助患者和家属掌握自我护理的有关知识，减少再度出血的危险。

2. 一般知识指导 ①饮食卫生和规律进餐；进食营养丰富、易消化的食物；避免过饥或暴饮暴食；避免粗糙、刺激性食物或过冷、过热、产气多的食物；应戒烟酒。②生活起居有规律，劳逸结合，保持乐观情绪，保证身心休息；避免长期精神紧张，过度劳累。③在医生指导下用药以免用药不当。

3. 识别出血并及时就诊 患者及家属应学会早期识别出血征象及应急措施：出现头晕、心悸等不适或呕血、黑便时，立即卧床休息，保持安静，减少身体活动；呕吐时取侧卧位以免误吸；及时就诊。慢性病者定期门诊随访。

附：双气囊三腔管压迫止血术

双气囊三腔管压迫止血术常用于门静脉高压引起的食管、胃底静脉曲张破裂大出血时止血，是利用气囊压迫胃底和食管静脉出血处以达到压迫止血的目的。

【适应证】

门静脉高压患者所致的食管下段及胃底静脉破裂出血。

【禁忌证】

支气管哮喘及严重呼吸困难者，心脏病及高血压病病情严重者，胃穿孔及食管狭窄、梗阻者。

【操作过程】

双气囊三腔管压迫止血术操作过程见表 4-5。

表 4-5 双气囊三腔管压迫止血术操作过程

项目	技术操作要求
操作准备	1. 患者准备：了解患者意识状态及呕血、黑便情况。向患者解释插管的目的、过程和注意事项，消除紧张情绪，征得家属签字同意 2. 医护人员准备：洗手，戴口罩和帽子 3. 物品准备：双气囊三腔管 1 根、治疗盘、治疗碗、血管钳、镊子、血压计、听诊器、50mL 注射器、弹簧夹 1~3 个、纱布、胶布、棉签、液状石蜡、弯盘、胃肠减压器、滑车牵引装置、牵引架、滑轮、0.5kg 沙袋（或盐水瓶）、牵引绳、2% 普鲁卡因或 2% 利多卡因 4. 环境准备：清洁、无尘、室温不低于 25℃，家属、陪护离开病室
操作流程	1. 衣帽整洁，洗手，戴口罩 2. 准备用物、核对医嘱、检查双气囊三腔管包和相关物品 3. 携带用物推车至患者床旁 4. 核对患者，协助患者采取舒适平卧位。术前测脉搏、血压 5. 清洁鼻腔，打开双气囊三腔包，打手套包戴手套，垫治疗巾，检查双气囊三腔管有无漏气：①向胃气囊内注 150mL 气体；②向食管气囊内注 100mL 气体；③向胃管内注气抽出；④操作顺序正确。滑润双气囊三腔管，自清洁的鼻腔内插入双气囊三腔管，插至 10~15cm 处嘱患者吞咽，插入深度为 60~65cm，抽取胃液证实在胃内，向胃气囊注气 150mL、牵拉，再次抽取胃液。如无新鲜血证实已止血，不必向食管气囊内注气，否则向食管气囊内注 100mL 气体 6. 胃管开口用弹簧夹夹紧，连接滑轮，正确牵引双气囊三腔管，按医嘱胃管内注药或抽液 7. 记录插管的时间，整理用物

项目	技术操作要求
操作后护理	1. 插管后患者取仰卧位，观察患者面色、生命体征及抽出液的色、质、量。牵引间歇期头偏向一侧以利于咽部分泌物吐出，必要时用吸引器吸出，以防发生吸入性肺炎 2. 置管后的观察 （1）观察出血的情况，经常抽吸胃液，观察其颜色、量。如抽出新鲜血液，证明压迫止血不好，应检查牵引松紧度或气囊压力并作适当调整 （2）观察胃气囊和食管气囊的位置：若患者感胸骨下不适，出现恶心或频发期前收缩，应考虑是否有胃气囊进入食管下端挤压心脏之可能，应给予适当的调整 （3）检查气囊有无漏气：每隔 4~6 小时分别检查 1 次食管气囊和胃气囊的压力。若气囊破损会导致三腔管滑脱至咽喉部，引起呼吸困难或窒息。应立即取下管口弹簧夹，抽出食管囊内气体或剪断三腔管，放出气体 3. 每天 3 次向插管侧鼻腔内滴入液状石蜡，减少三腔管对鼻黏膜的损伤。口唇涂润滑剂以防干裂 4. 定时放气。导管三个腔通道应标记清楚，易于辨认，三腔管放置 24 小时后，应每 12 小时将食管气囊内的气体放出，同时放松牵引，并将三腔管向胃内送进少许，暂时解除胃贲门部的压力。15~30 分钟后再充气牵引，以免局部黏膜受压过久糜烂坏死 5. 置管期间禁食，每天两次口腔护理。给予静脉补液，维持水、电解质的平衡 6. 注意营养供给和局部用药 7. 拔管 （1）拔管指征：三腔管放置时间一般为 3~5 天。若出血停止 24 小时以上，先排空食管气囊，放松牵引，再排空胃气囊，观察 12~24 小时，确定无出血后可考虑拔管 （2）拔管方法：拔管前口服液状石蜡 30mL，使黏膜与管外壁润滑后，反折胃管缓慢拔出 （3）拔管后仍需继续观察病情，如有出血征象可再次插管压迫止血

【综合（复杂）案例】

男性患者，47 岁，6 年来时有发作性上腹痛，疼痛多在餐后 3~4 小时及夜间出现，伴有反酸、嗳气、上腹烧灼感，进食可缓解。1 天前大量饮酒后出现上腹疼痛，自行服用雷尼替丁胶囊，效果不明显，4 小时前自觉疼痛消失，但突然呕吐暗红色胃内容物约 800mL，自感头晕、心慌、无力，家人急送入院。查体：T 37.0℃，P 120 次/分，R 23 次/分，BP 80/50mmHg。神志清楚，面色苍白，巩膜无黄染，浅表淋巴结未触及，未见肝掌蜘蛛痣。双肺呼吸音清，心音低钝，心律整，心率 120 次/分。腹平软，肝脾未触及，肠鸣音亢进。双下肢无水肿。实验室检查：血常规示白细胞 8.3×10^9/L，血红蛋白 120g/L，红细胞 4.5×10^{12}/L，粪潜血（+++）。

问题：

1. 根据以上资料，你认为该患者最可能的医疗诊断是什么？

2. 该患者目前存在的最主要的护理问题是什么？

3. 为配合医生抢救，护理人员应采取哪些护理措施？

目标检测

A1 型题

1. 上消化道出血患者出现柏油样粪便提示 24 小时出血量为（　　）
   A. 5mL　　　　　B. 10mL　　　　　C. 60mL　　　　　D. 100mL　　　　　E. 250mL

2. 胃溃疡患者上腹部疼痛典型节律是（　　）
   A. 疼痛—进食—疼痛　　　　　B. 进食—疼痛—缓解
   C. 缓解—疼痛—进食　　　　　D. 进食—缓解—疼痛
   E. 疼痛—进食—缓解

3. 下面哪一项不是门脉高压的常见表现（　　）
   A. 脾肿大　　　　B. 肝肿大　　　　C. 食管静脉曲张破裂出血
   D. 腹水　　　　　E. 痔核形成

4. 胰腺炎出现休克时，最主要的治疗措施是（　　）
   A. 补充血容量　　　B. 应用升压药　　　C. 应用肝素
   D. 使用抑肽酶　　　E. 使用肾上腺皮质激素

5. 急性腹泻最常见的病因是（　　）
   A. 肠道肿瘤　　　B. 肝硬化　　　C. 结肠过敏
   D. 慢性肝炎　　　E. 食物中毒

A2 型题

6. 患者女性，41 岁，诊断为"溃疡性结肠炎"收住入院，每天腹泻 5~6 次，有少量脓血便，对此类患者饮食护理应注意（　　）
   A. 给予易消化、富含纤维素饮食　　　B. 低蛋白饮食
   C. 进食无渣流质或半流质饮食　　　　D. 多进食新鲜水果
   E. 多吃蔬菜

7. 患者，女性，急性腹痛发作 10 小时入院，下列哪项检查对诊断急性胰腺炎最有价值（　　）
   A. 血清淀粉酶测定　　　　　B. 血清脂肪酶测定
   C. 血糖测定　　　　　　　　D. 血清钙测定
   E. 血清谷丙转氨酶测定

8. 男性患者，30 多岁，诉上腹部疼痛 5 年，近一周加重，腹痛以空腹为重，伴有反酸、嗳气，近两天出现黑便。查体：上腹部有轻压痛，肝脾未触及，其诊断考虑为（　　）
   A. 慢性胃炎合并上消化道出血　　　B. 胃溃疡合并上消化道出血
   C. 十二指肠溃疡合并上消化道出血　D. 胃癌合并上消化道出血
   E. 肝硬化合并上消化道出血

9. 男性，53 岁，生于水乡，嗜好吃鱼。近 1 年来常感腹胀，食欲减退，齿龈出血。前日起神情恍惚，口齿不清，持续嗜睡。入院查体：呼之能应，但很快又入睡，肌张力增高，腱反射亢进。脑电图异常，B 超示肝脏有不规则萎缩变形，弥漫性回声增强且分布不均匀。该患者处于（　　）

    A. 肝性脑病前驱期　　　　　　　B. 肝性脑病昏迷前期

    C. 肝性脑病昏睡期　　　　　　　D. 肝性脑病昏迷期

    E. 肝性脑病潜伏期

10. 患者男性，52 岁。反复上腹部隐痛伴嗳气，食欲减退 3 个月，经检查诊断为"慢性胃窦炎"，下列项目中最有诊断意义的是（　　）

    A. 消化道症状　　B. 胃液分析　　C. 胃镜检查

    D. 血清学检查　　E. 胃肠钡餐 X 线检查

11. 男性，46 岁，有胃溃疡病史近 10 年。近 2 个月疼痛加剧且失去节律性，无呕吐，服用多种抑酸剂不能缓解。查体：腹部平软，上腹部轻压痛，可扪及肿块，质硬。为确诊病因应首选（　　）

    A. 大便隐血试验　　　　　　　　B. X 线钡餐检查

    C. 幽门螺杆菌检查　　　　　　　D. 胃镜检查

    E. 胃液分析

12. 男性，44 岁，有溃疡病史。患者近日感觉上腹饱胀不适，餐后疼痛加重，并有大量反复呕吐，呕吐物为酸腐味的宿食。此时对患者最有效的护理措施是（　　）

    A. 静脉补液　　B. 绝对卧床休息　　C. 禁食洗胃

    D. 解痉镇痛　　E. 心理护理

13. 男性，37 岁，有胃溃疡史。中午饱餐后出现上腹剧烈疼痛，伴恶心呕吐、腹肌紧张、出冷汗、休克。首先应考虑的并发症是（　　）

    A. 癌变　　　　B. 感染　　　　C. 大出血

    D. 急性穿孔　　E. 幽门梗阻

14. 男性，32 岁，3 年来常出现左上腹痛，常在进食后疼痛，先后呕血 3 次，胃肠钡餐检查未发现明显异常，体检仅上腹压痛。该患者最有可能的诊断是（　　）

    A. 慢性胃炎　　B. 胃癌　　　　C. 胃溃疡

    D. 肠梗阻　　　E. 十二指肠溃疡

A3/A4 型题

（15～16 题共用题干）

章女士，50 岁。肝硬化病史 10 年，午饭后突然呕吐褐色胃内容物，量约 500mL，来院急诊。

15. 出血部位最可能是在（　　）

    A. 食管中上段　　　　　　　　　B. 食管下段及胃底

    C. 十二指肠　　　　　　　　　　D. 胃体

    E. 直肠

16. 如治疗护理不当，现阶段可能出现的最严重并发症是（　　）

　　A. 癌变　　　　B. 肝肾综合征　　C. 肝性脑病

　　D. 肝肺综合征　E. 感染

（17～19 题共用题干）

患者女性，51 岁。身高 155cm，体重 75kg，因消化性溃疡少量出血入院检查。

17. 就以上信息，应给予的饮食应为（　　）

　　A. 低脂饮食　　B. 软质饮食　　　C. 少渣饮食

　　D. 流质饮食　　E. 低蛋白饮食

18. 经治疗，患者停止出血。查体：T 38℃，P 88 次/分，R 21 次/分，BP 165/95mmHg。

应为患者选择的最适宜饮食为（　　）

　　A. 高蛋白、高纤维素饮食　　　　B. 高纤维素、低脂饮食

　　C. 少渣、高热量饮食　　　　　　D. 低蛋白、低盐饮食

　　E. 低脂、低盐饮食

19. 为进一步明确治疗效果，需做潜血试验，试验前一天患者可进食（　　）

　　A. 青菜　　　　B. 牛肉　　　　C. 土豆　　　　D. 火腿　　　　E. 皮蛋

第五章 泌尿系统疾病患者的护理

1. 能说明泌尿系统常见疾病的基本病因与诱因。
2. 能描述泌尿系统常见疾病的临床表现。
3. 能说明泌尿系统常用相关检查的临床意义和治疗要点。
4. 能按照护理程序对泌尿系统疾病患者进行全面的护理评估，提出正确的护理诊断和问题，并制定和实施合理的护理措施。
5. 能对泌尿系统疾病患者进行正确的健康指导。

案例：王先生，40岁，工人。1年前患"感冒"，症状缓解后2周左右出现颜面部水肿，随后出现尿中泡沫增多。1年来，症状时有时无，未予重视。近半个月来，由于工作忙，常感疲乏无力、食欲减退、腰部酸痛，晨起水肿明显加重，双下肢也出现水肿。患者紧张不安，来院就诊。查体：T 36.2℃，P 70次/分，R 18次/分，BP 145/100 mmHg。精神欠佳，面色晦暗，双肾区有压痛、叩击痛，眼睑、双下肢轻度水肿。双肺呼吸音清，未闻及干、湿啰音。实验室检查：尿蛋白（＋＋＋），尿红细胞（＋＋），24小时尿蛋白定量4.01g，内生肌酐清除率58.2mL/min，尿酸583mmol/L，血肌酐400μmol/L，尿素氮14mmol/L；血红蛋白83g/L，红细胞2.8×10^{12}/L。影像学检查：B超显示双肾区皮质回声增强，ECT结果为双肾功能轻度受损。

第一节 概 述

泌尿系统疾病是指原发于泌尿系统或继发于其他系统病变的肾脏等泌尿器官的疾病。泌尿系统疾病病种很多，主要是肾脏疾病。但可将一组具有共同临床表现的疾病归为一类，如肾炎综合征、肾病综合征、尿频－排尿不适综合征、急性或慢性肾衰竭综合征等。变态反应、感染、肾血管病变、代谢异常和先天性疾病及药物、毒素等因素皆可造成泌尿器官的损伤。近年来，随着分子生物学、细胞遗传学、表达遗传学及基因组学等在肾脏研究领域的广泛应用，MRI、CT等影像学诊断技术的不断发展及CD20单克隆抗体、补体抑制剂、慢性肾衰竭肾脏替代治疗在临床上的不断使用，使泌尿系统疾病在病因病机、诊断和治疗上都有了不断的进展和提高，也促进了泌尿系统专科护理的发展。但同时，仍有一些肾脏疾病病因病机不明，治疗效果不佳，经反复发展最后进展为慢性肾功能不全，危及患者的生命，降低患者的生活质量。

泌尿系统由肾、输尿管、膀胱、尿道及相关的血管和神经等组成，其主要功能是生成和排泄尿液，通过尿液排泄机体的代谢废物（如尿酸、尿素、肌酐、氨、硫酸盐、磷酸盐）和过剩的物质（如激素、葡萄糖、水和电解质），以及进入人体的各种异物（如毒物、药物等），调节水、电解质和酸碱平衡，维持机体内环境的稳定。其中肾脏不仅是主要的排泄器官，而且可产生多种重要的内分泌激素。

泌尿系统常见的临床症状主要有肾性水肿、肾性高血压、尿路刺激征、尿量异常等。

一、肾性水肿

肾性水肿是由肾脏疾病引起人体组织间隙过多液体积聚而导致的组织肿胀。见于各种肾炎和肾病患者，是肾小球疾病最常见的症状。

【分类】

肾性水肿可分为两大类：一类是肾炎性水肿，其发生机制主要是由于肾小球滤过率下降，而肾小管的重吸收功能正常，从而导致"球－管失衡"，引起水钠潴留，毛细血管静水压增高而出现水肿。另一类是肾病性水肿，主要是由于大量蛋白尿造成血浆蛋白过低，血浆胶体渗透压下降，使液体从血管内进入组织间隙而产生水肿。

此外，部分患者因有效血容量减少，激活了肾素－血管紧张素－醛固酮系统，抗利尿激素分泌增多，从而进一步加重水肿。

【临床表现】

肾性水肿的临床表现与肾小球滤过率、肾小管的重吸收功能和血浆蛋白的浓度等有关。肾炎性水肿时，钠水潴留于细胞外液的各个部分，水肿常为全身性，但以眼睑、头皮等组织疏松处为显著；肾病性水肿一般较严重，多从下肢开始，由于增加的细胞外液主要潴留在组织间隙，血容量常常是减少的，故可无高血压及循环淤血的表现。

【实验室及其他检查】

尿常规检查、尿蛋白定性和定量检查、血清电解质及肾功能检查，如内生肌酐清除率（CCr）、血尿素氮（BNN）和血肌酐（SCr）值、酚红（PSP）排泄实验、尿浓缩稀释实验、尿渗量（尿渗透压）测定、渗透溶质清除率测定等。

【常见护理诊断/问题】

1. 体液过多　与钠水潴留、大量蛋白尿致血浆清蛋白下降等因素有关。

2. 有皮肤完整性受损的危险　与皮肤水肿、抵抗力降低有关。

【护理措施】

1. 体液过多

（1）生活护理 向患者说明休息能减轻肾脏负担，促进利尿。嘱患者增加卧床休息时间，避免劳累，卧床期间经常变换体位，用软垫支撑受压部位。眼睑面部水肿者，头部应稍高；下肢水肿者，休息时抬高下肢；阴囊水肿者，用吊带托起阴囊；胸腔积液者，宜取半卧位。

（2）饮食护理 合理的饮食结构能改善患者的营养状况和减轻肾脏的负担，应特别注意钠盐和蛋白质的摄入。

钠盐的摄入：视水肿及血压升高的程度而定。①轻度水肿，氯化钠摄入量 <3g/d，一般可用食盐 2g/d。②水肿严重、血压明显升高者，主副食中含钠量 <700mg/d。③水肿极为明显、血压极高者，主副食中含钠量 <500mg/d。

蛋白质的摄入：主要因低蛋白血症引起水肿者，在无氮质潴留时，可给予正常量的优质蛋白饮食 1.0g/（kg·d）；有氮质血症的水肿患者，应限制食物中蛋白质的摄入。对于慢性肾衰竭的患者，可根据肾小球滤过率（GFR）来调节蛋白质的摄入量。低蛋白饮食的患者需注意提供足够的热量，以免引起负氮平衡。同时注意补充各种维生素。液体量应控制在前一日尿量加 500mL。

（3）病情观察 观察水肿发生的原因及诱因、时间、部位；水肿的特点、程度及进展情况，有无出现全身性水肿，如胸腔、腹腔、心包积液及急性左心衰竭等表现；有无伴随症状，如有无出现少尿、头晕、乏力、呼吸困难、心跳加快、腹胀等；观察皮肤有无发红、破溃等；观察有无剧烈头痛、恶心、呕吐、视物模糊，甚至神志不清、抽搐等高血压脑病表现。定期测量体重，监测 24 小时出入液量、生命体征，尤其是血压变化；监测尿常规、肾小球滤过率、血尿素氮、血肌酐、血浆蛋白、血清电解质等。

（4）指导患者正确留取尿标本送检 尿常规检查可随时留取任何时间的新鲜尿液，但为了提高准确性，宜收集第 1 次尿标本送检，因晨尿较浓缩和酸化，既有利于尿中细胞、管型等病理成分的保留，又可排除食物因素的干扰。尿标本留取后应立即送检，不能立即送检时应冷藏保存，并加防腐剂。收集标本的容器应清洁干燥，女性患者应避开月经期，必要时留中段尿送检（尽可能在使用抗生素之前留取）。做尿细菌学检查时，须用 0.1% 的碘伏清洗外阴后，再进行尿道口消毒，用无菌试管留取中段尿送检。尿蛋白定量实验应留取 24 小时全部的尿液送检，并加防腐剂。

（5）心理护理 根据患者病情和兴趣爱好，鼓励患者参加适当的社交和娱乐活动，如与室友聊天、听音乐、阅读、写书法等，以分散注意力，减少不良情绪；向患者和家属解释疾病的病程，使其配合治疗和护理，增强战胜疾病的信心。

2. 有皮肤完整性受损的危险

（1）生活护理 保护好水肿部位的皮肤，应做到：①床铺平整、干燥、清洁，内衣裤柔软、宽松、勤换洗。②清洗时动作轻柔，避免擦伤皮肤；活动时注意安全，避免撞伤、跌伤。③用热水袋取暖时，做好保护措施，水温不超过 50℃，热水袋不得直接与皮肤接触，避免烫伤皮肤。④协助长期卧床患者定时翻身，按摩受压部位，严重者使用气垫床，以预防压疮。

（2）病情观察　定时观察易发生褥疮的部位，皮肤有无红肿、破损和化脓等情况。监测体温、白细胞计数。

（3）对症护理　穿刺前须严格消毒皮肤，进针前适当将水分推开再进针，拔针后用无菌棉签按压穿刺部位，适当延长按压时间，以防进针口渗液而发生感染。严重水肿者尽量避免肌注，采用静脉途径给药。

二、肾性高血压

肾性高血压是由肾实质性疾病，肾动脉主干或分支狭窄、堵塞所致，是肾脏疾病的常见症状。

【分类】

1. 根据病因分类　可分为肾血管性高血压和肾实质性高血压两种。

（1）肾血管性高血压　占5%～15%，主要由肾动脉狭窄、堵塞引起，高血压程度较重，易进展为急进性高血压。

（2）肾实质性高血压　是肾性高血压的常见原因，主要由急性或慢性肾小球肾炎、慢性肾盂肾炎、慢性肾衰竭等肾实质性疾病引起。大多有舒张压中、重度升高。由大动脉炎引起者，主要见于青少年，由动脉粥样硬化引起者多见于老年人。

2. 根据发生机制分类　可分为容量依赖型和肾素依赖型两类。

容量依赖型是因水、钠潴留引起，用排钠利尿剂或限制水钠摄入可明显降低血压，肾小球疾病所致高血压80%以上为容量依赖型高血压；肾素依赖型是由于肾素－血管紧张素－醛固酮系统被激活引起，与肾实质缺血刺激肾素－血管紧张素分泌增加、小动脉收缩及外周血管阻力增加有关。10%左右为肾素依赖型高血压。

【临床表现】

肾性高血压的程度与原发病的性质有关。肾血管性高血压，高血压程度较重，易进展为急进性高血压；急性肾炎，多为一过性、以舒张压升高为主的中度高血压；慢性肾炎、肾功能不全，则常引起持续性中度以上的高血压。血压急剧升高、持久存在可加速肾损害，引起心、脑、眼等器官病变。

【实验室及其他检查】

肾功能检查、尿液检查、影像学检查、肾穿刺活体组织检查、肾动脉造影等检查。

【常见护理诊断/问题】

疼痛：头痛　与肾性高血压有关。

【护理措施】

1. 生活护理　肾脏疾病急性期以休息为主，慢性期可适当活动，养成良好的、健康的生活方式，正确对待环境压力，保持正常心态，戒烟限酒；减少发生高血压及心血管疾病的危险。对终末期肾衰竭透析的患者，给予低钠、低脂饮食，调整水、盐摄入量，保持理想体重；避免迅速改变体位等危险因素。

2. 病情观察　观察患者血压升高的程度、特点、持续时间、波动范围，观察有无头痛、视力模糊、抽搐、心力衰竭等；每日测量并记录血压变化，正确评估患者血压升高的情况。测量血压要"五定"，以保证测量血压的准确性。

3. 用药护理　避免应用损害肾脏的药物，降压药物应从小剂量开始、联合用药；对肾实质性高血压者，以血管紧张素Ⅱ受体阻滞剂（ARB）为首选方法。

4. 心理护理　做好解释工作，使患者了解疾病发生发展的特点，以缓解紧张、焦虑情绪。当出现病情变化时，给予积极引导，使其配合治疗和护理。鼓励家属给予患者理解、宽容与支持。

其他护理措施详见第三章第四节"原发性高血压患者的护理"。

三、尿路刺激征

尿路刺激征是由于膀胱颈或三角区受到炎症或理化因素刺激导致膀胱痉挛，引起尿频、尿急、尿痛、排尿不尽感等，称为尿路刺激征。正常成人排尿白天 4～6 次，夜间 0～2 次，若排尿次数增多，超过这个范围则为尿频；尿急指一有尿意即迫不及待，常伴有尿频和尿失禁；尿痛指排尿时会阴部、耻骨联合上区或尿道内疼痛或烧灼感。尿路刺激征常见于尿路感染、结石等。

【分类】

1. 根据病因可分为膀胱炎导致的尿路刺激征和肾盂肾炎导致的尿路刺激征。
2. 根据发病急缓可分为急性和慢性尿路刺激征。

【临床表现】

膀胱炎导致的尿路刺激征可迅速出现排尿困难伴有尿液浑浊、异味或血尿，无全身感染症状。膀胱结核引起者，除尿频外，多伴有尿痛、脓尿、血尿等，后期随着膀胱挛缩及纤维化，症状逐渐加重。肾盂肾炎导致的尿路刺激征分为急性和慢性两种。①急性者多见于育龄期女性，全身症状明显，体温多在 38℃ 以上。腰部呈钝痛或酸痛，肋脊角或输尿管压痛点可有压痛及肾区叩击痛。②慢性者症状不典型，半数以上有急性肾盂肾炎病史，后出现低热、间歇性尿频、排尿不适及夜尿增多、低比重尿等，有时仅表现为无症状性菌尿。

【实验室及其他检查】

尿液和尿细菌培养等检查可了解尿路感染的性质、程度；影像学检查可明确肾脏大小、外形和尿路有无畸形、梗阻等，有助于判断泌尿系统结构和功能有无异常。

【常见护理诊断/问题】

排尿障碍：尿频、尿急、尿痛　与炎症或理化因素刺激膀胱有关。

【护理措施】

1. 生活护理　急性发作期，尽量卧床休息，采取舒适的体位缓解疼痛，协助患者完成日常生活活动，减轻不适感；缓解期，鼓励患者参与力所能及的活动，以不引起身体不适为度。

2. 饮食护理　给予清淡、易消化、营养丰富的食物。嘱患者多饮水、勤排尿，饮水量在 2000mL/d 以上，必要时通过静脉输液增加尿量，达到冲洗尿路、促进细菌和炎性分泌物排泄的目的。避免睡前饮水量过多，以免影响休息。

3. 病情观察　观察体温变化、全身症状、营养状况等；观察尿频次数，尿急程度，尿痛部位、性质和程度有无改变，尤其是膀胱结核后期，膀胱刺激征更明显或出现反复；监测血尿、细菌尿、肾脏形态改变及肾区、输尿管、尿道口疼痛变化情况等。

4. 疼痛的护理　可局部热敷、按摩或针灸，以缓解疼痛；指导患者通过听轻音乐、看电视或聊天等形式分散注意力，减轻不适症状；结核患者需要早期全程抗结核治疗。口服碳酸氢钠可碱化尿液，缓解症状。尿路刺激征明显者，遵医嘱给予阿托品、普鲁苯辛等抗胆碱能药物。治疗过程中观察药物疗效及不良反应。

5. 心理护理　向患者解释症状出现的原因，重视疾病的发生发展，说明用药治疗可达到临床治愈，鼓励患者积极配合治疗和护理；解释多饮水的重要性，鼓励其表达内心感受，减少紧张、焦虑情绪。

四、尿异常

尿异常是指尿量异常和尿质异常。尿量异常包括多尿、少尿和无尿；尿质异常有蛋白尿、血尿、白细胞尿、脓尿、菌尿和管型尿等。

【临床表现】

1. 尿量异常　正常人每日尿量平均约为 1500mL。尿量的多少取决于肾小球滤过率、肾小管重吸收量及两者的比例。如尿量超过 2500mL/d，称为多尿；少于 17mL/h 或少于 400mL/d，称为少尿；少于 4mL/h 或少于 100mL/d，称为无尿。多尿见于多种原因引起的肾小管功能不全，如慢性肾盂肾炎、肾动脉硬化、肾髓质退行性变等，使肾小管破坏、肾小管对水的重吸收功能降低。肾外疾病可见于尿崩症、糖尿病、肾上腺皮质功能减退等，其引起多尿的原因主要是因为肾小管内溶质过多或肾小管重吸收功能受到抑制。若夜间尿量持续超过 750mL，称为夜尿增多，此时尿比重常低于 1.018，提示肾小管浓缩功能减退。少尿或无尿的原因是肾小球滤过率降低，分别由肾前性（心排血量减少、血容量不足等）、肾实质性（如急、慢性肾衰竭等）和肾后性（尿路梗阻等）三类因素引起。

2. 尿质异常

(1) 血尿　如新鲜尿沉渣每高倍视野红细胞 >3 个或 1 小时尿红细胞计数超过 10 万，或 12 小时计数超过 50 万，可诊断为镜下血尿。尿外观呈血样或洗肉水样，称肉眼血尿。血尿可由各种泌尿系统疾病引起，如肾小球肾炎、泌尿系统的结石、结核、肿瘤、血管病变、先天畸形等，肾对药物的过敏或毒性反应等；也可由全身性疾病引起，如过敏性紫癜、风湿病、心血管疾病等；此外，剧烈运动后可发生功能性血尿。

(2) 蛋白尿　每日尿蛋白含量持续超过 150mg，蛋白质定性试验呈阳性反应，称为蛋白尿。若每日持续超过 $3.5g/1.73m^2$（体表面积）或 50mg/kg 体重，称大量蛋白尿。蛋白尿按发生机制，可分为 5 类：①肾小球性蛋白尿：是最常见的一种蛋白尿，由于肾小球滤过膜通透性增加，原尿中蛋白量超过肾小管重吸收能力所致。此种蛋白尿以分子量较小的清蛋白增多为主，尿蛋白排出量 >2g/d。②肾小管性蛋白尿：当肾小管重吸收功能下降时，β_2 微球蛋白、溶菌酶等小分子蛋白质随尿排出增多，但一般 <2g/d，常见于肾小管病变，以及其他引起肾间质损害的病变，如金属盐类（汞、镉等）或有机溶剂（苯、四氯化碳等）及抗菌药物（磺胺类）引起的肾小管损害。③混合性蛋白尿：为肾脏病变同时累及肾小球及肾小管而产生的蛋白尿，见于各种肾小球疾病的后期，肾小球和肾小管均受损而引起。如慢性肾炎、多种肾小管间质病变、继发性肾脏病变等。④溢出性蛋白尿：某些肾外疾病引起的血中异常蛋白质如血红蛋白（Hb）、免疫球蛋白轻链等增加，经肾小球滤过后不能被肾小管全部重吸收，见于多发性骨髓瘤、急性溶血性疾病等。⑤组织性蛋白尿：在尿液形成过程中，肾小管代谢产生的蛋白质和肾组织破坏分解而产生的蛋白质，以及由炎症或药物刺激泌尿系统分泌而产生的蛋白质，称为组织蛋白质。此类蛋白尿一般与肾小球性、肾小管性蛋白尿同时发生。

(3) 白细胞尿、脓尿和菌尿　泌尿系统感染后，当肾小球滤过率下降，可出现新鲜离心尿液每高倍视野白细胞超过 5 个，1 小时新鲜尿液白细胞数超过 40 万或 12 小时计数超过 100 万，称为白细胞尿或脓尿。菌尿是指中段尿涂片镜检，每个高倍视野均可见细菌，或培养菌落计数超过 10^5 个/mL。

(4) 管型尿　尿中管型是由蛋白质、细胞或其碎片在肾小管内形成，可分为细胞管型、颗粒管型、透明管型、蜡样管型等。正常人尿中偶见透明及颗粒管型。若 12 小时尿沉渣计数管型超过 5000 个，或镜检出现其他类型管型时，称为管型尿。其中白细胞管型是诊断肾盂肾炎或间质性肾炎的重要依据，上皮细胞管型可见于急性肾小管坏死，红细胞管型提示急性肾小球肾炎。

【实验室及其他检查】

尿常规、肾功能、血清电解质、影像学等检查，有助于了解尿异常性质及肾脏功能。

【常见护理诊断/问题】

1. 体液过多　与肾小球滤过率下降有关。

2. 有体液不足的危险　与肾功能不全、尿量过多有关。

【护理措施】

1. 体液过多　见本节"肾性水肿"。

2. 有体液不足的危险　重症患者需绝对卧床休息，床旁备屏风遮挡，保护患者隐私；多饮水，以补充水分，必要时静脉输液；根据血钾检测结果决定是否补充钾。严密观察患者的意识状态、生命体征、体重变化，记录 24 小时出入液量的变化。注意观察有无脱水表现；观察排尿的次数和尿量有无变化；监测电解质、酸碱平衡情况。向患者说明导致体液不足的原因、防治措施等相关知识，使患者对自身所患疾病有所了解。建立良好的护患关系，鼓励患者说出自己的感受，尽可能满足患者需要，保持乐观情绪，提高治疗的信心。

五、肾区疼痛

肾区疼痛是指肾盂、输尿管内张力增高或包膜受牵拉所致，表现为肾区胀痛或隐痛，压痛和叩击痛阳性。

【临床表现】

肾组织本身病变不引起肾区疼痛，但因肾急剧增大，肾包膜受到牵拉或包膜本身炎症而导致疼痛。急慢性肾炎、肾盂肾炎、肾周围脓肿引起肾区钝痛或胀痛；肾结石、输尿管结石呈间歇性肾区疼痛或肾绞痛，疼痛常突然发作，向下腹、外阴及大腿内侧放射，同时伴有恶心、呕吐、面色苍白、大汗淋漓、肉眼血尿等。

【实验室及其他检查】

了解尿常规、尿细菌培养、肾功能、影像学检查等有无异常。

【常见护理诊断/问题】

疼痛：肾区疼痛　与肾炎、肾盂肾炎、结石、肿瘤等有关。

【护理措施】

1. 生活护理　疼痛时停止活动，卧床休息，避免从事重体力劳动，保证充足的休息和睡眠；泌尿系统感染者，应多饮水，起到冲洗尿道的作用；保证营养，适当锻炼，增强抵抗力。

2. 病情观察　观察体温变化和全身反应，密切观察肾区疼痛的性质和部位、尿液变化及肾功能情况等。

3. 疼痛护理　肾区或膀胱区疼痛者，可进行局部按摩或热敷以缓解疼痛；分散患者注意力，根据其兴趣爱好选择娱乐活动，如听轻音乐、阅读小说、看电视、与室友聊天等；对高热、头痛及腰痛者，遵医嘱给予退热镇痛剂，用药过程中观察药物的疗效及不良反应。

4. **心理护理** 轻微疼痛时，鼓励患者参加社交活动或引导性想象等，分散注意力，起到缓解疼痛的作用；向患者做好解释工作，解除患者的紧张、焦虑情绪。疼痛剧烈时，紧握患者双手或轻抚、安慰患者，鼓励家属给予患者关心、安慰和支持。

第二节 肾小球疾病患者的护理

肾小球疾病是一组病因、病机、病理、病程和预后不尽相同，而临床表现相似的疾病，主要侵犯双侧的肾小球。肾小球疾病分为原发性、继发性和遗传性三大类。其中原发性肾小球疾病多数原因不明，需排除继发性和遗传性肾小球疾病后才能诊断，占肾小球疾病的绝大多数，是引起慢性肾功能衰竭的主要疾病。继发性肾小球疾病是继发于其他系统疾病的肾脏损害，如糖尿病肾病、狼疮性肾炎等；遗传性肾小球疾病是遗传基因变异所致的肾小球疾病。本节主要介绍肾小球肾炎和肾病综合征。

一、急性肾小球肾炎患者的护理

急性肾小球肾炎（acute glomerulonephritis，AGN），简称急性肾炎，是一组起病急，以血尿、蛋白尿、水肿和高血压为主要临床表现的肾脏疾病，可伴有一过性肾功能损害。多见于链球菌感染后，其他细菌、病毒和寄生虫感染后也可引起。本节主要介绍链球菌感染后急性肾炎。

【病因与病机】

急性肾小球肾炎多见于链球菌感染，偶见于葡萄球菌、肺炎球菌、伤寒杆菌、白喉杆菌及原虫类如疟原虫、血吸虫和病毒等。急性链球菌感染后肾炎与 A 组 β 溶血性链球菌感染有关，根据其菌体细胞壁的 m 蛋白的免疫性质分为若干型，认为 A 组 12 型是大部分肾炎的病因。其他如 1、3、4、18、25、49、60 型与呼吸道感染后的急性肾炎有关，2、49、55、57、60 型与皮肤感染后的急性肾炎有关，所有的致肾炎菌株均有共同的致肾炎抗原性。其发病机理目前主要认为是由链球菌来源的有关抗原与其相应的特异抗体于循环中形成抗原抗体复合物随血流抵达肾脏，沉积于肾小球基底膜，进而激活补体造成肾小球免疫病理损伤而致病。本病急性期病理表现多为弥漫性毛细血管内增生性肾小球肾炎。

【临床表现】

本病好发于儿童，高峰年龄为 2~6 岁，男性多见。发病前常有前驱感染，潜伏期为 1~3 周，平均 10 天，其中皮肤感染引起者的潜伏期较呼吸道感染稍长。起病多较急，病情轻重不一，轻者可无明显临床症状，仅表现为镜下血尿及血清补体异常，重者表现为少尿型急性肾衰竭。预后大多较好，常在数月内自愈。典型者呈急性肾炎综合征的表现：

1. 尿液改变

（1）尿量减少　见于大部分患者起病初期，尿量常降至 400～700mL/d，1～2 周后逐渐增多，但无尿少见。

（2）血尿　几乎见于所有患者，约 40% 呈肉眼血尿，常为首发症状。肉眼血尿多于数日或 1～2 周后转为镜下血尿，镜下血尿常持续 3～6 个月或更久。

（3）蛋白尿　绝大多数患者有蛋白尿，多为轻度至中度，每天尿蛋白不超过 3.5g，少数为大量蛋白尿。

2. 水肿　见于 80% 以上患者，常为首发症状。主要为肾小球滤过率下降导致水钠潴留所引起，多表现为晨起眼睑水肿，可伴有双下肢水肿，严重者可出现全身性水肿、胸水和腹水。

3. 高血压　见于 80% 的患者，多为一过性的轻度至中度高血压。其发生主要与水钠潴留有关，经积极利尿后血压可很快恢复正常。严重高血压较少见，重者可发生高血压脑病。

4. 肾功能异常　部分患者可出现一过性轻度氮质血症，常于 1～2 周后随尿量增加而恢复至正常，仅极少数患者可出现急性肾衰竭。

5. 并发症　部分患者在急性期可发生较严重的并发症。

（1）心力衰竭　以老年患者多见。多发生于起病后 1～2 周内，与水钠潴留、循环血量过多有关。

（2）高血压脑病　以儿童多见，多发生于疾病早期。

（3）急性肾衰竭　极少见，为急性肾小球肾炎死亡的主要原因，但多数可逆。

【实验室及其他检查】

1. 尿液检查　几乎所有患者都有镜下血尿，尿沉渣中常有白细胞管型、上皮细胞管型，也可出现红细胞管型、颗粒管型。尿蛋白（+～++），少数患者见大量蛋白尿。

2. 抗链球菌溶血素"O"抗体（ASO）测定　在咽部感染的患者中，90% ASO 滴度可高于 200U（常在链球菌感染后 2～3 周出现）。ASO 滴度明显升高表明近期有链球菌感染。

3. 血清补体测定　发病初期总补体（CH50）及补体 C3 均明显下降，8 周逐渐恢复至正常水平。

4. 肾功能检查　可有肾小球滤过率轻度下降，血尿素氮一过性升高。

【诊断要点】

链球菌感染后 1～3 周出现血尿、蛋白尿、水肿和高血压等肾炎综合征表现，血清 C3 降低，病情于发病 8 周内逐渐减轻至完全恢复者，即可诊断为急性肾小球肾炎。病理类型需行肾活组织检查确诊。

【治疗要点】

治疗以卧床休息、对症处理为主，积极预防并发症和保护肾功能。

1. 一般治疗　急性期卧床休息，限制水钠摄入，直至肉眼血尿消失、水肿消退、血压正常。

2. 对症治疗　限制水钠摄入后水肿仍明显者，使用利尿剂治疗；应用利尿剂后血压仍不能控制者，给予降压药治疗。

3. 控制感染灶　应选用无肾毒性抗生素治疗，如青霉素类、头孢菌素类等，青霉素过敏者可用大环内酯类抗生素。反复发作的慢性扁桃体炎，待病情稳定后行扁桃体摘除术。

4. 透析治疗　急性肾衰竭且有透析指征者，应及时给予短期透析治疗。本病有自愈倾向，一般无须长期透析。

【常见护理诊断/问题】

1. 体液过多　与肾小球滤过率下降导致水钠潴留有关。
2. 有皮肤完整性受损的危险　与皮肤水肿、营养不良有关。
3. 活动无耐力　与疾病所致高血压、水肿等有关。
4. 潜在并发症　急性左心衰竭、高血压脑病、急性肾衰竭。

【护理措施】

1. 生活护理　急性期患者应绝对卧床休息 2~3 周，部分患者需卧床休息 4~6 周，待肉眼血尿消失、水肿消退、血压恢复正常后，方可逐步增加活动量。病情稳定后可从事一些轻体力活动，但 1~2 年内应避免重体力活动和劳累。

2. 饮食护理　急性期严格限钠，以减轻水肿和心脏负担。一般每天盐的摄入量应低于 3g。病情好转，水肿消退，血压下降后，可由低盐饮食逐渐转为正常饮食。尿量明显减少者控制水和钾的摄入。根据肾功能调整蛋白质的摄入量，有氮质血症时减少蛋白质摄入。给予足够的热量和维生素。

3. 病情观察　具体参见本章第一节"肾性水肿"的护理。

4. 用药护理　观察利尿效果及不良反应。氢氯噻嗪可致低钠低钾血症、血尿酸和血糖增高。呋塞米利尿效果强，但容易引起低钠低钾血症及血容量降低。上述两药与氨苯蝶啶和（或）氯化钾同时应用，可有效防止低血钾的出现。

5. 心理护理　患者容易产生忧郁、焦虑等心理反应，担心病情恶化，精神负担重。故应随时注意患者的情绪变化，多关心、巡视患者，解释配合治疗和护理的重要性，树立治疗疾病的信心，使患者保持乐观态度，积极接受治疗和护理。

【健康指导】

1. 疾病知识指导　讲解本病与呼吸道感染或皮肤感染的关系，并介绍保暖、加强个人卫生等预防上呼吸道感染或皮肤感染的措施。告诉患者患感冒、咽炎、扁桃体炎和皮肤感染后应及时就医。

2. 生活指导　患者患病期间应加强休息，痊愈后可适当参加体育活动，以增强体质，但在 1~2 年内不应从事重体力劳动，避免劳累。急性肾炎的完全康复需要 1~2 年。

3. 饮食指导　应进食清淡、易消化、半流质饮食。水肿时应进食低盐低钠饮食，禁用腌制食品；无肾衰时，可进食优质高蛋白饮食；注意补充微量元素，进食新鲜蔬菜、水果、杂粮等。

4. 用药指导　坚持按时、按量、遵医嘱用药，勿自行减量或停用激素，了解激素的不良反应。

5. 定期门诊随访　当临床症状消失后，蛋白尿、血尿等可能仍然存在，故应定期随访，监测病情，密切检测肾功能的变化。

二、慢性肾小球肾炎患者的护理

慢性肾小球肾炎（chronic glomerulonephritis，简称慢性肾炎，CGN）是指各种病因引起的不同病理类型的双侧肾小球弥漫性或局灶性炎症改变。临床起病隐匿，病情迁延，进展缓慢，可有不同程度的肾功能减退，最终将发展为慢性肾衰竭的一组肾小球疾病。以青、中年男性居多，主要临床表现为水肿、高血压、蛋白尿、血尿和肾功能损害。

【病因与病机】

绝大多数慢性肾炎的确切病因尚不清楚，起病即属慢性肾炎。仅有少数慢性肾炎是由急性肾炎直接迁延发展而来。由于慢性肾炎不是一个独立的疾病，其病机各不相同，大部分是免疫复合物疾病，可由循环内可溶性免疫复合物沉积于肾小球，或由抗原与抗体在肾小球原位形成免疫复合物，激活补体引起组织损伤。也可不通过免疫复合物，而由沉积于肾小球局部的细菌毒素、代谢产物等通过"旁路系统"激活补体，从而引起一系列的炎症反应而导致肾小球炎症。

此外，非免疫介导的肾脏损害在慢性肾炎的发生和发展中，亦可能起很重要的作用，这种非免疫机理包括下列因素：①肾小球病变引起的肾内动脉硬化，肾内动脉硬化可进一步加重肾实质缺血性损害。②肾血流动力学代偿性改变引起肾小球损害。当部分肾小球受累，健存肾单位的肾小球滤过率代偿性增高，这种高灌注、高滤过状态可使健存肾小球硬化，终至肾功能衰竭。③高血压引起肾小动脉硬化。长期高血压状态引起缺血性改变，导致肾小动脉狭窄、闭塞，加速了肾小球硬化，高血压亦可通过提高肾小球毛细血管静水压，引起肾小球高滤过，加速肾小球硬化。④肾小球系膜的超负荷状态。正常肾小球系膜细胞具有吞噬、清除免疫复合物的功能，但当负荷过重，则可引起系膜基质及细胞增殖，终至硬化。

【临床表现】

1. 蛋白尿　是本病必有的表现，尿蛋白定量常在 1~3g/d。长期尿中丢失蛋白，可导致低蛋白血症和机体抵抗力下降，容易并发感染，尤其以泌尿道和呼吸道感染为多见。

2. 血尿 多为镜下血尿，也可见肉眼血尿。

3. 水肿 多为眼睑及颜面部水肿和（或）下肢轻、中度凹陷性水肿，晨起明显，一般无体腔积液。水肿多由水钠潴留和低蛋白血症引起。

4. 高血压 肾功能不全时可出现高血压。长期高血压可引起心脏扩大、心律失常等，严重者出现心力衰竭和高血压脑病。

5. 肾功能损害 呈慢性进行性损害，进展的速度主要与病理类型有关。在应激状态（如感染、劳累、血压升高、肾毒性药物的应用等）下，肾功能会发生急剧恶化，如能及时去除应激因素，肾功能可在一定程度上恢复。

【实验室及其他检查】

1. 尿液检查 尿蛋白（＋~＋＋＋），24 小时尿蛋白定量多在 1~3g；尿中可有多形性红细胞（＋~＋＋），颗粒管型等；肾浓缩功能异常时可出现尿比重偏低。

2. 血液检查 肾功能不全的患者可有 GFR 下降，血 BUN、血 SCr 增高；贫血患者可出现红细胞数量及血红蛋白含量下降；部分患者可有血脂升高，血浆清蛋白降低。

3. B 超检查 双肾可有结构紊乱、缩小等改变。

4. 肾活组织检查 可确定慢性肾炎的病理类型。

【诊断要点】

临床蛋白尿、血尿、水肿、高血压病史在 1 年以上，无论有无肾功能损害均应考虑此病。在排除继发性肾炎及遗传性肾炎的基础上，均可诊断为慢性肾炎。

【治疗要点】

治疗以防止或延缓肾功能进行性恶化、改善或缓解临床症状及防治严重合并症为原则。

1. 限制食物中蛋白质及磷的摄入量 氮质血症的患者应予优质低蛋白、低磷饮食，并辅以 α‑酮酸和肾衰氨基酸（含 8 种必需氨基酸和组氨酸）来治疗。低蛋白及低磷饮食可减轻肾小球内高压、高灌注及高滤过状态，延缓肾小球硬化。

2. 积极控制高血压 高血压是加速肾小球硬化、促进肾功能恶化的重要因素，应积极控制。患者应限盐，有明显水钠潴留的容量依赖型高血压患者应首选利尿剂（如氢氯噻嗪 12.5~25mg/d，每日 1 次或分次口服）。对肾素依赖型高血压应首选 ACEI 类（如卡托普利 25mg，每日 3 次）或 ARB 类（如氯沙坦 50mg，每日 1 次）药物，也可选用 β 受体阻滞剂（如普萘洛尔 10~30mg，每日 3 次）、钙通道阻滞剂（如硝苯地平 10mg，每日 3 次）和血管扩张剂等。

3. 应用抗血小板药 大剂量双嘧达莫（300~400mg/d）或小剂量阿司匹林（40~80mg/d）有抗血小板聚集作用，长期服用能延缓肾功能的衰退。

4. 避免加重肾损害的因素 如劳累、感染、妊娠、肾毒性药物（如氨基糖苷类抗生素、抗真菌药及关木通等）的应用等。

【常见护理诊断/问题】

1. 体液过多 与肾小球滤过率下降、水钠潴留及低蛋白血症有关。

2. 营养失调：低于机体需要量 与限制蛋白质饮食、低蛋白血症等有关。

3. 有感染的危险 与免疫功能减退、机体抵抗力下降有关。

4. 潜在并发症 慢性肾功能不全。

5. 焦虑 与疾病的反复发作、预后不良有关。

【护理措施】

1. 生活护理 加强病房管理，定时消毒，保持室内空气新鲜、流通，为患者创造一个安静舒适的休养环境。水肿、高血压等症状明显者，应卧床休息，病情稳定后方可起床活动，但活动量不宜过大。

2. 饮食护理 合理膳食、维持体液平衡。

（1）限制钠盐、水的摄入 轻度水肿患者低盐饮食（<3g/d），重度水肿伴少尿时应限制液体摄量，每日约1500mL或根据24小时出入液量补充每日所需的液体量，必要时按医嘱应用利尿剂或间歇补充清蛋白，提高胶体渗透压，加强利尿效果。对有明显水肿、高血压者，液体摄入量宜控制在前一日尿量加500mL。

（2）合理摄入蛋白质 无氮质潴留时可给予正常的含必需氨基酸丰富的优质蛋白1.0g/（kg·d）；有氮质潴留时，应限制蛋白质的摄入，宜控制在0.5～0.8g/（kg·d）。因为高蛋白饮食能加重肾小球滤过负担，促进肾小球硬化。其中60%以上应为优质蛋白（动物蛋白），如鸡蛋、瘦肉、牛奶、鱼等。

（3）增加糖的摄入 以保证机体充足的热量，减少自体蛋白质分解。注意补充各种维生素及微量元素。

3. 病情观察 监测患者的生命体征，观察水肿的部位、程度及消长情况；观察有无胸腔积液、腹腔积液出现等；观察患者的尿量、尿色、气味和性质。作好24小时出入液量的记录，定期测量体重和腹围。密切观察血压的变化，血压突然升高或持续性高血压可加重肾功能的恶化。注意观察有无感染、心功能不全、肾功能不全等并发症的出现。监测血常规、尿常规、GFR、血BUN、血SCr的变化。

4. 药物护理

（1）利尿剂 注意观察利尿效果及不良反应。监测钾、钠、氯离子水平，排钾利尿剂与保钾利尿剂和（或）氯化钾同时应用，可有效防止低血钾的出现。

（2）降压药 大部分患者经休息、限盐、应用利尿剂可降低血压10%左右。若利尿剂效果不佳可服降压药物，常用的有钙拮抗剂（如硝苯地平）和血管紧张素转换酶抑制剂（如卡托普利），用药过程中应定时观察血压变化，降压不宜过快或过低，以免影响肾灌注。另外，嘱患者起床时先在床边坐几分钟，然后缓慢站起，以防眩晕、跌伤及直立性低血压；洗澡时水不宜过热，以免刺激迷走神经导致低血压；固定服药时间，服药期间勿饮酒。

（3）血管紧张素转换酶（ACE）抑制剂　谨防高血钾，肾衰竭时禁用。

5. 心理护理　本病病程长，肾功能逐渐恶化，预后差，所以了解患者身心状况，做好心理护理尤其重要。应指导患者避免长期精神紧张、焦虑、抑郁等，与家属配合做好患者的心理疏导，使其能保持良好的心态，减轻心理负担，正确对待疾病，消除焦虑情绪，积极配合治疗和护理，提高治疗信心。

【健康指导】

1. 疾病基本知识指导　向患者及家属讲解本病是一种发展缓慢、病程迁延的疾病，避免常见的诱因和控制病情进展极为重要。要加强与患者的交流，做好疏导工作使患者保持良好的心态，提高治疗信心；生活要有规律，保证充足的休息和睡眠，保持愉快的心情，适当进行体育锻炼。避免增加肾损害的因素，如感染、劳累、妊娠。

2. 饮食指导　指导患者根据肾功能损害的程度合理安排饮食，选择优质低蛋白、低磷、低盐和高热量的饮食。

3. 用药指导　坚持药物治疗，不可随意中断，避免使用肾毒性药物等。

4. 定期复查指导　定期检查尿常规和肾功能，出现少尿、水肿、尿液混浊、感冒等症状时，及时就诊。

三、肾病综合征患者的护理

肾病综合征（nephrotic syndrome，NS）是由各种肾脏疾病引起的具有以下共同临床表现的一组综合征：①大量蛋白尿（尿蛋白定量 >3.5g/d）。②低蛋白血症（血浆清蛋白 <30g/L）。③水肿。④高脂血症。

【病因与病机】

肾病综合征可由多种肾小球疾病引起，分为原发性和继发性两大类。原发性肾病综合征是指原发于肾脏本身的病变；继发性肾病综合征是指继发于全身系统性疾病或先天遗传性疾病，如系统性红斑狼疮、糖尿病、过敏性紫癜、淀粉样变、多发性骨髓瘤等。引起原发性肾病综合征的病因，从根本上讲，都属于免疫介导性炎症疾病。其病理类型有微小病变型肾病、系膜增生性肾小球肾炎、系膜毛细血管性肾小球肾炎、膜性肾病及局灶性节段性肾小球硬化。

【临床表现】

原发性肾病综合征有前驱感染者起病较急，部分可隐匿起病，典型临床表现如下：

1. 大量蛋白尿和低蛋白血症　当肾小球滤过膜的屏障作用，尤其是电荷屏障受损时滤过膜对血浆蛋白（以清蛋白为主）的通透性增高，患者每日从尿中丢失大量蛋白质，其含量超过肾小管的重吸收能力时，导致大量蛋白尿，这是低蛋白血症的主要原因。另外，肝代偿形成血浆蛋白不足，胃黏膜水肿引起蛋白质摄入减少等因素也加重了低蛋白血症。

2. 水肿 低蛋白血症造成血浆胶体渗透压下降是患者出现水肿的主要原因。水肿往往是肾病综合征患者最明显的体征。久卧或清晨以眼睑、头枕部或骶部为著，起床活动后以下肢的水肿较为明显，为凹陷性水肿。严重水肿的患者还可出现胸腔、腹腔、心包腔积液、阴囊水肿等。

3. 高脂血症 低清蛋白血症刺激肝脏合成脂蛋白代偿性增加，加之脂蛋白分解减少，使血中胆固醇、甘油三酯含量升高，低及极低密度脂蛋白的浓度也增高。长期高脂血症会引起各种冠心病，增加血液黏稠度，且促进肾小球系膜细胞增生及肾小球硬化。

4. 并发症

（1）感染 是重要的并发症，与大量蛋白尿和低蛋白血症、免疫功能紊乱及激素治疗有关。患者可发生全身各系统的感染，常见的如呼吸道、泌尿道、皮肤及腹腔（原发性腹膜炎）感染等。感染是肾病综合征复发和疗效不佳的主要原因之一。

（2）血栓、栓塞 多数肾病综合征患者的血液呈高凝状态，加之高脂血症、血液黏稠度增加、强力利尿剂的应用等因素易导致自发性血管内血栓形成和栓塞，以肾静脉血栓最为多见（发生率为10%~40%，其中大部分病例无临床症状），此外，下肢深静脉血栓、肺血管血栓、脑血管血栓、冠状血管血栓也不少见。

（3）急性肾衰竭 低蛋白血症使血浆胶体渗透压下降，水分由血管渗到组织间隙，引起有效循环血量减少，肾血流量不足，易导致肾前性氮质血症、体位性低血压、休克，经扩容、利尿治疗可恢复。少数患者可出现肾实质性急性衰竭，多见于50岁以上的患者，无明显诱因出现少尿、无尿，经扩容、利尿无效。其机制可能是肾间质高度水肿压迫肾小管及大量蛋白管型阻塞肾小管，导致肾小管腔内高压，肾小球滤过率骤然减少所致。

（4）其他 长期高脂血症易引起动脉硬化、冠心病等心血管并发症，增加血液黏稠度，促进肾小球系膜细胞增生及肾小球硬化。长期大量蛋白尿可引起严重的负氮平衡和蛋白质营养不良，引起肌肉萎缩，儿童生长发育障碍。由于金属结合蛋白及维生素D结合蛋白减少，还可导致铁、锌、铜的缺乏及钙、磷代谢障碍。

【实验室及其他检查】

1. 尿液检查 尿蛋白定性一般为（+++~++++），尿中可有红细胞、管型等。24小时尿蛋白定量超过3.5g。

2. 血液检查 血浆清蛋白低于30g/L，血中胆固醇、甘油三酯、低密度及极低密度脂蛋白增高。血IgG可降低。

3. 肾功能检查 肾衰竭时血尿素氮、血肌酐升高。

4. 肾活组织病理检查 可明确肾小球病变类型，对指导治疗及明确预后具有重要意义。

5. 肾B超检查 双肾正常或缩小。

【诊断要点】

凡具备大量蛋白尿、低蛋白血症、明显水肿及高脂血症者可诊断为肾病综合征，其中前两项为诊断的必备条件。

【治疗要点】

1. 一般治疗 以卧床休息为主，水肿消退后逐渐增加活动量，卧床期间适当进行床上活动，避免血栓形成。给予高热量、低脂、低盐、高维生素和富含纤维素的饮食，肾功能不全者给予优质低蛋白饮食。

2. 药物治疗

（1）利尿剂 常用噻嗪类利尿剂和保钾利尿剂做基础治疗，二者并用可提高利尿的效果，同时可减少钾代谢的紊乱。常用氢氯噻嗪 25mg，每天 3 次；螺内酯 20mg，每天 3 次。上述治疗无效时，改用渗透性利尿剂再加用袢利尿剂（如呋塞米 20～120mg/d，或布美他尼 1～5mg/d，分次口服或静注），可获良好利尿效果。此外，静脉输注血浆或血浆清蛋白，可提高胶体渗透压，与袢利尿剂同时使用可提高疗效。

（2）减少尿蛋白 应用 ACEI 或 ARB 类降压药，可通过有效地控制高血压而达到不同程度的减少尿蛋白的作用。

3. 抑制免疫与炎症反应的治疗

（1）糖皮质激素 该药可能是通过抑制免疫与炎症反应，抑制醛固酮和抗利尿激素的分泌，影响肾小球基膜通透性而起治疗作用。应用激素时应注意：①起始用量要足，如泼尼松起始量为 1mg/（kg·d），共服 8～12 周。②撤减药要慢，足量治疗后每 1～2 周减少原用量的 10%，减至 20mg/d 时疾病易反跳，应更加缓慢减量。③维持用药要久。以最小有效剂量（10mg/d）作为维持量，继续服药半年至 1 年或更久。激素可采用全日量顿服，维持用药期间两日量隔日 1 次顿服，以减轻不良反应。

（2）细胞毒药物 目前国内外最常用的细胞毒药物为环磷酰胺，细胞毒药物常用于"激素依赖型"或"激素抵抗型"肾病综合征，它配合激素治疗有可能提高缓解率。一般不首选和单独应用。

（3）环孢素 A 用量为 5mg/（kg·d），分 2 次口服，2～3 个月后减量，总疗程为 6 个月左右。近年来已开始用该药治疗难治性肾病综合征，但此药昂贵，不良反应大，停药后病情易复发。

4. 并发症防治 用激素治疗时，可能诱发真菌双重感染，一旦出现感染，应及时选用敏感、强效、无肾毒性的抗生素。当血液出现高凝状态时应给予抗凝剂（如肝素）并辅以血小板解聚剂（如双嘧达莫）治疗，一旦出现血栓或栓塞时，应及时给予尿激酶或链激酶溶栓，并配合应用抗凝药。急性肾衰竭者可进行透析治疗。

5. 中药治疗 如雷公藤、黄芪等。

【常见护理诊断/问题】

1. 体液过多 与低蛋白血症致血浆胶体渗透压下降等因素有关。

2. 营养失调：低于机体需要量　与大量蛋白质的丢失、胃肠黏膜水肿致蛋白质吸收障碍等因素有关。

3. 有感染的危险　与皮肤水肿，大量蛋白尿致机体营养不良，激素、细胞毒药物的应用致机体免疫功能低下有关。

【护理措施】

1. 生活护理　病区环境清洁、舒适，定期作好病室的空气消毒，用消毒药水拖地板、湿擦桌椅等，病室内保持适宜的温湿度，定时开放门窗进行通风换气，以降低室内空气的含菌密度，尽量减少病区的探访人次，对有上呼吸道感染者应限制探访。卧床可增加肾血流量，使尿量增加。水肿严重合并胸水、腹水，出现呼吸困难者应绝对卧床休息，半卧位，必要时吸氧。为防止肢体血栓形成，应保持肢体的适度活动。待病情缓解后，可逐渐增加活动量，以利于减少并发症的发生。对于有高血压的患者，应限制活动量。老年患者改变体位时不可过快，防止体位性低血压。

2. 饮食护理　合理的饮食结构能改善患者的营养状况和减轻肾脏的负担，应特别注意蛋白质的合理摄入。①蛋白质：提倡正常量的优质蛋白质的摄入量即 1g/（kg·d）。有肾功能不全时，应根据内生肌酐清除率调整蛋白质的摄入量。②供给的热量要充足，不少于 126～147kJ/（kg·d）。③为减轻高脂血症，应少进食富含饱和脂肪酸的食物（如动物油脂）而多吃富含多聚不饱和脂肪酸的食物（如植物油、鱼油），以及富含可溶性纤维的食物（如燕麦、豆类等）。④水肿时低盐饮食，勿食腌制食品。⑤注意各种维生素及微量元素（如铁、钙）的补充。

3. 病情观察　监测生命体征和体重，准确记录 24 小时液体出入量，特别是尿量的变化。观察水肿的部位、特点及消长情况，注意有无胸腔、腹腔、心包积液等；有无发热、咳嗽咳痰、皮肤感染和尿路刺激征等感染征象；有无腰痛、下肢疼痛、胸痛、头痛等疑似血栓栓塞的症状出现，一旦出现要及时通知医生，紧急处理。

4. 用药护理

（1）服用糖皮质激素和细胞毒药物时应注意以下几点：①口服激素应饭后服用，以减少对胃黏膜的刺激。②长期用药者应补充钙剂和维生素 D，以防骨质疏松。③多饮水，促进药物从尿中排出。④不可擅自加量、减量甚至停药。使用糖皮质激素可出现水钠潴留、血压升高、动脉粥样硬化、血糖升高、精神兴奋性增高、消化道出血、骨质疏松、继发感染、伤口不易愈合及类肾上腺皮质功能亢进症（满月脸、水牛背、多毛、向心性肥胖）的表现。大剂量冲击疗法时，患者免疫力及机体防御能力受到很大抑制，应对患者实行保护性隔离，防止继发感染。使用环磷酰胺（CTX）等免疫抑制剂时，可有出血性膀胱炎、骨髓抑制、消化道症状、肝功能损害、脱发等不良反应。服用环孢素期间应注意监测血药浓度，观察肝肾毒性、高血压、高尿酸血症、高血钾、多毛及牙龈增生等不良反应。

（2）长期使用利尿剂可出现电解质紊乱如低钾、低氯血症等，大剂量呋塞米可出现恶心、直立性眩晕、口干、心悸等不良反应。呋塞米有耳毒性，应避免与链霉素等氨基糖苷类抗生素同时使用。初始利尿不能过猛，以免诱发血栓形成和损伤肾功能。少尿患者慎用渗透性利尿剂，以免诱发急性肾衰竭。输注血浆制品不可过多过频，因长时间的肾小球高滤过及肾小管高回吸收有可能造成肾小球及肾小管上皮细胞损伤，从而损害肾功能，也影响激素的疗效，对伴有心脏病的患者亦要慎用此法利尿。

（3）使用抗凝药时注意监测出凝血时间及有无出血倾向，必要时减药、停药。

5. 心理护理　做好患者的心理疏导，保持乐观、开朗，坚定对疾病治疗的信心。

【健康指导】

1. 疾病基本知识指导：耐心解答患者疑问，避免不良刺激，培养乐观情绪；指导患者合理安排作息时间，卧床休息期间应保持适度的活动，防止静脉血栓的形成；肾病综合征缓解后，可适当增加活动，增强机体的抵抗力；学会每天用浓缩晨尿自测尿蛋白，此为观察疾病是否活动的可靠指标。

2. 饮食指导：应进食清淡、易消化、半流质饮食。水肿时应进食低盐饮食，禁食腌制品；无肾衰时，可进食优质高蛋白饮食；高脂血症者，需限制动物内脏、肥肉、某些海产品等；注意补充微量元素，可进食新鲜蔬菜、水果、杂粮等。

3. 用药指导：坚持按时、按量、遵医嘱用药，勿自行减量或停用激素，了解激素的不良反应。

4. 定期门诊随访，密切监测肾功能的变化。

第三节　尿路感染患者的护理

尿路感染（urinary tract infection，简称尿感，UTI），可分为上尿路感染和下尿路感染。上尿路感染主要是肾盂肾炎，下尿路感染主要是膀胱炎，两者临床表现相似，统称尿路感染。本病多见于女性，女：男之比约为 10∶1，尤以育龄期女性、女婴、老年妇女患病率最高。根据病程长短和临床症状的不同，可分为急性或慢性两期。急性期如能得到及时、彻底的治疗和护理，预后良好。若长期反复发作或迁延不愈超过半年，则发展为慢性，可进一步导致肾实质损害，影响肾功能。

【病因与病机】

1. 病因　本病为细菌直接引起的感染性肾脏病变。致病菌以大肠杆菌最多见，占 60%～80%，其次为副大肠杆菌、变形杆菌、葡萄球菌、粪链球菌、铜绿假单胞菌等，偶见厌氧菌、真菌、病毒和原虫感染。有尿路器械检查史或长期留置尿管的患者以铜绿假单胞菌、葡萄球菌感染常见。糖尿病和免疫功能低下者可伴发尿路真菌感染。

2. 感染途经

（1）上行感染　为最常见的感染途径。正常情况下膀胱的尿液是无菌的，当机体抵抗力下降或尿路黏膜损伤时（如尿液高度浓缩、月经期间、性生活后）或入侵细菌的毒力大，黏附于尿路黏膜并上行传播的能力强，细菌由尿道、膀胱、输尿管逆行到达肾脏。由于女性尿道较男性短而宽，且尿道口离肛门近而常被细菌污染，故受感染的机会增高。

（2）血行感染　较少见，细菌由体内慢性感染病灶（如慢性扁桃体炎、皮肤感染等）侵入血流，到达肾脏，首先侵犯皮质，然后扩展至肾盂，引起肾盂肾炎。

（3）淋巴管感染　更少见，下腹部和盆腔器官的淋巴管与肾周围的淋巴管有许多交通支，升结肠与右肾之间也有淋巴管交通支，当盆腔器官炎症、阑尾炎和结肠炎时，细菌可经淋巴管引起肾盂肾炎。

（4）直接蔓延　少数情况下，肾周围器官的感染可直接蔓延至肾脏。

3. 易感因素

（1）尿流不畅和尿路梗阻　尿路结石、尿道狭窄、尿道异物、肿瘤、包茎、前列腺肥大、女性膀胱颈梗阻、妊娠子宫压迫输尿管等因素可导致尿流不畅，细菌容易在肾内停留、生长、繁殖而引起感染。

（2）尿路畸形或功能缺陷　如肾发育不良、肾盂输尿管畸形、多囊肾、马蹄肾和膀胱输尿管反流等。

（3）机体免疫功能低下　慢性全身性疾病患者，如糖尿病、慢性肝病、慢性肾病、肿瘤、贫血、营养不良及长期应用免疫抑制剂的患者，机体的抵抗力下降而易发生感染。

（4）性别和性活动　女性尿道短而宽，距离肛门较近，开口于阴唇下方，是易发尿路感染的重要因素；性生活时，将尿道口周围的细菌挤压入膀胱引起尿路感染；前列腺增生导致的尿路梗阻，是中老年男性尿路感染的重要原因；包茎、包皮过长，是男性尿路感染的诱发因素。

（5）医源性因素　导尿或留置导尿管、膀胱镜和输尿管镜检查、逆行性尿路造影等，可致尿路黏膜损伤，将细菌带入尿路，易引发尿路感染。

4. 细菌致病力　细菌进入膀胱后，对尿道上皮细胞的吸附力是引起尿路感染的重要因素。

5. 机体防御功能　正常情况下，进入膀胱的细菌很快被清除。发生尿路感染除与细菌的数量和毒力有关外，还取决于机体的防御功能，包括：①排尿的冲刷作用。②尿道和膀胱黏膜的抗菌能力。③尿液中的高浓度尿素、高渗透压和低 pH 等。④前列腺分泌物中含有的抗菌成分。⑤感染出现后，白细胞很快进入膀胱上皮组织和尿液中，起清除细菌的作用。⑥输尿管膀胱连接处的活瓣具有防止尿液、细菌进入输尿管的功能。

【临床表现】

1. 膀胱炎　主要表现为尿路刺激征。全身毒血症状不明显，可有白细胞升高、镜下血尿，甚至肉眼血尿。

2. 急性肾盂肾炎　典型表现如下：

（1）全身表现　起病急，常有寒战、高热、全身不适、疲乏无力、食欲减退、恶心呕吐，甚至腹痛、腹胀或腹泻等。如高热持续不退，提示并存尿路梗阻、肾脓肿或败血症等。

（2）泌尿系统表现　常有尿频、尿急、尿痛等尿路刺激症状，多数伴腹痛或肾区不适。肾区有压痛和（或）叩击痛。腹部上、中输尿管点和耻骨上膀胱区有压痛。

（3）尿液变化　尿液混浊，可见脓尿或血尿。

临床上轻症患者全身症状可不明显，仅有尿路局部表现和尿液变化；血行感染者全身症状突出，上行感染者尿路局部症状明显。

3. 慢性肾盂肾炎　大多数由急性肾盂肾炎发展而来。疾病反复发作或迁延不愈超过半年，并伴有肾盂肾盏变形或双肾大小不等，表面凹凸不平及肾小管功能持续减退者，多存在易感因素。慢性肾盂肾炎的临床表现复杂多样，多不典型。常见有以下 5 种类型：

（1）复发型　常多次急性发作，症状似急性肾盂肾炎。

（2）低热型　以长期低热为主要表现，可伴乏力、腰酸、食欲降低、体重下降等。

（3）血尿型　镜下或肉眼血尿为主要表现，发作时伴腰痛、腰酸和尿路刺激症状。

（4）隐匿型　仅有尿液改变，多次尿细菌培养均为阳性，又称"无症状性菌尿"。

（5）高血压型　在病程中出现高血压，偶可发展为急进性高血压，伴贫血，但无明显蛋白尿和水肿。

除上述类型外，少数病例可表现为失钠性肾病、失钾性肾病、肾小管性酸中毒和慢性肾功能不全等。

4. 并发症　严重的急性肾盂肾炎可出现肾周围脓肿、肾乳头坏死等并发症。肾乳头坏死常发生于严重的肾盂肾炎伴有糖尿病或尿路梗阻时。肾周围脓肿常由严重的肾盂肾炎直接扩散而来。

【实验室及其他检查】

1. 尿常规检查　是最简便而可靠的方法，急性期尿检见大量白细胞或成堆脓细胞，若见白细胞管型提示病变在上尿路。红细胞也常增多，可见肉眼血尿。尿蛋白常为阴性或微量。尿细胞计数常用于慢性肾盂肾炎的检查，1 小时尿白细胞计数 $>3 \times 10^5$ 为阳性，$<2 \times 10^5$ 为阴性，$(2 \sim 3) \times 10^5$ 之间应结合临床判断。

2. 血常规　急性发作期血中白细胞增多。

3. 尿细菌定量培养　取清洁中段尿做细菌培养、菌落计数，如尿细菌定量培养 $\geqslant 10^5/mL$ 为真性菌尿，可确诊尿感，必要时可做厌氧菌、真菌等培养；尿细菌定量培养 $10^4 \sim 10^5/mL$ 为可疑阳性，应复查；尿细菌定量培养 $<10^4/mL$ 为污染。

4. 肾功能检查　慢性期可出现持续性肾功能损害，如夜尿增多、晨尿渗透压降低、晨尿 pH 值升高、肾小球滤过功能下降等。

5. 静脉肾盂造影　慢性肾盂肾炎有双肾大小不等，表面凹凸不平，肾盂肾盏变形、缩窄等改变。

6. B 超检查 双肾若不等大，提示慢性肾盂肾炎。

【诊断要点】

1. 膀胱炎 根据尿路刺激征的表现、尿液改变及尿细菌学检查可进行诊断。

2. 急性肾盂肾炎 有明显的全身感染症状，体温升高在38℃以上，有明显的腰痛及肾区叩击痛，有尿路刺激症状和真性细菌尿时即可做出急性肾盂肾炎的诊断。

3. 慢性肾盂肾炎 急性肾盂肾炎迁延不愈超过半年以上，尿细菌检查阳性，有肾小管功能不全的表现（夜尿多、低钾、肾小管性酸中毒），X 线检查肾盂及肾盏变形、缩窄，双肾不对称缩小、表面凹凸不平等时即可诊断为慢性肾盂肾炎。

【治疗要点】

1. 膀胱炎

（1）一般治疗 注意休息，多饮水、勤排尿。

（2）单剂量疗法 STS（磺胺甲基异噁唑 2.0g、甲氧苄啶 0.4g、碳酸氢钠 1.0g）1次顿服；或氧氟沙星 0.4g，1 次顿服；或阿莫西林 3.0g，1 次顿服。但单剂量疗法易复发。

（3）短程疗法 又称三日疗法，该疗法比单剂量疗法更为有效，选用磺胺类、喹诺酮类、半合成青霉素或头孢菌素类等抗生素中的一种药物，连用 3 天。多数患者可治愈。

2. 急性肾盂肾炎

（1）一般治疗 急性期需卧床休息，多饮水以增加尿量。

（2）抗菌药物治疗 应在留取尿标本做尿常规、细菌培养后，即开始应用抗菌药：①磺胺类：如复方磺胺甲噁唑（SMZ）1g，2 次/日，口服。②喹诺酮类：如氧氟沙星 0.2g，2 次/日，或环丙沙星 0.25g，2 次/日，口服。③氨基糖苷类：如庆大霉素 0.08~0.12g，2 次/日，肌注或静滴。④青霉素类：如氨苄西林，每日 4~6g，肌注；卡比西林 1~2g，4 次/日，肌注。⑤头孢类：如头孢唑啉 0.5g，8 小时 1 次，肌注。

（3）碱化尿液 口服碳酸氢钠片每次 1.0g，3 次/日，可增强上述抗生素的疗效，减轻尿路刺激症状。

抗菌药物疗程通常为 10~14 天，或用药至症状完全消失，尿检阴性后再继续用药 3~5 天。急性期彻底治疗是防止炎症迁延成为慢性的关键。停药后 2~3 周内，应每周复查尿常规和细菌培养 1 次，至第 6 周再复查 1 次，若均为阴性为临床痊愈，若尿菌阳性，应再用抗菌药一个疗程。

3. 慢性肾盂肾炎

（1）治疗原则 对于慢性肾盂肾炎患者，最重要的是寻找病因，去除易感因素，如解除尿路梗阻，纠正尿路畸形等。此外，应注意多饮水、勤排尿，增强营养和机体的抵抗力。

（2）抗菌药物治疗　慢性肾盂肾炎的治疗较急性者困难：①常需两类药物联合应用，必要时中西药结合治疗。②疗程宜适当延长，一般需用药 2~4 周。若疗效仍不佳时，可采用低剂量长期抑菌疗法，如 SMZ、氧氟沙星等任意一种药的 1 次剂量，每晚排尿后睡前服用，疗程可长达 6~12 个月，能有效防止再发。③慢性肾盂肾炎的复发者，应另换敏感药物或改变治疗途径、方法和疗程等。重新感染者常与机体免疫功能低下有关，应在调整用药同时，增强机体免疫功能。④急性发作期的用药同急性肾盂肾炎。

【常见护理诊断/问题】

1. 体温过高　与细菌感染有关。

2. 焦虑　与患者缺乏疾病的有关知识，精神紧张及慢性型病程长、治疗效果差、反复发作、肾功能受损有关。

3. 潜在并发症　慢性肾衰竭。

【护理措施】

1. 生活护理　给患者提供安静、舒适的休息环境，加强生活护理，及时更换床单、被服等。急性期患者应注意卧床休息，各项护理操作最好能集中进行，避免打扰患者，加重患者不适。

2. 饮食护理　给予高热量、高蛋白、富含维生素、易消化的清淡饮食，鼓励患者尽量多饮水，每日饮水量至少要超过 2000mL，以增加尿量达到冲洗膀胱、尿道的目的，减轻尿路刺激征。

3. 病情观察　密切观察患者的生命体征，尤其是体温的变化，观察疼痛的性质、部位、程度、变化及有无伴随症状。如高热持续不退或体温持续上升，出现腰痛加剧等，应考虑是否出现肾周脓肿、肾乳头坏死等并发症，及时通知医生处理。

4. 对症护理　肾区疼痛明显的患者应卧床休息，嘱其尽量不要弯腰、站立或坐直，以减少对肾包膜的牵拉力，减轻疼痛。按医嘱使用抗菌药物，对肾周脓肿的患者，配合医生作好局部切开引流术。指导患者对疼痛的部位进行局部按摩、热敷。让患者多从事自己感兴趣的活动，如阅读、看电视、听音乐等，以分散患者的注意力，使患者尽量放松，勿过于紧张焦虑，以减轻尿路刺激的症状。按医嘱使用碳酸氢钠等碱化尿液，必要时服用解痉镇痛剂。

5. 药物护理　按医嘱使用抗菌药物，让患者了解药物的作用、用法、疗程、注意事项。慢性肾盂肾炎患者的治疗较复杂，用药时间较长，应作好药物治疗的解释和指导，使患者遵从医嘱治疗。

尿细菌定量培养

做尿细菌定量培养检查时，应用清晨第 1 次（尿液应停留膀胱 6～8 小时以上）的清洁、新鲜中段尿液送检。为保证培养结果的准确性，尿细菌定量培养需注意：①在应用抗菌药之前或停用抗菌药 5 天后留取尿标本。②留取尿液时要严格无菌操作，先充分清洁外阴、包皮，消毒尿道口，再留取中段尿液，并在 1 小时内做细菌培养，必要时厌氧菌培养、真菌培养。培养阳性时应根据药物敏感试验，选用有效的抗菌药物。

6. 心理护理　了解患者身心情况，做好心理沟通，让患者和家属积极配合治疗，促进康复。

【健康指导】

1. 疾病基本知识指导　加强卫生宣传教育，注意个人卫生，尤其是注意会阴部及肛周皮肤的清洁；避免过度劳累，坚持体育锻炼，增强机体的抵抗力；多饮水、勤排尿、少憋尿是最简便而有效的预防尿路感染的措施。若局部有炎症（如女性尿道旁腺炎、阴道炎、男性前列腺炎等）应及时治疗，如果炎症与性生活有关，应注意房事后立即排尿和用高锰酸钾坐浴，并口服抗菌药物。此外，应严格掌握尿路器械检查的指征。

2. 用药指导　向患者详细说明正规应用抗菌药物是治疗成功的关键，不可擅自换药、减量或停药。

3. 预防指导　积极防治全身性疾病如糖尿病、重症肝病等。

第四节　急性肾功能衰竭患者的护理

急性肾功能衰竭（acute renal failure，简称急性肾衰，ARF）是指肾脏本身或肾外原因引起肾脏功能急剧下降，导致机体内环境出现严重紊乱的临床综合征。主要表现为少尿或无尿、氮质血症、高钾血症和代谢性酸中毒。从广义的角度，根据发病原因的不同和各自的病理生理特点，其病因可分为肾前性（如失血、休克、严重失水、电解质平衡紊乱、急性循环衰竭等）、肾性（如急性肾小球肾炎、急性肾小管坏死、大面积挤压伤等）和肾后性（如完全性尿路梗阻等），其中以急性肾小管坏死最为常见，也最具特征性，而且肾前性衰竭持续发展也会转化为急性肾小管坏死。从狭义的角度讲，急性肾衰竭最常见的原因是急性肾小管坏死。本节主要介绍急性肾小管坏死。

【病因与病机】

1. 病因

（1）肾前性因素　主要指各种原因引起血容量绝对或相对不足，而使肾脏严重缺血、肾小球灌注不足，导致肾小球滤过率降低，不及时纠正会引起不可逆的肾组织坏死。常见原因有心血管疾病如急性心肌梗死、充血性心力衰竭、心包填塞等；感染性疾病如细菌性败血症、急性胰腺炎、休克肺等；出血性休克如消化道大出血、外伤和手术大出血、产后大出血等；药物或血清过敏引起的过敏性休克；大量脱水引起休克如剧烈呕吐、腹泻、糖尿病酮症酸中毒等。

（2）肾后性因素　主要由尿路梗阻引起，引起尿路梗阻的原因有结石、血块、肿瘤压迫、误扎双侧输尿管、磺胺及尿酸结晶、凝溶蛋白（见于多发性骨髓瘤）等。

（3）肾实质性因素　主要为急性肾小管坏死，病因有严重脱水、失血、休克及误用血管收缩药等引起的缺血性急性肾小管坏死；药物如氨基糖苷类（庆大霉素等）引起的中毒性急性肾小管坏死；原发性肾小球疾病如急进性肾炎，肾血管疾病如肾动脉梗塞、肾静脉血栓形成等引起的急性肾功能衰竭。

2. 病机　急性肾小管坏死的病机目前尚未明了，一般认为不同病因、不同病理类型，有不同的病机和持续发展因素。

（1）肾小管堵塞学说　毒素、毒物等可直接作用于肾小管上皮细胞，坏死的上皮细胞及脱落的微绒毛碎屑可堵塞肾小管，使堵塞部位以上肾小管内压增高，肾小囊内压也在增高，导致肾小球滤过停止。

（2）肾血流动力学改变　神经体液因素、肾血管内皮细胞肿胀和肾血管自身调节失常三种因素单独或同时存在，使髓质内红细胞淤积、血管阻塞、肾血流量减少及肾血管阻力增加，导致急性肾小管坏死。

（3）弥散性血管内凝血　多由败血症、休克、产后出血、急性胰腺炎等引起。

（4）反漏学说　由于肾小管上皮细胞受损后坏死脱落，肾小管壁失去完整性，导致小管液反流到肾间质，引起间质水肿，压迫肾单位，加重肾缺血，使肾小球滤过率下降。

【临床表现】

本病可分为 3 期，即起始期、维持期（少尿期）和恢复期。

1. 起始期　患者常存在低血压、缺血、脓毒血症和肾毒素等因素，但未明显出现肾实质损伤，此期急性肾衰竭是可以预防的。但随着肾小管上皮细胞明显受损，肾小球滤过率下降，则进入维持期。

2. 维持期（少尿期）　大多数患者在先驱症状 12～24 小时后开始出现少尿（每日尿量 50～400mL）或无尿，一般持续 2～4 周。部分患者尿量在 400mL/d 以上，为非少尿型，预后较好。患者还可出现以下一系列表现：

（1）消化道症状　患者有厌食、恶心、呕吐、腹泻、呃逆等。

（2）神经系统症状　出现头昏、头痛、烦躁不安、贫血、出血倾向、呼吸深而快，甚至昏迷、抽搐等。

（3）代谢产物的蓄积　血尿素氮、肌酐等升高；出现代谢性酸中毒。

（4）水、电解质紊乱　产生过多的水潴留，严重者导致心力衰竭，肺水肿或脑水肿；可有高血钾、低血钠、高血镁、高血磷、低血钙等，尤其是高钾血症，严重者可导致心搏骤停。

（5）其他 易继发呼吸系统及尿路感染。

3. 恢复期 少尿期后尿量逐渐增加，当每日尿量超过 500mL 且逐日增多，即进入多尿期。最高尿量每日 3000~5000mL，为肾功能恢复的标志，甚至可达到 10000mL 以上，此期持续 1~3 周，以后尿量逐渐恢复正常或较正常偏多。肾小管上皮细胞功能恢复较慢，肾功能恢复正常水平常需数月，患者自我感觉良好，体力逐渐恢复。只有少数患者转为慢性肾功能衰竭。

【实验室及其他检查】

1. 血液检查 可有轻中度贫血，血肌酐平均每日增加超过 44.2μmol/L。血清钾升高，常大于 5.5mmol/L，血钠、血钙可降低，血磷升高，pH 值常降低，小于 7.35。

2. 尿液检查 尿液外观混浊，尿色深。尿常规检查尿蛋白多为 ±~++，以中、小分子蛋白为主。尿沉渣可见肾小管上皮细胞、上皮细胞管型和颗粒管型及红白细胞等；尿比重降低，常低于 1.015；尿渗透浓度低于 350mOsm/（kg·H_2O）。

3. 其他 尿路超声可排除尿路梗阻和慢性肾脏病。CT 和磁共振的血管造影检查可明确有无肾血管病变。肾活检可进一步明确病因，有诊断意义。

【诊断要点】

突发性少尿，肾功能急剧恶化，结合病因、临床表现和检查结果可进行诊断。

【治疗要点】

治疗原则是消除病因，减轻肾脏负担，促进体内贮积物向肾外排泄，保持水和电解质平衡，防治并发症。

1. 早期可使用血管扩张药物 如罂粟碱 30~40mg，每天 2 次，肌注，或酚妥拉明 10~20mg，如无效，可用速尿 800~1000mg 加入 5% 葡萄糖 250mL 内静滴，有时可达到增加尿量的目的。在血容量不足情况下，该法慎用。

2. 保持液体平衡 一般采用"量出为入"的原则，每天进水量为前一天尿量加 500mL。

3. 注意钾平衡，防止高钾血症 要严格限制食物及药品中钾的摄入，如已出现高钾血症应及时处理：①用 10% 葡萄糖酸钙 10mL，缓慢静注，以拮抗钾离子对心肌及其他组织的毒性作用。②25% 葡萄糖液 300mL 加普通胰岛素 15U 静滴以促进糖原合成，使钾离子转入细胞内。③重症高钾血症，血钾超过 6.5mmol/L，应及时做透析疗法。

4. 纠正酸中毒 根据血气分析、酸碱测定结果，补给碱性药物。

5. 积极控制感染 急性肾衰竭患者易并发肺部、尿路或其他感染，应选用针对性强，效力高而肾脏无毒性的抗生素，如羧苄青霉素、氨苄青霉素、红霉素、林可霉素等。

6. 血液净化疗法 是救治急性肾衰竭的主要措施，可选用血液透析、腹膜透析、血液滤过或连续性动静脉血液滤过，疗效可靠。

7. 多尿期的治疗 前 1～2 天仍按少尿期的治疗原则处理。尿量明显增多后，应特别注意水及电解质的监测，尤其是钾的平衡。尿量过多可适当补给葡萄糖、林格液等，用量为尿量的 1/3～2/3；并给予足够的热量及维生素，适当增加蛋白质，以促进康复。

8. 恢复期的治疗 除继续病因治疗外，一般无须特殊治疗，注意营养，避免使用损害肾脏的药物。

【常见护理诊断/问题】

1. 排尿异常 与急性肾功能受损有关。

2. 营养失调：低于机体需要量 与氮质血症引起食欲不振、恶心、呕吐有关。

3. 有感染的危险 与营养不良、贫血、机体抵抗力下降有关。

4. 潜在并发症 高钾血症、代谢性酸中毒。

【护理措施】

1. 生活护理 保持室内空气新鲜、清洁，定期进行空气消毒，防感染；少尿期要绝对卧床休息。有抽搐昏迷者应采取保护措施，防止坠床。烦躁不安者，应用镇静剂，保持呼吸道通畅。

2. 饮食护理 供给充足热量，其中蛋白质为 20～40g/d，以牛奶、蛋类、鱼或瘦肉为佳，葡萄糖不应 <150g/d，据病情给予适量脂肪，重症者可给静脉高营养疗法。少尿期严格限制液体入量，坚持"量出为入"原则。多尿期注意维持水、电解质平衡。

3. 病情观察 严密观察病情变化，监测生命体征，按病情做好各种护理记录。准确测量、记录 24 小时出入液量，入液量为前一天尿量加 500mL，每天测体重并记录，了解体内水分潴留情况；监测肾功能各项指标和血清电解质含量，以供医生对患者的病情及时做出判断和给予相应处理；多尿期注意观察血钾、血钠的变化及血压的变化；恢复期观察用药不良反应，定期复查肾功能。

4. 对症护理 配合医生做好感染的防治工作，除遵医嘱使用抗生素外，应做好口腔护理、尿管护理和皮肤护理，各项操作严格遵守无菌操作原则。做好透析患者的护理工作，保持动静脉管道的通畅，避免扭曲及阻塞，注意透析液的色泽，置管处每天严格按无菌原则进行换药，预防感染，注意观察患者的生命体征，如有异常应及时报告医生处理。

5. 药物护理 10% 葡萄糖酸钙静注速度过快时可引起低血压、心律失常和心跳暂停，因此该药静推不能过快；药液渗漏到皮下组织，可引起局部组织坏死，一旦发生渗漏应立即停止注射，并给予局部处理。抗感染治疗时避免选择有肾毒性的药物。

6. 心理护理 急性肾功能衰竭是危重症之一，患者可有濒死感、恐惧感，应协助患者表达对疾病的感受，了解患者的观点。并向患者及其家属详细解释疾病发展过程和可能产生的感受，以降低其焦虑和不安情绪。

【健康指导】

1. 疾病基本知识指导　指导患者积极治疗原发病，如高血压、糖尿病等；避免肾损害的高危因素，如高血脂、肥胖等。肾脏病变者，避免加速肾功能减退的各种因素，如血容量不足、使用肾毒性药物、尿路梗阻等。指导患者遵医嘱用药，避免使用氨基糖苷类抗生素等肾毒性较大的药物。

2. 生活指导　注意劳逸结合，避免劳累和重体力活动；严格遵守饮食治疗的原则，注意水钠限制和蛋白质的合理摄入。

3. 病情监测　指导患者及家属学会准确记录尿量、测量体重、监测血压；出现体重迅速增加超过 2kg、水肿、血压明显增高、气促、发热、乏力及意识障碍时，及时就诊。

第五节　慢性肾功能衰竭患者的护理

慢性肾衰竭（chronic renal failure，简称慢性肾衰，CRF）见于各种慢性肾脏疾病的晚期，为各种慢性肾脏疾病持续发展的共同转归，是由于肾功能缓慢地、进行性地减退，最终出现以代谢产物潴留，水、电解质紊乱及酸碱平衡失调为主要表现的一组临床综合征。据统计，每 1 万人口中，每年约有 1 人发生慢性肾功能衰竭，是严重威胁人类健康及生命的疾病之一。

【病因与病机】

1. 病因　近年来，学者们认为在我国最常见的病因依次为：原发性慢性肾炎、梗阻性肾病、糖尿病肾病、狼疮肾炎、高血压肾病、多囊肾等。

（1）原发性肾脏疾病　如肾小球肾炎、慢性肾盂肾炎、小管间质性肾炎、遗传性肾炎、多囊肾等。

（2）继发性肾脏病变　如系统性红斑狼疮性肾病、糖尿病肾病、高血压肾小动脉硬化症、各种药物和重金属所致的肾脏病。

（3）尿路梗阻性肾病　如尿路结石、前列腺肥大等。

2. 病机　本病的病机未完全明了，主要有以下学说：

（1）健存肾单位学说　肾实质疾病导致部分肾单位破坏，残余"健存"肾单位为了代偿而发生肥大，使肾小球滤过功能和肾小管功能增强，但随着肾实质的进一步破坏，健存肾单位逐渐减少至无法代偿时，便会出现肾衰竭的症状。

（2）矫枉失衡学说　当机体发生肾功能衰竭时，就会出现一系列病态现象，机体为了矫正这些现象，需做出相应的调整。在调整过程中，发生新的失衡，从而使机体蒙受新的损害。如磷的代谢，当肾衰出现血磷增高时，机体为了矫正磷的潴留，甲状旁腺发生功能亢进，以促使肾排磷，这时血磷有所下降，但甲状腺功能亢进却引起新的损害，如广泛的纤维性骨炎、转移性钙化症等。

（3）肾小球高滤过学说　随着肾单位的破坏增加，残余肾单位排泄代谢废物负荷增加，代偿地发生肾小球高灌注、高压力和高滤过，导致肾小球毛细血管壁损伤，系膜区大分子物质沉积，肾小球硬化。

（4）肾小管高代谢学说　残余肾单位的肾小管，尤其是近端肾小管的代谢亢进，导致氧自由基产生增多，引起肾小管损害，小管间质炎症、增生和肾单位功能丧失。

（5）其他　慢性肾衰竭的发生与脂类代谢紊乱，肾内凝血异常，细胞因子和多肽生长因子等亦有密切关系。

【临床表现】

慢性肾衰竭的病变十分复杂，可累及人体各个脏器、系统，出现多脏器、多系统代谢紊乱。

1. 胃肠道表现　厌食是最早出现和最常见的症状。患者还可出现腹胀、恶心呕吐、腹泻、舌和口腔黏膜溃疡、口腔可闻及尿臭味等临床表现，甚至出现上消化道出血。消化道症状的产生与患者体内潴留和产生的毒性代谢产物刺激胃肠道黏膜有关，与水、电解质和酸碱平衡紊乱也有关。

2. 血液系统表现

（1）贫血　是尿毒症患者必有的症状，为正色素正细胞性贫血。主要原因是肾脏产生促红细胞生成素（EPO）减少，毒素抑制红细胞生成素的活性和红细胞成熟，导致红细胞损伤，寿命缩短；血透和经常性的抽血检查等导致的失血；铁摄入减少，体内叶酸、蛋白质等造血原料缺乏；血中有抑制血细胞生成的物质等。

（2）出血倾向　可表现为皮下出血、鼻出血、月经过多等。出血倾向与外周血小板破坏增多、出血时间延长、血小板聚集和黏附能力下降等有关。

（3）白细胞异常　本病患者中性粒细胞趋化、吞噬和杀菌的能力减弱，因而容易发生感染。部分患者白细胞减少。

3. 心血管系统表现

（1）高血压　高血压可引起左心扩大、心力衰竭、动脉硬化及加重肾损害，少数发生恶性高血压。高血压的发生主要是由于水钠潴留引起，也与肾素活性增高有关。

（2）心力衰竭　是常见死亡原因之一。其原因大多与水钠潴留及高血压有关，部分患者与尿毒症性心肌病有关。

（3）尿毒症性心包炎　可以是干性心包炎，也可出现心包积液，严重者出现心包填塞征。主要与尿毒症毒素有关。

（4）动脉粥样硬化　本病患者常有高甘油三酯血症及轻度胆固醇升高，动脉粥样硬化发展迅速，是主要的死亡原因之一。

4. 神经肌肉系统表现　肾衰早期常有疲乏、失眠、注意力不集中等精神症状，到后期可出现性格改变、抑郁、记忆力下降、谵妄、幻觉、昏迷等；晚期患者常有周围神经病变，患者可出现肢体麻木、深反射迟钝或消失、肌无力等。

5. **呼吸系统表现** 可出现尿毒症性支气管炎、肺炎、胸膜炎等，酸中毒时呼吸深而长。

6. **皮肤症状** 常见皮肤瘙痒，面色深而萎黄，面部轻度浮肿，呈"尿毒症面容"，与贫血、尿素霜沉积等因素有关。

7. **肾性骨营养不良症** 可出现纤维性骨炎、尿毒症骨软化症、骨质疏松症和骨硬化症。早期诊断主要靠骨活组织检查。肾性骨病的发生与活性维生素 D_3 不足、继发性甲状旁腺功能亢进等有关。

8. **水、电解质和酸碱平衡紊乱** 可出现高钾或低钾血症、高钠或低钠血症、水肿或脱水、低钙血症、高磷血症、代谢性酸中毒等。

9. **易于并发感染** 为主要死因之一，与机体免疫功能低下、白细胞功能异常有关。最常见的是呼吸道和尿路感染，其次是皮肤和消化道感染。血透患者易发生金黄色葡萄球菌败血症、肝炎病毒感染等。

10. **泌尿系统表现** 早期为多尿、夜尿增多、水肿；晚期出现少尿，甚至无尿，出现明显水肿。

11. **其他** 可有内分泌失调、体温过低、尿毒症性假糖尿病、高尿酸血症等。

【实验室及其他检查】

1. **血常规** 红细胞计数下降、血红蛋白含量降低、白细胞可升高。

2. **尿液检查** 夜尿增多，尿渗透压下降，尿沉渣中有红细胞、白细胞、颗粒管型、蜡样管型等。

3. **肾功能检查** 内生肌酐清除率（Ccr）降低，血尿素氮（BUN）、血肌酐（Cr）增高，血清电解质增高或降低，代谢性酸中毒等。

4. **B超或X线平片** 示双肾缩小。

【诊断要点】

根据临床表现、肾小球滤过率下降、血肌酐和血尿素氮升高及影像学检查结果可进行诊断，并根据肾功能滤过功能降低的程度，将慢性肾衰竭分为四期。

1. **肾功能不全代偿期** 肾小球滤过率（GFR）降低，但在 50mL/min 以上，CR < 178μmol/L（2mg/dL），临床无衰竭的症状，又称为肾储备功能减退期。

2. **肾功能不全失代偿期** GFR 降至 25～50mL/min 时，肾难以代偿，血中含氮代谢产物潴留，CR > 178μmol/L（2mg/dL），临床出现轻度消化道症状和贫血等，又称为氮质血症期。

3. **肾功能衰竭期** 此时 GFR < 25mL/min，CR > 450μmol/L（5mg/dL），临床出现明显的各系统症状，称为尿毒症期。

4. **肾功能衰竭终末期** GFR 进一步降至 <10mL/min，CR ≥ 707μmol/L（8mg/dL），为尿毒症晚期或终末期。

【治疗要点】

1. 治疗原发疾病和纠正加重肾衰竭的因素 纠正某些可逆因素，如水及电解质紊乱、感染、尿路梗阻、心力衰竭等，是防止肾功能进一步恶化，促使肾功能有不同程度恢复的关键。

2. 饮食治疗

（1）减少饮食中蛋白质的含量能使血 BUN 降低，尿毒症减轻，还有利于降低血磷和减轻酸中毒。应给予高生物效价优质蛋白如鸡蛋、牛奶、牛肉等。蛋白质的摄入量应根据 GFR 做相应的调整。长期低蛋白摄入的患者，应同时加上必需氨基酸（EAA）疗法，可使晚期尿毒症患者维持良好的营养状况。

（2）给予足量的碳水化合物和脂肪，以减少体内蛋白的分解。

（3）有水肿、高血压和少尿时应限盐和限水。

3. 对症治疗

（1）水、电解质和酸碱平衡失调 ①钙磷失调：活性维生素 D_3（骨化三醇）0.25 ~ 0.5μg/d 口服，有助于纠正低钙血症。进餐时口服碳酸钙 1 ~ 2g，既可供给机体钙，又可减少肠道内磷的吸收，同时还有利于纠正酸中毒。②水钠平衡失调：一般失水可通过口服补充，重度失水者可静脉滴注 5% 葡萄糖液。水过多时，应严格限制摄入水量。有条件时最好用透析治疗。低钠和高钠血症的治疗与非肾衰者同，低钠时补充钠盐，低钠血症出现惊厥、昏迷等精神症状时，可用 5% 氯化钠溶液静脉滴注。钠过多常伴有水肿，应限制水钠的摄入，使用利尿剂利尿。③高血钾：尿毒症患者应定期监测血钾，发生高钾血症时，最有效的疗法为血液透析或腹膜透析。④代谢性酸中毒：一般口服碳酸氢钠，严重者静脉补碱。

知识链接

高钾血症

血清钾超过 5.5mmol/L 时，成为高钾血症。临床表现初期无特殊症状，常与肾衰竭的表现同时存在，严重时出现心跳缓慢、心律不齐、低血压，甚至发生心搏骤停。当血钾 > 6.5mmol/L 时，可导致患者的心脏在数秒至数分钟内停止跳动。

（2）心血管系统 ①高脂血症：治疗原则与其他高脂血症相同，如使用氯贝特或胆固醇合成抑制剂，其剂量应按 GFR 来调节。②高血压：通过减少血容量，消除水钠潴留，患者的血压多数可恢复正常。可选用利尿剂如口服呋塞米 40mg，每天 3 次，必要时静脉注射，同时减少水和钠盐的摄入。利尿效果不理想时，可用透析来脱水。另外，可选用降压药如 ACEI 类（如卡托普利）、钙通道阻滞剂（如硝苯地平）、β 受体阻滞剂（如普萘洛尔）、血管扩张剂（如肼屈嗪）等降低血压。③心力衰竭：与一般心力衰竭治疗相同，限制水钠摄入，使用利尿剂、洋地黄类药物、血管扩张剂等，但疗效较差。肾衰中的心力衰竭主要是由水钠潴留引起的，可用透析脱水。④尿毒症性心包炎：透析可改善心包炎的症状，当出现心脏压塞时，应紧急心包切开引流。

（3）其他 贫血者可少量多次输血或应用重组人类红细胞生成素（EPO）等，疗效显著，应同时注意补充造血原料如铁、叶酸等。肾性骨病者可口服骨化三醇、行甲状旁腺次全切除术等。感染者尽量选择对肾脏毒性小的抗生素。

4. 透析疗法 替代肾功能的治疗方法，可代替肾的排泄功能，但无法代替其内分泌和代谢功能。尿毒症患者经药物治疗无效时，应予透析治疗。血液透析和腹膜透析的疗效相近，各有优缺点，应综合考虑患者的情况来选用。

5. 肾移植 成功的肾移植可使肾功能得以恢复，但排斥反应可导致肾移植失败，故应选择血型配型和 HLA 配型合适的供肾者，并在肾移植后长期使用免疫抑制剂。

【常见护理诊断/问题】

1. 营养失调：低于机体需要量 与限制蛋白质摄入、消化道功能紊乱、水及电解质紊乱、贫血等因素有关。

2. 体液过多 与肾小球滤过功能降低导致水钠潴留，多饮水或补液不当等因素有关。

3. 活动无耐力 与心脏病变、贫血、水及电解质和酸碱平衡紊乱有关。

4. 有感染的危险 与白细胞功能降低、透析等有关。

【护理措施】

1. 生活护理 为患者创造一个安静、整洁的休息环境，病室定期通风并做空气消毒。各项护理操作有计划地集中进行，患者休息时尽量减少干扰。控制探视人数和时间，防止交叉感染；根据患者对活动的耐受情况制定合适的活动计划，生活上给予适当的照顾。

2. 饮食护理

（1）合理摄入蛋白质 慢性肾衰竭的患者在饮食上应特别注意蛋白质的合理摄入，既要防止加重氮质血症，又要防止低蛋白血症和营养不良。应根据患者的 GFR 来调整蛋白质和磷的摄入量，当 GFR < 50mL/min 时，就应开始限制蛋白质的摄入，且要求饮食中 60% 以上的蛋白质必须是富含必需氨基酸的蛋白（即高生物价优质蛋白），如鸡蛋、牛奶、瘦肉等；当 GFR < 5mL/min 时，每天摄入蛋白约为 20g（0.3g/kg），但此时患者需要应用必需氨基酸疗法；当 GFR 在 5 ~ 10mL/min 时，每天摄入的蛋白约为 25g（0.4g/kg）；GFR 在 10 ~ 20mL/min 时，每天摄入的蛋白约为 35g（0.6g/kg）；GFR > 20mL/min 时，每天摄入的蛋白约为 40g（0.7g/kg）。因植物蛋白含非必需氨基酸多，故应减少其摄入量。

（2）热量的供给 每天需供给患者充足的热量，以减少体内蛋白质的消耗，每天每公斤体重宜供应 125.5kJ/kg 的热量，主要由碳水化合物和脂肪供给。为摄入足够的热量，可食用植物油和食糖，如觉饥饿，可食芋头、马铃薯、苹果、马蹄粉、红白萝卜等。也应注意供给富含维生素C和B族维生素及叶酸的食物。

（3）改善患者食欲　指导患者及家属制定合理的饮食计划，并采取以下措施来改善患者的食欲。如适当增加活动量，尽量使食物色香味俱全，有良好的感官性状，进食前最好休息片刻，提供干净、整洁、舒适的进食环境，少量多餐。

3. 病情观察　观察患者生命体征、意识状态和临床表现。定期监测患者营养状况，如血清蛋白水平、血红蛋白等。监测血清电解质的变化，如血钾、血钠、血钙、血磷等变化。密切观察高钾血症，如脉搏不规则、肌无力、心电图改变等。密切观察低钙血症的有关症状，如易激惹、腱反射亢进、抽搐等，及时通知医生处理。监测反应肾功能的检查指标。

4. 皮肤护理　经常评估患者皮肤的颜色、弹性及有无水肿等。避免过于干燥，应以温和的香皂或沐浴液清洗皮肤，洗后涂油，避免皮肤瘙痒，必要时遵医嘱给予止痒剂。指导患者将指甲修剪平整，并保持清洁，以防止抓破皮肤，造成感染。

5. 对症护理

（1）水肿　观察患者水肿的部位、范围、程度等。密切观察体液过多的症状和体征，如短期内体重迅速增加、血压升高、意识改变、心率加快、肺底湿啰音、四肢水肿、颈静脉怒张、液体入量大于出量等。

（2）呕吐　观察患者呕吐的次数、时间、量及性质；注意口腔护理，去除口臭，减少恶心感，防止细菌和真菌生长；晚间睡前饮水1~2次，以免夜间脱水使血液浓缩致尿素氮相对增高，引起晨起后恶心、呕吐。

（3）乏力　评价患者对活动的耐受情况，如有无疲劳、胸痛、呼吸困难、头晕等；如活动后心率比静止状态增加20次以上和活动停止3分钟后心率没有恢复到活动前的水平提示活动量过重；活动时注意监测血压改变。

（4）贫血　积极纠正患者的贫血，如遵医嘱用促红细胞生成素等。按医嘱积极处理患者心血管的有关并发症，如高血压、心衰等。

（5）感染的预防及护理　①注意观察患者有无感染的发生，如有无体温升高、寒战、疲乏无力、食欲下降、咳嗽、咳痰、局部皮肤红肿破溃、尿路刺激征、白细胞增高等，并及时向医生汇报。②定期做好痰液、尿液、血液等各项标本的检查。③因接受血液透析患者乙型肝炎和丙型肝炎的发生率要明显高于正常人，故要进行乙肝疫苗的接种，尽量减少血液制品的输入。④嘱患者保持皮肤清洁，勤洗澡或温水擦浴，忌用肥皂及乙醇擦洗皮肤；做好口腔及会阴部皮肤的卫生。

（6）高钾血症　应限制摄入含钾高的食物，如白菜、萝卜、梨、桃、葡萄、西瓜等；减轻体内高分解代谢状态，摄入适量的蛋白质和足够的热量；积极预防感染；及时纠正代谢性酸中毒，禁止输入库存血等。

6. 药物护理　遵医嘱用药，使用促红细胞生成素时，观察用药后反应，如头痛、高血压等；必需氨基酸静脉输入时不宜与其他药物一同输入并注意输液速度，当患者出现恶心、呕吐时应减慢输液速度。

7. 心理护理　慢性肾衰竭为不可逆性病变，病程拖延可长达数年，最终都可能死于尿毒症。因此，护士要对患者表示同情和关心，鼓励患者说出自己的心理感受，得到社会和家庭支持。耐心倾听患者的诉说，鼓励患者参加力所能及的活动，学会自我调节的方法。对病情及各种治疗、检查过程有所了解，树立战胜疾病的信心。

【健康指导】

1. 疾病基本知识指导　积极治疗原发病，去除加重肾衰竭的诱因；注意休息，避免劳累，防止骨折、跌伤；注意保暖，避免受凉，以免引起上呼吸道感染。严格遵守饮食治疗原则，强调合理饮食对本病的重要性，尤其是蛋白质的合理摄入和水钠限制。皮肤瘙痒时勿用力搔抓，以免破损引发感染。注意会阴部的清洁，观察有无尿路刺激征的出现。

2. 用药指导　遵医嘱用药，避免使用肾毒性药物，如氨基糖苷类抗生素。

3. 病情监测　定期复查肾功能、血清电解质等，准确记录每日的尿量、血压、体重。

附一：血液透析

血液透析（简称血透）是最常用的血液净化方法。主要利用弥散对流作用来清除血液中的毒性物质。同时它也通过半透膜两侧压力差产生的超滤作用去除肾衰时体内过多的水分。

【适应证】

1. 急性肾衰竭：透析指征为：心包炎和严重脑病；高钾血症；严重代谢性酸中毒；液体负荷过重而利尿药无效；少尿及无尿；严重的钠代谢紊乱及高热。

2. 慢性肾衰竭：内生肌酐清除率≤10mL/min、血肌酐≥707μmol/L、有尿毒症症状者应尽早透析。如发生严重代谢性酸中毒、高钾血症和左心衰应立即透析治疗。

3. 急性药物或毒物中毒。

4. 其他疾病：常规治疗难以纠正的顽固性心衰、水及电解质和酸碱平衡失调等。

【禁忌证】

凡有严重休克或低血压、心肌梗死、心力衰竭、心律失常、严重出血或感染、恶性肿瘤晚期等均不宜做血液透析。

【操作过程】

血液透析操作过程见表5-1。

表5-1　血液透析操作过程

项目	技术操作要求
操作准备	1. 医护人员准备：洗手，戴口罩和帽子 2. 患者准备：评估病情、身体状况、意识和血管情况。测量生命体征、体重，留取血标本检查肾功能和电解质。对首次透析者，向患者及家属介绍血透的原理和意义，使其了解血透的必要性、方法及注意事项，消除恐惧心理，能积极配合进行血液透析 3. 物品准备：血透包、血液透析器、血液透析管路、穿刺针、无菌治疗巾、生理盐水20mL、碘伏和棉签等消毒物品、止血带、1次性手套、透析液、肝素20mg等 4. 环境准备：清洁整齐，空气流通，室温适宜（15℃~28℃）；地面用奥扑清洁消毒液洗刷，紫外线灯空气消毒2小时

续表

项目	技术操作要求
操作流程	1. 洗手、戴口罩
	2. 准备用物、核对医嘱、检查血透包和相关物品
	3. 携带用物推车至患者床旁
	4. 核对患者，告知操作目的、过程，指导患者配合，评估患者
	5. 开机自检：检查透析机电源线连接是否正常；打开机器电源总开关；按照要求进行机器自检；连接透析液
	6. 连接管路和透析器
	7. 预冲：预冲过程应保持竖直，静脉端向上，透析器膜内（血室）预冲方向从动脉端到静脉端，以确保血液及透析液侧空气的清除；预冲过程中，血泵速度应在 100～150mL/min；充分排气后，接上透析液快速接头，关闭透析液旁路
	8. 排气：双手轻轻拍动，翻动透析器，禁用重力敲击
	9. 接旁路及超滤：透析器接通透析液，使透析液腔充满透析液，超滤 <2.0L/h
	10. 内瘘穿刺或导管消毒：内瘘患者：铺治疗巾，消毒皮肤，穿刺，遵医嘱静脉端注射肝素或低分子肝素。留置导管患者：导管出皮肤处换药，打开导管套，铺治疗巾；打开肝素帽，分别消毒动脉端接头，抽取导管内封管液。遵医嘱静脉端注射首剂肝素
	11. 调节治疗时间、超滤量、肝素追加量等
	12. 接管：接动脉端，开动脉夹子，开启血泵，固定动脉管路；调节静脉壶液面水平，接静脉压探测接头，把静脉管路压入血液检测器；当检测到血液时，关闭血泵及静脉夹，连接静脉端；打开静脉夹及血泵
	13. 开始治疗：按开始治疗键，调节血泵速度，打开肝素泵、超滤
	14. 检查核对：检查各接头，核对治疗参数
	15. 整理用物，记录
	16. 交代注意事项
	17. 洗手，戴口罩、手套、帽子，准备用物、查对
	18. 检查各治疗参数是否完成
	19. 携用物至床旁，检查挂于输液架上的生理盐水
	20. 松开固定的止血钳和胶布，将血液量调至 150mL/min 以内并关泵
	21. 回动脉端血液，夹动脉管分离动脉端血液
	22. 先打开血泵，再打开动脉端夹子
	23. 用手翻转透析器，轻拍透析器，观察透析器及管路凝血情况，用生理盐水冲管，将残余血回输患者体内
	24. 关闭静脉穿刺针的夹子，拔针（动脉、静脉），正确止血
	25. 从血透机上卸下透析器及管路并进行处理
	26. 测血压、体重并记录，交代注意事项
	27. 消毒并清洗机器
	28. 整理用物、洗手、填写血透记录

附二：腹膜透析

腹膜透析（简称腹透）是向患者腹腔内输入透析液，利用腹膜作为透析膜将体内潴留的水、电解质与代谢废物经超滤和渗透作用进入腹腔，而透析液中的某些物质经毛细血管进入血液循环，以补充体内的需要，如此反复更换透析液，可清除体内代谢产物和多余的水分。腹膜透析方法有间歇性腹膜透析（IPD）、持续性非卧床性腹膜透析（CAPD）、持续循环式腹膜透析等。

【适应证】

同血液透析。

【禁忌证】

主要是腹膜炎、腹膜广泛粘连、腹部大手术后、妊娠、高度肠梗阻或结肠造瘘、粪瘘者及膈疝、腹腔内有弥漫性恶性肿瘤或病变性质不清者及严重肺部病变伴呼吸困难者等。

【操作过程】

腹膜透析操作过程见表 5 - 2。

表 5 - 2 腹膜透析操作过程

项目	技术操作要求
操作准备	1. 医护人员准备：洗手，戴口罩和帽子 2. 患者准备：向患者及家属介绍腹膜透析的原理、意义、过程、注意事项，保证情绪稳定，取得患者配合。术前下腹部及会阴部进行备皮。术前禁食、排空膀胱 3. 物品准备：透析液、碘伏帽、消毒液、棉签、纱布、胶布、治疗巾、小桶、吊桶、夹子、透析用空袋套等 4. 环境准备：清洁整齐、空气流通、宽敞明亮、室温适宜（15℃ ~28℃）
操作流程	1. 洗手、戴口罩 2. 准备用物、核对医嘱、检查相关物品 3. 携带用物推车至患者床旁 4. 核对患者，告知操作目的、过程，指导患者配合，评估患者 5. 在接头下铺治疗巾 6. 检查导管是否在内，导管处敷料是否干净等 7. 关闭短管 8. 用蓝夹子夹住透析液管路的下端 9. 折断出口塞 10. 把透析液挂在输液架的吊秤上 11. 把空袋光亮面朝上，装入桶内放在地上 12. 打开短管开关 13. 引渡腹腔内的液体（约30分钟） 14. 关闭短管 15. 打开蓝夹子，冲洗管路，观察透析液流到空袋内再用蓝夹子夹空袋 16. 打开短路开关，腹腔内灌注透析液，灌注完毕，关闭短路开关 17. 用蓝夹子夹住空袋的管路 18. 打开短路开关及引流袋的蓝夹子，放液20分钟 19. 透析完毕后，检查碘伏帽有无破裂、过期 20. 碘伏帽有字面朝上，左手撕开外包装 21. 右手压住另一面包装撕开，取出碘伏帽，检查碘伏帽海绵是否膨胀，将碘伏帽放回原处 22. 分离腹透管，左手拇指与食指握短管，口朝下，右手取碘伏帽朝上与短管连接 23. 拧紧碘伏帽，收好短管 24. 整理用物，称量引流液，将引流液按规定处置 25. 洗手并记录腹透液量

附三：肾穿刺活体组织检查术

肾穿刺活体组织检查术（简称肾穿）是取肾脏活体组织做电镜及免疫荧光检查，以明确肾脏病变性质和指导治疗。

【适应证】

对疑难肾疾病经临床、实验室及其他检查不能明确诊断者；采取肾脏活体组织做光镜、电镜及免疫荧光检查以诊断肾脏病理类型、病变程度及评价治疗后的反应；对肾脏移植术后有严重的排异反应者，通过活检确定治疗方法。

【禁忌证】

1. **绝对禁忌证**　出血倾向、严重高血压、精神病、不能配合肾穿刺术、孤立肾或肾脏融合畸形者。

2. **相对禁忌证**　①活动性肾脏感染。②肾肿瘤或肾动脉瘤、多囊肾或肾脏大囊肿、肾脏位置过高（深吸气肾下极也不达十二肋下）或游走肾。③终末期固缩肾。④重度腹水。⑤心功能衰竭、严重贫血、低血容量、高龄及过度肥胖。⑥妊娠。

【操作过程】

肾穿刺活体组织检查术操作过程见表 5 – 3。

表 5 – 3　肾穿刺活体组织检查术操作过程

项目	技术操作要求
操作准备	1. 医护人员准备：洗手，戴口罩和帽子
	2. 患者准备：向患者和患者家属介绍肾穿刺术的目的、过程和注意事项，消除紧张情绪，取得患者配合。进行普鲁卡因皮试，检查乙肝两对半、丙型肝炎抗体和 HIV 抗体，测定血红蛋白、血小板计数、出凝血时间、凝血酶原时间（异常者可用 V_K 110mg 肌注，3～5 天后再复查）。上述检查正常者方可穿刺。进行静脉肾盂造影和超声检查，评估血管情况，确定穿刺点。指导患者练习憋气
	3. 物品准备：常规消毒治疗盘一套；无菌肾脏穿刺包，内有肾穿刺针、腰椎穿刺针、5mL 和 50mL 注射器、7 号针头、尖头手术刀、治疗碗、洞巾、纱布、胶布等；其他用物：1% 普鲁卡因溶液、无菌手套、多头腹带、小沙袋、甲醛固定液标本瓶、冰瓶、无菌生理盐水等
	4. 环境准备：清洁整齐、室温适宜，注意保护患者隐私
操作流程	1. 洗手、戴口罩
	2. 准备用物、核对医嘱、检查相关物品
	3. 携带用物推车至患者床旁。
	4. 核对患者，告知操作目的、过程，指导患者配合，评估患者
	5. 患者取俯卧位，腹下垫以枕头，便于将肾脏顶向背侧
	6. 确定穿刺点位置，需确定穿刺点在肾下极，一般取背部 12 肋下缘 0.5～1.0cm 处，距后正中线 6.0～7.5cm 处进针，即肾脏下缘处
	7. 常规消毒穿刺部位
	8. 铺手术单
	9. 开无菌包，协助术者戴无菌手套、行局麻
	10. 嘱患者深吸气后屏气。先用腰椎穿刺针做穿刺，以探试肾脏距皮肤深度，然后在穿刺点用尖刀刺破皮肤（过脂肪囊壁有穿透感，达肾被膜时有顶触感，针应随呼吸同步运动），嘱患者再深吸气后屏气
	11. 记下针刺深度，拔针
	12. 进针取肾组织：术者将穿刺针按探针方向和深度刺入，达肾囊后，使肾组织嵌入取材槽取得肾组织
	13. 拔针、包扎伤口：拔出穿刺针，针孔经消毒后覆盖无菌纱布，用胶布固定局部，置一小沙袋并以多头腹带包扎，以防出血
	14. 将取得的肾活组织放入标本瓶内，外置冰瓶送检
	15. 整理物品、洗手、记录
	16. 交代注意事项
	（1）术后 4 小时内每 30 分钟测血压、脉搏 1 次，俯卧 4 小时后取去沙袋，然后平卧 20 小时，至病情稳定、无肉眼血尿可取下多头腹带，起床活动。否则应延长卧床时间，至肉眼血尿消失。近期内限制剧烈活动
	（2）鼓励患者多饮水，并常规输入 5% 碳酸氢钠 250mL，碱化尿液，静脉输液促进少量积血排出
	（3）术后连续留取 5 次尿液做尿常规检查
	（4）观察有无术后并发症，如肾周围血肿、肾区痛、腹痛、发热及血尿等，并及时与医生联系做相应处理

【综合（复杂）案例】

患者，男性，38 岁，因反复颜面及双下肢水肿入院，7 月前无明显诱因出现晨间眼睑与面部水肿，继之出现双下肢水肿，住院治疗 1 个月后水肿消退。2 个月前颜面及双下肢水肿反复出现，经住院治疗好转。1 周前又出现上述表现。患病以来常感觉食欲不振，全身乏力，头晕不适。听说本病无特效治疗，不能痊愈，最后会发展到尿毒症，情绪极不稳定，对生活和前途充满绝望。查体：T 37.0℃，R 18 次/分，P 90 次/分，BP 160/100mmHg，精神萎靡，面色苍白，双下肢中度凹陷性水肿。实验室检查示血红蛋白 78g/L，红细胞 2.8×10^{12}/L；尿蛋白（＋＋＋），管型尿，血尿素氮 7.6mmol/L。

问题：

1. 患者的医疗诊断是什么？
2. 患者目前存在哪些护理诊断？应制定哪些护理措施？

目标检测

A1 型题

1. 肾病综合征大量蛋白尿的原因是（　　）
   A. 肾小球滤过率增加　　　　B. 血浆胶体渗透压下降
   C. 肾功能下降　　　　　　　D. 尿量增加
   E. 感染

2. 肾盂肾炎最常见的致病菌是（　　）
   A. 大肠埃希菌　　　　　　　B. 副大肠杆菌
   C. 铜绿假单胞菌　　　　　　D. 粪链球菌
   E. 真菌

3. 慢性肾衰竭最早的表现是（　　）
   A. 尿量减少　　B. 疲乏无力　　C. 食欲减退
   D. 贫血　　　　E. 血压升高

4. 急性肾衰竭少尿期一般持续（　　）
   A. 5~7 天　　　B. 6~9 天　　　C. 7~14 天
   D. 14~20 天　　E. 20~28 天

A2 型题

5. 患者男性，60 岁，慢性肾衰竭尿毒症期患者，查各项化验指标异常，下列情况需首先处理的是（　　）
   A. Hb 55g/L　　　B. BUN 40mmol/L　　C. 血钾 7.2mmol/L
   D. Cr 445μmol/L　E. CO_2 CP 18mmol/L

6. 患者男性，30 岁，尿蛋白（＋＋＋＋），全身水肿 1 个月，测血压 155/95mmHg。引起该水肿最主要的因素为（　　　）
   A. 肾小球滤过率下降　　　　　　　B. 血浆胶体渗透压下降
   C. 继发性醛固酮增多　　　　　　　D. 抗利尿激素增多
   E. 全身毛细血管扩张

7. 患者女性，20 岁，游泳后出现腰疼、发热。T 39℃，尿频、尿急、尿痛，查尿沉渣白细胞 >5/HP，此患者可能的诊断是（　　　）
   A. 慢性肾小球肾炎　　　　　　　　B. 急性肾小球肾炎
   C. 慢性肾盂肾炎　　　　　　　　　D. 急性肾盂肾炎
   E. 隐匿性肾炎

8. 患者男性，22 岁，因尿蛋白（＋＋＋），下肢水肿入院，查血胆固醇升高，血白蛋白 23g/L，诊断肾病综合征，其水肿的原因是（　　　）
   A. 肾小球滤过膜通透性增高　　　　B. 肾小管内皮细胞通透性增高
   C. 肾小管受刺激后产生的蛋白尿　　D. 肾小管代谢产生的蛋白质渗入尿液
   E. 肾小管对蛋白质重吸收能力未变

A3/A4 型题

(9~11 题共用题干)

患者男性，51 岁。1 周来晨起眼睑水肿，排尿不适，尿色发红，血压偏高，疑为急性肾小球肾炎，需留 12 小时尿做艾迪计数。

9. 为了防止尿液久放变质，应在尿液中加入（　　　）
   A. 甲醛　　　　B. 稀盐酸　　　　C. 浓盐酸　　　　D. 极稀盐酸　　　　E. 乙醛

10. 留取尿液的正确方法是（　　　）
    A. 晨 7 时开始留尿，至晚 7 时弃去
    B. 晨 7 时排空膀胱，弃去尿液，开始留尿，至晚 7 时留取最后 1 次尿
    C. 晚 7 时开始留尿，至晨 7 时弃去最后 1 次尿液，开始留
    D. 晚 7 时排空膀胱，弃去尿液，开始留尿，至晨 7 时留取最后 1 次尿
    E. 任意取连续的 12 小时均可

11. 留尿过程中患者出现头晕、视物模糊，应采取的措施是（　　　）
    A. 协助患者饮水　　　　　　　　　B. 协助患者进食
    C. 让患者自由活动　　　　　　　　D. 协助患者休息，预防摔伤
    E. 报告医生

第六章 血液系统疾病患者的护理

📖 **学习目标**

1. 能说明血液系统常见疾病的基本病因与病机。
2. 能描述血液系统常见疾病的临床表现。
3. 能说明血液系统常用相关检查的临床意义和治疗要点。
4. 能按照护理程序对血液系统疾病患者进行全面的护理评估，提出正确的护理诊断和问题，并制定和实施合理的护理措施。
5. 能对血液系统疾病患者进行正确的健康指导。

案例：患者，女性，30 岁，某皮具公司一线工人。无明显诱因出现头晕、乏力、牙龈出血、皮肤瘀斑 3 月余，心悸伴发热 1 周就诊。体格检查：体温 38.2℃，脉搏 80 次/分，呼吸 18 次/分，血压 100/70mmHg，贫血貌，四肢多处瘀斑，面部及背部多发疖肿。血常规示：血红蛋白 43g/L，红细胞计数 2.06×10^{12}/L，血小板计数 58×10^9/L。

第一节 概　述

血液系统疾病（简称血液病）指原发于或主要累及血液和造血器官的疾病。血液系统疾病的主要特点是骨髓、脾、淋巴结等器官的病理性损害，外周血细胞和血浆成分的病理性改变，免疫功能障碍，出凝血功能紊乱等。近些年来，化学治疗、造血干细胞移植、免疫治疗及成分输血和造血因子在血液系统疾病的治疗中的应用给血液系统疾病患者带来了新的希望和曙光，也使血液系统疾病的专科护理得到了发展。

血液系统主要由造血器官和血液组成，造血器官在出生前主要指肝、脾，出生后主要指骨髓、胸腺、脾和淋巴结。血液由血细胞和血浆两部分组成。血细胞包括红细胞、白细胞和血小板。血浆含有多种血浆蛋白、凝血因子、抗凝血因子、补体、抗体、酶、电解质、各种激素及营养物质等。血液的基本功能是"运输"，将氧和营养物质运送到各器官、组织；将激素运输到相应的靶细胞；将二氧化碳运送到肺，将代谢产物运送到肾脏等排泄器官排出体外。此外，血液还具有缓冲、防御、保护功能及维持体内内环境和体温稳定的作用。

血液系统疾病常见的症状有贫血、出血倾向或出血、继发感染和发热等。

一、贫血

贫血是指人体外周血单位容积的循环血液中红细胞计数、血红蛋白浓度和（或）血细胞比容低于正常范围下限的一种临床症状。临床上常以血红蛋白的浓度作为主要观察指标。在我国的海平面地区，成年男性：血红蛋白 <120g/L；成年非妊娠女性：血红蛋白 <110g/L；孕妇：血红蛋白 <100g/L 就可诊断为贫血。但血红蛋白的浓度会受到血容量的影响，所以，诊断贫血时还应考虑血容量的状态。

【分类】

1. 根据贫血进展速度 分为急性贫血和慢性贫血。

2. 根据红细胞形态 分为大细胞性贫血（如巨幼细胞贫血）、正常细胞性贫血（再生障碍性贫血、溶血性贫血、急性失血等）和小细胞低色素性贫血（如缺铁性贫血）。

3. 根据血红蛋白浓度 分为轻度贫血、中度贫血、重度贫血和极重度贫血（表6－1）。

表6－1　贫血的程度分类

贫血严重程度	轻度	中度	重度	极重度
血红蛋白浓度（g/L）	>90	60～90	30～59	<30

4. 根据骨髓红系增生情况 分为增生性贫血和增生低下性贫血。

5. 根据贫血的病因和（或）病机 可分为红细胞生成减少性贫血、红细胞破坏过多性贫血和失血性贫血。

【临床表现】

贫血患者的临床表现与贫血的病因、贫血发生的速度、血液运氧能力、血容量下降的程度和机体对贫血的代偿能力有关，其临床表现有：

1. 皮肤黏膜 皮肤黏膜苍白是贫血患者的主要表现，甲床、口腔黏膜、睑结膜等部位是常见的观察部位。粗糙、缺少光泽，甚至溃疡是贫血患者皮肤黏膜的另外一种表现。血管外溶血的贫血患者还可引起皮肤黏膜黄染。

2. 神经系统 疲劳乏力和困倦是贫血患者最常见和最早出现的症状。因贫血缺氧而导致神经组织损害时还可出现头晕眼花、头痛、耳鸣、失眠多梦、记忆力减退、注意力不集中及嗜睡等症状，严重者可出现晕厥。小儿患贫血时可出现哭闹不安、躁动等神经系统症状，甚至影响智力发育。

3. 呼吸系统 轻度贫血时，由于红细胞的代偿作用，患者可无明显症状；中度贫血时，患者在活动后可出现气促、胸闷；重度贫血时，即使平静状态下，患者也可出现不同程度的呼吸困难、咳嗽等症状。

4. 循环系统 轻度贫血时患者症状不明显，在活动后可出现心悸、气短、心率增加等表现，并且活动时间越长、贫血越重，症状越明显。长期的贫血，患者可出现贫血性心脏病，除心率的变化外，还可出现心绞痛、心律失常、甚至心力衰竭、心脏杂音等表现。这些症状和体征多为可逆，在贫血纠正后可消失。

5. 消化系统　消化不良、食欲不振、腹部胀满、恶心、大便不规律和性状改变等是贫血患者常见的消化系统表现。缺铁性贫血的患者可出现吞咽异物感；巨幼细胞性贫血的患者或者恶性贫血的患者可出现舌炎、舌萎缩、镜面舌等表现；长期慢性溶血的患者可出现胆道结石或脾大。

6. 泌尿生殖系统　轻度贫血时患者可无明显症状；中度贫血时，患者可出现轻度的蛋白尿、夜尿；重度贫血时，游离的血红蛋白堵塞在肾小管，可引起少尿、无尿、急性肾衰。长期贫血时，患者还可出现性功能减退、月经失调和继发性闭经。

7. 其他　严重贫血者可有低热、容易感染等症状，偶见眼底苍白和视网膜出血。

【实验室及其他检查】

1. 血常规检查　有助于贫血的诊断和分类，血红蛋白及红细胞计数测定是确定有无贫血的可靠指标；血涂片检查可以判断贫血的性质和类型；网织红细胞计数可以反映骨髓的造血功能，同时是判断贫血疗效的早期指标。

2. 骨髓检查　骨髓检查可反映骨髓的增生程度，是贫血病因诊断的重要检查方法，包括骨髓细胞涂片分类和骨髓活组织检查。

3. 病因检查　根据患者不同情况选择相应的病因相关检查项目，包括原发病因诊断的相关检查、各种造血原料水平测定等。

【常见护理诊断/问题】

1. 活动无耐力　与贫血引起的全身组织缺氧有关。

2. 营养失调：低于机体需要量　与造血原料摄入不足、需要量增加，或破坏、丢失过多等有关。

【护理措施】

1. 活动无耐力

（1）生活护理　根据贫血程度适当休息，协助患者制定活动锻炼计划。患者在活动中可监测自己的脉搏，当脉搏频率≥100 次/分时，应停止活动；重度贫血的患者需绝对的卧床休息，护理人员应给予生活照顾。

（2）饮食护理　贫血患者应给予高热量、高蛋白、高维生素易消化的饮食，并根据缺乏的造血原料成分，补充相应的营养。

（3）病情观察　观察贫血患者的症状体征，以及是否出现心绞痛、心律失常等并发症，评估患者贫血的程度和活动耐受能力。

（4）对症护理　严重贫血患者应给予吸氧，氧流量一般为每分钟 3 ~ 4L。注意观察吸氧的效果。严重贫血患者也可遵医嘱给予输血，要严格执行查对制度，观察输血的效果和不良反应。

（5）心理护理　与患者建立良好护患关系，及时与之沟通，针对患者的具体疾病，讲解贫血发生的原因和治疗方法，树立患者治病的信心，积极配合治疗。

2. 营养失调　参见本章第二节各类型贫血疾病的饮食指导。

二、出血或出血倾向

出血或出血倾向是指因止血或凝血功能缺陷引起的自发性出血或轻微创伤后出血不止的一种症状。引起出血常见的原因有：①血小板减少；②血管脆性增加；③血浆中凝血因子缺乏及循环血液中抗凝血物质增加。

【临床表现】

1. 皮肤黏膜的出血　常表现为瘀点（直径≤2mm）、紫癜（直径3～5mm）、瘀斑（直径≥5mm），以皮肤、鼻腔、齿龈和眼底为出血最常见的部位。常见原因是血小板异常及血管脆性增加。

2. 关节腔出血　主要表现为血肿，伴有关节肿胀和疼痛，关节肿胀会使患者活动受限而采取被动体位，反复出血使关节畸形，重者致残。常见原因是凝血因子缺乏。

3. 内脏出血　呼吸系统出血表现为咯血、血痰；消化系统出血表现为呕血、便血；泌尿生殖系统出血表现为血尿、阴道出血或月经过多等。最严重的出血是颅内出血，表现为头胀痛、呕吐、视物模糊、肢体麻木、意识障碍、昏迷，常危及生命，是血液病患者死亡的主要原因。常见原因是血小板疾病和凝血障碍性疾病。

【实验室及其他检查】

血小板计数、毛细血管脆性试验、出凝血时间、血管性血友病因子（vWF）测定、血小板相关抗体（PAIg）测定等有助于病因诊断。

【常见护理诊断/问题】

有损伤的危险：出血　与血小板数量减少和（或）质量异常、凝血因子缺乏和（或）功能异常及血管壁的异常有关。

【护理措施】

1. 生活护理　患者应减少运动，避免接触锐器或坚硬的物品，避免用力提拉重物；衣着宽松、舒适；避免摩擦皮肤和用指甲抓痒；沐浴水温不宜过热，以37℃～40℃为宜；不要抠鼻，以防鼻腔出血；选择软毛刷或棉签刷牙，忌用牙签剔牙；避免便秘和剧烈咳嗽，以防用力排便或咳嗽而引起颅内出血；避免关节过度负重和创伤性运动，以防引起关节腔和深部组织出血。出血严重时，需绝对卧床休息。外出时应携带病历卡。

2. 饮食护理　进食高热量、高蛋白、高维生素等营养丰富的食物，食物应柔软、少渣、易消化、无刺激性，避免食用带骨、带刺或坚硬多棱的食物，以防刺破口腔。

3. 病情观察　观察患者皮肤黏膜、关节腔、内脏器官出血的情况，评估出血的量、范围、速度及止血的效果，对于血小板过低的患者尤其要注意观察有无颅内出血的表现，一旦出现应及时报告医生，配合抢救。

4. 对症护理

（1）对出血患者进行治疗和护理操作时动作要轻柔，尽量避免注射、穿刺和拔牙等创伤性操作。若必须注射时，动作应迅速、准确，拔出针后延长局部加压时间，观察渗血情况；穿刺点应交替选用，以防引起血肿。物理降温时禁用乙醇擦浴，以防血管扩张引起出血。避免使用扩张血管、减少血小板数量和抑制血小板功能的药物以防加重出血。

（2）鼻出血：应取坐位或半坐位，头微前倾，张口平静呼吸，勿吞咽血液以免刺激消化道，冷敷额枕部，拇指和示指捏住鼻翼两侧压向中隔位置 5～15 分钟，或同时在鼻腔内放入 1% 麻黄素棉片；少量出血也可用 0.1% 肾上腺素棉球或凝血酶湿润棉片填塞；重者用明胶海绵或凡士林纱条在后鼻道堵塞止血。

（3）牙龈出血：可用冷开水或 0.1% 肾上腺素溶液漱口，或用肾上腺素棉球或明胶海绵片贴于牙龈。用生理盐水或过氧化氢漱口去除口腔内血块，避免引起感染和口臭。

（4）颅内出血：颅内出血的先兆症状表现为头痛、恶心、呕吐等。颅内出血发生后，应立即使患者平卧位，头偏向一侧，及时吸出口腔异物，以免引起窒息；迅速建立静脉通路，遵医嘱给予脱水剂、止血药及血小板液等；吸氧；头部降温；密切观察患者生命体征、意识状态及瞳孔大小；烦躁不安者加床挡或使用约束带，以免受伤；做好心理护理，保持患者情绪稳定，必要时给予镇静剂。

（5）关节腔出血或深部组织血肿：有出血发生时应立即停止活动，卧床休息，患肢抬高，固定于功能位；局部冷敷或弹性绷带压迫止血。

（6）眼底出血：注意休息，尽量卧床，避免用眼，不要搓揉眼睛，以免加重出血。

5. 心理护理　观察患者的情绪变化和心态，及时发现患者存在的心理问题，积极开导，向患者讲解成功案例，树立治病的信心，使患者能够积极应对疾病。

三、发热

发热是血液系统疾病常见的症状之一。引起发热的原因主要有两方面：一方面是白细胞数量、质量异常和（或）失血、贫血等因素使机体抵抗力降低而继发感染，导致体温升高，是血液系统疾病死亡的最常见原因之一。另一方面是因为白血病、淋巴瘤和溶血性疾病等导致组织坏死或细胞破坏而引起的吸收热，一般为低热。

【临床表现】

发热伴有寒战可见于急性溶血或输血反应；发热伴有淋巴结肿大或肝脾肿大可见于白血病、淋巴瘤、传染性单核细胞增多症；发热伴有出血可见于急性白血病、重型再生障碍性贫血及败血症等。继发感染易发生的部位是口腔、鼻腔、皮肤、肛门、尿道及肺，可出现口鼻腔的黏膜炎症、皮肤化脓性感染、膀胱刺激征、肛周脓肿及咳嗽等。继发感染严重时患者可出现菌血症或败血症。长时间使用广谱抗生素、激素或化疗的患者可能会出现真菌感染。

【实验室及其他检查】

血、尿常规检查；感染部位分泌物、渗出物、排泄物的细菌学检查和药敏试验；X线检查可以确定感染部位。

【常见护理诊断/问题】

1. 有感染的危险 与失血、贫血及白细胞异常导致免疫功能下降有关。

2. 体温过高 与感染、组织坏死或细胞破坏被吸收有关。

【护理措施】

1. 有感染的危险

(1) 生活护理 增加休息时间，减少探视；病室定时通风，保持空气清新；注意保暖，做好病室和床单位的消毒，避免接触呼吸道感染患者和到人群拥挤的场所，减少感染的机会。

(2) 饮食护理 以高热量、高蛋白、富含维生素的清淡易消化、温和的饮食为主，以提供足够的营养，提高机体抵抗力。

(3) 病情观察 观察患者有无感染征象，观察体温的变化及热型，观察发热的伴随症状，警惕败血症的发生。

(4) 对症护理 ①肛周护理：便后及时清洗肛周和会阴，有痔疮或有局部炎症的患者，可用1:5000高锰酸钾溶液温水坐浴，涂抹抗生素软膏或用红外线灯局部照射促进血液循环。肛周有脓栓时，涂抹抗生素软膏或静脉给予抗生素；脓肿形成后要及时切开引流，定时消毒，便后清洁换药。②口腔护理：餐后漱口，睡前刷牙；对已感染者，口腔护理，每天2次；指导患者正确使用漱口液及溃疡用药。③尽量减少侵入性医疗操作，必须采取侵入性操作时要严格遵守无菌原则，中性粒细胞绝对值 $<0.5 \times 10^9/L$ 时，实行保护性隔离。

(5) 心理护理 向患者讲明预防感染的原因、方法和目的，获得患者和家属的理解与配合，以免引起患者的紧张和恐慌。

2. 体温过高

(1) 饮食护理 饮食以高热量、高维生素、富含营养的半流质食物或软食为主。多饮水，饮水量应 $>2000mL/d$。进食困难者可遵医嘱静脉补液和肠外营养，维持水和电解质平衡。

(2) 病情观察 重点观察患者体温变化的情况，观察患者的热型、程度和降温的情况；观察患者伴随的症状和意识状态，注意有无虚脱的表现。

(3) 对症护理 患者体温 $>39℃$，首先应采取物理降温，如冰帽、冰枕、温水擦浴等，禁用酒精擦浴；效果不明显时可遵医嘱采用药物降温。患者汗多时做好皮肤护理，及时更换衣物，保持皮肤和床单位清洁。

第二节 缺铁性贫血患者的护理

铁缺乏症包括三个阶段：体内贮存铁的耗尽、缺铁性红细胞的生成、缺铁性贫血的出现。缺铁性贫血（iron deficiency anemia，IDA）属于血红素合成异常性贫血，是指缺铁引起的小细胞低色素性贫血和相关的缺铁异常的临床综合征。缺铁性贫血是最常见的贫血，在发展中国家、经济不发达地区、婴幼儿、育龄妇女中的发病率较高。

【铁代谢】

铁在体内有两种存在形式：一种为功能状态铁，包括血红蛋白铁（占体内铁67%）、肌红蛋白铁、转铁蛋白铁、乳铁蛋白、酶和辅助因子结合的铁；另一种为贮存状态铁，包括铁蛋白和含铁血黄素。铁总量在正常成年男性为 $50 \sim 55mg/kg$，正常成年女性为 $35 \sim 40mg/kg$。正常人每天造血需铁量为 $20 \sim 25mg$，主要来自衰老的红细胞破坏后释放的铁，剩余的一部分铁，为 $1 \sim 2mg$（孕、乳妇 $2 \sim 4mg$），来自于每天摄取的食物，这部分铁主要通过十二指肠及空肠上段吸收。多余的铁以贮存铁的形式贮存在肝脾、骨髓等器官的单核巨噬细胞系统。人体每天排泄的铁不超过 $1mg$，主要通过粪便、尿液、汗液和乳汁排出。

【病因与病机】

1. 病因

（1）摄入不足　多见于婴幼儿、青少年、妊娠和哺乳期的妇女。婴幼儿不及时补充辅食，易造成缺铁。青少年挑食、偏食等不良饮食习惯可导致缺铁；女性在月经期、妊娠期或哺乳期需铁量增加，若补充不足也易造成缺铁性贫血。

（2）吸收障碍　慢性萎缩性胃炎、慢性肠炎、Crohn 病，或使用抑酸药物、H_2 受体拮抗剂导致胃酸分泌不足，或胃大部切除术后、胃空肠吻合术后，均可使铁的吸收减少。

（3）丢失过多　见于各种失血。如慢性的胃肠道失血、食管或胃底静脉曲张破裂、胃十二指肠溃疡、肿瘤、痔疮、寄生虫感染；月经过多；血红蛋白尿、反复血液透析及多次献血等。

2. 病机　当体内的贮存铁不能补偿功能状态铁时，组织缺铁，红细胞内缺铁，血清可溶性转铁蛋白受体升高。大量的原卟啉不能与铁结合，造成血红素合成障碍，血红蛋白生成减少，发生小细胞低色素性贫血。缺铁还会造成组织中含铁酶和铁依赖酶的活性降低，影响患者的精神、神经和肌肉系统、免疫功能及患儿的生长发育和智力。

【临床表现】

1. 贫血的一般表现　疲乏无力、容易倦怠、面色苍白、头晕、头痛、眼花耳鸣、心悸、气短、食欲缺乏等一般贫血表现，可伴心率增加。

2. 组织缺铁的表现 精神行为异常，表现为烦躁、易怒、注意力不集中、异食癖；体力、耐力下降；机体抵抗力下降，容易感染；儿童则会出现生长发育迟缓、智力低下；黏膜损害，出现舌炎、口腔炎、口角皲裂等；毛发干枯、脱落；皮肤干燥、皱缩；指（趾）甲脆薄，没有光泽，容易断裂，重者指（趾）甲变平或呈匙状指。

3. 其他 原发病表现。

【实验室及其他检查】

1. 血象 血象呈小细胞低色素性贫血。血片可见中央淡染区扩大，体积变小的红细胞，正常或轻度增高的网织红细胞。白细胞和血小板计数多正常。

2. 骨髓象 骨髓象可见以红系为主的增生活跃或明显活跃，以中、晚幼红细胞为主，有"核老浆幼"现象；粒系、巨核系无明显异常。

知识链接

地中海贫血：属于遗传性溶血性贫血，有家族史，血涂片可见大量靶形红细胞，血红蛋白 A2 增加，血清铁蛋白及骨髓可染铁增加。

铁粒幼细胞性贫血：是一组铁利用障碍性疾病，可见环形铁粒幼细胞，血清铁与铁蛋白增多，总铁结合力不降低。

3. 铁代谢 血清铁 $<8.95\mu mol/L$，总铁结合力 $>64.44\mu mol/L$，转铁蛋白饱和度 $<15\%$，血清铁蛋白 $<12\mu g/L$，骨髓铁染色可见骨髓小粒可染铁消失，铁粒幼红细胞 $<15\%$。血清铁蛋白降低和骨髓铁染色骨髓小粒可染铁消失都是体内贮存铁消失的诊断依据。

4. 红细胞内卟啉代谢 全血游离原卟啉（FEP） $>0.9\mu mol/L$，全血游离原卟啉/血红蛋白（FEP/Hb） $>4.5\mu g/gHb$。

【诊断要点】

贮存铁耗尽（ID）：①血清铁蛋白 $<12\mu g/L$。②骨髓铁染色显示骨髓小粒可染铁消失，铁粒幼细胞 $<15\%$。③血红蛋白及血清铁等指标尚正常。

红细胞内铁缺乏（IDE）：①贮存铁耗尽的①＋②。②转铁蛋白饱和度 $<15\%$。③FEP/Hb $>45\mu g/gHb$。④血红蛋白尚正常。

缺铁性贫血（IDA）：①红细胞内铁缺乏的①＋②＋③。②小细胞低色素性贫血：男性 Hb $<120g/L$，女性 Hb $<110g/L$，孕妇 Hb $<100g/L$；平均红细胞体积（MCV） $<80fl$，平均血红蛋白含量（MCH） $<27pg$，平均血红蛋白浓度（MCHC） $<32\%$。

此外还包括对缺铁性贫血的病因诊断，这是治疗缺铁性贫血的根本。

【治疗要点】

1. 病因治疗 去除病因是根治缺铁性贫血的关键。改善不良饮食习惯；积极治疗消化道溃疡、月经过多和痔疮等原发病。

2. **铁剂治疗** 口服或注射铁剂是纠正缺铁性贫血的有效措施。口服铁剂是首选的治疗措施，如硫酸亚铁0.3g，3次/日；富马酸亚铁0.2g，2~3次/日。当患者不耐受口服铁剂或胃肠道吸收障碍时，可选用肌内注射铁剂。注射铁剂前计算注射铁总量，公式为：（需达到的血红蛋白浓度－患者的血红蛋白浓度）×0.33×患者体重（kg）。右旋糖酐铁注射剂，给药前做过敏试验，0.5mL试验剂量，1小时后无过敏反应可给足量治疗，第一天给50mg，以后每日或间隔日给50mg，缓慢注射，直至需要总量。

【常见护理诊断/问题】

1. **营养失调：低于机体需要量** 与铁摄入不足、吸收不良、需要量增加或丢失过多有关。

2. **活动无耐力** 与贫血引起全身组织缺氧有关。

【护理措施】

1. **生活护理** 轻中度贫血适当休息，减少氧耗，制定合理的活动计划，逐步提高患者的耐受能力。重度贫血患者应绝对卧床休息。

2. **饮食护理** 改变不良饮食习惯，建立合理膳食结构，不偏食、不挑食。进食含铁丰富的食物，如动物的肝肾、瘦肉、鱼、豆类、蛋类、海带、海菜、木耳及血制品等，可同时进食富含维生素C的蔬菜和水果，以利于铁的吸收，但不宜与牛奶、浓茶、咖啡等食物同服，会影响铁的吸收。

知识链接

含钙食品和高磷酸盐食品与铁剂结合会形成沉淀，浓茶或咖啡含有大量鞣酸，能与铁结合生成不溶性的沉淀。

3. **病情观察** 观察患者的生命体征，观察因贫血和铁剂缺乏所引起的症状和体征，观察相关检查指标的变化，以判断患者贫血的程度和疗效。

4. **药物护理**

（1）**口服铁剂的护理** 口服铁剂容易刺激胃肠道，应小剂量饭后或餐中服用；液体铁剂应用吸管吸至舌根，服药后温水漱口，以免牙齿染色；铁与肠内硫化氢结合形成硫化铁，粪便会呈现黑色，应与患者解释说明，以免患者紧张；维生素C、枸橼酸有利于铁剂的吸收，可与铁剂同服；浓茶、牛奶、咖啡等可影响铁剂的吸收，故应避免与铁剂同服；外周血网织红细胞增多是口服铁剂有效的最早表现，2周后血红蛋白浓度上升，2个月后恢复正常浓度。在血红蛋白恢复正常后，口服铁剂还应至少持续4~6个月以补充贮存铁，直至转铁蛋白正常后停药。

（2）**注射铁剂的护理** 铁剂注射不宜选择皮肤暴露部位，应进行缓慢深部肌内注射并经常更换注射部位，或采用"Z"形注射法和空气注射法以避免药液外溢。铁剂注射可引起局部肿痛或硬结，必要时可局部热敷；过敏反应有面部潮红、荨麻疹、发热、心动过速，甚至出现过敏性休克，故注射时应观察患者的反应，并备好肾上腺素。

5. 心理护理　护理人员应向患者讲解本病的病因和预后，使患者正确认识本病，消除对疾病的担忧，能够积极配合医护人员，乐观向上，尽早治愈疾病。

【健康指导】

1. 疾病基本知识指导　向患者和家属介绍引起缺铁性贫血的病因、临床表现、治疗原发病的意义。

2. 饮食指导　易患人群应进行合理膳食搭配。如青少年应改掉偏食、挑食等不良饮食习惯。儿童应尽早添加含铁剂的辅食，孕妇和哺乳期的妇女应适当补充铁剂。建议使用铁制烹饪器皿。

3. 铁剂使用指导　向患者讲解补充铁剂的方法及注意事项，使患者正确使用铁剂，不擅自增减药物剂量或停用铁剂药物。

第三节　再生障碍性贫血患者的护理

再生障碍性贫血（aplastic anemia，简称再障，AA）是一种可能由不同病因和机制引起的骨髓造血功能衰竭症。主要表现为骨髓造血功能低下，外周血液中红细胞、白细胞、血小板均明显减少，出现进行性贫血、出血、感染综合征，免疫抑制治疗有效。根据患者病情、血象、骨髓象及预后，通常将该病分为重型（SAA）和非重型（NSAA）。

【病因与病机】

1. 病因　病因不明确，可能与下列因素有关。

（1）病毒感染　肝炎病毒、微小病毒 B_{19}、流感病毒、风疹病毒都可引起再障。其中病毒性肝炎与再障的关系较为明确，主要与丙型肝炎有关，其次是乙型肝炎。

（2）药物及化学因素　是再障最常见的致病因素。药物以氯霉素最多见，其次还有抗肿瘤化疗药物及磺胺类药物等；化学物品中以苯及其衍生物为主，如油漆、塑料、染料、杀虫剂等。抗肿瘤药与苯对骨髓的抑制与剂量有关，但磺胺类药物和杀虫剂引起的再障与剂量关系不大而与个人敏感性有关。

（3）物理因素　长期接触各种辐射，如 X 射线、放射性核素等可影响 DNA 的复制，抑制细胞有丝分裂，干扰骨髓细胞生成，使造血干细胞数量减少。

2. 病机　再障的病机可能与下列三个因素有关。

（1）造血干细胞缺陷（"种子"学说）　各种原因造成骨髓造血干细胞破坏，使造血干细胞的自我复制和分化能力减弱或消失，从而导致骨髓内三系细胞明显减少，所以引起外周血液中全血细胞的减少。

（2）造血微环境异常（"土壤"学说）　再障患者骨髓活检除发现造血组织减少外，

还有骨髓的"脂肪化"、静脉窦壁水肿、出血、毛细血管坏死；部分再障患者的基质细胞体外培养生长不良，各类造血因子明显不同于正常人。造血微环境的结构和功能异常，影响造血细胞的生长和发育。

（3）免疫异常（"虫子"学说）　研究发现再障患者外周血液和骨髓中的淋巴细胞比例增高，T细胞亚群失衡。异常的T淋巴细胞可通过免疫介导反应直接抑制骨髓细胞的生长，异常的T淋巴细胞分泌的细胞因子可抑制造血干细胞的造血。临床实践中多数患者用免疫抑制剂治疗有效。

【临床表现】

再障患者的临床表现与全血细胞减少有关，主要表现为进行性贫血、出血、感染，多无肝、脾、淋巴结肿大。重型再障早期主要表现是出血和感染，非重型再障早期主要表现是贫血。重型再障和非重型再障的区别见表6-2。

表6-2　重型再障和非重型再障的区别

指标	重型再障	非重型再障
起病缓急	急	缓
主要表现	出血和感染，贫血进行性加重	以贫血为主，感染、出血轻
出血的严重度及部位	严重；全身广泛出血，重者颅内出血	轻；皮肤黏膜出血常见，内脏出血少见
感染的表现	呼吸道感染最常见，其次是消化道、泌尿生殖道、皮肤黏膜，常合并败血症	感染轻，以呼吸道感染为主
病程与预后	病程短，多在数月内死亡，预后差	病程较长，经治疗预后较好，少数死亡
网织红细胞绝对值	$<15\times10^9/L$	$>15\times10^9/L$
白细胞计数	$<2\times10^9/L$	$>2\times10^9/L$
血小板计数	$<20\times10^9/L$	$>20\times10^9/L$
骨髓象	增生极度低下	增生减低

【实验室及其他检查】

1. 血象　重型再障全血细胞减少，其贫血类型属于正细胞正色素性贫血。网织红细胞绝对值低于正常。网织红细胞$<1.0\%$，绝对值$<15\times10^9/L$；白细胞$<2\times10^9/L$，中性粒细胞$<0.5\times10^9/L$，血小板$<20\times10^9/L$。非重型再障也是全血细胞减少，但比重型再障减少程度轻。

2. 骨髓象　是确诊再障的重要依据。重型再障骨髓增生极度低下，红系、粒系及巨核细胞明显减少，形态基本正常。淋巴细胞及非造血细胞比例明显增高。非重型再障骨髓增生低下，可见较多脂肪滴，粒系、红系及巨核细胞有不同程度减少，淋巴细胞增多。

【诊断要点】

诊断标准：①全血细胞减少，网织红细胞百分数<0.01，淋巴细胞比例增高。②一

般无肝、脾大。③骨髓多部位增生减低或重度减低，造血细胞减少，非造血细胞比例增高，骨髓小粒空虚。④除外引起全血细胞减少的其他疾病。

【治疗要点】

对再障的治疗应首先去除病因并根据分型和年龄进行早期规范治疗。

1. 对症支持治疗　预防感染，注意卫生，SAA 保护性隔离；杜绝接触各类危险因素，避免出血；酌情预防性给予抗真菌治疗；纠正贫血；控制出血；控制感染；护肝治疗等。

2. 应用免疫抑制剂　抗淋巴细胞球蛋白（ALG）和抗胸腺细胞球蛋白（ATG），能抑制患者 T 淋巴细胞的免疫应答，是治疗重型再障首选的药物。可与环孢素（CsA）组成强化免疫抑制方案。

3. 雄激素　雄激素可刺激肾脏产生更多的促红细胞生成素，可直接刺激骨髓生成红细胞，常作为治疗非重型再障的首选药物。常用药物有司坦唑醇（康力龙）、十一酸睾酮（安维）、达那唑、丙酸睾酮等四种。疗程及剂量应视药物的作用效果和不良反应调整。

4. 环孢素　适用于全部 AA。疗程一般长于 1 年。

5. 造血生长因子　适用于全部 AA，特别是 SAA。常用粒 – 单系集落刺激因子（GM – CSF）或粒系集落刺激因子（G – CSF）、红细胞生成素（EPO）。一般在免疫抑制治疗 SAA 后使用，维持 3 个月以上为宜。

6. 造血干细胞移植　对 40 岁以下，未接受输血，无感染及其他并发症，且有合适供体的 SAA 患者，可考虑造血干细胞移植。

【常见护理诊断/问题】

1. 活动无耐力　与红细胞减少引起的组织缺氧有关。
2. 有感染的危险　与粒细胞减少有关。
3. 组织完整性受损　与血小板减少导致的皮肤黏膜出血有关。
4. 潜在并发症　颅内出血。
5. 恐惧　与病情恶化、预后不良有关。

【护理措施】

1. 生活护理　病室内空气流通、新鲜、清洁、安静。依据患者对活动能力的耐受程度，制定合理的活动计划。急性期患者需卧床休息，轻、中度慢性贫血患者应适当休息，同时注意避免从事能够引起出血的危险性活动。

2. 饮食护理　患者进食高热量、高蛋白、高维生素、清淡饮食，食物应柔软、易消化、少渣、无刺激性。进食前后注意清洁口腔。

3. 病情观察　注意观察患者皮肤黏膜的颜色变化，观察是否有出血的症状表现及体温变化。若体温升高，注意查看是否存在感染病灶及与感染相关的症状与体征，做好分泌物、排泄物的标本采集和细菌培养及药物敏感试验。

4. 药物护理

(1) 免疫抑制剂 ①用药前需做过敏试验；用药过程中用糖皮质激素防治过敏反应；静脉输入抗胸腺细胞球蛋白时速度不宜过快，每日剂量应维持点滴 12～16 小时；注意观察有无超敏反应、出血加重、继发感染和血清病（猩红热样皮疹、发热、关节痛）。②环孢素：应定期检查肝肾功能，观察有无牙龈增生及消化道出血。③环磷酰胺：观察患者有无出血性膀胱炎的表现，鼓励患者多饮水。④糖皮质激素：可有医源性肾上腺皮质功能亢进及机体抵抗力低下，应注意观察有无感染加重、血压上升、腹痛和黑便的出现。

(2) 雄激素 ①常见不良反应是男性化作用，如痤疮、毛发增多、女性停经等，用药前应向患者解释以消除顾虑。②长期应用可致肝脏损害，用药期间定期检查肝功能并注意观察患者有无黄疸。③丙酸睾酮为油剂，不易吸收，注射局部常可引起硬结，甚至发生无菌性坏死。故注射时需长针头深部缓慢分层肌内注射，并经常更换注射部位。经常检查如发现硬结应及时理疗，以促进药物的吸收，防止感染。④监测疗效，药物治疗 1 个月左右网织红细胞开始上升，随之血红蛋白上升，经 3 个月后红细胞开始上升。要向患者说明雄激素的效果出现较慢，需要治疗 3～6 个月才见效。

(3) 造血生长因子 ①过敏反应，用药前做过敏试验。粒系集落刺激因子（G-CSF）皮下注射，偶有皮疹、发热、消化道不适等不良反应，一般在停药后消失；粒-单系集落刺激因子（GM-CSF）注射，注意观察有无发热、骨痛、腹泻等，严重者可出现心包炎、血栓形成。②用药期间应定期检查血象。

5. 心理护理 关心和尊重患者，首先与患者和家属建立良好的护患关系，使患者认识到不良心理状态不利于身体康复，同时注意观察患者的情绪反应及行为表现，多与患者交谈，及时给予有效的心理疏导。耐心解释病情，向患者介绍治疗成功的案例，使患者增加治疗信心。鼓励患者与亲人、病友多交谈，争取社会支持系统的帮助，从而减少孤独感，增加康复的信心，积极配合治疗和护理。

【健康指导】

1. 疾病基本知识指导 向患者及家属介绍再生障碍性贫血的诱因、病因、主要症状及主要治疗方法，以增强患者的信心，使患者积极主动地配合治疗和护理。

2. 用药指导 指导患者正确用药，日常生活中不可随意用药，避免服用对造血系统有害的药物，如氯霉素、磺胺类药、保泰松、安乃近、阿司匹林等。说明坚持用药的重要性，向患者和家属详细介绍所用药物的名称、用量、用法、疗程及药物的不良反应，不可自行更改或停用药物。同时要定期复查血象，以便观察病情变化和判断药物的疗效。

3. 自我防护 对长期因职业关系接触苯、油漆、染料、杀虫剂或电离辐射等人员，应加强卫生宣教，让他们对工作环境的危害有所认识，自觉提高自我保护意识及能力，加强个人防护，严格遵守操作规程，定期体检，监测血象。新近进行的室内装修，入住前应注意检测室内的甲醛水平。

4. 病情自我监测 监测内容主要是贫血、出血、感染等症状及药物不良反应，包括头晕、心悸、气促、皮肤黏膜瘀点瘀斑、体温及有无感染灶等，新出现贫血、出血、感染症状或上述症状加重，应及时就医。

5. 生活指导 向患者说明充分休息、睡眠及合理膳食对疾病康复的重要意义，注意保暖，预防感冒；尽量少去公共场所，养成良好的卫生习惯，防止感染；避免受伤，防止出血。

第四节　巨幼细胞性贫血患者的护理

巨幼细胞贫血（megaloblastic anemia，MA）是由于叶酸和（或）维生素 B_{12}（VitB_{12}）缺乏，导致细胞核脱氧核糖核酸（DNA）合成障碍所致的一类大细胞性贫血。其中90%为营养性巨幼细胞贫血，我国巨幼细胞贫血以叶酸缺乏多见，主要发生于妊娠妇女和婴幼儿。在我国以陕西、山西、河南等地为高发区。欧美国家以维生素 B_{12} 缺乏和体内内因子抗体所致的恶性贫血多见。

【病因与病机】

1. 病因

（1）**叶酸代谢及缺乏的原因** 叶酸属于水溶性 B 族维生素，人体不能合成叶酸，它必须由食物供给且性质不稳定，煮沸易被分解破坏。叶酸的主要吸收部位在十二指肠及近端空肠上段。叶酸缺乏的原因有：①摄入量不足：多与长期偏食、挑食有关，进食蔬菜、肉类、蛋类食物减少也会引起叶酸摄入量减少；食物加工或烹调方法不当也是引起叶酸缺乏的主要原因之一，烹调时间过长或温度过高，会使食物中的叶酸损失50% ~ 90%。②需要量增加：婴幼儿、青少年、妊娠或哺乳妇女及溶血性贫血、甲状腺功能亢进症、恶性肿瘤等消耗性疾病患者对叶酸的需要量增加而未得到及时补充也导致叶酸缺乏。③吸收障碍：长期腹泻、酗酒、小肠炎症、胃大部切除术、慢性萎缩性胃炎及某些药物（如甲氨蝶呤、异烟肼、苯妥英钠等）影响叶酸的吸收，导致体内叶酸缺乏。

（2）**维生素 B_{12} 代谢及缺乏的原因** 维生素 B_{12} 又叫作氰钴胺，是水溶性 B 族维生素，是人体细胞生物合成和能量代谢不可缺少的重要物质，完全靠动物性食物供给，主要来源于动物肝脏、肾脏、肉类、鱼、蛋及乳制品等。维生素 B_{12} 缺乏的原因有：①摄入量减少：长期素食、偏食，因摄入减少导致维生素 B_{12} 缺乏，但由于维生素 B_{12} 每日需要量少且可由肝肠循环再吸收，故由素食所导致的维生素 B_{12} 缺乏需较长时间才能显现出来。②吸收障碍：是维生素 B_{12} 缺乏最常见的原因，内因子缺乏（如恶性贫血、胃切除等）、胃酸和胃蛋白酶缺乏、胰蛋白酶缺乏、肠道疾病、药物（如对氨基水杨酸等）影响、肠道疾病、细菌、寄生虫等均影响维生素 B_{12} 吸收。③利用障碍：严重肝病可影响维生素 B_{12} 的贮备，先天性传递蛋白缺乏引起维生素 B_{12} 输送障碍。

2. 病机 叶酸在体内的活化形式（四氢叶酸）和维生素 B_{12} 是细胞合成 DNA 过程

中的重要辅酶。当叶酸和维生素 B_{12} 缺乏时，可导致 DNA 合成障碍，红细胞的分裂和增殖时间延长，而胞质内的 RNA 合成不受影响，使细胞内 RNA/DNA 比值增加，造成细胞体积增大，胞核发育滞后于胞质，形成巨幼红细胞。由于红细胞的生成速度变慢，并且这些红细胞在骨髓内易遭受破坏，进入血液中的红细胞寿命缩短，所以可引起贫血。

【临床表现】

1. 血液系统　贫血是常见的症状。起病较缓，常有皮肤黏膜苍白、乏力、头晕、心悸、气促等症状。部分严重患者可出现白细胞和血小板减少，反复出现感染和（或）出血。

2. 消化系统　早期患者因胃肠道黏膜受累可引起食欲不振、恶心、腹胀、腹泻或便秘。部分患者发生口角炎、舌炎，舌乳头萎缩，使舌面光滑呈"镜面舌"，或舌质绛红色呈"牛肉样舌"，可伴舌痛。

3. 神经系统表现和精神症状　出现末梢神经炎（对称性肢体远端麻木）、深感觉障碍、共济失调或步态不稳；味觉、嗅觉减弱；锥体束征阳性，肌张力增加，腱反射亢进。叶酸缺乏者有易怒、妄想等精神症状。维生素 B_{12} 缺乏者有抑郁、失眠、记忆力下降、谵妄、幻觉、妄想，甚至精神错乱、人格变态等。

【实验室及其他检查】

1. 血象　典型血象呈大细胞正色素性贫血，红细胞大小不等，以大红细胞为主；MCV、MCH 均增高，MCHC 正常；网织红细胞计数可正常或略增高；中性粒细胞核右移；可见巨大血小板；严重者全血细胞减少。

2. 骨髓象　骨髓象增生活跃，以红系增生为主，可见各阶段巨幼红细胞，胞浆细胞核成熟，出现"幼核老浆"现象；粒细胞也有巨幼变，以晚幼和杆状核粒细胞明显；巨核细胞体积增大，分叶过多，血小板生成障碍。骨髓铁染色常增多。

3. 维生素 B_{12}、叶酸含量测定　此项检测是诊断本病的重要指标，用放射免疫法测定：血清维生素 B_{12} <74pmol/L，血清叶酸 <6.8nmol/L，红细胞叶酸 <227nmol/L 均有诊断意义。

4. 其他　胃酸降低、内因子抗体测定及维生素 B_{12} 吸收试验阳性对诊断有参考价值。

【诊断要点】

患者存在不良饮食习惯（长期素食、偏食、挑食）、服用影响叶酸或维生素 B_{12} 代谢药物和慢性胃肠道疾病等因素；有巨幼红细胞性贫血的临床表现，结合外周血象、骨髓象、血清维生素 B_{12} 和叶酸含量测定的结果等即可诊断。

【治疗要点】

1. 病因治疗　病因治疗是纠正巨幼红细胞性贫血的关键措施，如改变不良饮食结构和烹饪方式，停用引起本病的药物，治疗慢性胃肠道疾病等。

2. 补充叶酸和维生素 B_{12} ①叶酸缺乏者，给予叶酸口服，直至血象完全恢复正常。若有胃肠道功能紊乱叶酸吸收障碍者，可用四氢叶酸钙肌内注射；伴有维生素 B_{12} 缺乏者，需同时加用维生素 B_{12}，否则，单纯补充叶酸会加重神经系统症状。②维生素 B_{12} 缺乏者，给予维生素 B_{12} 肌内注射；无吸收障碍者可口服维生素 B_{12} 片，直到血象恢复正常；有神经系统症状者，治疗尚需维持半年到 1 年；恶性贫血患者血象正常后，需用维生素 B_{12} 100μg，肌内注射，每月 1 次，维持终生。

【常见护理诊断/问题】

1. 营养失调：低于机体需要量 与叶酸、维生素 B_{12} 缺乏有关。

2. 活动无耐力 与贫血引起的组织缺氧有关。

3. 有感染的危险 与白细胞减少致免疫力下降有关。

4. 口腔黏膜受损 与贫血引起舌炎、口腔溃疡有关。

5. 感知改变 与维生素 B_{12} 缺乏引起神经系统损害有关。

【护理措施】

1. 生活护理 参见缺铁性贫血相关内容。

2. 饮食护理 ①指导患者改变长期素食、偏食等不良饮食习惯，鼓励进食富含叶酸和维生素 B_{12} 的食物，叶酸缺乏者应多吃绿叶蔬菜、水果、谷类和动物肉类等；维生素 B_{12} 缺乏者应多吃动物肉类、肝、肾、禽蛋及海产品等。婴幼儿和妊娠期妇女适当增加叶酸的摄入量。②指导患者及家属使用正确的烹煮方式，烹煮时间不宜过长，温度不宜过高，烹煮后食物不宜放置过久。为避免叶酸过度丢失可选择急火快炒或凉拌等方法。③有口腔炎的患者，应指导患者进食温凉清淡软食，以减少对患处的刺激。

3. 病情观察 观察患者皮肤黏膜的颜色变化、生命体征和意识状态等。了解贫血的程度。观察有无消化系统及精神神经系统的症状出现，一旦出现要及时报告医师和做好相应护理；监测血象变化，了解治疗效果。

4. 对症护理 口腔溃疡面可涂溃疡膜，舌炎患者注意保持口腔清洁，餐前、餐后可用生理盐水、朵贝尔溶液漱口。有胃肠道症状或吸收不良的患者可少量多餐、进温软食。末梢神经炎、四肢麻木无力者应给予肢体保暖，避免受伤。共济失调者行走要有人陪伴，协助生活护理。

5. 药物护理 遵医嘱正确用药，注意观察药物疗效和不良反应。①少数患者肌内注射维生素 B_{12} 时可发生过敏反应，甚至休克，要注意观察并及时处理。②口服叶酸时应加服维生素 C，因维生素 C 能促进叶酸的利用，提高疗效。③防治低钾血症：叶酸及维生素 B_{12} 补充后，大量血钾进入细胞内，导致血清钾下降，尤其是老年人、有心血管疾患和不能进食者，治疗期间应注意观察有无低钾血症，及时补充钾盐。④观察药物疗效：患者用药后，一般 1~2 天食欲好转，2~4 天后网织红细胞增加，1 周左右达高峰，血红蛋白开始上升，2 周内白细胞和血小板恢复正常，4~6 周后血红蛋白恢复正常，半年到 1 年，患者神经症状得到改善。

6. **心理护理**　关心体贴患者，和患者建立良好的关系，向患者介绍疾病的相关知识，给予患者生活上的帮助，以消除患者的焦虑、紧张心理，使其能配合治疗和护理。

【健康指导】

1. **疾病基本知识指导**　向患者及家属讲解巨幼细胞性贫血的病因、临床表现、对机体的危害、相关检查的目的和意义、治疗及护理的要求，说明本病预后较好，以增强患者治疗的信心，积极配合治疗护理。

2. **饮食指导**　饮食不当是发病的主要原因，指导患者采用科学合理的烹饪方式、建立正确的饮食习惯和结构，合理膳食，多进食新鲜蔬菜、水果。婴幼儿喂养应及时添加辅食。生长发育期的青少年、孕妇、哺乳期妇女要多进食富含叶酸的新鲜蔬菜和富含维生素 B_{12} 的动物性食品，必要时可遵医嘱预防性口服小剂量叶酸或维生素 B_{12}。

3. **休息与活动指导**　指导患者贫血症状明显时要卧床休息，以免增加心脏负担；贫血症状纠正后逐步恢复活动耐力，适当锻炼，但要保证充足的休息和睡眠。

4. **自我监测**　教会患者自我监测病情，监测内容包括贫血的一般症状、神经精神症状及注意观察皮肤黏膜情况。

第五节　溶血性贫血患者的护理

溶血是红细胞遭到破坏，寿命缩短的过程。骨髓具有正常造血 6 ~ 8 倍的代偿能力，当溶血超过骨髓的代偿能力，引起的贫血即为溶血性贫血（hemolytic anemia，HA）；当溶血发生而骨髓能够代偿时，可无贫血，称为溶血状态。其主要临床表现为贫血、黄疸、脾脏肿大、网织红细胞增高及骨髓中红系造血细胞代偿性增生。我国溶血性贫血的发病率占贫血的 10% ~ 15%，个别类型的溶血性贫血具有较强的民族或区域性分布特点。

【分类】

1. **根据溶血发生的速度**　分为急性溶血和慢性溶血。
2. **根据红细胞破坏的原因**　分为遗传性和获得性两大类。
3. **根据溶血发生的场所**　分为血管外溶血和血管内溶血。
4. **根据病机**　分为红细胞内结构异常与红细胞外环境异常。前者与遗传有关，后者与获得性因素有关，这种分类在临床上比较常用。

【病因与病机】

1. **病因**　正常红细胞的平均寿命为 120 天。导致红细胞形态与内在结构或红细胞外环境异常的各种病因都可使红细胞寿命缩短，破坏增加而引起溶血。引起溶血性贫血的主要病因有：

（1）红细胞内在结构异常或缺陷所致的溶血性贫血　①红细胞膜异常（如遗传性球形红细胞增多症）。②遗传性红细胞内酶缺乏（如葡萄糖－6－磷酸脱氢酶缺乏症、丙酮酸激酶缺乏症等）。③珠蛋白和血红蛋白异常（如地中海性贫血等）。

（2）红细胞外环境异常　①免疫因素（如新生儿溶血性贫血、血型不合输血后溶血、自身免疫性溶血性贫血等）。②化学、生物因素（如苯、磺胺药、蛇毒等）。③物理机械因素（如大面积烧伤、人造心脏瓣膜等）。

2. 病机　红细胞的形态依赖于红细胞膜、酶和血红蛋白的正常，任何一种因素异常都会使红细胞的完整性受到破坏而发生溶血。主要机制表现在以下四个方面：

（1）红细胞膜异常与缺陷　是溶血性贫血的主要病机。红细胞膜主要含蛋白及脂类两部分。红细胞膜上有许多酶，其中 ATP 是最重要的酶，水解 ATP 供给细胞代谢的能量，并负责转运细胞膜内外钾、钠、钙离子。若 ATP 含量不足，膜离子通透性发生改变，红细胞膜内钠、钙离子堆积，造成红细胞破坏而发生溶血。

（2）红细胞酶异常　红细胞能量来源必须要有丙酮酸激酶、葡萄糖－6－磷酸脱氢酶参与，任何一种酶缺陷，均可引起红细胞能量代谢异常，导致红细胞膜完整性受损而发生溶血。

（3）血红蛋白异常　血红蛋白分子结构异常导致红细胞硬度增加，无法通过微循环而易发生溶血。

（4）其他因素　物理、机械、化学毒物、脾脏功能亢进等都可使红细胞受损破坏增加而发生溶血。

【临床表现】

1. 急性溶血　起病急，多是由血管内溶血引起。全身症状重，突然出现寒战、高热，伴有腰背及四肢酸痛、头痛、呕吐、腹痛、酱油色尿（血红蛋白尿）和黄疸等。是由于红细胞大量破坏，其分解产物对机体的毒性作用所致。严重患者可发生休克、急性肾功能衰竭，因溶血产物引起肾小管内缺血、坏死和管腔阻塞所致。

2. 慢性溶血　起病缓慢，多见于血管外溶血。症状轻，以贫血、黄疸、脾大为特征。因长期的高胆红素血症，可发生胆结石和肝功能损害。

当血中游离胆红素浓度增高，可引起溶血性黄疸，皮肤呈柠檬黄色，但无瘙痒。

【实验室及其他检查】

1. 一般实验室检查　可确定是否为溶血。

（1）血象　红细胞计数和血红蛋白浓度下降，网织红细胞明显增加，甚至可见有核红细胞。

（2）尿液检查　急性溶血的尿液颜色呈浓茶样或酱油色，尿胆原呈强阳性，尿胆素呈阴性，是溶血性黄疸的特征性表现。

（3）血清胆红素测定　总胆红素增高，游离胆红素增高，结合胆红素/总胆红素 <20%。

（4）骨髓象 骨髓增生活跃，以红系增生为主，可见大量的幼稚红细胞，以中幼和晚幼细胞为主，红细胞形态正常。

2. 溶血性贫血的筛查检测

（1）血清结合珠蛋白降低 正常血清中含量为 500～1500mg/L，各种溶血时血清结合珠蛋白均有降低，以血管内溶血降低为显著。

（2）血浆游离血红蛋白增多 当血浆中游离血红蛋白超过 1300mg/L，多余的血红蛋白可从肾小球滤出，形成血红蛋白尿。

（3）含铁血黄素尿 主要见于慢性血管内溶血，并可持续数周。

（4）红细胞寿命缩短 <15 天，是诊断溶血最可靠的指标。

3. 红细胞内在缺陷的检测

（1）红细胞脆性试验 是检测红细胞膜缺陷的常用指标。遗传性球形红细胞增多症红细胞脆性增加，地中海性贫血时红细胞脆性降低。

（2）葡萄糖-6-磷酸脱氢酶（G-6-PD）活性检测 是诊断 G-6-PD 缺乏症最可靠的诊断指标。

（3）抗人球蛋白试验（Coombs 试验） 阳性可考虑为自身免疫性溶血性贫血、系统性红斑狼疮等。

（4）酸溶血试验（HAm 试验） 有血红蛋白尿者应做此试验，用于诊断阵发性睡眠性血红蛋白尿（PNH）。

【诊断要点】

诊断主要依据患者贫血、黄疸、脾大和血红蛋白尿等临床表现，结合实验室检查，可以对溶血性贫血做出初步诊断。再根据引起溶血的病因或通过相关性红细胞内在缺陷的检测，可进一步明确溶血性贫血的原因和类型。

【治疗要点】

1. 去除病因 尽快去除诱因与病因，积极治疗原发病，如 G-6-PD 缺乏症患者应避免服用氧化性药物（磺胺药、镇静药），禁食蚕豆，同时避免感染。化学毒物或药物引起的溶血应避免再次接触。严格输血管理，预防血型不合引起的溶血。

2. 药物治疗 肾上腺糖皮质激素及免疫抑制剂，如泼尼松、氢化可的松、环磷酰胺、环孢素 A 等。主要用于治疗自身免疫性溶血性贫血，糖皮质激素也可用于治疗 PNH。

3. 脾切除 适用于血管外溶血，对遗传性球形细胞增多症效果较好，脾切除后，贫血可能永久消失。对需较大剂量糖皮质激素维持治疗的自身免疫性溶血性贫血、丙酮酸激酶缺乏所致的贫血及部分地中海贫血，也可采用脾切除治疗。

4. 输血 起效最快的缓解症状的方法。应严格掌握输血指征，输血可加重自身免疫性溶血性贫血或诱发 PNH 发作，必要时选择输注洗涤红细胞。重症地中海贫血患者多需要长期依赖输血。

此外，溶血性贫血患者应补充各种造血物质，如铁、叶酸、蛋白质等，以满足机体造血功能代偿性的需求。但需注意对于 PNH 患者，补铁可使溶血加重，故要慎重。

【常见护理诊断/问题】

1. 活动无耐力 与贫血引起的全身组织缺氧有关。

2. 疼痛 与急性溶血及慢性溶血引起的肝、脾肿大有关。

3. 潜在并发症 休克、急性肾功能衰竭。

4. 知识缺乏 缺乏预防疾病相关诱因的知识。

【护理措施】

1. 生活护理 依据患者对活动能力耐受程度，制定合理的活动计划。轻度贫血、慢性溶血性贫血可适当活动，活动量以不出现不适症状为宜，急性溶血性贫血应卧床休息。

2. 饮食护理 患者应进食高蛋白、高热量、高维生素、易消化饮食。避免进食可能引起溶血的食物（如蚕豆）和药物（如磺胺药等）。鼓励患者多饮水，勤排尿，促进有毒物质的排泄。

3. 病情观察 观察患者生命体征、意识状态及尿液的颜色、量的变化，注意贫血、黄疸有无加重，记录 24 小时出入液量。及时了解实验室检查结果，观察有无并发症出现，一旦出现少尿，甚至无尿，提示患者发生了急性肾功能衰竭，应及时报告医生并积极进行抢救。

4. 用药护理 遵医嘱正确用药，并注意观察疗效和不良反应。使用糖皮质激素，应注意预防感染；应用环孢素 A 应定期复查肝肾功能；应用环磷酰胺应密切观察有无血尿出现。

5. 输血护理 输血时应严格执行输血制度，血液取回后应立即输入，不宜放置过久或加温输入。输血前两人认真核对配血单上的床号、姓名、血型、Rh 因子、血量及血液成分，输血中、输血后密切观察患者有无不良反应，如出现畏寒、发热、腹痛，立即停止输血，同时报告医生，积极配合抢救。

6. 心理护理 多关心体贴患者，向患者介绍本病基本知识，消除紧张、恐惧心理，使患者能积极配合治疗及护理。

【健康指导】

1. 疾病基本知识指导 向患者及家属介绍溶血性贫血的诱因、病因、主要表现、治疗要点与预防方法。向患者及家属告知许多溶血性贫血病因不明，还无根治的方法，所以预防很重要，让患者及家属增强预防意识，减少或避免加重溶血的发生。

2. 用药指导 日常生活中不可随意用药，已明确能引起溶血的化学毒物或药物应避免再次接触。如维生素 C、磺胺药、阿司匹林等，加强用血管理，输血前认真核对，预防异型输血后溶血。尽可能避免精神紧张、感染、妊娠、输血等诱因。G – 6 – PD 缺乏症者禁食蚕豆及其制品和氧化性药物，以免诱发溶血。说明坚持用药的重要性，嘱患者坚持按时、按量、按疗程用药，定期复查血象，以便观察病情变化和判断疗效。

3. 生活指导 溶血发作期间应减少活动或卧床休息；无溶血发作时应适当进行体育锻炼，但活动量以不感到疲劳为宜，同时要保证充足的休息和睡眠。应进食高维生素、高蛋白的食物；多饮水、勤排尿；注意保暖，防止受凉。

4. 病情自我监测 注意观察贫血、溶血的症状体征，观察有无巩膜黄染、尿色改变及药物不良反应等，如出现贫血、溶血症状加重，尿液浓茶样或酱油样改变，要留取尿液标本送检，并及时就医。

5. 疾病预防指导 对蚕豆病高发区应广泛进行卫生宣传，做好指导预防工作。建议有遗传性溶血性贫血或发病倾向的患者在婚前、婚后进行相关的咨询和检查，以避免或减少溶血性疾病患儿和死胎的出生。

第六节 特发性血小板减少性紫癜患者的护理

特发性血小板减少性紫癜（idiopathic thrombocytopenia purpura，ITP）亦称自身免疫性血小板减少性紫癜，是一组免疫介导的血小板过度破坏所致的出血性疾病。以广泛皮肤黏膜及内脏出血、血小板减少、骨髓巨核细胞发育成熟障碍、血小板生存时间缩短及抗血小板自身抗体出现等为特征。ITP 是血小板减少性紫癜疾病中最常见的一种，约占出血性疾病的 30%。

【病因与病机】

病因与病机尚未完全阐明，可能与下列因素有关：

1. 病因

（1）感染 细菌或病毒感染与 ITP 的发病有密切关系：①约 80% 急性 ITP 患者，在发病前 2 周左右有呼吸道感染史。②慢性 ITP 患者，常因感染而致病情加重。③病毒感染后发生的 ITP 患者血中可发现抗病毒抗体或免疫复合物，且抗体滴度及免疫复合物水平与血小板计数和寿命呈负相关。

（2）免疫因素 将 ITP 患者血浆输给健康受试者可造成一过性血小板减少。50% ~ 70% ITP 患者的血浆和血小板表面可检测到血小板膜糖蛋白特异性自身抗体。目前认为自身抗体致敏的血小板被单核巨噬细胞系统过度吞噬是 ITP 发病的主要机制。

（3）脾 脾是血小板自身抗体产生的重要部位，也是血小板破坏的主要场所。

（4）其他因素 本病多发生于 40 岁以下的女性，推测本病的发病可能与雌激素有关。现已发现，雌激素可能有抑制血小板生成和（或）增强单核 - 巨噬细胞系统对与抗体结合的血小板的吞噬作用。

2. 病机 目前认为 ITP 是一种器官特异性自身免疫性出血性疾病。其发病的主要机制是自身抗体致敏的血小板被单核巨噬细胞系统过度吞噬，使血小板减少。急性型比慢性型抗体量更高，血小板破坏更多。

【临床表现】

临床以皮肤、黏膜出血为主要表现，严重者可发生内脏出血。根据临床表现、发病年龄、病程长短、治疗效果及预后将 ITP 分为急性型和慢性型。

1. 急性型 2～9 岁的儿童较常见，但各年龄组人群均可发生。两性无显著差异。急性型多数起病前有病毒感染史，以风疹、麻疹和水痘居多，但非特异性呼吸道感染也很常见。感染与紫癜发作之间的潜伏期多为 1～2 周。偶尔也可于麻疹、水痘、腮腺炎和天花等活疫苗接种后发生。

本型症状多变，典型表现为皮肤瘀点、瘀斑，常遍及全身，以及齿龈出血、口腔黏膜血泡、消化道和泌尿道出血等。起病很突然，往往可于数小时内发作。颅内出血可威胁生命。出血的严重程度常与血小板的减少程度相并行。10%～20% 病例可触及肝脾肿大，但程度很轻。

2. 慢性型 20～50 岁的成人多见，青少年和老人也可发生。女性发病率为男性的 3 倍，无家族倾向，病前罕有感染史。

起病隐匿，一般无前驱症状。出血倾向较轻而局限，常反复发作，表现为皮肤瘀点、紫癜、瘀斑及外伤后出血不止；牙龈出血、鼻出血也很常见；严重内脏出血较少见，但女性患者月经过多较常见，有时可为唯一表现。每次出血持续数周、数月，甚至迁延数年，很少自行缓解；部分患者病情可骤然加重，出现广泛、严重的皮肤黏膜及内脏出血。反复发作者可有轻度脾脏肿大和失血性贫血。

3. 并发症 ITP 患者最严重的并发症是颅内出血、失血性休克。

【实验室及其他检查】

1. 血象 急性型发作时血小板重度减少，多数 $< 20 \times 10^9/L$，甚或 $< 5 \times 10^9/L$。如伴明显失血者，可呈正细胞正色素型贫血或小细胞低色素型贫血。偶见血涂片嗜酸粒细胞增多。慢性型血小板计数介于 $(20～40) \times 10^9/L$，血涂片内血小板显著减少，慢性失血时可伴贫血。

2. 骨髓象 巨核细胞数正常或增多，检出"无突起"型巨核细胞。急性型幼稚巨核细胞比例增多，胞体大小不一，以小型多见；慢性型颗粒型巨核细胞增多，胞体大小基本正常。有血小板形成的巨核细胞显著减少（$<30\%$）。红系及粒、单核系正常。

3. 血小板抗体检测 急性 ITP 时，患者血小板相关 Ig（尤其 PAIgM）升高。多数慢性 ITP 患者显示 PAIgG、PAIgM（或 PAIgA）、PAC_3 增高。

4. 其他 血块收缩不良、出血时间延长、毛细血管脆性试验阳性、凝血酶原消耗试验时间显著缩短、血小板凝聚性降低、血小板寿命缩短、部分患者血小板抗人球蛋白试验阳性。

【诊断要点】

本病诊断标准有以下 6 点：

1. 起病前 1~3 周内有感染史，尤其是病毒感染史。

2. 全身皮肤、黏膜突然出现瘀点、瘀斑或其他出血症状。

3. 脾脏不大或仅轻度增大。

4. 多次化验检查血小板减少。急性型 $<20 \times 10^9/L$，慢性型介于 $(20 \sim 40) \times 10^9/L$ 之间。

5. 骨髓涂片和切片示巨核细胞增多，也可正常，伴成熟障碍。

6. 以下 5 点具备任何一项者：①泼尼松治疗有效。②切脾治疗有效。③血小板相关免疫球蛋白增多。④血小板相关 C_3 增多。⑤血小板寿命测定缩短。

【治疗要点】

1. 一般治疗　出血严重者应注意休息。应用止血药物及局部止血。

2. 糖皮质激素　为首选治疗用药，糖皮质激素对提升血小板及防治出血有明显效果，近期有效率为 80%。常用泼尼松 30~60mg/d，分次或顿服，病情严重者可用等效量地塞米松或甲泼尼龙静脉滴注，好转后改为口服，待血小板升至正常或接近正常后逐渐减量。近期有效率约 80%。

3. 脾切除　脾切除的有效率为 70%~90%。

（1）适应证　①正规糖皮质激素治疗 3~6 个月无效。②糖皮质激素维持量 >30mg/d。③有糖皮质激素使用禁忌证。④^{51}Cr 扫描脾区放射指数增高。

（2）禁忌证　①年龄 <2 岁。②妊娠期。③因其他疾病不能耐受手术。

4. 免疫抑制剂治疗　一般不首选。

（1）适应证　①糖皮质激素或脾切除疗效不佳者。②有使用糖皮质激素或脾切除禁忌证。③与糖皮质激素合用可提高疗效及减少糖皮质激素的用量。

（2）主要药物　长春新碱、环磷酰胺、硫唑嘌呤、环孢素等。

5. 其他　达那唑、氨肽素。

6. 急重症的处理　当血小板 $<20 \times 10^9/L$、出血严重广泛、发生颅内出血时，应加强护理并积极处理：①输注血小板悬液，根据病情可重复使用。②重复大剂量静脉注射丙种球蛋白。③血浆置换也有一定疗效。④大剂量静脉注射甲泼尼龙，通过抑制单核 - 巨噬细胞系统对血小板的破坏而发挥治疗作用。

【常见护理诊断/问题】

1. 有损伤的危险：出血　与血小板减少有关。

2. 有感染的危险　与糖皮质激素治疗有关。

3. 恐惧　与血小板过低，随时有出血的危险有关。

4. 潜在并发症　颅内出血。

【护理措施】

1. 生活护理　局限于皮肤黏膜出血的轻症患者可适当活动，但应避免剧烈活动。

当血小板计数 <50×10^9/L 时，应减少活动，增加卧床休息时间；当血小板计数 <20× 10^9/L 时，应绝对卧床休息，协助生活护理。

2. 饮食护理 给予高维生素、高蛋白、高热量的饮食。根据病情具体指导，如有牙龈出血时，食物的温度不宜过高。多吃水果蔬菜，防止便秘，禁吃坚硬、多刺、辛辣食物，最好提供软食。

3. 病情观察 注意观察患者出血的发生、发展和消退情况。观察出血的部位、范围和出血量。观察生命体征、意识状态的变化。注意询问患者的自觉症状。监测血小板计数、出血时间、抗血小板抗体等。若血小板计数 <20×10^9/L，应及时通知医生。

4. 预防和避免加重出血 避免一切可能造成身体受伤害的因素，如剪短指甲，预防抓伤皮肤；避免拍打、拳击；禁用牙签剔牙或用硬牙刷刷牙等。保持皮肤清洁，穿棉质宽松衣物，避免皮肤受刺激引起出血。不使用可能引起血小板减少或抑制其功能的药物，如阿司匹林、双嘧达莫、吲哚美辛、保泰松、右旋糖酐等。依据病情选用流质、半流质少渣饮食，便秘、剧烈咳嗽会引起颅内压增高，有可能导致颅内出血，要及时处理。便秘者可口服液体石蜡或用开塞露，剧烈咳嗽可用镇咳药、抗生素治疗。有内脏出血时按相应出血进行护理。

5. 药物护理 对长期服用糖皮质激素者，应进行必要的解释和指导，使患者了解药物的作用及不良反应，主动配合治疗。用药期间要定期检测血压、血糖。静脉注射免疫抑制剂时，要注意保护局部血管并密切观察，一旦发生静脉炎要及时处理。用药期间定期检查白细胞分类计数，并观察药物的疗效及有无骨髓抑制等不良反应，发现异常及时通知医生，并配合医生处理。

6. 心理护理 鼓励患者表达自己的感受，对患者的各种不良情绪表示理解，安慰患者，耐心解答患者提出的各种问题，增加患者的安全感和信任感。取得家属的密切配合，满足患者情感上的需要。

【健康指导】

1. 疾病基本知识指导 使患者及其家属了解疾病的病因、主要表现及治疗方法，以积极主动地配合治疗与护理。

2. 自我病情监测 监测皮肤黏膜出血的情况，如瘀点、瘀斑、牙龈出血、鼻衄等；监测内脏出血的表现，如月经量明显增多、呕血或便血、咯血、血尿、头痛、视力改变等。一旦发现皮肤黏膜出血加重或有内脏出血应及时就医。

3. 避免诱发或加重出血 指导患者避免人为损伤而诱发或加重出血，不应服用可能引起血小板减少或抑制其功能的药物，特别是非甾体类消炎药，如阿司匹林等。保持睡眠充足、情绪稳定和大小便通畅，必要时予以辅助性药物治疗。

4. 指导配合治疗 服用糖皮质激素者，告知患者必须按医嘱、按时、按剂量、按疗程用药，不可自行减量或停药，应饭后服药，必要时加用胃黏膜保护药或制酸药。服药期间，注意个人卫生，预防各种感染。低盐饮食，每周测体重，防止水钠潴留，加重肾脏负担。定期复查血常规。

第七节　弥散性血管内凝血患者的护理

弥散性血管内凝血（disseminated intravascular coagulation，DIC）是一种临床病理综合征，在各种致病因素的作用下，微血管体系被损伤，凝血及纤溶系统被激活，形成广泛的微血管血栓，消耗大量的凝血因子，继发纤溶亢进，引起全身出血及微循环衰竭，并构成特有的临床表现。DIC 病死率高达 31%～80%。

【病因与病机】

1. 病因　DIC 的病因来自于基础疾病。感染性疾病和恶性疾病约占 2/3，病理产科和外伤也是 DIC 的主要病因。诱发 DIC 的基础疾病包括：①全身感染/严重感染，是诱发 DIC 的主要病因之一。包括细菌、病毒、寄生虫等。②恶性肿瘤，包括各种实体瘤、白血病、骨髓增生性疾病等。③病理产科，包括羊水栓塞、胎盘早剥、死胎综合征等。④手术及创伤，包括多发性创伤、大面积灼伤、严重挤压伤、脂肪栓塞等。⑤其他，如重症胰腺炎、严重肝衰竭、严重中毒或蛇咬伤、输血反应、器官移植排异反应等。

2. 病机　DIC 发生机制十分复杂，主要的原因是各种因素引起血管内皮损伤和组织损伤，分别启动了内源性凝血途径和外源性凝血途径，导致体内凝血＞抗凝能力，全身微血栓形成。血栓形成消耗大量凝血物质，又使血液处于消耗性低凝状态，引起严重出血。

【分期】

根据 DIC 的病理生理特点和发展过程，典型的 DIC 可分为：

1. 高凝期　各种病因导致凝血系统被激活，凝血酶生成增多，微血栓大量形成，血液处于高凝状态。

2. 消耗性低凝期　凝血酶和微血栓的形成使凝血因子和血小板因大量消耗而减少，同时因继发性纤溶系统功能增强，血液处于低凝状态，有出血表现。

3. 继发性纤溶亢进期　凝血酶及ⅫA 等激活了纤溶系统，使大量的纤溶酶原变成纤溶酶，加上纤维蛋白降解产物（FDP）形成，使纤溶和抗凝作用大大增强，故此期出血十分明显。

【临床表现】

DIC 的临床表现可因原发病、DIC 类型、分期不同而有较大差异。以凝血为主者可只表现为血栓栓塞性 DIC；以纤溶为主者可发展为急性消耗性出血。

1. 出血倾向　出血是急性 DIC 中最常见的临床表现之一。特点为自发性、多发性出血，部位可遍及全身，多见于皮肤、黏膜、伤口及穿刺部位；其次为某些内脏出血，严重者可发生颅内出血。在手术中或手术后表现为伤口部位不断渗血及血液不凝固。

2. 血管栓塞　由于小动脉、毛细血管或小静脉内血栓引起各组织器官微血栓形成，导致器官灌注不足、缺血或坏死。表现为皮肤末端出血性死斑、手指或足趾坏疽。

3. 休克　DIC 的基础疾病和 DIC 疾病本身都可诱发休克。为一过性或持续性血压下降，早期即出现肾、肺、大脑等器官功能不全，表现为肢体湿冷、少尿、呼吸困难、发绀及神志改变等。休克程度与出血量常不成比例。顽固性休克是 DIC 病情严重、预后不良的征兆。

4. 各脏器功能受损　肾脏受损表现为血尿、少尿，甚至无尿；中枢神经功能障碍表现为意识改变、抽搐或昏迷；呼吸功能受损表现为肺出血、不同程度的低氧血症；消化系统受损表现为消化道出血等；肝功能障碍表现为黄疸、肝功能衰竭等。

5. 溶血性贫血　由于出血和红细胞破坏，DIC 患者可伴有微血管病性溶血性贫血。表现为进行性贫血，贫血程度与出血不成比例，偶见皮肤、巩膜黄染。

6. 其他　原发病临床表现。

【分型】

1. 急性型　①突发性起病，一般持续数小时或数天。②病情凶险，可呈暴发型。③出血倾向严重。④常伴有休克。⑤常见于暴发型流脑、流行性出血热、病理产科、败血症等。

2. 亚急性型　①急性起病，在数天或数周内发病。②进展较缓慢，常见于恶性疾病，如急性白血病（特别是早幼粒细胞性白血病）、肿瘤转移、死胎滞留及局部血栓形成。

3. 慢性型　临床上少见。①起病缓慢。②病程可达数月或数年。③高凝期明显，出血不重，可仅有瘀点或瘀斑。

【实验室及其他检查】

1. 常用的快速简易的实验室筛选检查　血小板计数、凝血酶原时间、激活的部分凝血活酶时间、凝血酶时间、纤维蛋白原水平、D - 二聚体。

2. DIC 特殊的检查　如连续凝血酶时间、血浆鱼精蛋白副凝固试验、纤维蛋白降解产物及抗凝血酶Ⅲ（ATⅢ）含量的测定等，适用于筛选检查后仍不能确诊者。

【诊断要点】

1. 存在易致 DIC 的基础疾病　是否存在基础疾病极为重要。若没有明确诱发 DIC 的基础疾病诊断应慎重。

2. 有下列两项以上的临床表现　①严重或多发性出血倾向。②不能用原发病解释的微循环障碍或休克。③多发性微血管栓塞的症状、体征，如皮肤、黏膜栓塞性坏死及早期出现的肺、肾、脑等脏器衰竭。④抗凝治疗有效。

3. 实验检查指标　同时有下列 3 项以上实验异常：血小板计数、凝血酶原时间、激活的部分凝血活酶时间、凝血酶时间、纤维蛋白原水平、D - 二聚体等。疑难或特殊病例进行特殊检查。

【治疗要点】

由于 DIC 的诱发因素及临床表现的严重程度各不相同且病情复杂，应采用综合措施进行防治，治疗决策应个体化。主要原则是要恢复体内正常的凝血和抗凝血的平衡。

1. 治疗基础疾病及消除诱因　如控制感染，治疗肿瘤，产科及外伤，纠正缺血、缺氧及酸中毒等。是终止 DIC 病理过程的最为关键和根本的治疗措施。

2. 改善微循环　及时纠正微循环障碍，改善组织灌流是治疗 DIC 时第二位的治疗措施，其中包括补充血容量、纠正酸中毒、应用血管活性药物、增强心功能等。

3. 抗凝治疗　抗凝治疗是终止 DIC 病理过程，减轻器官损伤，重建凝血 – 抗凝血平衡的重要措施。抗凝治疗应在处理基础疾病的前提下，与凝血因子补充同步进行。临床上常用的抗凝药为肝素，主要包括普通肝素和低分子量肝素。

4. 替代治疗　适用于有明显血小板或凝血因子减少证据，已进行病因及抗凝治疗，DIC 未能得到良好控制，有明显出血表现者。主要制剂包括浓缩血小板悬液、新鲜冰冻血浆、纤维蛋白原、凝血酶原复合物等。

5. 纤溶抑制剂　临床上一般不使用，仅适用于 DIC 的基础病因及诱发因素已经去除或控制，并有明显纤溶亢进的临床表现及实验证据，继发性纤溶亢进已成为迟发性出血主要或唯一原因者。常用药物为 6 – 氨基己酸。

6. 溶栓治疗　由于 DIC 主要形成微血管血栓，并多伴有纤溶亢进，因此原则上不使用溶栓剂。有人认为，DIC 是出血性疾病中唯一的溶栓治疗适应证。

【常见护理诊断/问题】

1. 有损伤的危险：出血　与 DIC 所致的凝血因子被消耗、继发性纤溶亢进、肝素应用等有关。

2. 气体交换受损　与肺栓塞有关。

3. 潜在并发症　休克、呼吸衰竭、急性肾衰竭、多器官功能衰竭。

【护理措施】

1. 生活护理　卧床休息，保持病室环境安静清洁。

2. 饮食护理　给予高营养、易消化食物，应根据原发疾病调整食品的营养成分和品种。

3. 病情观察

（1）观察出血症状：可有广泛自发性出血，皮肤黏膜瘀斑，伤口、注射部位渗血，内脏出血如呕血、便血、泌尿道出血、颅内出血等症状。应观察出血部位、出血量。

（2）观察有无微循环障碍症状：皮肤黏膜发绀、尿少尿闭、血压下降、呼吸和循环功能衰竭等症状。

（3）观察有无高凝和栓塞症状：静脉采血血液迅速凝固时应警惕高凝状态。内脏栓塞时可引起相关症状，如肾栓塞引起腰痛、血尿、少尿，肺栓塞引起呼吸困难、发绀，脑栓塞引起头痛、昏迷等。

（4）观察原发性疾病的病情及有无黄疸等溶血症状。

4. 对症护理

（1）出血的护理 按医嘱给予抗凝剂，补充凝血因子，进行成分输血或使用抗纤溶药物治疗。正确、按时给药，严格掌握剂量，密切观察治疗效果，监测凝血时间等实验室各项指标，随时按医嘱调整剂量，预防不良反应。

（2）微循环衰竭的护理 ①意识障碍者要给予安全保护措施。②保持呼吸道通畅，吸入氧气，改善缺氧症状。③定时测量体温、脉搏、呼吸、血压，注意观察尿量、尿色变化。④建立静脉通道，按医嘱给药，纠正酸中毒，维持水、电解质平衡，维持血压。⑤做好各项基础护理，预防并发症。⑥严密观察病情变化，若有重要脏器功能衰竭时应做相关护理，详细记录。

5. 药物护理

（1）输入血液或血液成分时，注意有无荨麻疹、寒战、发热、面色潮红、头痛、心悸、呼吸困难和胸痛等反应。一经发现，立即减慢输注速度或停止输注，并报告医师及时处理。

（2）应用肝素治疗，静脉给药时要缓慢注入，定时检查凝血酶原时间和凝血时间等凝血参数，备好鱼精蛋白。注意观察皮肤黏膜有无新的出血点、紫癜、血肿，静脉注射处、胃肠道、泌尿道出血量有无增多。

6. 心理护理 安慰患者，鼓励其说出内心的忧虑和恐惧。在不违反保护性医疗制度的前提下，耐心向患者解释病情经过及治疗情况，取得患者密切配合，减少损伤和出血并发症。

【健康指导】

1. 疾病基本知识指导 积极治疗易诱发 DIC 的疾病，如感染性疾病或病理产科。向患者及家属解释疾病的可能成因、主要表现、临床诊断和治疗配合、预后等。

2. 配合治疗指导 解释反复进行实验室检查的重要性和必要性，特殊治疗的目的、意义及不良反应。劝导家属多关心和支持患者，以利缓解患者的不良情绪，提高战胜疾病的信心，使其主动配合治疗。

3. 生活指导 保证充足的休息和睡眠；根据患者的饮食习惯，提供可口、易消化、易吸收、富含营养的食物，少食多餐；循序渐进地增加运动，促进身体的康复。

第八节 淋巴瘤患者的护理

淋巴瘤（lymphoma）起源于淋巴结和淋巴组织，其发生大多与免疫应答过程中淋巴细胞增殖分化产生的某种免疫细胞恶变有关，是免疫系统的恶性肿瘤。按组织病理学改变将淋巴瘤分为霍奇金淋巴瘤（Hodgkin lymphoma，HL）和非霍奇金淋巴瘤（non - Hodgkin lymphoma，NHL）两大类。淋巴瘤是最早发现的血液系统恶性肿瘤之一。临床上以慢性、无痛性、进行性淋巴结肿大和局部肿块为特征，同时可有相应器官受压迫或浸润受损症状。

【病因与病机】

淋巴瘤的病因与病机尚不清楚。一般认为感染及免疫因素起重要作用，理化因素及遗传因素等也有不可忽视的作用。其中病毒学说颇受重视，常见病毒有 E. B. 病毒、逆转录病毒和 Kaposi 肉瘤病毒。幽门螺杆菌可能是胃黏膜淋巴瘤的病因。

一、霍奇金淋巴瘤

霍奇金淋巴瘤主要原发于淋巴结，特点是淋巴结进行性肿大，典型的病理特征是 reed sternberg cell 细胞（R－S 细胞）存在于不同类型反应性炎症细胞的特征背景中，并伴有不同程度纤维化。我国患者的发病率明显低于欧美国家。

【分型】

1. 结节性淋巴细胞为主型霍奇金淋巴瘤（NLPHL）95% 以上为结节性。
2. 经典霍奇金淋巴瘤（CHL）包括结节硬化型、淋巴细胞为主型、混合细胞型、淋巴细胞消减型。

【临床表现】

本病青年多见，儿童少见。

1. **淋巴结肿大** 首发症状常是无痛性颈部或锁骨上淋巴结进行性肿大（占 60% ~ 80%），其次为腋下淋巴结肿大。肿大的淋巴结可以活动，也可互相粘连，融合成块，触诊有软骨样感觉。

2. **淋巴结外器官受累** 少数 HL 患者可浸润器官组织或因深部淋巴结肿大压迫邻近器官，出现相关症状。

3. **全身症状** 发热、盗汗、瘙痒及消瘦等全身症状较多见。30% ~ 40% 的 HL 患者以原因不明的持续发热为起病症状。可有局部及全身皮肤瘙痒，多为年轻女性，瘙痒可为 HL 的唯一全身症状。

4. **其他** 5% ~ 16% 的 HL 患者发生带状疱疹。饮酒后引起的淋巴结疼痛是 HL 所特有，但并非每一个 HL 患者都是如此。

【临床分期】

根据病变范围不同，可将淋巴瘤分为 4 期。目前广泛应用的分期方法是在 1965 年 Rye 会议的基础上经 1971 年的 Ann Arbor 会议确定的，Ann Arbor 分期系统在 1989 年经过 Cotswold 修订后将霍奇金淋巴瘤分为 Ⅰ ~ Ⅳ 期。此分期方案 NHL 也参照使用。

Ⅰ期：单个淋巴结区域（Ⅰ）或局灶性单个结外器官（ⅠE）受侵犯。

Ⅱ期：在膈肌同侧的两组或多组淋巴结受侵犯（Ⅱ），或局灶性淋巴结单个结外器官及其区域淋巴结受侵犯，伴或不伴横隔同侧其他淋巴结区域受侵犯（ⅡE）。

Ⅲ期：横膈上下两侧淋巴结区域同时受侵犯（Ⅲ），可伴有局灶性相关结外器官（ⅢE）、脾受侵犯（ⅢS）或两者皆有（ⅢE＋S）。

Ⅳ期：弥漫性（多灶性）单个或多个结外器官受到广泛性播散性侵犯，伴或不伴淋巴结肿大，或孤立性结外器官受侵犯伴远处（非区域性）淋巴结肿大。如肝或骨髓受累，即使局限也属Ⅳ期。

所有各期又可分为：全身无症状者为 A 组；有发热（38℃以上，连续 3 天且无感染原因）、盗汗、体重减轻（6 个月减轻 10% 以上）等全身症状者为 B 组。

【实验室及其他检查】

1. 外周血象 HL 的血象变化较早，常有轻或中度贫血，少数有白细胞计数轻度或明显增加，中性粒细胞增多，约 20% 患者嗜酸性粒细胞升高。骨髓浸润广泛或有脾功能亢进时，全血细胞下降。

2. 骨髓象 骨髓象多为非特异性，骨髓涂片找到 R - S 细胞是 HL 骨髓浸润的依据，活检可提高阳性率。NHL 白细胞多正常，伴淋巴细胞绝对或相对增多。

3. 淋巴结活检 是淋巴瘤确诊和分型的主要依据。

4. 影像学检查 胸部 X 线、腹部超声或胸（腹）部 CT、MRI 及 PET/CT 等有助于确定病变的部位及其范围。

5. 病理学检查 是诊断淋巴瘤的基本方法。

6. 其他检查 HL 活动期有血沉增快、血清乳酸脱氢酶活力增加；乳酸脱氢酶增高提示预后不良；骨骼受累时血清碱性磷酸酶活力或血钙增加。NHL 可并发溶血性贫血，抗人球蛋白试验阳性。

【诊断要点】

慢性、进行性、无痛性淋巴结肿大，经淋巴结活检证实即可确诊。

【治疗要点】

HL 是一种相对少见但治愈率较高的恶性肿瘤。治疗主要采用以化疗为主、化疗与放疗相结合的综合治疗，争取首次治疗获得缓解，有利于患者长期存活。

1. 化学治疗 HL 是第一种用化疗能治愈的恶性肿瘤。常用联合化疗方案有 ABVD 方案和 MOPP 方案，ABVD 方案为首选化疗方案，主要化疗方案见表 6 - 3。

表 6 - 3 霍奇金淋巴瘤的主要化疗方案

方案	药物	备注
ABVD	阿霉素、博来霉素、长春新碱、甲氮咪胺	
MOPP	氮芥、长春新碱、甲基苄肼、泼尼松	如氮芥改为环磷酰胺，即为 COPP 方案

2. 放射治疗 HL 一般从原发部位向邻近淋巴结依次转移。20 世纪 70 年代开始，

扩大照射成为 HL 的主要治疗方法。扩大照射不仅包括被累及的淋巴结及肿瘤组织，还包括附近可能侵及的淋巴结，如病变在膈以上采用"斗篷式"（照射部位包括两侧从乳突端至锁骨上下、腋下、肺门、纵隔至横膈的淋巴结）；如病变在膈以下采用倒"Y"字式（包括从膈下淋巴结到腹主动脉旁、盆腔及腹股沟淋巴结，同时照射脾区）。扩大照射主要用于 HL Ⅰ A 和 Ⅱ A 患者，疗效较好。NHL 对放疗敏感，但易复发。但若原发病灶在扁桃体、鼻咽部或为原发于骨骼的组织细胞型，局部放疗后可以获得较为满意的长期缓解。放射剂量为 30~40Gy，3~4 周为 1 个疗程。

二、非霍奇金淋巴瘤

NHL 是一组具有不同的组织学特点和起病部位的淋巴瘤，易发生早期远处扩散。

【分型】

WHO 新分类将每一种淋巴瘤类型确定为独立疾病，以下是 WHO（2008）分型方案中较常见的淋巴瘤亚型：

1. 弥漫性大 B 细胞淋巴瘤　是非霍奇金淋巴瘤中最常见的一种类型，占35%~40%。

2. 边缘区淋巴瘤　边缘区指淋巴滤泡及滤泡外套之间的结构，从此部位发生的淋巴瘤系 B 细胞来源，属于"惰性淋巴瘤"的范畴。

3. 滤泡性淋巴瘤　系生发中心淋巴瘤，为 B 细胞来源。多为老年发病，常累及脾和骨髓。

4. 套细胞淋巴瘤　来源于滤泡外套 CD5$^+$ 的 B 细胞。临床上老年男性多见，占 NHL 的5%。

5. Burkitt 淋巴瘤/白血病　由形态一致的小无裂细胞组成，侵犯血液和骨髓时为急性淋巴细胞白血病 L$_3$ 型。在流行区儿童多见，增生极快，是严重的侵袭性 NHL。

6. 血管免疫母细胞性 T 细胞淋巴瘤　是一种侵袭性 T 细胞淋巴瘤，占非霍奇金淋巴瘤的2%。好发于老年人。

7. 间变性大细胞淋巴瘤　属于侵袭性非霍奇金淋巴瘤，占非霍奇金淋巴瘤的2%~7%。好发于儿童。

8. 外周 T 细胞淋巴瘤（非特指型）　是指起源于成熟的 T 细胞和 NK 细胞的一组异质性较大的恶性肿瘤。呈侵袭性，预后不良。

9. 蕈样肉芽肿/Sézary 综合征　临床属惰性淋巴瘤类型。

【临床表现】

无痛性进行性的淋巴结肿大或局部肿块是淋巴瘤共同的临床表现，NHL 具有以下特点：①随着年龄增长而发病增多，男较女多，除惰性淋巴瘤外，一般发展迅速。②全身性。淋巴结和淋巴组织遍布全身，并且与单核－巨噬细胞系统、血液系统相互沟通，所以淋巴瘤可发生在身体的任何部位。③多样性。组织器官不同，受压迫或浸润的范围和程度不同，引起的症状也不同。④NHL 对各器官的压迫和浸润较 HL 多见，常以高热或各器官、系统症状为主要临床表现。

【实验室及其他检查】

见本节一相关内容。

【诊断要点】

见本节一相关内容。

【治疗要点】

非霍奇金淋巴瘤多中心发生的倾向使其临床分期的价值和扩大照射的治疗作用不如HL，决定了其治疗策略应以化疗为主。

1. 以化疗为主的化、放疗结合的综合治疗

（1）惰性淋巴瘤　惰性淋巴瘤发展较慢，化、放疗有效，但不易缓解。联合化疗可用 COP 方案或 CHOP 方案。

（2）侵袭性淋巴瘤　侵袭性淋巴瘤均以化疗为主，对化疗残留肿块、局部巨大肿块或中枢神经系统累及者，可行局部放疗扩大照射作为化疗的补充。CHOP 方案为侵袭性 NHL 的标准治疗方案，R‑CHOP 方案是其治疗的经典方案。非霍奇金淋巴瘤的常用联合化疗方案见表 6‑4。

表 6‑4　非霍奇金淋巴瘤的常用联合化疗方案

方案	药物	备注
CHOP	环磷酰胺、阿霉素、长春新碱、泼尼松	复发淋巴瘤用 ESHAP 方案：依托泊苷、甲泼尼龙、顺铂、阿糖胞苷
R‑CHOP	利妥昔单抗、环磷酰胺、阿霉素、长春新碱、泼尼松	
EPOCH	依托泊苷、阿霉素、长春新碱、泼尼松、环磷酰胺	

难治复发者的解救方案：可选择 ICE（异环磷酰胺、卡铂、依托泊苷）、DHAP（地塞米松、卡铂、高剂量阿糖胞苷）、MINE（异环磷酰胺、米托蒽醌、依托泊苷）等方案进行解救治疗。

2. 放射治疗　参照本节一相关内容。

3. 生物治疗　抗 CD20 单抗（美罗华）与化疗联合应用，能显著提高疗效；干扰素对肉芽肿和滤泡性小裂细胞型有部分缓解作用；抗幽门螺杆菌的药物可改善胃黏膜相关淋巴组织淋巴瘤的症状，甚至使淋巴瘤消失。

4. 骨髓或造血干细胞移植　55 岁以下，重要脏器功能正常，能耐受大剂量放、化疗的患者，行异基因或自体干细胞移植，可望取得较长缓解期和无病存活期。

5. 手术治疗　合并脾功能亢进者如有切脾指征，可行脾切除术以提高血常规值，为化疗创造有利条件。

三、护理

【常见护理诊断/问题】

1. 体温过高　与 HL 本身或感染有关。

2. 有皮肤完整性受损的危险　与放疗引起局部皮肤烧伤有关。

3. 有感染的危险　与淋巴瘤本身及放、化疗使机体免疫力低下有关。

4. 营养失调：低于机体需要量　与肿瘤对机体的消耗或放化疗的不良反应有关。

5. 焦虑　与治疗的不良反应及疾病预后不良有关。

6. 预感性悲哀　与治疗效果差或淋巴瘤复发有关。

【护理措施】

1. 生活护理　卧床休息，保持病室清洁、安静，温湿度适宜，空气新鲜流通。患者出汗较多时，应保持皮肤清洁、干燥，随时擦洗、更衣，防止感冒受凉。

2. 饮食护理　为保证足够的营养摄入，增强机体免疫力，顺利完成化疗，应给予高热量、高蛋白、高维生素、清淡、易消化食物，少食多餐；鼓励患者多饮水，避免进食油腻、生冷、油炸、易产气及辛辣刺激性食物，并尽可能满足患者饮食习惯和对食物的要求，以增加食欲。

3. 病情观察　观察患者有无贫血、乏力、消瘦、盗汗、发热、皮肤瘙痒、肝脾肿大等全身症状；观察淋巴结肿大所累及范围和大小；观察有无深部淋巴结肿大引起的压迫症状，如纵隔淋巴结肿大引起咳嗽、呼吸困难等；观察有无骨骼浸润，警惕病理性骨折、脊髓压迫症发生等。

4. 用药护理　参见急性白血病患者护理的相关内容。

5. 放疗护理

（1）局部皮肤护理　照射区的皮肤在辐射作用下一般都有轻度损伤，对刺激的耐受性非常低，易发生二次皮肤损伤。故应避免局部皮肤受到强热或冷的刺激，尽量不用热水袋、冰袋，淋浴水温以 37℃ ~40℃ 为宜；外出时避免阳光直接照射；不要用有刺激性的化学物品，如肥皂、乙醇、油膏、胶布等。放疗期间应穿着宽大、质软的纯棉或丝绸内衣，洗浴毛巾要柔软，擦洗放射区皮肤时动作轻柔，减少摩擦，并保持局部皮肤的清洁干燥，防止皮肤破损。

（2）放射损伤皮肤的护理　局部皮肤红、痒时，应及早涂油膏以保护皮肤。如皮肤为干反应，表现为局部皮肤灼痛，可给予 0.2% 薄荷淀粉或氢化可的松软膏外涂；如为湿反应，表现为局部皮肤刺痒、渗液、水疱，可用 2% 甲紫、冰片蛋清、氢化可的松软膏外涂，也可用硼酸软膏外敷后加压包扎 1 ~2 天，渗液吸收后暴露局部；如局部皮肤有溃疡坏死，应全身抗感染治疗，局部外科清创、植皮。

6. 心理护理　做好家属和患者的心理护理，告知患者淋巴瘤是可以治愈的疾病，消除恐惧感，提高治愈信心，使患者积极主动配合治疗。并做好放、化疗前患者的心理疏导。

【健康指导】

1. 饮食指导 食谱应注意多样化，加强营养，避免进食不易消化的油炸食品和容易产气的食物，忌吃油腻和生冷食物。对于口腔及咽喉部溃疡疼痛者，可改用流食如牛奶、麦片粥等及淡味食物。若唾液分泌减少造成口干舌燥，可饮用柠檬汁、乌梅汁等。

2. 休息与活动 缓解期或全部疗程结束后，仍要保证充分休息、睡眠，适当参与室外锻炼，如散步、打太极拳、做体操、慢跑等，以提高机体免疫力。

3. 皮肤护理指导 注意个人卫生，剪短指甲，皮肤瘙痒者避免用指甲搔抓，以免皮肤破溃。沐浴时避免水温过高，宜选用温和的沐浴液。

4. 用药指导 向患者说明近年来由于治疗方法的改进，淋巴瘤的缓解率已大大提高，应坚持定期巩固强化治疗，可延长淋巴瘤的缓解期和生存期。

5. 自我监测与随访 若有身体不适，如疲乏无力、发热、盗汗、消瘦、咳嗽、气促、腹痛、腹泻、皮肤瘙痒及口腔溃疡等症状或发现肿块时应及早就诊。

第九节 白血病患者的护理

白血病（leukemia）是一类造血干细胞的恶性克隆性疾病，因白血病细胞自我复制增强、增殖失控、分化障碍、凋亡受阻，而停滞在细胞发育的不同阶段。在骨髓和其他造血组织中白血病细胞大量增生累积并浸润其他器官和组织。临床以进行性贫血、持续发热或反复感染、出血和组织器官浸润等为主要表现，外周血中以出现幼稚细胞为特征。

根据白血病细胞的分化成熟程度和自然病程，将白血病分为急性和慢性两大类。急性白血病（acute leukemia，AL）的细胞分化停滞在早期阶段，骨髓和外周血中多为原始细胞及早期幼稚细胞，起病急，病情发展快，自然病程仅为数月。慢性白血病（chronic leukemia，CL）的细胞分化停滞在较晚阶段，骨髓和外周血中多为较成熟幼稚细胞及成熟细胞，起病缓，病情发展慢，自然病程为数年。

白血病约占癌症总发病率的5%。在我国白血病发病率约为2.76/10万，接近其他亚洲国家，但低于欧美，以急性白血病多见，男性发病率略高于女性，各年龄组均可发病。在恶性肿瘤所致的死亡率中，白血病居第六位（男性）和第八位（女性），但在儿童及35岁以下成人中则居第一位。

【病因和病机】

人类白血病的病因尚未完全清楚，可能与下列因素有关。

1. 病因

（1）生物因素 目前已经证实，成人T淋巴细胞白血病是由人类T淋巴细胞病毒Ⅰ型所引起。此外，EB病毒、HIV病毒与淋巴系统恶性肿瘤的关系也已被认识。

（2）物理因素　包括 X 射线、γ 射线、中子射线及电离辐射等，其作用与放射剂量的大小及放射部位有关。

（3）化学因素　有些化学物质和药物均有致白血病的作用，如苯及其衍生物、氯霉素、保泰松、乙双吗啉、抗肿瘤药物中的烷化剂和拓扑导构酶 II 抑制剂等。

（4）遗传因素　家族性白血病约占白血病的 7‰，当家庭中有一个成员发生白血病时，其近亲发生白血病的概率比一般人高 4 倍。

（5）其他血液病　某些血液病如骨髓增生异常综合征、淋巴瘤、多发性骨髓瘤、阵发性睡眠性血红蛋白尿症等最终可能发展为白血病。

2. 病机　白血病的病机较复杂，目前认为至少有两类分子事件共同参与发病。其一，上述各种因素所致的造血细胞内一些基因的决定性突变，激活某种信号通路，导致克隆性异常造血细胞生成，此类细胞获得增殖和（或）生存优势，多有凋亡受阻；其二，一些遗传学改变可能涉及某些转录因子，导致造血细胞分化阻滞或分化紊乱，最终导致白血病的发生。

一、急性白血病患者的护理

急性白血病是一类造血干细胞的恶性克隆性疾病，骨髓中异常的原始细胞及幼稚细胞（白血病细胞）大量增殖并广泛浸润肝、脾、淋巴结等组织器官，抑制正常造血功能。主要表现为贫血、出血、感染和浸润等征象。

急性白血病是造血系统的一种恶性肿瘤。它是发病率较高的恶性肿瘤之一，也是儿童和青少年中发病率与病死率最高的恶性肿瘤。本病在骨髓中有广泛的幼稚白细胞增生，并进入血流，浸润破坏其他组织。本病起病急、过程凶险、病程短、预后差，平均存活期 1~3 年。急性淋巴细胞性白血病的存活期相对较长，尤其是儿童。

【分类】

对 AL，目前临床并行使用法、美、英白血病协助组（FAB）分型和 WHO 分型。将急性白血病分为急性淋巴细胞白血病（acute lymphoblastic leukemia，简称急淋，ALL）和急性非淋巴细胞白血病（acute non-lymphoblastic leukemia，ANLL，简称急非淋）或急性髓系白血病（acute myelogenous leukemia，AML）。

1. 急淋　又分为 3 个亚型：L_1 型，原始和幼淋巴细胞以小细胞（直径 ≤12μm）为主；L_2 型，原始和幼淋巴细胞以大细胞（直径 ≥12μm）为主；L_3 型，原始和幼淋巴细胞以大细胞为主，大小较一致，细胞内有明显空泡，胞浆嗜碱性，染色深。

2. 急非淋　又分为 8 个亚型：急性髓细胞白血病微分化型（M_0）；急性粒细胞白血病未分化型（M_1）；急性粒细胞白血病部分分化型（M_2）；急性早幼粒细胞白血病（M_3）；急性粒-单核细胞白血病（M_4）；急性单核细胞白血病（M_5）；急性红白血病（M_6）；急性巨核细胞白血病（M_7）。

【临床表现】

起病急缓不一，急者多为突然高热或严重出血，缓者常为面色苍白、疲乏、低热或轻度出血。少数患者因皮肤紫癜、月经过多或拔牙后出血不止而就医时被发现。部分急淋患者以颈淋巴结肿大为首发症状。

1. 正常骨髓造血功能受抑制表现

（1）贫血 常为首发症状，呈进行性加重。部分患者因病程短，可无贫血。半数患者就诊时已有重度贫血，尤其是继发于骨髓增生异常综合征（MDS）者。贫血的主要原因是骨髓中白血病细胞极度增生，使正常红细胞生成减少所致。

（2）发热 发热是急性白血病最常见的症状，半数患者以发热为早期表现。可低热，亦可高热，达39℃～40℃或以上，伴有畏寒、寒战及出汗等。大多数发热由继发感染所致，但白血病本身也能引起发热，即肿瘤性发热。高热往往提示有继发感染，感染可以发生于机体的任何部位，以口腔炎、牙龈炎、咽峡炎最常见；其次是肺部感染、肛周炎、肛周脓肿；严重时可致败血症或脓毒血症。最常见的致病菌是革兰阴性杆菌，但革兰阳性球菌感染的发生率也有所上升；此外，长期化疗、糖皮质激素和大量广谱抗生素的应用易继发二重感染，出现真菌感染，甚至败血症。部分患者还可发生病毒（如带状疱疹）及原虫（如肺孢子）等感染。感染的主要原因是由于成熟粒细胞缺乏，其次是人体免疫力下降。

（3）出血 以出血为早期表现者近40%，出血可发生于全身各部位，以皮肤瘀点、瘀斑、鼻衄、牙龈出血、口腔血肿、月经过多或持续阴道出血较为常见。眼底出血可致视力障碍。严重者发生颅内出血，血小板 $< 20 \times 10^9/L$ 时有颅内出血的危险。可表现为头痛、呕吐、瘫痪、瞳孔大小不对称，甚至昏迷、死亡。有资料表明 AL 死于出血者占62.24%，其中87%为颅内出血。此外，急性早幼粒细胞白血病易并发 DIC 而出现全身广泛性出血。出血的主要原因是大量白血病细胞在血管中瘀滞及浸润、血小板减少、凝血异常及感染等。

2. 器官和组织被白血病细胞增殖浸润的表现

（1）肝、脾和淋巴结肿大 急性白血病可有轻、中度肝脾大，淋巴结肿大多见于急淋，且程度亦显著。急淋时颈部淋巴结肿大最常见。

（2）骨骼和关节 常有胸骨下段局部压痛，可出现骨骼、关节疼痛，尤以儿童多见。发生骨髓坏死时，可引起骨骼剧痛。

（3）眼部 可在眼眶、肋骨及其他扁平骨的骨面形成粒细胞肉瘤或绿色瘤，其中以眼眶部位最常见，可引起眼球突出、复视或失明。

（4）口腔和皮肤 可有牙龈增生、肿胀；皮肤出现蓝灰色斑丘疹（局部皮肤隆起、变硬、呈紫蓝色结节状）、皮下结节、多形红斑、结节性红斑等，多见于急非淋亚型 M_4 和 M_5。

（5）中枢神经系统白血病（CNSL） 是白血病最常见的髓外浸润部位。可发生在疾病的各个时期，尤其是治疗后缓解期，原因是化学药物难以通过血-脑屏障，隐藏在中枢神经系统的白血病细胞不能被有效杀灭，此为白血病髓外复发的主要根源。临床上轻者表现为头痛、头晕；重者有呕吐、视盘水肿、视力模糊、颈项强直、抽搐、昏迷等。

（6）睾丸 多为一侧性睾丸无痛性肿大，另一侧虽无肿大，但在活检时往往也发现有白血病细胞浸润。睾丸白血病多见于急淋化疗缓解后的幼儿和青年，是仅次于CNSL 的白血病髓外复发的根源。

此外，白血病还可浸润其他组织器官，如肺、消化道、泌尿生殖系统及心脏等。

【实验室及其他检查】

1. 血常规 白细胞计数多数在（10～50）×10^9/L，少数 <1.0×10^9/L 或 >100×10^9/L，白细胞数量过高或过低者预后较差。血涂片分类检查可见数量不等的原始和（或）幼稚细胞，但白细胞不增多型病例的外周血很难找到原始细胞。患者常有不同程度的正细胞性贫血，约 50% 的患者血小板 <60×10^9/L，晚期血小板往往极度减少。

2. 骨髓象 骨髓穿刺检查是确诊白血病的主要依据和必做检查，对指导治疗、判断疗效、估计预后有重要意义。多数病例骨髓象有核细胞增生明显活跃或极度活跃，以原始细胞和（或）幼稚细胞为主，较成熟中间阶段的细胞缺如，并残留少量的成熟细胞，形成"裂孔"现象。原始细胞占全部骨髓有核细胞 30% 以上为 AL 的诊断标准。少数患者的骨髓呈增生低下但原始细胞仍占 30% 以上者，称低增生性 AL。奥尔（Auer）小体仅见于急非淋，有独立诊断的意义。

3. 血液生化改变 可出现血清尿酸浓度增高，特别是化疗期间，主要因为大量白血病细胞破坏致尿酸生成增加。并发 DIC 时可出现凝血异常。M_4 和 M_5 型白血病血清和尿溶菌酶活性增高，而其他类型的急性白血病不增高。

4. 脑脊液检查 CNSL 患者脑脊液压力升高，白细胞计数增加，蛋白质增多，而糖定量减少，涂片可找到白血病细胞。

5. 其他检查 细胞化学、免疫学、染色体和基因检查，有助于白血病类型的鉴别。

【诊断要点】

根据患者有持续性发热或反复感染、进行性贫血、出血、骨骼关节疼痛、肝脾和淋巴结肿大等临床特征；外周血象中白细胞计数增加并出现原始或幼稚细胞；骨髓象中骨髓增生活跃，原始细胞占全部骨髓有核细胞的 30% 以上，一般可做出诊断。但还需进一步做形态学、细胞化学、免疫学、染色体及基因检查等，以确定急性白血病的类型。

【治疗要点】

1. 一般治疗

（1）紧急处理高白细胞血症 当循环血液中白细胞数 >200×10^9/L 时可发生白细胞淤滞症，因此当血中白细胞数 >100×10^9/L 时就应紧急使用血细胞分离机，单采清除过高的白细胞，同时给予化疗药物和水化，预防并发症。

（2）防治感染 患者如出现发热，应及时查明感染部位并查找病原菌，及时使用有效的抗生素。必要时宜住层流病房或消毒隔离病房。

（3）成分输血 严重贫血者给予吸氧，输浓缩红细胞维持 Hb >80g/L。但白细胞淤滞症时不宜立即输红细胞，以免进一步增加血液黏稠度。如果因血小板计数过低而引起出血，需输注单采血小板悬液直至止血，保持血小板 $>20 \times 10^9/L$。为防止异体免疫反应所致无效输注和发热反应，输血时可采用白细胞滤器去除成分血中的白细胞。为预防输血相关移植物抗宿主病，输血前应将含细胞成分的血液辐照 25～30Gy，以灭活其中的淋巴细胞。

（4）防治高尿酸血症肾病 由于白血病细胞大量破坏，特别在化疗时更甚，血清和尿中尿酸浓度增高，积聚在肾小管，引起阻塞而发生尿酸性肾病。因此应鼓励患者多饮水或给予静脉补液，以大量利尿，使每日尿量 >1500mL。碱化尿液和口服别嘌醇，以促进尿酸排泄和抑制尿酸在肾内结晶。如果发生了急性肾功能衰竭，可酌情应用腹膜或血液透析，以纠正氮质血症和高尿酸血症。

（5）维持营养 注意补充营养，维持水电解质平衡，给予高蛋白、高热量、易消化饮食，必要时静脉补充营养。

2. 化学药物治疗 急性白血病的化疗过程分为两个阶段，即诱导缓解阶段及缓解后治疗阶段。

（1）诱导缓解阶段 是指从化疗开始到完全缓解阶段，主要是通过联合化疗迅速大量地杀灭白血病细胞，恢复机体正常造血，使患者迅速获得完全缓解（CR）。完全缓解是指患者的症状和体征消失，外周血中性粒细胞绝对值 $\geqslant 1.5 \times 10^9/L$，血小板 $\geqslant 100 \times 10^9/L$，白细胞分类中无白血病细胞，骨髓象中相关系列的原始细胞与幼稚细胞之和 $\leqslant 5\%$，无 Auer 小体，红细胞及巨核细胞系正常，无髓外白血病。患者能否获得完全缓解，是急性白血病治疗成败的关键。

（2）缓解后治疗 是完全缓解后治疗的延续阶段，一般分强化巩固和维持治疗两个阶段。主要方法为化疗和造血干细胞移植（HSCT）。急性白血病患者达到完全缓解后，体内尚有 $10^8 \sim 10^9$ 的白血病细胞，且在髓外某些部位仍可有白血病细胞的浸润，是疾病复发的根源。缓解后治疗主要是通过进一步的巩固与强化治疗，彻底消灭残存的白血病细胞，防止复发。对延长缓解期和无病生存期（DFS），甚至治愈（DFS 持续 10 年以上）起决定性作用。

（3）化疗药物及治疗方案 治疗白血病常用化疗药物见表 6 - 5；联合化疗方案见表 6 - 6。

表 6 - 5　白血病常用化疗药物

药名	药理作用	主要不良反应
甲氨蝶呤（MTX）	干扰 DNA 合成	口腔及胃肠道黏膜溃疡、肝损害、骨髓抑制
巯嘌呤（6 - MP）	阻碍 DNA 合成	骨髓抑制、胃肠反应、肝损害
氟达拉滨（FLU）	阻碍 DNA 合成	神经毒性、骨髓抑制
安西他滨（Cyclo - C）	阻碍 DNA 合成	骨髓抑制、唾液腺肿大

续表

药名	药理作用	主要不良反应
阿糖胞苷（Ara - C）	阻碍 DNA 合成	口腔溃疡、消化道反应、巨幼变、骨髓抑制
环胞苷（Cy）	阻碍 DNA 合成	骨髓抑制、唾液腺肿大
环磷酰胺（CTX）	破坏 DNA	骨髓抑制、恶心呕吐、脱发、出血性膀胱炎
苯丁酸氮芥（CLB）	破坏 DNA	骨髓抑制、胃肠反应
白消安（BUS）	破坏 DNA	皮肤色素沉着、停经、肺纤维化
长春新碱（VCR）	抑制有丝分裂	末梢神经炎、腹痛、脱发、便秘
三尖杉酯碱（HRT）	抑制有丝分裂	骨髓抑制、心脏损害、消化道反应
依托泊苷（VP - 16）	干扰 DNA、RNA 合成	骨髓抑制、脱发、消化道反应
柔红霉素（DNR）	抑制 DNA、RNA 合成	骨髓抑制、心肌损害、消化道反应
多柔比星（IDR）	抑制 DNA、RNA 合成	骨髓抑制、心肌损害、胃肠道反应
左旋门冬酰胺酶（L - ASP）	影响瘤细胞蛋白质合成	肝损害、过敏反应、高尿酸血症、高血糖、胰腺炎、氮质血症
泼尼松（P）	破坏淋巴细胞	类库欣综合征、高血压、糖尿病
羟基脲（HU）	阻碍 DNA 合成	消化道反应、骨髓抑制
维甲酸（ATRA）	使白血病细胞分化为具有正常表型功能的血细胞	皮肤黏膜干燥、脱屑、口角破裂、消化道反应、头晕、关节痛、肝损害

表 6 - 6　急性白血病常用联合化疗方案

治疗阶段	方案	备注
ALL 诱导缓解治疗	DVLP 方案：DNR + VCR + L - ASP + P	
ALL 缓解后治疗	HD Ara - C 或 HD MTX	HD 为高剂量
AML 诱导缓解治疗	DA 方案（标准）：DNR + Ara - C	
	HA 方案：HRT + Ara - C	
	DAE 方案：DNR + Ara - C + VP - 16	
AML 缓解后治疗	HD Ara - C；可单用或与 DNR、IDR 等联合使用	

3. **"庇护所"白血病的防治**　"庇护所"白血病的预防是急性白血病治疗必不可少的环节，对急淋尤为重要。CNSL 的预防药贯穿于急淋治疗的整个过程，是减少白血病复发的关键，其防治措施包括鞘内注射化疗药和（或）高剂量全身化疗治疗。常选用的化疗药物为氨甲蝶呤、阿糖胞苷等，同时可应用一定量激素以减轻药物刺激引起的蛛网膜炎。急淋患者中脑脊液正常者也需预防性鞘内注射。CNSL 发生后的挽救还可用颅脑和脊椎照射治疗。对于睾丸白血病患者，即使仅有单侧睾丸白血病也要进行双侧照射和全身化疗。

4. **骨髓或造血干细胞移植**　目前主张移植的时间是年龄在 45 岁以下的急性白血病在第 1 次完全缓解时进行。儿童急淋白血病时间应推迟至第 2 次缓解和早期复发时。

5. **细胞因子治疗**　粒细胞集落刺激因子（G - CSF）和粒 - 单集落刺激因子（GM - CSF）与化疗同时应用或化疗后应用，可以减轻化疗所致的粒细胞缺乏，缩短粒细胞恢复时间，提高患者对化疗的耐受性。

【常见护理诊断/问题】

1. 有损伤的危险：出血　与血小板减少、白血病细胞浸润等有关。
2. 有感染的危险　与正常粒细胞减少、化疗有关。
3. 潜在并发症　化疗药物不良反应。
4. 预感性悲哀　与急性白血病治疗效果差、死亡率高有关。
5. 活动无耐力　与大量、长期化疗和白血病引起的代谢增高及贫血有关。

【护理措施】

1. 生活护理　休息可降低基础代谢率，减少耗氧量。有严重贫血、感染、明显出血倾向的患者及化疗期间的患者应绝对卧床休息，协助患者洗漱、进餐、大小便、翻身等，满足其日常生活需要；缓解期患者根据病情适当活动，但活动强度以活动后不出现心慌、气促等不适为宜。

2. 饮食护理　合理的饮食、足够的营养，有助于提高患者对化疗的耐受性，提高机体的免疫力。向患者及家属说明营养摄入的重要性，鼓励患者进食；为患者提供高热量、高蛋白、高维生素、清淡、易消化的食物；少量多餐；尽量满足患者的饮食习惯及对食物的要求，以增加食欲；避免进食高糖、高脂、产气过多和辛辣的食物；为了减轻胃肠道反应，避免在化疗前后 1~2 小时进食；当出现恶心、呕吐时暂缓进食，必要时遵医嘱给予止吐药物；鼓励患者多饮水，每天饮水量在 2000mL 以上，以预防尿酸性肾病。

3. 病情观察　密切观察患者生命体征，观察并记录体温变化及热型，如患者出现发热时应积极寻找有无感染灶（口腔、咽喉部、肺部、肛周）；观察患者全身皮肤有无瘀点、瘀斑及有无内脏出血、颅内出血征象；观察有无中枢神经系统白血病表现；观察浅表淋巴结、肝、脾的大小，有无骨、关节疼痛等；观察有无化疗药物的不良反应；监测白细胞计数、尿量、尿酸水平、骨髓象变化、肝功能、心电图、心率及心律等。

4. 骨骼、关节疼痛的护理　帮助患者取舒适体位，放松肢体，疼痛的关节可用枕头托起；疼痛剧烈时，可遵医嘱给予止痛药物，尽量消除患者的痛苦和不安。

5. 用药护理　向患者及家属解释化学药物两个阶段治疗的目的和方法，使患者了解治疗的策略和过程，以积极配合治疗。

(1) 静脉炎及组织坏死的预防与护理　化疗时需注意以下事项：①合理选用静脉：反复多次化疗者，最好采用中心静脉或深静脉置管的方式，如使用浅表静脉，应选择粗、直、弹性好的大血管，轮换使用。②静脉保护：药液按一定浓度稀释，静注化疗药前先用生理盐水输注或抽回血，确定注射针头在静脉内方可注入药物；当需要给予数种药物时，要先输注对血管刺激性小的药物，再输注刺激性大的药物；药物输注完毕再用生理盐水 10~20mL 冲洗后拔针，以减轻药物对局部血管的刺激；拔针后局部要按压数分钟，以达到止血和预防药液外渗的目的。③紧急处理药液外渗，防治组织坏死：如疑有或发生外渗，立即停止注入，回抽 3～5mL 血液，以去除一部分药液，局部滴入 8.4% 碳酸氢钠 5mL 后拔针，局部 24 小时冰袋间断冷敷，切忌热敷，再用 25% 硫酸镁湿敷，亦可用普鲁卡因局部封闭或用生理盐水加地塞米松进行多处皮下注射，封闭范围要大于渗漏区，环形封闭。④静脉炎的处理：若发生静脉炎，局部血管禁止再静注，患处勿受压。使用硫酸镁、利多卡因、多磺酸黏多糖软膏（喜疗妥）等药物外敷或理疗，鼓励患者多做肢体活动，以促进血液循环。

（2）骨髓抑制的防治与护理　骨髓抑制是化疗最严重的不良反应，许多化疗药物均有骨髓抑制。多数化疗药物骨髓抑制作用最强时间是化疗后第 7～14 天，恢复时间多在之后的 5～10 天，但存在个体差异。所以化疗期间要遵医嘱定期检查血象，初期为每周 2 次，出现骨髓抑制者根据病情需要随时进行，当白细胞计数 $<3.0×10^9$/L 时暂停化疗，并给予升白细胞药（如利血生、鲨肝醇、重组人粒细胞集落刺激因子）；当成熟白细胞计数 $<1.0×10^9$/L 或成熟粒细胞绝对值 $<0.5×10^9$/L 时，应对患者进行保护性隔离。每个疗程结束后要复查骨髓象，以观察化疗效果和骨髓抑制程度。避免应用其他抑制骨髓的药物。

（3）消化道反应的防治与护理　为患者提供一个安静、舒适、通风良好的休息与进餐环境，避免不良刺激；选择合适的进餐时间，减轻胃肠道反应，避免在治疗前后 2 小时内进食；当出现恶心、呕吐时应暂缓或停止进食，及时清除呕吐物，保持口腔清洁。必要时，可遵医嘱在治疗前 1～2 小时给予止吐药物，并根据药物半衰期的长短，每 6～8 小时重复给药 1 次，维持 24 小时的有效血药浓度，以达到减轻恶心、呕吐反应的最好效果。若反应严重，呕吐频繁，应注意观察有无水、电解质紊乱，必要时记录出入量。

（4）心脏毒性的预防与护理　柔红霉素、阿霉素、高三尖杉酯碱类药物可引起心肌及心脏传导损害，用药前、后应监测患者的心率、心律及血压；药物要缓慢（＜40 滴/分）静滴；注意观察患者的面色和心率，以无心悸为宜。一旦出现毒性反应，应立即报告医生并做好相应的准备与配合工作。

（5）脱发的护理　向患者说明化疗的必要性，指出绝大多数患者在化疗疗程结束后头发会再生，使患者有充分的心理准备，坦然面对。指导患者使用假发、帽子、头巾等修饰形象，以降低患者的身体意象障碍。鼓励患者参加正常的社交活动。

（6）鞘内注射化疗药物的护理　协助患者采取头低抱膝侧卧位，协助医生做好穿刺的定位和局部的消毒与麻醉；推注药物速度宜慢；拔针后局部予消毒方纱覆盖、固定，嘱患者去枕平卧 4～6 小时，注意观察有无头痛、呕吐、发热等反应。

（7）其他不良反应的预防与护理　长春新碱能引起末梢神经炎、手足麻木感，可遵医嘱服用维生素 B_1，一般停药后可逐渐消失；左旋门冬酰胺酶可引起过敏反应，用药前应作皮试；甲氨蝶呤可引起口腔溃疡，应加强口腔护理，四氢叶酸钙（口服与含漱）对大剂量甲氨蝶呤化疗引起的口腔溃疡效果显著；环磷酰胺可引起出血性膀胱炎，应保证输液量，鼓励患者每日饮水在 4000mL 以上，一旦发生血尿应停药。对肝功能有损害的药物应观察患者有无黄疸，并定期监测肝功能。

6. 心理护理 了解白血病患者不同时期的心理反应，并进行有针对性的心理护理。耐心倾听患者的诉说，了解其苦恼，鼓励其表达出内心的悲伤情感。对情绪反应比较强烈者，暂且执行保护性医疗制度，配合家属、医生做好解释工作，采取措施缓解患者焦虑、恐惧，防止意外的发生。向患者说明长期情绪低落、焦虑、抑郁等可造成内环境的失衡，并引起食欲下降、失眠、免疫功能低下，会加重病情，从而帮助患者认识不良的心理状态对身体的康复不利。向患者介绍病情已经得到缓解的典型病例，建立社会支持网，增强战胜病魔的信心。

【健康指导】

1. 疾病预防 指导患者避免接触对骨髓造血系统有损害的理化因素，如电离辐射、亚硝胺类物质、染发剂、油漆等含苯物质，保泰松及其衍生物、氯霉素等药物。对应用某些抗肿瘤的细胞毒药物如氮芥、环磷酰胺、甲基苄肼、依托泊苷等，应定期查血象及骨髓象。

2. 生活指导

（1）饮食护理 宜进食富含高蛋白、高热量、高维生素的清淡、易消化、少渣的软食，避免辛辣刺激性食物，防止口腔黏膜损伤。多饮水，多食蔬菜、水果，以保持排便通畅。

（2）休息与活动 保证充足的休息和睡眠，适当加强健身活动，如散步、打太极拳等，以提高机体的抵抗力。

（3）皮肤护理 剪短指甲，避免抓搔而损伤皮肤；沐浴时水温以 37℃~40℃ 为宜，以防水温过高促进血管扩张，加重皮下出血。

3. 用药指导 向患者说明急性白血病缓解后仍应坚持定期巩固强化治疗，可延长急性白血病的缓解期和生存期。

4. 预防感染和出血 注意保暖，避免受凉；讲究个人卫生，少去人群拥挤的地方；经常检查口腔、咽部有无感染，学会自测体温。勿用牙签剔牙，刷牙用软毛刷；勿用手挖鼻孔，空气干燥时可用薄荷油滴鼻腔；避免创伤。定期门诊复查血象，发现出血、发热及骨、关节疼痛要及时去医院检查。

5. 心理调适指导 向患者及其家属说明白血病是骨髓造血系统肿瘤性疾病，虽然难治，但目前治疗方法发展快、效果好，应树立信心。家属应为白血病患者创造一个安全、安静、舒适和愉悦宽松的环境，使患者保持良好的心理状态，有利于疾病的康复。化疗间歇期，可根据病情做力所能及的简单家务，以增强患者的自信心。

二、慢性白血病患者的护理

慢性白血病按细胞类型分为粒细胞、淋巴细胞、单核细胞白血病三型。在我国，慢性白血病发病率低于急性白血病，其中以慢性髓细胞白血病多见，慢性淋巴细胞白血病少见，慢性单核细胞白血病罕见。本节只介绍慢粒和慢淋两型。

慢性髓细胞白血病（chronic myeloid leukemia, CML, 简称慢粒）是一种发生在早期多能造血干细胞上的恶性骨髓增殖性疾病（获得性造血干细胞恶性克隆性疾病），为最常见的骨髓增生性疾患。其特点为病程发展缓慢，主要涉及髓系、外周血粒细胞显著增多且不成熟，脾明显肿大。本病各年龄组均可发病，以中年最多见。男性略多于女性。

慢性淋巴细胞白血病（chronic lymphoblastic leukemia，CLL，简称慢淋）是一种进展缓慢的 B 系淋巴细胞增殖性肿瘤，以外周血、骨髓、脾脏和淋巴结等淋巴组织中出现大量克隆性 B 淋巴细胞为特征。这类细胞形态上类似成熟淋巴细胞，是一种免疫学不成熟的、功能异常的细胞。WHO 已将 CLL 划归淋巴细胞增生性疾病的成熟 B 细胞肿瘤中，并认为 CLL 与小细胞淋巴瘤属同一疾病在不同时期的表现。

【临床表现】

1. 慢性粒细胞性白血病 自然病程可分为慢性期、加速期和急变期。

（1）慢性期 慢性期一般持续 1~4 年。起病缓，早期常无自觉症状，随病情发展可出现乏力、低热、多汗或盗汗、消瘦等代谢亢进的表现。大多数患者可有胸骨中下段压痛。巨脾为最突出的体征，并可引起左上、中腹明显发热坠胀感。触诊时脾大可达脐平面，甚至到盆腔，质硬、表面平滑、无压痛。当发生脾梗死时，则可突发局部剧烈疼痛和明显压痛。50%患者肝脏中度肿大，浅表淋巴结多无肿大。当白细胞显著增高时，可有眼底充血及出血。白细胞极度增高时，可发生"白细胞淤滞症"。

（2）加速期 70%的患者在起病后 1~4 年进入加速期，可维持几个月到数年。主要表现为原因不明的高热、虚弱、体重下降、脾迅速肿大、骨关节痛及逐渐出现贫血、出血。患者对原来治疗有效的药物发生耐药。

（3）急变期 急变期为慢性髓细胞白血病的终末期，其表现与急性白血病类似，急性变预后很差，往往患者数月内死亡。

2. 慢性淋巴细胞白血病 起病缓慢，多无自觉症状，70%~80%的患者因查体偶然发现血常规异常而被确诊。早期可出现疲乏、盗汗，晚期出现低热、消瘦和贫血、出血、感染等症状。浅表淋巴结肿大是 CLL 最常见的体征，随着病情的进展，可由小变大，由局部至全身。以颈部、腋下、腹股沟淋巴结为主。肿大的淋巴结无压痛、较坚实、可移动。偶有纵隔淋巴结及腹膜后、肠系膜淋巴结肿大而引起相应的症状，50%~70%患者有肝、脾轻至中度肿大。约8%患者可并发自身免疫性溶血性贫血。

【实验室及其他检查】

1. 血常规检查 慢粒白血病的主要特征是白细胞计数明显增高，早期常超过 $20 \times 10^9/L$，晚期可超过 $100 \times 10^9/L$，中性粒细胞显著增多，以中性中幼、晚幼和杆状核粒细胞为主，原始细胞一般为 1%~3%，不超过 10%；嗜酸性、嗜碱性粒细胞增多。慢淋白血病淋巴细胞持续增多，白血病计数 $>10 \times 10^9/L$，淋巴细胞占 50%以上，绝对值 $\geq 5 \times 10^9/L$（持续 4 周以上），晚期可达 90%，以小淋巴细胞为主。多数患者外周血涂片中可见破损细胞（涂抹细胞或"蓝细胞"），该种细胞增多是 C.LL 血常规特征。随着病情的发展，两者晚期红细胞、血红蛋白和血小板逐渐减少。

2. 骨髓象　慢粒白血病骨髓增生明显或极度活跃，以粒细胞为主，粒/红细胞比例明显增高，其中中性中幼、晚幼和杆状核粒细胞明显增多，原粒细胞<10%，急变期为30%~80%；嗜酸、嗜碱性粒细胞增多；红系细胞相对减少；巨核细胞正常或增多，晚期减少。慢淋白血病骨髓有核细胞增生活跃，淋巴细胞比例≥40%，以成熟淋巴细胞为主。红系、粒系及巨核系细胞均减少，伴有溶血时幼红细胞可代偿性增生。

3. 染色体检查　90%以上的慢粒患者血细胞中出现 Ph 染色体，对诊断有一定价值，并发现有特异性基因易位、融合。约50%~80%的慢淋患者出现染色体异常。部分患者出现基因突变或缺失。

4. 血液生化　尿酸浓度增高，乳酸脱氢酶增高。此外，维生素 B_{12} 及维生素 B_{12} 结合力显著增加。

5. 免疫学检查　约半数患者血清蛋白含量减少。淋巴细胞具有单克隆性。绝大多数病例的淋巴细胞为 B 淋巴细胞，20%患者抗人球蛋白试验阳性，晚期 T 细胞功能障碍。

【诊断要点】

1. 慢粒白血病　凡有不明原因的持续性白细胞数增高，根据典型的血象和骨髓象改变、脾大、Ph 染色体阳性及 BCR-ABL 融合基因阳性即可做出诊断。

2. 慢淋白血病　结合临床表现，外周血中持续性单克隆性淋巴细胞 $>5×10^9/L$，骨髓中淋巴细胞≥40%，以及根据免疫学表面标志，可做出诊断。

【治疗要点】

1. 慢性粒细胞白血病

（1）化学治疗　①羟基脲（HU）：是目前治疗慢粒的首选化疗药物。起效快，但持续时间短，用药后2~3天白细胞数下降，停药后很快回升。②白消安（BU，马利兰）：起效慢，但持续时间长，用药2~3周后外周血白细胞才开始减少，停药后白细胞减少可持续2~4周。长期用药可出现皮肤色素沉着、精液缺乏及停经、肺纤维化等，现已较少使用。③其他药物：如 Ara-C、高三尖杉酯碱、靛玉红、异靛甲等，在上述药物无效时才考虑使用。

（2）α-干扰素（IFN-α）　该药与羟基脲或小剂量阿糖胞苷联合应用，可提高疗效。常见不良反应为畏寒、发热、疲劳、厌食、恶心、头痛、肌肉及骨骼疼痛。

（3）甲磺酸伊马替尼（IM）　近年来临床应用较多，有效率可达95%~98%。

知识链接

　　靶向治疗主要是针对白血病病机中某一特定环节的有效治疗。全反式维 A 酸和三氧化二砷在急性早幼粒细胞白血病中及伊马替尼在慢粒白血病中的惊人疗效，为白血病的靶向治疗提供了两个成功范例，使靶向治疗成为白血病治疗的新热点。

（4）**异基因造血干细胞移植（Allo - SCT）**　是目前被普遍认可的根治性标准治疗。骨髓移植应在 CML 慢性期，血象和体征控制后尽早进行。HLA 相合同胞间移植后患者 3~5 年无病存活率为 60%~80%。

（5）**慢粒白血病急变的治疗**　同急性白血病的治疗方法。

（6）**其他**　白细胞淤滞症可使用血细胞分离机，单采清除过高的白细胞，同时给予羟基脲化疗和水化、碱化尿液，保证足够的尿量，并口服别嘌醇，以预防尿酸性肾病。脾放射用于脾肿大明显，有胀痛而化疗效果不佳时。

2. 慢性淋巴细胞白血病

（1）**化学治疗**　苯丁酸氮芥（瘤可宁）为初治 CLL 的首选药物。氟达拉滨干扰腺苷代谢，对慢淋有特效，被公认为初治 CLL 的一线药物。其他药物还有喷司他丁、克拉曲滨、环磷酰胺等。

（2）**放射治疗**　主要用于淋巴结肿大伴有局部压迫症状者或化疗后淋巴结、脾脏缩小不佳者，可采取局部放射治疗。

（3）**造血干细胞移植**　在缓解期，采用自体干细胞移植治疗可获得较理想的效果。

（4）**免疫治疗**　常用 α-干扰素、阿来单抗和利妥昔单抗。

（5）**并发症治疗**　积极用抗生素控制感染，反复感染者可注射丙种球蛋白；并发自身免疫性溶血性贫血或血小板减少性紫癜者，可用大剂量肾上腺糖皮质激素治疗，疗效不佳且脾大明显时，可行脾切除。

【常见护理诊断/问题】

1. 疼痛：脾胀痛　与脾大、脾梗死有关。

2. 有感染的危险　与低免疫球蛋白血症、正常粒细胞缺乏有关。

3. 活动无耐力　与虚弱或贫血有关。

4. 营养失调：低于机体需要量　与机体代谢亢进有关。

【护理措施】

1. 生活护理　慢性期病情稳定后，患者可以工作和学习，适当锻炼，但不宜过度劳累，生活宜有规律，休息和睡眠充足；急变期及加速期患者多卧床休息，将常用物品放在易于拿取的地方，并加强生活护理，以减少体力消耗；脾脏肿大明显的患者，建议取左侧卧位，以减轻不适感，同时尽量避免弯腰和碰撞腹部，以避免脾破裂。化疗期间鼓励患者多饮水，以利于尿酸和化疗药物降解产物的稀释和排泄。

2. 饮食护理　由于体内白细胞计数增多，基础代谢率增加，机体所需热量增加，因此，应提供高热量、高蛋白、高维生素、易消化吸收的食物，以保证机体的营养供给。

3. 病情观察　每天测量患者脾的大小、质地并做好记录，注意脾区有无压痛，观察有无脾栓塞或脾破裂的表现。若出现发热、多汗、脾区疼痛拒按、脾区闻及摩擦音，甚至出现血性腹水、休克，应及时报告医师，并协助处理。观察体温变化，有无感染、出血征象，注意有无骨、关节疼痛及浅表淋巴结肿大。观察尿量，定期进行血常规、血尿酸、尿常规和肾功能检查，一旦出现尿量减少或无尿应及时报告医师，并配合治疗。

4. 用药护理　羟基脲和白消安的主要不良反应是骨髓抑制、皮肤色素沉着；苯丁酸氮芥主要不良反应是胃肠道反应、神经毒性、骨髓抑制及自身免疫现象，用药期间定期检查血常规。α－干扰素常见不良反应为畏寒、发热、疲劳、厌食、头痛、肌肉及骨骼疼痛等流感样症状，用解热镇痛药可减轻症状，不能耐受者停药。伊马替尼不良反应包括水肿、肌痉挛、腹痛、腹泻、恶心、肌肉骨骼疼痛、皮疹、疲劳等，但一般症状较轻微；血象改变较常见，可出现粒细胞缺乏、血小板减少和贫血，应定期查血常规，可并用造血生长因子改善血象，严重者减量或暂时停药。

【健康指导】

1. 疾病基本知识指导　向患者及家属介绍疾病的有关知识，如病情的演变过程、治疗方案，鼓励患者主动配合治疗。

2. 饮食指导　给患者提供高热量、高蛋白、高维生素、易消化吸收的食物以补充消耗的热量，减少体内蛋白质过度分解。

3. 休息与活动指导　慢性期病情稳定后，患者可工作和学习，适当锻炼，但不可过劳。生活要有规律，保证充足的休息和睡眠。

4. 用药指导　告知患者药物治疗的作用、注意事项、常见不良反应，指导患者遵医嘱服药，并严密观察不良反应。慢性期的患者必须主动配合治疗，以延长慢性期，减少急性变的发生。

5. 自我监测与随访的指导　定期复查血象、骨髓象、肝肾功能，指导患者若出现贫血加重、发热、腹部剧烈疼痛，尤其是腹部受撞击可疑脾破裂时，应立即就医。

附一：骨髓穿刺术

骨髓穿刺术是采集骨髓液的一种常用诊疗技术，骨髓液检查包括细胞形态学、寄生虫和细菌学等检查，以协助诊断血液病、传染病和某些寄生虫病；了解骨髓造血情况，为化疗和免疫抑制剂应用提供参考；通过复查评价疗效、判断预后；还可以经骨髓给药或骨髓移植。

【适应证】

协助诊断各种贫血、造血系统肿瘤、血小板或粒细胞减少症、疟疾或黑热病等。

【禁忌证】

血友病等有明显出血倾向者及穿刺部位有感染者。

【操作过程】

骨髓穿刺术操作过程见表6-7。

表6-7 骨髓穿刺术操作过程

项目	技术操作要求
操作准备	1. 患者准备：了解患者病情、身体状况、意识和肢体活动能力，评估穿刺部位的情况和患者的配合程度。向患者解释骨穿的目的、过程和注意事项，消除紧张情绪，征得家属签字同意；术前做普鲁卡因皮试，查血小板、出凝血时间等 2. 医护人员准备：洗手、戴口罩和帽子 3. 物品准备：常规消毒物品，无菌骨穿包（骨穿针、5mL注射器、20mL注射器、洞巾、纱布、弯盘）、无菌手套、局部麻醉药、治疗用药、胶布、载玻片若干、推片1张、培养基、酒精灯、打火机等 4. 环境准备：清洁、无尘、室温不低于20℃，保护隐私
操作流程	1. 洗手、戴口罩和帽子 2. 准备用物、核对医嘱、检查骨穿包和相关物品 3. 携带用物推车至患者床旁 4. 核对患者，告知操作目的、过程，指导患者配合，评估患者 5. 选择穿刺部位，一般选髂前上棘为穿刺点，必要时亦可选用髂后上棘、脊椎棘突、胸骨、胫骨粗隆前下方等部位 6. 根据穿刺部位协助患者采取适宜的体位，选胸骨、髂前上棘作穿刺点者取仰卧位，前者还需用枕头垫于背后，以使胸部稍突出；选髂后上棘穿刺者取侧卧位或俯卧位；选棘突穿刺点则取坐位，尽量弯腰，头俯屈于胸前使棘突暴露 7. 协助消毒穿刺部位皮肤，术者戴无菌手套，铺无菌孔巾，用5mL注射器抽取麻药，在穿刺点进行皮内、皮下、骨膜浸润麻醉 8. 协助穿刺，术者将骨髓穿刺针固定器固定于距针尖1.5cm处（胸骨穿刺者固定于距针尖1cm），左手拇指和食指固定穿刺部位，右手持针向骨面垂直刺入，当针尖接触骨质后则将穿刺针左右旋转，缓缓钻刺骨质，当阻力突然消失，穿刺针固定在骨内不再晃动时，表明针尖已进入骨髓腔 9. 留取标本：穿刺进入骨髓腔后拔出针芯，接上干燥的10mL或20mL注射器，用适当力量抽吸骨髓液0.1~0.2mL，并滴于载玻片上，然后立即制成均匀薄片。如需做细菌培养，可再抽取骨髓液1~2mL，并将注射器乳头及培养基开启处通过酒精灯火焰灭菌 10. 协助拔针：抽吸完毕重新插入针芯，用无菌纱布置于针孔处，按压1~2分钟（血小板减少者至少按压3~5分钟）后，用胶布固定纱布 11. 整理用物，将制成的骨髓片和骨髓培养标本及时送检 12. 交代注意事项：①一般嘱咐患者平卧休息4小时，如无不适，即可正常活动，并向患者说明术后穿刺处疼痛是暂时的，不会对身体有影响。②注意观察穿刺部位有无出血。③保持穿刺局部干燥，若纱布被血液或汗液浸湿，需及时更换。④穿刺后3天内禁止沐浴，以免污染创口。⑤指导患者观察穿刺部位，如果穿刺部位出血、触痛和发红，则可能是感染的征象，应及时处理
注意事项	1. 严格执行无菌操作，以免发生骨髓炎 2. 注射器和穿刺针必须干燥，以免发生溶血 3. 吸出骨髓液应立即涂片，以免发生凝固 4. 抽取骨髓液时，压力不宜过大，量不宜过多（除做细菌培养外），以免混入太多周围血，影响结果的判断 5. 穿刺时应注意观察患者面色、脉搏、血压，如发现患者精神紧张、大汗淋漓、脉搏快等症状时，应立即报告医师，并停止穿刺，积极协助医师处理

附二：造血干细胞移植术

造血干细胞移植术（HSCT）是指对患者进行全身照射、化疗和免疫抑制预处理后，将正常供体或自体的造血细胞（HC）经血管输注给患者，使之重建正常的造血和免疫功能的治疗方法。用此疗法均可提高疗效，改善预后，得到长生存期乃至根治。HC 包括造血干细胞（HSC）和祖细胞。HSC 具有增殖、分化为各系成熟血细胞的功能和自我更新能力，维持终身持续造血。

HSCT 已经成为临床重要的有效治疗方法，全世界每年移植病例数都在增加，移植患者无病生存最长的已经超过 30 年。

【分类】

根据 HC 取自健康供体还是患者本身，HSCT 被分为异体 HSCT 和自体 HSCT（auto – HSCT）。异体 HSCT 又分为异基因移植（Allo – HSCT）和同基因移植。后者指遗传基因完全相同的同卵孪生者间的移植，供者、受者间不存在移植物被排斥和移植物抗宿主病（GVHD）等免疫学问题，此种移植概率不足 1%。根据 HSC 取自骨髓、外周血或脐带血，又区分为骨髓移植（BMT）、外周血干细胞移植（PBSCT）和脐血移植（CBT）。根据供者和受者之间有无血缘关系又分为血缘移植和无血缘移植。根据人白细胞抗原（HLA）配型相合的程度，分为 HLA 相合、部分相合和单倍型相合移植。

【适应证】

造血干细胞移植受者的年龄不宜过大，年龄过大效果较差，但同基因和自体造血干细胞移植不受年龄限制。若有严重的脏器器质性疾病，如严重心、肾疾病等，则不应做造血干细胞移植。一般造血干细胞移植适用于如下疾病。

1. 恶性疾病

（1）急性白血病　急性白血病造血干细胞移植的最佳时机是在第 1 次完全缓解时进行自体或异体移植（除外儿童低危组急性淋巴细胞白血病）。自体造血干细胞移植患者年龄应控制在 65 岁以下，异体造血干细胞移植患者年龄应控制在 55 岁以下。

（2）慢性粒细胞白血病　最好在慢性期进行移植，此期移植疗效最佳，无病生存率可达 50% ~ 90%。一般不在加速期或急变期移植，因其成功率低。

（3）其他恶性疾病　如恶性淋巴瘤、多发性骨髓瘤、小细胞肺癌、卵巢癌和睾丸癌等，常可做自体造血干细胞移植。

2. 非恶性疾病

（1）重型再生障碍性贫血　年龄不超过 40 岁（同基因者任何年龄均可）的重或极重型再生障碍性贫血有 HLA 相合同胞者，宜首选 HSCT，移植前未曾输血者较输过血者移植成功率高。

（2）其他　如重症联合免疫缺陷病、阵发性睡眠性血红蛋白尿、重型 β 海洋性贫血，理论上认为所有先天性造血系统疾病及酶缺乏所致的代谢性疾病均可。

【操作过程】

造血干细胞移植术操作过程见表 6 – 8。

表6-8 造血干细胞移植术操作过程

项目	技术操作要求
	1. 供者选择：auto – HSCT的供者是患者自己，应能承受大剂量的化、放疗，能动员采集到未被肿瘤细胞污染的足量的造血干细胞。Allo – HSCT的供体首选HLA相合同胞，次选HLA相合无血缘供体、脐带血干细胞或HLA部分相合的亲缘供体。若多个HLA相合者，则选择年轻、健康、男性、巨细胞病毒阴性和红细胞血型相合者
	2. 供者准备：供者移植前需做全面体格检查，包括血常规、肝肾功、心电图、B超、胸片、血型、血糖、电解质、骨髓穿刺、巨细胞病毒、EB病毒、艾滋病病毒、乙型肝炎病毒、丙型肝炎病毒、梅毒血清试验等检查，供受者抽血做组织配型、混合淋巴细胞培养、细胞遗传及基因检查等。为维持供髓者血流动力学稳定，确保其安全，一般在抽骨髓日前14天预先保存供者自身血，在手术中回输
	3. 无菌层流病房准备：无菌层流病房的设施与应用是有效预防造血干细胞移植术后患者继发感染的重要保障之一。在使用前室内一切用物及空间均需进行严格地清洁、消毒、灭菌处理，并在室内不同空间采样行空气细菌学监测，完成合格后方可进驻患者
	4. 患者准备
	（1）心理准备：评估患者及家属对造血干细胞移植重要性的认识和了解程度；向患者及家属详细解释造血干细胞移植的必要性、可行性、要求、程序、可能出现的并发症及预防并发症的措施，树立患者治病信心，积极配合治疗；详细介绍无菌层流室的基本环境和规章制度，降低或消除患者疑虑、恐惧心理，使其处于最佳生理、心理状态接受治疗
移植准备	（2）全面体查：移植前做好全面身体检查，包括骨髓象、血常规、重要脏器功能、免疫功能、内分泌功能、ABO血型配型、组织配型等检查；进行痰液、尿液、粪便、皮肤、耳、鼻、咽拭子的细菌和真菌培养检查；请口腔科、眼科、耳鼻喉科、肛肠专科会诊检查，彻底清除或治疗已有的或潜在的感染病灶
	（3）移植前预处理：在造血干细胞移植前，受者需常规接受1个疗程超剂量的化疗和（或）放疗，称为预处理。预处理的目的是：杀灭肿瘤细胞或白血病细胞，减少移植后基本的复发；减少造血干细胞，为移植的造血干细胞准备空间；抑制或摧毁受者体内的免疫细胞，使之失去排斥外来细胞的能力，容许供者的造血干细胞植入而重建造血功能。预处理主要采用全身照射、细胞毒药物和免疫抑制剂
	（4）患者入住无菌室前
	①入层流室前3天开始服用肠道不易吸收的抗生素，食物需消毒；每天庆大霉素或卡那霉素滴眼；0.2%氯己定液擦拭外耳道、鼻前庭，每天2次，并可使用抗生素滴耳、滴鼻；复方硼酸液或0.2%氯己定液漱口；便后用0.5%氯己定溶液坐浴并涂抗生素软膏
	②入层流室前1天剪指（趾）甲、剃光毛发（头发、腋毛、阴毛）。彻底洗澡，尤其是肚脐、腋下、会阴等皮肤皱褶处
	③入层流室当天清洁灌肠，淋浴后用0.05%氯己定药浴30~40分钟，给予眼、外耳道、口腔、脐部清洁后，更换无菌衣裤、鞋袜入层流室
	④置入层流室的所有物品均需消毒处理，以预防外源性感染
	（5）患者入住无菌层流室 患者入住无菌层流室特别是经过预处理后，全血细胞明显减少，免疫功能低下，极易发生感染。因此，有效的消毒隔离措施至关重要。具体要求是：

项目	技术操作要求
移植准备	①医务人员要求。严格控制入室人员，呼吸道感染者严禁入内；进入无菌层流室人员应加强个人卫生，勤洗澡、勤剪指甲；入室前必须用氯己定漱口，清洁外耳道、鼻腔，淋浴，更衣，肥皂洗手，清水冲净后再用 0.05% 氯己定液泡手 5 分钟，按无菌操作要求穿无菌手术衣、裤，戴无菌帽子、口罩，更换无菌拖鞋经风淋后进入无菌层流室；接触患者前，再次消毒双手，戴无菌手套，加套无菌隔离衣与袜套；一切治疗护理操作严格无菌，配制药液在超净台进行，物品传递严格按无菌技术进行，合理安排各项操作 ②无菌层流室环境要求。无菌层流室要求洁净度为 100 级（空气细菌数 <3 个/米^3），空气呈单一方向平行流动，保证病室空气清洁和新鲜。室内所有物品表面每天用消毒液（0.25% 次氯酸钠、1% 过氧乙酸）擦拭 2 次，室内臭氧消毒，每天 3 次，每次 30 分钟；患者床上用品、生活用品隔天高压消毒或采用其他方法消毒；递入无菌层流室的所有物品均需根据物品的性状采取不同的方式消毒；无菌包均用双层包布，需要时打开外层，按无菌方法递入室内；口罩、帽子、隔离衣用后即更换，消毒液、泡手液需每天更换 1 次；每周进行 1 次物体表面细菌监测、空气采样培养，如含尘浓度明显增高时，应及时查找原因和检修 ③患者无菌要求。患者所吃的各种食品均需微波炉或高压蒸汽消毒后食用，水果浸泡消毒 15 分钟后削皮食用；药物经紫外线消毒后服用；加强口腔、鼻腔和外耳道护理；每天应用眼药水交替点眼；睡前、便后坐浴，以保持肛周清洁，女性患者每天冲洗会阴，月经期间增加外阴冲洗次数，保持外阴清洁；用消毒液沐浴或全身擦拭，每天 2 次 （6）准备输注通路：移植前一天行颈外静脉或锁骨下静脉置管术备用
造血干细胞采集	1. 向供者解释采集过程和注意事项，消除紧张情绪，征得同意并签字 2. 骨髓造血干细胞采集：在手术室内严格无菌操作下对供者进行骨髓血采集。一般行硬膜外麻醉，自髂前或髂后上棘一个或多个部位抽取骨髓，根据供者需要采集 500~800mL 即可达到一般采集目标值，采集的骨髓血经无菌不锈钢网或尼龙网过滤后装入血袋，并加肝素抗凝。在采集骨髓血 400mL 时，应开始回输事先保存的供者自体血液，以防休克。对自体 BMT，采集的骨髓血需加入冷冻保护剂，液氮保存或 -80℃ 深低温冰箱保存 3. 外周血造血干细胞采集：在干细胞采集之前需经造血刺激因子（粒细胞集落刺激因子、粒 - 单细胞集落刺激因子）动员 4~5 天；当白细胞计数 >5×10^9/L 时，应用血细胞分离机采集外周血造血干细胞，一般需连续采集 2~3 天，每次采集前 2 小时肌内注射 G - CSF 5μg/kg。一般自体外周血造血干细胞移植采集量为 MNC 数达 2×10^8/kg（受者体重），将抽取的外周血置于 4℃ 环境保存 3 天或用降温氮保存 3~24 个月 4. 脐带血造血干细胞的采集：健康产妇分娩时待胎儿娩出后，迅速结扎脐带，于无菌条件下，以采血针穿刺脐静脉收集残留于脐带和胎盘内的血液，每份脐血量为 60~100mL

续表

项目	技术操作要求
造血干细胞移植	1. 造血干细胞输注在无菌层流室进行，移植前受者应准备就绪并休息 1 天 2. 异体骨髓输注：如果供者和受者 ABO 血型相合，骨髓采集后即可输入，如果 ABO 血型不合要待处理后方可输入。输注前遵医嘱给予地塞米松 5mg、非那根 25g，以减少输注反应；给予呋塞米 20g，以利尿及预防肺水肿。用无滤网输液器经中心静脉导管输入，开始输注速度要慢，观察 15~20 分钟后如无反应，再将滴数调整为 100 滴/分左右，一般要求 300mL 骨髓在 3 小时内输完。骨髓中的脂肪颗粒可引起栓塞，所以输注前应将骨髓袋倒置 30 分钟，使骨髓中脂肪浮于上层，并在输注结束时弃去最后 5~10mL 骨髓，以防发生脂肪栓塞。在骨髓输注的同时，经另一条通路输入适量鱼精蛋白，以中和骨髓中的肝素 3. 自体骨髓回输：自体骨髓在预处理前采集，采集后加入保护液并放入 4℃ 冰箱内液态保存，一般在 72 小时内待预处理后回输，回输前在室温下放置 0.5~1.0 小时，其他方法同异体骨髓输注 4. 自体外周血干细胞回输：自体外周血干细胞回输前 15~20 分钟遵医嘱给抗过敏药，冰冻保存的造血干细胞需在床旁用 38.5℃~40℃ 恒温水迅速复温融化，然后立即用无滤网输液器从静脉导管输入，同时另一条静脉通路输注鱼精蛋白，以中和肝素，同时遵医嘱给予 5% 碳酸氢钠和生理盐水、呋塞米、甘露醇，以维持足够的尿量。1 袋外周血干细胞一般应在 15 分钟内回输完毕；回输 2 袋外周血干细胞之间需用生理盐水冲管 5. 异体外周血干细胞输注：异体外周血干细胞和异体外周骨髓一样，供者外周血干细胞采集后即可输注，输注前将 50~100mL 外周血干细胞加生理盐水稀释到 200mL，其余同自体外周血干细胞输注 6. 脐血造血干细胞输注：深低温保存的脐带血干细胞置 40℃ 水中迅速解冻后输注，4℃ 保存的脐血在 48~72 小时内输注，一般用手推或微量泵推注 7. 植活证据：依据供受者间性别及红细胞血型和 HLA 的不同，分别通过细胞学和分子遗传学方法取得植活的实验室证据。这些标记在移植前应为受者型，移植成功后为供者型。植活的间接证据是患者血常规恢复正常，移植物抗宿主病出现也是临床植活证据
并发症预防及处理	1. 预处理毒性：不同预处理产生不同的毒副作用。早期毒副作用通常有恶心、呕吐、黏膜炎等消化道反应，急性肝肾功能受损、心血管系统毒性作用也不少见。糖皮质激素可减轻放射性胃肠道损伤。口腔黏膜炎常出现在移植后 5~7 天，严重者需阿片类药物镇痛，继发疱疹感染者应用阿昔洛韦和静脉营养支持，一般 7~12 天"自愈"。移植后 5~6 天开始脱发。氯硝西泮或苯妥英钠能有效预防白消安所致的药物性惊厥。美司钠，充分水化、碱化尿液，膀胱冲洗和输血支持可以预防高剂量环磷酰胺导致的出血性膀胱炎 2. 感染：感染是最常见的并发症之一，也是移植成败的关键。全血细胞减少、粒细胞缺乏、留置导管、黏膜屏障受损、免疫功能低下等因素均可导致感染发生。移植早期（数周内）是感染的危险期，感染率 60%~80%，以细菌感染尤其是革兰阴性杆菌败血症多见，真菌感染也可发生；移植后第 2~3 个月主要为病毒感染，常为单纯疱疹病毒 I 型和 II 型感染，尤其以巨细胞病毒引起的间质性肺炎最严重；移植 3 个月之后的感染与移植物抗宿主病有关，以肺炎病毒感染多见，也可有细菌、真菌和寄生虫感染等。感染的预防措施见前述。严密观察感染征象，每天询问患者主诉，监测体温变化及精神状态，观察有无局部感染灶的存在，必要时做血、尿、粪及分泌物的细菌学培养和药敏试验，根据感染部位或类型、病原学检查结果选择药物治疗

项目	技术操作要求
并发症预防及处理	3. 移植物抗宿主病（GVHD）：移植物抗宿主病是 Allo - HSCT 后特有的、最严重的并发症，是移植治疗相关死亡主要原因之一，由供者 T 细胞攻击受者同种异型抗原所致。临床有急、慢性两种。急性发生于移植后 100 天内，100 天后出现的称为慢性。典型的发生在移植后 2 ~ 4 周，表现为皮肤红斑和斑丘疹、持续性厌食和（或）腹泻、肝功能异常。移植后生存期超过 6 个月的患者，20% ~ 50% 合并急性抗宿主病，其表现类似自身免疫病表现，如系统性硬化病、皮肌炎、面部皮疹、干燥综合征、关节炎、闭塞性细支气管炎、胆管变性和胆汁淤积，且治疗效果不理想，因此预防显得尤为重要；环孢素和甲氨蝶呤是预防的主要药物，遵医嘱于移植前 1 天开始静滴环孢素 1 个月，以后改为口服直至 6 个月，环孢素的毒副作用见白血病相关内容。慢性抗宿主病主要采用大剂量糖皮质激素和小剂量免疫抑制剂治疗 4. 肝静脉闭塞病（VOD）：发病率约为 10%，高峰发病时间为移植后 16 天，一般在 1 个月内发病。主要因肝血管和窦状隙内皮细胞损伤并在局部呈现高凝状态所致，其临床特征为不明原因的体重增加、黄疸、右上腹痛、肝大、腹腔积液，确诊需肝活检。VOD 治疗以支持为主，轻、中型可自行缓解且无后遗症，25% ~ 30% 的 VOD 为重型，预后不佳，多因进行性急性肝功能衰竭、肝肾综合征和多器官衰竭而死亡
注意事项	1. 严格执行无菌操作；受者进无菌层流室后，食物和药物必须作相应处理，减少感染率 2. 采集骨髓过程中需要不断监测血压、呼吸、心率，采集骨髓过程不宜过快，每采 500mL 的时间不应少于 30 分钟。如供者烦躁不安或血压比平时降低 30mmHg 以上，应暂停抽骨髓，监测心电图 3. 静脉置管使用前应检查局部伤口情况，检查导管有无裂隙、进气或接头滑脱；使用时严格执行无菌操作和导管使用原则，防止导管脱落和堵塞；置管局部应每天消毒、换药。同时向患者说明维持静脉置管的重要性，指导患者切忌用手触摸伤口表面，以防感染；可用肝素或生理盐水封管；导管一般在迁出无菌室前 3 ~ 5 天拔出 4. 观察有无移植并发症的发生，如出现相应表现，立即报告医师，积极协助医师处理

【综合（复杂）案例】

龚某，男性，55 岁。主诉：头晕、乏力 1 个月，间断发热 1 周。于 1 个月前无明显诱因出现头晕、乏力伴面色苍白，无视物旋转，可从事日常生活，未予治疗，且乏力症状逐渐加重，上两层楼后需休息。1 周前出现发热，体温最高达 38.6℃，无寒战，于诊所应用退热药物后热退，后发热反复出现，为求进一步诊治来我院就诊。既往体健。半年前搬进新装修的居室居住。体格检查：T 38.6℃，P 98 次/分，R 25 次/分，BP 118/78mmHg。贫血貌，双侧颌下及左侧腘窝可触及数个肿大的淋巴结，质韧，直径在 0.5 ~ 1.8cm 之间，边界尚清，无压痛，右侧颈部可见少量散在瘀点、瘀斑，直径在 0.3 ~ 1.4cm 之间，色鲜红，压之不褪色，胸骨叩痛阴性，心肺无异常，肝脾肋下未触及，双下肢无浮肿。病程中偶有鼻衄、齿龈出血，无恶心、呕吐，无腹痛、腹泻，无头痛，饮食、睡眠良好，大小便正常，体重未见明显减轻。血常规检查：WBC $14.5 \times 10^9/L$，MO 42%，NE 27%，LY 19%，RBC $2.65 \times 10^{12}/L$，Hb 54g/L，PLT $51 \times 10^9/L$。

问题：

1. 根据患者症状、体征及血常规结果，患者患何种疾病的可能性大？
2. 该疾病应采取什么样的治疗原则？
3. 对该患者的护理措施有哪些？

目标检测

A1 型题

1. 骨髓穿刺时，护士应配合医生做哪些工作（　　）

   A. 髂前上棘穿刺时指导患者取侧卧位

   B. 穿刺术后患者应平卧休息 4 小时

   C. 穿刺当天应积极洗浴，以免感染

   D. 腰椎棘突穿刺者取坐位，尽量弯腰

   E. 穿刺术后患者俯卧位 24 小时

2. 下列哪项表现对提示早期颅内出血最有价值（　　）

   A. 血压下降　　　B. 心动过速　　　C. 头晕

   D. 恶心、呕吐　　　E. 头痛

3. 白血病最严重、最危险的潜在护理问题是（　　）

   A. 严重贫血　　　　　　　　B. 药物不良反应

   C. 感染　　　　　　　　　　D. 白细胞浸润中枢神经系统

   E. 以上均不是

4. 再生障碍性贫血实验室检查不可能出现（　　）

   A. 血象呈全血细胞减少　　　　B. 贫血属于正常细胞型

   C. 网织红细胞减少　　　　　　D. 骨髓巨核细胞增多

   E. 骨髓增生低下

5. 关于口服铁剂治疗缺铁性贫血哪项正确（　　）

   A. 从小剂量开始以减少胃肠道反应　B. 与维生素 B_{12} 同用可增强效果

   C. 服药两周后血象恢复正常　　　　D. 血象恢复正常后可停药

   E. 服药两周血象未达正常可改用注射铁剂

A2 型题

6. 某再生障碍性贫血患者，出现高热并且时有抽搐，此时最适宜的降温措施是（　　）

   A. 温水擦浴　　　B. 酒精擦浴　　　C. 口服退热药

   D. 冰水灌肠　　　E. 头部及大血管处放置冰

7. 某缺铁性贫血患者，口服硫酸亚铁 0.3g，每日 3 次进行治疗，护士通知患者应采取以下哪种方法（　　）

A. 每间隔 8 小时 1 次   B. 三餐前服用

C. 三餐后服用   D. 早晨 10 时，下午 3 时和睡前

E. 在一天中任选时间服用

8. 患者，女，45 岁。发热，贫血，皮下出血点，脾大占满腹部，胸骨隐痛，最可能的诊断是（   ）

A. 血小板减少性紫癜   B. 急性白血病

C. 再生障碍性贫血   D. 败血症

E. 慢性白血病

9. 某急性白血病患者化疗期间，血小板计数下降为 $15 \times 10^9/L$，护士对其进行护理时，最应警惕的表现是（   ）

A. 发热   B. 咳嗽   C. 肛周疼痛

D. 剧烈头痛   E. 皮肤出血点增多

10. 患者，男性，38 岁。白血病患者，已进行多次化疗，现处于诱导缓解期，今晨出现头痛、恶心、呕吐。查体：颈项强直，该患者最可能发生了（   ）

A. 脑梗死   B. 脑出血   C. 中枢神经系统白血病

D. 脑膜炎   E. 败血症

11. 患者，女性，22 岁。严重败血症诱发弥散性血管内凝血（DIC）。其高凝期的临床特点是（   ）

A. 注射部位大片出血   B. 血液不易抽出、易凝固

C. 大量咯血   D. 严重的便血

E. 凝血时间延长

12. 患者，女性，48 岁。因大面积烧伤 2 周，伴发感染性休克，护士在观察病情时发现其皮肤上有瘀点、瘀斑。该患者神志不清、脉搏细速、呼吸浅促、血压 70/50mmHg、无尿。立即抽血进行实验室检查，结果血小板 $40 \times 10^9/L$，纤维蛋白原 1.0g/L，凝血酶原时间延长，3P 试验阳性。该患者出血的原因是（   ）

A. 血小板减少   B. 血管损伤

C. 纤维蛋白合成障碍   D. 血小板减少性紫癜

E. 发生了弥散性血管内凝血（DIC）

A3 型题

（13~14 题共用题干）

患者，女性，30 岁。1 年多来反复发生双下肢瘀斑，月经量增多。血红蛋白 90g/L，血小板 $50 \times 10^9/L$，红细胞 $3.0 \times 10^{12}/L$，既往身体健康。初步诊断"慢性特发性血小板减少性紫癜"。

13. 治疗时应首选（   ）

A. 糖皮质激素   B. 脾切除

C. 血浆置换   D. 大剂量丙种球蛋白

E. 静脉输注血小板混悬液

14. 与目前病情不符的护理诊断或合作性问题是（　　）

A. 组织完整性受损　　　　　　B. 有受伤的危险

C. 有感染的危险　　　　　　　D. 知识缺乏

E. 潜在并发症：颅内出血

第七章　内分泌及代谢性疾病患者的护理

学习目标

1. 能说明内分泌及代谢性疾病的基本病因与诱因。
2. 能描述内分泌及代谢性疾病的临床表现。
3. 能说明内分泌及代谢性疾病常见相关检查的临床意义和治疗要点。
4. 能按照护理程序对内分泌及代谢性疾病患者进行全面护理评估，提出正确的护理诊断和问题，并制定和实施合理的护理措施。
5. 能对内分泌及代谢性疾病患者进行正确的健康指导。

案例：患者，女性，25 岁。因肥胖、月经量少且月经周期不规则一年入院。查体：血压 170/100mmHg，向心性肥胖，满月脸。实验室检查：24 小时尿 17 - 羟皮质类固醇升高。CT 检查显示垂体肿物，X 线显示骨质疏松，初步诊断为 Cushing 综合征。

第一节　概　　述

内分泌系统疾病是指各种原因引起的内分泌腺病变，包括下丘脑、垂体、甲状腺、肾上腺等疾病。根据病理生理可分为功能亢进、功能减退和功能正常；根据其病变发生部位，可分为原发性（发生在周围靶腺）和继发性（发生在下丘脑或垂体）。代谢性疾病指机体新陈代谢过程中某一环节障碍引起的相关疾病，分为遗传性代谢病和获得性代谢病，前者由基因突变引起细胞和器官功能异常，后者可由环境因素，或者遗传因素和环境因素相互作用所致。代谢性疾病可引起多个器官、系统病理变化，但以某些器官或系统受累的临床表现较为突出。

内分泌与代谢性疾病种类繁多，很多为常见病和多发病，包括甲状腺功能亢进症、糖尿病、痛风等。随着人们生活方式和生活水平的改变，内分泌与代谢性疾病成为严重威胁个人健康的世界性公共卫生问题。内分泌系统除固有的内分泌腺（垂体、甲状腺、甲状旁腺、肾上腺、胰岛和性腺）外，尚有分布在心血管、胃、肠、肾、脂肪组织、脑（尤其是下丘脑）部位的内分泌组织和细胞。

内分泌与代谢性疾病的常见症状与体征有身体外形改变、性功能障碍、疲乏无力等。

一、身体外形改变

身体外形的改变多与垂体、甲状腺、甲状旁腺、肾上腺疾病或部分代谢性疾病有关。

【临床表现】

1. 身材过高与矮小　一般认为成人男性身高超过 200cm，成人女性超过 185cm 为身材过高。身材过高可见于肢端肥大症、巨人症者。一般认为成人男性身高低于 145cm，成人女性低于 135cm 为身材过矮。身材矮小见于侏儒症、呆小症患者。

2. 肥胖与消瘦

（1）肥胖　指实际体重超过标准体重的 20% 或体重指数（body mass index，BMI）≥ 25kg/m^2。分为单纯性肥胖和继发性肥胖。肥胖者无明显诱因称为单纯性肥胖，与遗传、营养物质摄入过多或消耗过少有关。有明显诱因者称为继发性肥胖，多见于下丘脑疾病、库欣综合征、胰岛素瘤、甲状腺功能减退症、代谢综合征等。

（2）消瘦　指实际体重低于标准体重的 20% 或 BMI < 18.5kg/m^2。常见于甲状腺功能亢进症、1 型与 2 型糖尿病、嗜铬细胞瘤、内分泌腺的恶性肿瘤、神经性厌食症等。

3. 毛发改变　全身性多毛见于先天性肾上腺皮质增生、库欣综合征等。毛发脱落可见于睾丸功能减退、肾上腺皮质功能和卵巢功能减退、甲状腺功能减退等。

4. 面容改变　甲状腺功能亢进症患者可表现为眼球突出、颈部增粗；库欣综合征患者常有满月脸、痤疮和多血质貌；呆小症患者常表现为面色苍白或蜡黄，鼻短上翘，鼻梁塌陷等。

5. 色素沉着　由于表皮基底层的黑色素增多，以致皮肤色泽加深称为色素沉着，主要与促肾上腺皮质激素分泌增加有关。皮肤、黏膜色素沉着尤以摩擦处、掌纹、乳晕、瘢痕处明显。伴全身性色素沉着的内分泌疾病有原发性肾上腺皮质功能减退症、先天性肾上腺皮质增生症、异位 ACTH 综合征和 ACTH 依赖性库欣综合征。

【实验室及其他检查】

垂体功能、甲状腺功能、甲状旁腺功能和肾上腺皮质功能有无异常，胰岛素水平是否变化等。

【常见护理诊断/问题】

1. 身体意象紊乱　与疾病引起的身体外形改变等因素有关。

2. 营养失调：低于机体需要量　与营养摄入不足、分解代谢亢进有关。

3. 营养失调：高于机体需要量　与营养摄入过多或内分泌代谢紊乱有关。

【护理措施】

1. 身体意象紊乱

（1）提供心理支持　关心患者，多与患者交流，鼓励患者表达形体改变所致心理感受，了解身体形象改变对患者生活的影响。与患者交谈时语言温和，有耐心。讲解疾病的有关知识，向患者说明身体外形的改变是疾病发生、发展过程的表现，经治疗后形体改变可恢复正常或接近正常，消除患者不良情绪，使患者配合治疗。注意患者的心理状态和行为，预防过激行为发生，必要时可安排心理医生给予心理疏导。

（2）指导患者改善自身形象　指导患者采取可行的措施改善自身形象，如甲亢突眼的患者外出可戴深色眼镜，肥胖、侏儒和巨人症患者可指导其选择合体的衣服，毛发稀疏的患者外出可戴帽子或假发等。

（3）提供良好的社会支持　帮助患者建立与维持良好的家庭关系。向患者家属介绍疾病的相关知识，鼓励家属多关心、爱护患者，尊重患者，帮助其克服自卑心理。鼓励患者参加正常的社会交往活动，与患有相同疾病并已治疗成功的病友进行交流，增强患者战胜疾病的信心。

2. 营养失调：低于机体需要量

（1）饮食护理：改善营养状况，根据原发病制定饮食计划，如糖尿病患者给予低糖、低脂、高蛋白、高纤维素饮食，甲亢患者给予高蛋白、高热量、高维生素饮食，提供足量主食。对于极度消瘦者可遵医嘱静脉补充营养。

（2）做好皮肤、口腔护理，预防感染。

3. 营养失调：高于机体需要量

（1）饮食护理　给予低脂、低热量、少盐、丰富维生素、高纤维素饮食。在满足机体需要量的情况下，适当限制摄入食物量。

（2）运动疗法　鼓励患者积极参加运动，根据病情适当地、逐步地增加运动量。根据肥胖的不同程度、年龄、病情，与患者共同制定减轻体重的计划，并督促其执行。

二、性功能障碍

性功能障碍是指由生理性疾病所致的性欲减退或丧失、不育，女性月经减少或闭经，男性阳痿等。此症状可由各种病因所致性腺功能减退、性激素分泌不足引起。

【临床表现】

库欣综合征的女性患者伴有多毛、痤疮、男性化等表现，男性患者伴有阴茎缩小、睾丸变软，胡须、阴毛、腋毛稀少等表现。腺垂体功能减退症患者伴有毛发脱落，尤以阴毛、腋毛为甚。

【实验室及其他检查】

测定促肾上腺皮质激素、性激素等激素水平有无异常，细胞学检查（如阴道涂片、精液检查）及超声检查以判断性腺功能。

【常见护理诊断/问题】

性功能障碍　与性腺激素分泌不足有关。

【护理措施】

1. 评估性功能障碍的程度 选择安静、隐蔽的环境（以减轻患者顾虑）和适当的时间，护士联合主管医师与患者进行交谈，鼓励患者描述其目前性功能状况，如性欲、性生活形态的改变，女性患者月经周期情况、有无性交痛，男性患者有无阳痿等。

2. 心理护理 关心、尊重患者，向患者讲解性功能障碍的原因及积极治疗原发病的重要性，鼓励患者积极配合治疗与护理。鼓励患者家属尤其是配偶多给予患者关爱，正确对待夫妻间的情感与性关系，帮助患者缓解心理压力。观察患者及其配偶的情绪变化，发现异常及时采取相应措施，必要时联系专业医师、心理咨询师、性咨询门诊等给予患者帮助。

三、疲乏无力

疲乏无力是指持续的精疲力竭感。疲乏无力是一种非特异性症状，也是内分泌及代谢性疾病的常见伴随症状，常见病因有分解代谢亢进、能量产生不足或低钠血症等。

【临床表现】

甲亢、糖尿病患者表现为消瘦，体重减轻，乏力。甲状腺功能减退症患者表现为怕冷、动作迟缓。腺垂体功能减退症患者有低钠血症、低血压表现，导致乏力。

【实验室及其他检查】

检测垂体功能、甲状腺功能、肾上腺皮质功能及胰岛素水平等。

【常见护理诊断/问题】

活动无耐力 与肌肉消瘦、能量产生不足或低钠血症有关。

【护理措施】

1. 评估患者的活动耐力水平、生活自理能力、活动量，以及活动后的气促程度。与患者共同制定活动计划，根据患者活动耐力水平等指导其进行适当的功能锻炼。

2. 将患者常用物品放置于方便取用之处，鼓励患者在其能力所及范围内生活自理或在他人协助下完成生活自理。

3. 指导患者在活动前充分休息，逐渐增加活动量，可从床上活动逐渐过渡到坐、站、床边活动、病房内活动。活动量根据患者耐受力而定。

第二节 腺垂体功能减退症患者的护理

腺垂体功能减退症（anterior pituitary hypofunction）是指多种病因所致的腺垂体激素

减少或缺乏的一组临床综合征。因垂体分泌细胞受下丘脑各种激素（因子）的直接影响，其功能减退可原发于垂体病变，也可继发于下丘脑病变。病因不同，累及激素种类和数量不同，故临床表现复杂多变，但经补充所缺乏的激素治疗后，症状可迅速缓解。成人腺垂体功能减退症又称为西蒙病，生育后妇女因产后腺垂体缺血性坏死所致者称为席汉综合征（sheehan syndrome），儿童期发生腺垂体功能减退可因生长发育障碍而导致垂体性矮小症。

【病因与病机】

各种可损伤下丘脑、下丘脑－垂体通路及垂体的疾病均可导致本病。由垂体本身病变引起的称为原发性腺垂体功能减退症，常见原因有先天遗传性、垂体瘤、垂体缺血性坏死、蝶鞍区手术、放疗和创伤、垂体感染和炎症、垂体卒中等。下丘脑以上神经病变或垂体门脉系统障碍引起的称为继发性腺垂体功能减退症，常见原因有手术、创伤、肿瘤导致的垂体柄破坏、下丘脑病变及中枢神经系统疾病等。

【临床表现】

临床表现各异，往往取决于垂体受损程度、原发疾病、腺垂体破坏程度等。最早表现为促性腺激素、生长激素（GH）和催乳素（PRL）缺乏，促甲状腺激素（TSH）缺乏次之，然后可伴有促肾上腺皮质激素（ACTH）缺乏。腺垂体功能减退主要表现为各靶腺（性腺、甲状腺、肾上腺）功能减退。

1. 性腺功能减退 常最早出现。女性多有产后大出血、休克、昏迷病史，有产后无乳、月经稀少、闭经、性欲减退、性征退化、性器官萎缩等表现；男性表现为性欲减退、阳痿、睾丸松软缩小等。两性均有生育能力减退或丧失，阴毛、腋毛脱落。

2. 甲状腺功能减退 由 TSH 分泌不足所致，临床表现与原发性甲状腺功能减退症相同，但通常无甲状腺肿。

3. 肾上腺功能减退 由 ACTH 缺乏所致。患者常有乏力、体重减轻、血压降低、消化道症状、皮肤粗糙干燥、色素减退、低血糖等。

4. 垂体功能减退性危象 简称垂体危象。在垂体功能减退症基础上，各种应激如感染、脱水、饥饿、寒冷、急性心肌梗死、脑血管意外、手术、外伤、麻醉及镇静催眠药、降糖药应用等均可诱发垂体危象。临床可表现为高热型（体温 >40℃），低温型（体温 <30℃），低血糖型，低血压、循环虚脱型，水中毒型和混合型。各种类型可伴有相应症状，突出表现为消化系统、循环系统和神经精神方面的症状，如高热、恶心、呕吐、循环衰竭、休克、头痛、谵妄、抽搐、昏迷等。

【实验室及其他检查】

1. 性腺功能 女性有血雌二醇水平降低，没有排卵及基础体温改变；男性见血睾酮水平降低或正常低值，精液检查示精子数量少、形态改变、活动度差、精液量少。

2. 肾上腺皮质功能 24 小时尿 17-羟皮质类固醇及游离皮质醇减少。血浆皮质醇浓度降低，但节律正常。葡萄糖耐量试验示血糖呈低平曲线。

3. **甲状腺功能**　血清总 T_4、游离 T_4 均降低，总 T_3、游离 T_3 可正常或降低。

4. **腺垂体分泌激素**　如卵泡刺激素（FSH）、黄体生成激素（LH）、TSH、ACTH、PRL、GH 等水平均有不同程度降低。

5. **影像学检查**　对于腺垂体 – 下丘脑病变，X 线、CT、MRI 可了解病变的部位、大小、性质及其对邻近组织的侵犯程度。

【诊断要点】

根据病史、临床表现，结合实验室及影像学检查全面分析，排除其他影响因素和疾病后，可做出诊断。

【治疗要点】

1. **病因治疗**　本病可由多种病因引起，应针对病因治疗。肿瘤患者可手术、化疗或放疗；缺血性垂体坏死者，重在预防，加强产妇围生期的监护，及时纠正产科病理状态。

2. **激素替代治疗**　多采用相应靶腺激素替代治疗，宜经口服给药，需长期甚至终身维持治疗。治疗过程中应先补充糖皮质激素，再补充甲状腺激素，以防肾上腺危象发生。

3. **垂体危象的处理**　首先静脉推注 50% 葡萄糖 40～60mL 抢救低血糖，继而补充 5% 葡萄糖盐水，每 500～1000mL 中加入氢化可的松 50～100mg 静脉滴注，以解除急性肾上腺功能减退危象。循环衰竭者按休克原则治疗，感染败血症者积极抗感染治疗，水中毒者加强利尿。低温与甲状腺功能减退有关，可给小剂量甲状腺激素，并采取保暖措施。禁用或慎用麻醉剂、镇静剂、催眠药或降糖药等，以防诱发昏迷。

【常见护理诊断/问题】

1. **性功能障碍**　与促性腺激素分泌不足有关。
2. **活动无耐力**　与肾上腺皮质、甲状腺功能低下有关。
3. **潜在并发症**　垂体危象。
4. **身体意象紊乱**　与腺体功能减退所致身体外观改变有关。

【护理措施】

1. **生活护理**　指导患者保持情绪稳定，生活规律，注意保暖，避免过度劳累和应激刺激。症状明显时卧床休息。更换体位时动作应缓慢，以免发生晕厥。肾上腺皮质功能减退者可有皮肤粗糙干燥，应注意保持患者皮肤清洁，勤换衣、勤洗澡，避免受伤，可适当涂抹润肤品；衣着舒适透气，不穿紧身衣。避免去公共场所或人多之处，以防发生感染。

2. **饮食护理**　指导患者进食高热量、高蛋白、高维生素、易消化饮食，以增强机体抵抗力。进餐规律、定时，不宜过饱，少量多餐，必要时监测血糖。适当进食含膳食纤维丰富的食物，预防便秘。由于肾上腺皮质功能减退使体内潴钠排钾能力下降，指导患者保证钠盐的充分摄入，不宜过多饮水。

3. 病情观察　观察患者生命体征、意识状态，以及皮肤、皮下脂肪等营养状况，监测血糖、血压、血钾、血钠水平，注意有无低血糖、低血压、低体温等情况。

4. 对症护理　垂体危象是腺垂体功能减退症严重的并发症。密切观察患者意识状态和生命体征的变化，评估患者神经系统体征及瞳孔大小、对光反射等，及时发现垂体危象。一旦发生垂体危象，立即报告医师并配合抢救。床旁加床栏以防坠床；迅速建立静脉通路，保持呼吸道通畅，给予氧气吸入；为水肿患者行静脉穿刺时，从远端开始，使用留置针，注意保护静脉；低温者使用保暖毯逐渐加温，注意保暖，控制环境温度，室温24℃~28℃，湿度55%~60%，高热者给予降温处理；做好口腔和皮肤护理，保持排尿通畅，防止尿路感染。

5. 药物护理　患者需要长期激素替代治疗，应密切观察药物疗效和不良反应，并教会患者认识所服药物的名称、剂量、用法及不良反应。糖皮质激素过量易致欣快感、失眠；服甲状腺激素应从小剂量开始，缓慢增加剂量，注意观察心率、心律、体温、体重变化。指导患者认识到随意停药的危险性，严格遵医嘱按时按量服用药物，不随意增减药物剂量。忌用镇静剂、麻醉剂，慎用降糖药。

6. 心理护理　护理措施参见本章第一节中"身体意象紊乱"的护理。

【健康指导】

1. 疾病基本知识指导　指导患者避免诱发本病的因素，情绪稳定，生活规律，注意休息，避免劳累，注意保暖，清洁皮肤，少到公共场所或接触呼吸道感染的患者，以免诱发感染。随身携带识别卡，以防意外发生。

2. 饮食指导　进食高热量、高蛋白、高维生素、含粗纤维、易消化的饮食，保证营养，避免便秘的发生，患者潴钠排钾能力下降，应保证钠盐的摄入。

3. 用药指导　指导患者正确用药，了解药物的用法、剂量和不良反应，不能随意增减药物剂量、停用或改换药物。

4. 病情监测　患者定期复查，监测病情，尤其注意垂体危象的发生，有感染、发热、头痛、呕吐、腹泻、外伤等情况发生时，立即就医。

第三节　甲状腺疾病患者的护理

一、单纯性甲状腺肿患者的护理

单纯性甲状腺肿（simple goiter）也称为非毒性甲状腺肿（nontoxic goiter），指非炎症和非肿瘤原因导致的不伴有临床甲状腺功能异常的甲状腺肿。本病可呈地方性分布，也可呈散发性分布。单纯性甲状腺肿患者约占人群的5%，女性发病率是男性的3~5倍。

【病因与病机】

1. 地方性甲状腺肿　碘缺乏是地方性甲状腺肿最常见的原因，多见于山区和远离海洋的地区。碘是甲状腺合成甲状腺激素（TH）的重要原料之一，碘缺乏时合成 TH 不足，反馈引起垂体分泌过量的促甲状腺激素（TSH），刺激甲状腺增生肥大。甲状腺在长期 TSH 刺激下出现增生或萎缩、出血、纤维化、钙化。部分轻度缺碘地区的人群在机体碘需要量增加的情况下可出现甲状腺肿，如妊娠期、哺乳期、青春期等。

2. 散发性甲状腺肿　散发性甲状腺肿原因复杂。外源性因素包括致甲状腺肿物质、药物及摄碘过多等。内源性因素有儿童先天性 TH 合成障碍。上述因素导致 TH 合成减少，TSH 分泌反馈性增加，导致甲状腺肿。

【临床表现】

本病起病缓慢，主要表现为甲状腺肿大。早期常呈轻度或中度弥漫性肿大，表面平滑，质地较软，无压痛。甲状腺显著肿大时可引起压迫症状，如压迫气管出现呼吸困难，压迫食管引起吞咽困难，压迫喉返神经引起声音嘶哑。胸骨后甲状腺肿可引起上腔静脉回流受阻，出现面部青紫、肿胀及颈胸部浅静脉扩张等。

【实验室及其他检查】

血清总甲状腺素（TT_4）、血清总三碘甲腺原氨酸（TT_3）正常，TT_4/TT_3 的比值常增高。血清 TSH 水平一般正常。血清甲状腺球蛋白（Tg）水平增高，增高的程度与甲状腺肿的体积呈正相关。B 超是确定甲状腺肿的主要检查方法。

【诊断要点】

诊断主要依据　患者有甲状腺肿而甲状腺功能基本正常。地方性甲状腺肿地区的流行病史有助于本病的诊断。

【治疗要点】

1. 因摄入致甲状腺肿物质所致者，停用致甲状腺肿物质后甲状腺肿一般可自行消失。

2. 碘治疗：缺碘者补充碘剂，食盐加碘是目前国际公认的预防碘缺乏病的有效措施。1996 年起，我国立法推行普遍食盐碘化防治碘缺乏病，2011 年我国修改国家食盐加碘标准，将碘浓度从原来的不低于 40mg/kg 修改为 20～30mg/kg。食盐加碘应当根据地区的自然碘环境有区别地推行。成人，尤其是结节性甲状腺肿者，避免大剂量补碘治疗，以免诱发碘甲亢。

3. 无明显原因的单纯性甲状腺肿患者，可采用甲状腺制剂治疗，以补充内源性 TH 的不足，抑制 TSH 的分泌。一般采用左甲状腺素（$L-T_4$）或甲状腺干粉片口服。

4. 有压迫症状，药物治疗无效者可手术治疗。

【常见护理诊断/问题】

1. 身体意象紊乱　与甲状腺肿大致颈部增粗有关。

2. 潜在并发症　呼吸困难、声音嘶哑。

3. 知识缺乏　缺乏正确使用药物和进食的相关知识。

【护理措施】

1. 饮食护理　指导患者多进食含碘丰富的食物，如海带、紫菜、海蜇等海产品，食用碘盐以预防缺碘所致地方性甲状腺肿。避免摄入含致甲状腺肿物质的食物，如芥菜、卷心菜、花生、菠菜、萝卜等。避免刺激性食物，如茶、咖啡、烟、酒等。

2. 病情观察　观察患者甲状腺肿大的程度、质地、有无结节及压痛，如结节在短期内迅速增大，应警惕恶变。

3. 药物护理　观察甲状腺药物的疗效及不良反应。观察补充碘剂、甲状腺激素后甲状腺的肿大是否缩小，甲状腺内是否出现结节；是否出现心动过速、食欲亢进、怕热多汗等甲亢症状，一旦出现上述症状，应及时通知医生调整药物剂量。

4. 其他护理措施　参见本章第一节"身体意象紊乱"的护理。

【健康指导】

1. 疾病预防指导　告诉患者碘与本病的关系。碘充足和碘过量的地区应使用无碘食盐；碘缺乏的地区应使用碘化食盐，以预防缺碘所致地方性甲状腺肿。此外，在妊娠期、哺乳期、青春发育期应增加碘的摄入，以预防本病发生。

2. 生活与用药指导　指导患者合理安排工作与休息，注意保暖，避免感染、创伤和精神刺激。多进食含碘丰富的食物，避免摄入含致甲状腺肿物质的食物及服用硫氰酸盐、保泰松、碳酸锂等阻碍 TH 合成的药物。如出现甲状腺功能亢进症表现，应及时就诊。

二、甲状腺功能亢进症患者的护理

甲状腺毒症（thyrotoxicosis）指血循环中 TH 过多，引起以神经、循环、消化等系统兴奋性增高和代谢亢进为主要表现的一组临床综合征。根据甲状腺的功能状态，甲状腺毒症可分为甲状腺功能亢进类型和非甲状腺功能亢进类型，常见原因见表 7 - 1。甲状腺功能亢进症简称甲亢，指甲状腺腺体本身产生 TH 过多引起的甲状腺毒症；非甲状腺功能亢进症指服用外源性 TH 或炎症破坏甲状腺滤泡，滤泡内储存的 TH 过量释放入血引起的甲状腺毒症。各种病因所致的甲亢中，以 Graves 病最多见，本节主要阐述 Graves 病。

表 7 - 1 甲状腺毒症的常见原因

甲状腺功能亢进类型	非甲状腺功能亢进类型
1. 弥漫性毒性甲状腺肿（Graves 病）	1. 亚急性甲状腺炎
2. 多结节性毒性甲状腺肿	2. 无症状性甲状腺炎
3. 甲状腺自主高功能腺瘤	3. 桥本甲状腺炎
4. 碘致甲状腺功能亢进症	4. 产后甲状腺炎
5. 桥本甲亢	5. 外源甲状腺激素替代
6. 新生儿甲状腺功能亢进症	6. 异位甲状腺激素产生（卵巢甲状腺肿等）
7. 垂体 TSH 腺瘤	

Graves 病（Graves disease，GD）又称弥漫性毒性甲状腺肿，是器官特异性自身免疫病之一。Graves 病占全部甲亢的 80% 以上，西方国家报告的患病率为 1.1% ~ 1.6%，我国报告的患病率为 1.2%，女性高发（男:女为 1:4 ~ 1:6），高发年龄为 20 ~ 50 岁。

【病因与病机】

目前本病的病因虽尚未完全阐明，但公认其发生与自身免疫有关。

1. 遗传因素 GD 有显著的遗传倾向，目前发现 GD 与 HLA 等基因相关，是一个复杂的多基因疾病。

2. 免疫因素 本病以遗传易感为背景，在感染、精神创伤等因素作用下，诱发体内免疫功能紊乱。GD 的主要特征是血清中存在针对甲状腺细胞 TSH 受体的特异性自身抗体，称为 TSH 受体抗体（TRAB）。TRAB 分为 TSH 受体刺激抗体（TSAB）和 TSH 受体阻断抗体（TSBAB），都可与 TSH 受体结合，但产生效应相反：TSAB 与 TSH 受体结合，产生与 TSH 一样的生物学效应，即甲状腺细胞增生和 TH 合成、分泌增加；TSBAB 与 TSH 受体结合，则阻滞 TSH 与 TSH 受体结合，产生抑制效应，即甲状腺细胞萎缩，TH 产生减少。

3. 环境因素 如细菌感染、性激素、应激等，可能是疾病发生和病情恶化的重要诱因。

【临床表现】

多数起病缓慢，少数在感染或精神创伤等应激后急性起病。典型表现为：TH 分泌过多所致的甲状腺毒症表现、甲状腺肿及眼征。

1. 甲状腺毒症表现

（1）高代谢综合征 由于 TH 分泌增多导致新陈代谢加速，患者常有疲乏无力、怕热多汗、皮肤潮湿、多食易饥、体重显著下降等表现。糖、脂肪分解加速致糖耐量异常，血总胆固醇降低。

（2）精神神经系统 表现为精神兴奋性增高，如神经过敏、多言好动、紧张焦虑、急躁易怒、失眠不安、注意力不集中、记忆力减退、手及眼睑震颤、腱反射亢进等。

（3）心血管系统　心悸、胸闷、气短、第一心音亢进。合并甲状腺毒症心脏病时，出现心动过速等心律失常、心脏增大和心力衰竭。心搏出量增加可致收缩压增高，外周血管扩张，血管阻力下降，可致舒张压下降，脉压增大。

（4）消化系统　因胃肠蠕动增快、消化吸收不良而出现排便次数增多。重者可有肝大、肝功能异常，偶有黄疸。

（5）肌肉骨骼系统　主要表现为甲状腺毒症性周期性瘫痪，多见于亚洲的青壮年男性，常在剧烈运动、高碳水化合物饮食、注射胰岛素等情况下诱发，主要累及下肢，伴有低钾血症。少数患者发生甲亢性肌病，多累及近心端肌肉，表现为进行性肌无力、萎缩，以肩胛带和骨盆带肌群受累为主。

（6）生殖系统　女性常有月经减少或闭经。男性有勃起功能障碍，偶有乳腺发育。

（7）造血系统　外周血淋巴细胞比例增加，单核细胞增加，但白细胞总数减低。血小板寿命缩短，可伴发血小板减少性紫癜。

2. 甲状腺肿　大多数患者有不同程度的甲状腺肿大，常为弥漫性肿大、质地不等、无压痛。肿大程度与甲亢病情轻重无明显关系。甲状腺上下极可触及震颤、闻及血管杂音，为本病重要的体征。

3. 眼征　眼部表现分为两类：一类为单纯性突眼，病因与甲状腺毒症所致交感神经兴奋性增高有关；另一类为浸润性突眼，病因与眶后组织的自身免疫炎症反应有关。

单纯性突眼包括下述表现：①轻度突眼，突眼度 19～20mm。②瞬目减少，眼神炯炯发亮。③上眼睑挛缩，睑裂增宽。④双眼向下看时，由于上眼睑不能随眼球下落，显现白色巩膜。⑤眼球向上看时，前额皮肤不能皱起。⑥两眼看近物时，眼球辐辏不良。

Graves 眼病（又称浸润性突眼），25%～50% GD 患者伴有不同程度 Graves 眼病。男性多见。常见临床表现有：眼内异物感、胀痛、畏光、流泪、复视、斜视、视力下降；眼球显著突出，突眼度超过正常值上限 3mm（中国人群突眼度女性 16mm，男性 18.6mm），眼睑肿胀，结膜充血水肿，眼球活动受限，严重者眼球固定，眼睑闭合不全，角膜外露而形成角膜溃疡、全眼炎，甚至失明。

4. 特殊的临床表现和类型

（1）甲状腺危象　是甲状腺毒症急性加重的一个综合征，其发生可能与循环内 TH 水平增高有关。多发生于较重甲亢未治疗或治疗不充分的患者，诱因有感染、手术、创伤、严重躯体疾病、严重精神刺激、手术中过度挤压甲状腺等。早期表现为原有的甲亢症状加重，并出现高热（39℃以上）、大汗、心动过速（140 次/分以上）、烦躁不安、谵妄、呼吸急促、恶心、呕吐、腹泻，严重者可有心衰、休克及昏迷等。甲亢危象死亡率在 20% 以上。

（2）甲状腺毒症性心脏病　主要表现为心房颤动和心力衰竭。

（3）淡漠型甲状腺功能亢进症　多见于老年人，起病隐袭，高代谢综合征、眼征和甲状腺肿均不明显。主要表现为明显消瘦、心悸、乏力、头晕、昏厥、神经质或神志淡漠、腹泻、厌食，可伴有心房颤动、震颤和肌病等体征。

（4）胫前黏液性水肿　见于少数 GD 患者，多见于白种人。常见于胫骨前下 1/3 部位，也见于足背、踝关节、肩部、手背或手术瘢痕处，偶见于面部。皮损多为对称性，早期皮肤增厚、变粗，有大小不等的棕红色或紫红色突起不平的斑块或结节，边界清楚，直径5~30mm。后期皮肤粗厚如橘皮或树皮样。

【实验室及其他检查】

1. 血清促甲状腺激素（TSH）测定 血清TSH浓度的变化是反映甲状腺功能最敏感指标。

2. 血清总甲状腺素（TT_4） 此指标稳定、重复性好，是诊断甲亢的主要指标之一，受血清甲状腺激素结合球蛋白量与激素结合力变化的影响。

3. 血清游离甲状腺素（FT_4）与游离三碘甲状腺原氨酸（FT_3） 游离甲状腺素是实现该激素生物效应的主要部分，是临床诊断甲亢的主要指标。

4. 促甲状腺激素释放激素兴奋试验（TRH） 静脉注入TRH后，TSH不增高支持甲亢的诊断。

5. 甲状腺^{131}I摄取率 甲亢患者甲状腺^{131}I摄取量增高，高峰前移。

6. 其他 未经治疗的GD患者血中TSH受体抗体（TRAB）阳性检出率可达75%~96%，有早期诊断意义，可作为判断病情活动、复发及治疗停药的重要指标。未经治疗的GD患者血中TSH受体刺激抗体（TSAB）阳性检出率可达85%~100%，可作为GD诊断重要指标之一。B超、放射性核素扫描、CT、MRI等有助于甲状腺、异位甲状腺肿和球后病变性质的诊断。

【诊断要点】

根据高代谢综合征、甲状腺肿表现，结合血清TT_4、FT_4增高，TSH减低，即可诊断为甲亢。甲亢诊断的成立及弥漫性甲状腺肿大是诊断GD的必备条件。不典型甲亢，则有赖于甲状腺功能检查和其他必要的特殊检查方可确诊，还要排除其他原因所致的甲亢。

【治疗要点】

目前尚不能对GD进行病因治疗。甲状腺功能亢进症的治疗主要包括抗甲状腺药物、^{131}I及手术治疗3种。

1. 抗甲状腺药物治疗

（1）适应证 ①病情轻、中度患者。②甲状腺轻、中度肿大者。③年龄在20岁以下，或孕妇、高龄或由于其他严重疾病不宜手术者。④手术前或^{131}I治疗前的准备。⑤手术后复发不宜进行^{131}I治疗者。

（2）常用药物 分为硫脲类和咪唑类两类。硫脲类有甲硫氧嘧啶（MTU）及丙硫氧嘧啶（PTU）等；咪唑类有甲巯咪唑（MMI，他巴唑）和卡比马唑（CMZ，甲亢平）等。其抗甲状腺的作用机制为抑制TH的合成。PTU还具有在外周组织阻滞T_4转变为T_3及改善免疫监护功能的作用，故严重病例或甲状腺危象时被作为首选用药。长期治疗分初治期（6～8周）、减量期（3～4个月）及维持期（1～1.5年），如无严重不良反应，一般不宜中途中断用药。

（3）其他药物治疗　①复方碘口服溶液：仅用于术前准备和甲状腺危象。②β受体阻滞剂：主要在初治期使用，可较快控制甲亢的临床症状。可用于 ^{131}I 治疗前后及甲状腺危象时，也可与碘剂合用于术前准备。

2. ^{131}I 治疗　利用甲状腺摄取 ^{131}I 后释放出 β 射线，破坏甲状腺组织细胞而减少 TH 的分泌。治疗有效率达95%。可引起以下并发症：放射性甲状腺炎（发生在 ^{131}I 治疗后7～10天，严重者可给予阿司匹林或糖皮质激素治疗）、诱发甲状腺危象、加重浸润性突眼。

3. 手术治疗　通常采取甲状腺次全切除术，复发率为8%。主要并发症是手术损伤导致永久性甲状旁腺功能减退和喉返神经损伤。

4. 甲状腺危象的防治　避免和去除诱因，积极治疗甲亢是预防甲状腺危象的关键，尤其是防治感染和做好充分的术前准备工作。一旦发生需积极抢救，治疗措施有：①抑制 TH 合成：首选 PTU，首次剂量600mg，口服或胃管注入；以后每4小时给予 PTU 250mg 口服，待症状缓解后减至一般治疗剂量。②抑制 TH 释放：服 PTU 后1小时再加用复方碘口服溶液，一般使用3～7天。③控制症状：可根据病情使用 β 受体阻滞剂、糖皮质激素。④降低和清除血浆 TH：上述治疗效果不满意时，可选用血液透析、腹膜透析、血液置换等措施，迅速降低血浆 TH 浓度。⑤去除诱因和对症支持治疗：监护心脑肾功能，纠正水、电解质和酸碱平衡紊乱，降温，给氧，防治感染，积极治疗并发症。

5. Graves 眼病的治疗　治疗方法依病情程度而异，有效控制甲亢是治疗 Graves 眼病的关键。高枕卧位，低盐饮食及使用利尿剂，戴有色眼镜，局部使用人工泪液，夜间结膜遮盖眼罩，戒烟；在此基础上中度和重度者可进行强化治疗，给予糖皮质激素口服。球后外照射与糖皮质激素联合使用可增加疗效。如果糖皮质激素与球后外照射无效，可考虑眼眶减压手术。

【常见护理诊断/问题】

1. 营养失调：低于机体需要量　与代谢率增高有关。
2. 活动无耐力　与蛋白质、脂肪代谢增加或肌无力有关。
3. 身体意象紊乱　与突眼、甲状腺肿大有关。
4. 有受伤的危险　与浸润性突眼有关。
5. 潜在并发症　甲状腺危象。
6. 焦虑　与甲亢致神经系统兴奋、外形改变有关。

【护理措施】

1. 生活护理　保持环境安静、凉爽，通风良好，避免嘈杂。适当增加休息时间，维持充足睡眠，限制探视时间，相对集中时间进行治疗与护理。症状明显、有心力衰竭或严重感染者严格卧床休息，协助患者完成日常生活自理。对大量出汗的患者加强皮肤护理，随时更换浸湿的衣服及床单。根据患者目前的活动量及日常生活习惯，与患者及家属共同制定个体化活动计划，活动时以不感疲劳为度。

2. 饮食护理 因患者机体处于高代谢状态，能量消耗大，应给予高热量、高蛋白、高维生素、低纤维素饮食。主食足量，增加优质蛋白的供给以纠正体内负氮平衡，适当摄取新鲜蔬菜和水果。避免摄入刺激性食物及饮料，如浓茶、咖啡等；避免食用菠菜、芹菜等高纤维食物，以减少排便次数；避免生冷食物摄入，以减少对肠道的刺激。指导患者多饮水以补充出汗、腹泻等丢失的水分，但对并发心脏疾病者避免大量饮水以免加重病情。应食用无碘盐，忌食海带、紫菜、海鱼等含碘丰富的食物，慎食易致甲状腺肿的食物。

3. 病情观察 定期监测患者的心率、血压、体温等。每周测量 1 次体重并记录，根据患者体重变化情况调整饮食计划，如果体重明显下降，可能提示病情尚未得到良好控制。观察患者精神状态和手指震颤情况，注意有无甲亢加重表现及是否有甲状腺危象发生。

4. 对症护理

（1）眼部护理 采取保护措施，减少不良刺激，避免眼睛受到刺激和伤害。外出时戴深色眼镜，以减少光线、灰尘和异物的侵害；经常以眼药水湿润眼睛，避免眼部过度干燥；睡前涂抗生素眼膏，眼睑不能闭合者用无菌纱布或眼罩覆盖双眼。指导患者当眼睛有异物感、刺痛或流泪时，勿用手直接揉眼睛，可用 0.5% 甲基纤维素或 0.5% 氢化可的松溶液滴眼以减轻症状；睡觉或休息时抬高头部，限制钠盐摄入，以减轻球后水肿，改善眼部症状。

（2）甲状腺危象 指导患者自我心理调整，避免感染、严重精神刺激、创伤等诱发因素。患者发生甲状腺危象，应绝对卧床休息，保持环境安静，患者呼吸困难时取半卧位，立即给予吸氧、建立静脉通路，按医嘱使用药物。观察患者神志、生命体征的变化，准确记录 24 小时出入量。体温过高者给予物理降温，如冰敷或酒精擦浴；躁动不安者使用床档，保护患者安全；给予高热量、高蛋白、高维生素饮食，纠正水、电解质紊乱，每日饮水量 2000mL 以上；昏迷者按昏迷常规护理。

5. 药物护理 指导患者正确用药，不可自行减量或停药，密切观察药物的不良反应，及时处理。

（1）抗甲状腺药物的常见不良反应 ①粒细胞减少：多发生在用药后 2~3 个月内，严重者可致粒细胞缺乏症。指导患者定期复查血象，如外周血白细胞低于 3×10^9/L 或中性粒细胞低于 1.5×10^9/L 应停药。②药疹：较常见，轻度皮疹可用抗组胺药控制，不必停药。如出现皮肤瘙痒、团块状皮疹则应立即停药。③其他：若发生药物性肝炎、肝坏死、狼疮综合征等，应立即停药，选择 [131]I 或者手术治疗。

（2）放射性 [131]I 治疗者需注意以下几点 治疗前后的 1 个月内避免服用含碘的药物和食物；空腹服药；服药后 2 小时内不食固体食物，以免诱发呕吐丢失 [131]I；服药后的 24 小时内避免咳嗽、咳痰以免丢失 [131]I。服药后的 2~3 天内多饮水，勤排尿；服药后的第1周避免用手按压甲状腺；服用^{131}I患者的排泄物、衣服、用具等单独存放，待放射性消失后再处理，以免污染环境，医护人员做好自身防护。

> 放射性^{131}I属高毒性核素，主要储存器官是甲状腺，在人体的有效半减期为7.6天。在核医学中，放射性^{131}I除了以NAI溶液的形式直接用于甲状腺功能检查和甲状腺疾病治疗外，还可用来标记许多化合物，供体内或体外诊断疾病用。如^{131}I标记的玫瑰红钠盐和马尿酸钠就是常用的肝、胆和肾等的扫描显像剂。

6. 心理护理　甲亢患者中枢神经系统兴奋性增高，常有急躁易怒、焦虑不安等情况，应指导患者了解情绪与疾病的关系，告诉患者平和的心态有利于疾病恢复。为患者提供有利于改善情绪的环境，如保持居室安静、轻松的气氛，限制探视时间，避免提供兴奋、刺激的信息。注意患者情绪变化，鼓励其主动表达内心感受，给予理解和同情，建立相互信任的关系。与患者共同探讨控制情绪和减轻焦虑的方法，如学会放松技术（深呼吸、听音乐、看书等），指导和帮助患者正确处理生活中的突发事件。向患者亲友解释患者病情，取得谅解、宽容，使患者有良好的人际环境；鼓励患者参加团体活动，以免因社交障碍产生焦虑。

【健康指导】

1. 疾病知识指导　指导患者了解甲亢的疾病知识，教会患者正确选择饮食、合理安排休息与活动、调节情绪、保护眼睛等。指导患者注意加强自我保护，上衣领宜宽松，避免压迫甲状腺，严禁用手挤压甲状腺。

2. 用药指导与病情监测　指导患者了解所用药物的名称、剂量、疗效与不良反应，嘱患者坚持遵医嘱按剂量、按疗程服药，不可随意减量和停药。服用抗甲状腺药物应每周查1次血象，每隔1~2个月测定甲状腺功能，密切观察脉搏、体重、体温的变化。脉搏减慢、体重增加是治疗有效的标志。若出现高热、恶心、呕吐、腹泻、突眼加重等应警惕甲状腺危象的发生，应及时就诊。

3. 生育指导　对有生育需要的女性患者，应告知其妊娠可加重甲亢，宜治愈后再妊娠。妊娠期甲亢患者宜选用抗甲状腺药物治疗，但剂量不宜过大，禁用^{131}I治疗，慎用普萘洛尔，加强胎儿监测；产后如需继续服药，则不宜哺乳。

三、甲状腺功能减退症患者的护理

甲状腺功能减退症（hypothyroidism，简称甲减）是由各种原因导致的低甲状腺激素血症或甲状腺激素抵抗而引起的全身性低代谢综合征。其病理特征是黏多糖在组织和皮肤堆积，表现为黏液性水肿。国外报告临床甲减患病率为0.8%~1.0%，发病率为

3.5/1000。起病于胎儿或新生儿的甲减，又称呆小病、克汀病，常伴有智力障碍和发育迟缓。起病于成人者称成年型甲减。本节主要介绍成年型甲减。

【病因与病机】

1. 自身免疫损伤　最常见的是自身免疫性甲状腺炎引起的 TH 合成和分泌减少，包括桥本甲状腺炎、产后甲状腺炎等。

2. 甲状腺破坏　包括甲状腺次全切除、^{131}I 治疗等导致甲状腺功能减退。

3. 碘过量　碘过量可引起具有潜在性甲状腺疾病者发生甲减，也可诱发和加重自身免疫性甲状腺炎。

4. 抗甲状腺药物　如硫脲类、咪唑类等。

【临床表现】

本病起病隐袭，发展缓慢。症状主要以代谢率减低和交感神经兴奋性下降为主，病情轻的早期患者可无特异症状。典型患者表现为怕冷、乏力、手足肿胀感、体重增加、嗜睡、记忆力减退、少汗、关节疼痛、便秘、女性月经不调等；可见黏液性水肿面容，如表情呆滞，反应迟钝，面色苍白，皮肤干燥、发凉、粗糙脱屑，颜面、眼睑和手部皮肤水肿，声音嘶哑，毛发稀疏；手脚掌皮肤可呈姜黄色。本病累及心脏可出现心包积液和心力衰竭。重症患者可发生黏液性水肿昏迷。

【实验室及其他检查】

1. 血常规及生化检查　多为轻、中度贫血，血清总胆固醇、心肌酶谱可升高。

2. 血清 TSH、TT_4、FT_4　血清 TSH 增高，TT_4、FT_4 降低是诊断本病的必备指标。TSH 增高，TT_4、FT_4 降低的水平与病情轻重相关。

3. 甲状腺过氧化物酶抗体（TPOAB）、甲状腺球蛋白抗体（TgAB）　是确定原发性甲减病因的重要指标。

【诊断要点】

根据临床表现、实验室检查如血清 TSH 增高、FT_4 减低等即可进行甲减诊断。

【治疗要点】

1. 替代治疗　治疗目标是将血清 TSH 和 TH 恢复到正常水平，通常需要终生服药。首选左甲状腺素（L－T_4）口服，治疗剂量取决于患者的病情、年龄、体重和个体差异。

2. 对症治疗　有贫血者补充铁剂、维生素 B_{12}、叶酸等。胃酸低者补充稀盐酸，与 TH 合用疗效好。

【常见护理诊断/问题】

1. 体温过低　与机体基础代谢率降低有关。

2. 便秘　与代谢率降低及体力活动减少引起肠蠕动减慢有关。

3. 潜在并发症　黏液性水肿昏迷。

【护理措施】

1. 生活护理　调节室温 22℃～23℃，注意保暖，如添加衣服、包裹毛毯，睡眠时加盖棉被或用热水袋保暖等。做好皮肤护理，避免使用肥皂，温水洗完皮肤后适当涂擦刺激性小的润肤油。指导患者养成规律排便的习惯，适当运动，按摩腹部，多吃富含纤维素的食物，如玉米面、荞麦面、豆类、芹菜、蒜苗、萝卜、香蕉等，必要时遵医嘱予以缓泻剂。

2. 饮食护理　给予高热量、高蛋白、高维生素、低钠、低脂肪饮食，细嚼慢咽，少量多餐，以免加重肠道负担。多食蔬菜、水果以增加膳食纤维摄入。

3. 病情观察　观察神志、生命体征的变化及全身黏液性水肿情况，每天记录患者体重。若患者出现体温低于 35℃、呼吸浅慢、心动过缓、血压过低、嗜睡等表现，应警惕黏液性水肿昏迷，及时报告，配合医生处理。

4. 对症护理　注意监测患者身体与精神、智力的变化，及时发现精神异常。避免寒冷、感染、手术、使用麻醉剂或镇静剂等诱发黏液性水肿昏迷的因素。若已发生黏液性水肿昏迷，建立静脉通道，按医嘱给予急救药物；保持呼吸道通畅，吸氧，必要时配合医生行气管插管或气管切开；监测生命体征，记录 24 小时出入量；注意保暖。

5. 用药护理　甲状腺制剂应从小剂量开始，逐渐增加，嘱患者严格按医嘱服药，中间不得擅自改变药物剂量及种类，不得随意停药，否则可能导致心肌梗死或心力衰竭。慎用镇静催眠药，防止诱发昏迷。患者出现便秘时，可根据医嘱给予轻泻剂，并观察大便的次数、性质和量，观察有无腹胀、腹痛等麻痹性肠梗阻的表现。

6. 心理护理　及时与患者沟通，做好疾病的解释工作。多关心患者，使患者感受到温暖和关怀，增强治病的信心。环境安静、安全，减少对患者的压力和不良刺激。鼓励患者适当活动，增强自我护理的能力。

【健康指导】

1. 疾病知识指导　告知患者发病原因及注意事项，如地方性缺碘者可采用碘化盐，药物引起者应及时调整剂量或停药。注意个人卫生，避免皮肤破损、感染与创伤，注意保暖。

2. 用药指导　永久性甲减患者需终身替代治疗，向患者解释终身坚持服药的必要性，不可随意停药或变更剂量。指导患者自我监测甲状腺激素服用过量的症状，如出现多食消瘦、脉搏 >100 次/分、体重减轻、发热、大汗、情绪激动等情况时，及时报告医师。长期替代治疗者宜每 6～12 个月检测 1 次血清 TSH 水平。

3. 病情监测指导　为患者讲解黏液性水肿昏迷发生的原因及表现，如出现低血压、心动过缓、体温 <35℃ 等，应及时就医。指导患者定期复查肝肾功能、甲状腺功能、血常规等。

第四节　库欣综合征患者的护理

库欣综合征（Cushing syndrome）又称 Cushing 综合征，是由各种病因造成肾上腺皮质分泌过多糖皮质激素所致病症的总称。其中以垂体促肾上腺皮质激素（ACTH）分泌亢进所引起的临床类型最为多见，称为库欣病（Cushing 病）。本病多见于女性，男女之比为 1∶2 ~ 1∶3，以 20 ~ 40 岁居多，约占 2/3。

【病因与病机】

1. 依赖 ACTH 的库欣综合征　包括：①库欣病：最常见，指垂体 ACTH 分泌过多，伴肾上腺皮质增生。②异位 ACTH 综合征：系垂体以外肿瘤分泌大量 ACTH，刺激肾上腺皮质增生，最常见的是肺癌。

2. 不依赖 ACTH 的库欣综合征　包括：①肾上腺皮质腺瘤。②肾上腺皮质癌。③不依赖 ACTH 的双侧肾上腺小结节性增生。④不依赖 ACTH 的双侧肾上腺大结节性增生。

【临床表现】

面部和躯干脂肪堆积形成满月脸、水牛背、向心性肥胖为本病的特征性表现。

1. 临床类型　①典型病例：主要表现为向心性肥胖、满月脸、多血质、紫纹等。②重型病例：主要特征为体重减轻、高血压、低血钾性碱中毒。③早期病例：以高血压为主，肥胖，向心性不显著，尿游离皮质醇明显增高。④以并发症为主的病例：如心力衰竭、脑卒中、病理性骨折、精神症状或肺部感染等。

2. 典型病例的表现

（1）向心性肥胖、满月脸、多血质　患者面圆且呈暗红色，胸、腹、颈、背部脂肪厚，疾病后期四肢显得相对瘦小，与皮质醇促进脂肪重新分布，以及促进蛋白质分解致四肢肌肉萎缩有关。还可出现多血质，皮肤菲薄，微血管易透见。

（2）全身及神经系统　肌无力，下蹲后起立困难。常有不同程度的精神、情绪变化，如情绪不稳定、烦躁、失眠，严重者精神变态。

（3）皮肤表现　皮肤薄，微血管脆性增加，轻微损伤可引起瘀斑。由于肥胖、皮肤薄、皮肤弹力纤维断裂等原因，患者大腿、下腹部等处可出现紫红色条纹。手、脚、指（趾）、肛周常出现真菌感染。

（4）心血管表现　高血压多见，同时常伴有动脉硬化和肾小动脉硬化。长期高血压可并发左心室肥大、心力衰竭和脑卒中。患者由于凝血功能异常，脂肪代谢紊乱，易发生静脉血栓，导致心血管并发症发生率增加。

（5）对感染抵抗力减弱　患者免疫功能减弱，易发生各种感染，以肺部感染多见。如有化脓性细菌感染时不容易局限化，可发展成蜂窝组织炎、菌血症、败血症。患者感染后，炎症反应不显著，发热不明显，易漏诊。

（6）性功能障碍　女性患者大多出现月经减少、不规则或停经（多伴不孕）、痤疮等。男性患者可出现性欲减退、阴茎缩小、睾丸变软等。

（7）代谢障碍　部分患者出现继发性糖尿病，称类固醇性糖尿病。部分患者因潴钠而出现轻度水肿。由于皮质醇有排钙作用，病程长者可骨质疏松，脊椎压缩畸形，身材变矮。儿童患者生长发育受抑制。

【实验室及其他检查】

1. 皮质醇测定　血浆皮质醇水平增高且昼夜节律消失，即患者早晨血浆皮质醇浓度高于正常，而晚上不明显低于早晨。24 小时尿 17 - 羟皮质类固醇升高。

2. 小剂量地塞米松抑制试验　每 6 小时口服地塞米松 0.5mg，连服两天，第 2 天尿 17 - 羟皮质类固醇不能降至对照值的 50% 以下，或尿游离皮质醇不能降至 55nmol/24h 以下者，表示不能被抑制。各型库欣综合征都不能被小剂量地塞米松抑制。

3. ACTH 兴奋试验　垂体性库欣病和异位 ACTH 综合征者常有反应，原发性肾上腺皮质肿瘤者多数无反应。

4. 影像学检查　包括肾上腺 B 超检查、蝶鞍区断层摄片、CT、MRI 等，可显示病变部位的影像学改变。

【诊断要点】

根据库欣综合征的各型临床表现，结合影像学检查，血、尿皮质醇增高程度，血 ACTH 水平及地塞米松抑制试验结果，可做出病因诊断。

【治疗要点】

根据不同病因进行相应治疗。病情严重的患者，在病因治疗前宜先对症治疗，以防止并发症的发生。库欣病的治疗有手术、放疗、药物治疗等 3 种方法，经蝶窦切除垂体微腺瘤为治疗本病的首选方法，腺瘤摘除后可治愈，仅少数患者术后复发。肾上腺皮质腺瘤经检查明确腺瘤部位后，手术切除可获根治，经腹腔镜切除可加快术后的恢复，术后需较长时间使用氢化可的松或可的松做替代治疗。肾上腺皮质癌应尽可能早期手术治疗。不依赖 ACTH 小结节性或大结节性双侧肾上腺增生做双侧肾上腺切除术，术后行激素替代治疗。异位 ACTH 综合征应治疗原发性肿瘤，根据具体病情进行手术、放疗和化疗。

【常见护理诊断/问题】

1. 身体意象紊乱　与库欣综合征引起的身体外观改变有关。

2. 体液过多　与皮质醇增多引起水钠潴留有关。

3. 活动无耐力　与蛋白质代谢障碍引起肌肉萎缩有关。

【护理措施】

1. 生活护理

（1）休息与环境 保持病室环境清洁及适宜的温度、湿度。患者卧床休息，病情轻者可适当活动；平卧时适当抬高双下肢，有利于静脉回流；长期卧床者定期翻身，注意保护骨突处，预防压疮发生。患者处于烦躁不安、异常兴奋或抑郁状态时，用床档或约束带保护患者，防止坠床。

（2）预防感染 保持皮肤清洁，协助患者做好个人卫生，勤沐浴、更换衣物，保持床单位平整、清洁，做好皮肤与口腔护理。严格执行无菌操作，尽量减少侵入性治疗措施以降低感染及交叉感染的危险。指导患者和家属掌握预防感染的措施，如注意保暖，减少或避免到公共场所，以防止呼吸道感染。

2. 饮食护理 给予高蛋白、高维生素、高钾、低脂、低钠、低碳水化合物饮食。鼓励患者多食柑橘类、枇杷、香蕉、南瓜等含钾高的食物。

3. 病情观察 监测患者水肿情况，每天测量体重变化，记录24小时液体出入量，监测电解质浓度和心电图变化。观察体温变化，定期检查血常规，注意有无感染征象。

4. 骨折的预防 提供安全、舒适的环境，移除环境中不必要的家具或摆设，浴室应铺防滑脚垫。避免剧烈运动，变换体位时动作宜轻柔。鼓励患者摄取富含钙及维生素D的食物，如牛奶、紫菜、虾皮、坚果等以预防骨质疏松。观察患者有无关节痛或腰背痛等情况，及时报告医师，必要时使用助行器辅助行走。

5. 药物护理 水肿严重时，遵医嘱给予利尿剂，观察水肿消退情况及不良反应，如出现心律失常、恶心、呕吐、腹胀等低钾血症表现时，及时处理。

6. 心理护理 患者多因自身形象改变，如满月脸、水牛背等，出现自卑、焦虑、不愿参加社交活动等表现。向患者讲解本病的知识，对患者提出的疑问给予明确、及时的答复，帮助其消除顾虑；鼓励患者说出身体外形改变的感受，对患者进行心理指导，以减轻焦虑等不良情绪。教会患者自我护理措施，适当从事力所能及的活动，增强患者的自信心和自尊感。嘱患者亲友多探视、多关心患者，使其经常能感受到来自家庭与社会的温暖，增强战胜疾病的信心。

【健康指导】

1. 疾病知识指导 指导患者在日常生活中注意保持皮肤清洁，预防感染，防止外伤、骨折等各种可能导致病情加重的因素。避免精神紧张，适当运动。避免使用乙醇、咖啡因、烟草等对肾上腺有毒性的物质。定期门诊复查。

2. 用药指导 指导患者正确用药，了解药物的名称、剂量、疗效和不良反应，并告诫患者随意停用替代治疗的激素会引起致命的肾上腺危象。如服药期间出现虚弱、头晕、发热、恶心、呕吐等表现，应立即就诊。

第五节 糖尿病患者的护理

糖尿病（diabetes mellitus，DM）是由遗传和环境因素相互作用而引起的一组以慢性高血糖为特征的代谢异常综合征。因胰岛素分泌和（或）作用缺陷引起碳水化合物、蛋白质、脂肪、水和电解质等代谢紊乱，导致眼、肾、神经、心脏、血管等组织器官慢性进行性病变、功能减退及衰竭。重症或应激时可发生酮症酸中毒、高渗高血糖综合征等急性代谢紊乱。糖尿病的患病率、发病率正逐年增加。根据国际糖尿病联盟统计，2011 年全世界有糖尿病患者 3.66 亿。目前我国成年人糖尿病患病率达 9.7%。糖尿病已成为严重威胁人类健康的世界性公共卫生问题。

【糖尿病分型】

糖尿病分为 4 型，即 1 型糖尿病、2 型糖尿病、其他特殊类型糖尿病和妊娠糖尿病。特殊类型糖尿病指病因相对明确，如胰腺炎、库欣综合征等引起的高血糖状态。妊娠糖尿病是指在妊娠期间发生的不同程度的糖代谢异常，不包括在糖尿病诊断之后妊娠者。

【病因与病机】

糖尿病的病因和病机至今未完全阐明。引起糖尿病的病因可归纳为遗传因素及环境因素两大类。病机为不同病因导致胰岛 β 细胞分泌胰岛素缺陷和（或）外周组织胰岛素利用不足，引起糖、脂肪及蛋白质等物质代谢紊乱。

1. 1 型糖尿病　绝大多数 1 型糖尿病是自身免疫性疾病，遗传因素和环境因素共同参与其发病过程。目前认为其病机是某些外界因素（如病毒感染）作用于有遗传易感性的个体，激活一系列自身免疫反应，引起胰岛 β 细胞破坏，体内胰岛素分泌不足，导致糖尿病。

2. 2 型糖尿病　目前对 2 型糖尿病病因认识仍然不足。一般认为 2 型糖尿病是由遗传因素与环境因素共同作用而形成的多基因遗传性疾病，环境因素包括年龄增长、现代生活方式、营养过剩等。胰岛素抵抗和胰岛素分泌缺陷是 2 型糖尿病病机的两个要素。胰岛素抵抗是指胰岛素作用的靶器官（主要是肝脏、肌肉和脂肪组织）对胰岛素作用的敏感性降低。机体出现胰岛素抵抗时，骨骼肌、脂肪组织对葡萄糖摄取、利用的效力减弱，同时肝脏葡萄糖输出增加，导致 β 细胞分泌更多胰岛素以维持代谢正常。但当病情进一步发展，β 细胞功能缺陷，无法分泌足够的胰岛素以代偿胰岛素抵抗时，就不能使血糖恢复至正常水平，最终导致 2 型糖尿病。

【临床表现】

1 型糖尿病多在 30 岁以前的青少年期起病，起病急，症状较重。2 型糖尿病多发生在 40 岁以上成年人和老年人，患者多肥胖，起病缓慢，随着病程进展可出现各种急慢性并发症。

1. 代谢紊乱症候群

（1）多尿、多饮、多食和体重减轻 多尿、多饮、多食、体重减轻是糖尿病的典型表现，简称"三多一少"。由于血糖升高引起渗透性利尿导致尿量增多，一日尿量常在 2L 以上；因多尿丢失大量水分，患者口渴而多饮水；因机体胰岛素不足，不能利用葡萄糖，能量来源减少，患者常易饥、多食；且因蛋白质和脂肪消耗增加，引起疲乏、体重减轻。

（2）皮肤瘙痒 由于高血糖及末梢神经病变导致皮肤干燥和感觉异常，常出现皮肤瘙痒。女性患者可因尿糖刺激局部皮肤出现外阴瘙痒。

（3）其他症状 四肢酸痛、麻木，性欲减退，阳痿，月经失调，便秘等。

2. 并发症

（1）急性严重代谢紊乱

1）糖尿病酮症酸中毒：是最常见的糖尿病急症，以高血糖、酮症和酸中毒为主要表现。糖尿病加重时，脂肪动员和分解加速，大量脂肪酸在肝脏经 β 氧化产生大量乙酰乙酸、β - 羟丁酸和丙酮，三者统称为酮体。血清酮体积聚超过肝外组织的氧化能力时，血酮体升高，称酮血症，尿酮体排出增多称为酮尿，临床上统称为酮症；乙酰乙酸和 β - 羟丁酸均为较强的有机酸，大量消耗体内储备碱，若血酮继续升高，超过机体的处理能力时，发生代谢性酸中毒，称为糖尿病酮症酸中毒。①诱因：感染、胰岛素治疗不适当减量或治疗中断、饮食不当、妊娠、分娩、创伤、麻醉、手术、严重刺激引起应激状态等。②临床表现：早期"三多一少"症状加重；酸中毒失代偿后，出现食欲减退、恶心、呕吐，常伴头痛、嗜睡、烦躁、呼吸深快，有烂苹果味（丙酮味）。随着病情进一步发展，出现严重失水、尿量减少、皮肤弹性差、眼球下陷、脉细速、血压下降、四肢厥冷。晚期各种反射迟钝甚至消失，出现昏迷。

2）高渗高血糖综合征：多见于 50～70 岁的老人。常见诱因有感染、胰腺炎、脑卒中、严重肾疾病、血液或腹膜透析、静脉内高营养、不合理限制水分、某些药物（如糖皮质激素）的应用等；或因未确诊糖尿病而输入葡萄糖液，或大量饮用含糖饮料等诱发。起病缓慢，常先有多尿、多饮，但多食不明显或反而食欲减退；失水随病程进展逐渐加重，晚期尿少甚至尿闭，严重脱水、休克。与糖尿病酮症酸中毒相比，失水更严重，神经精神症状更突出，表现为反应迟钝、烦躁或淡漠、嗜睡、幻觉、定向力障碍、偏盲、偏瘫等，最后陷入昏迷。

（2）慢性并发症 糖尿病可累及全身各重要脏器。

1）大血管病变：是糖尿病最严重而突出的并发症，患病率比非糖尿病人群高，发病年龄较轻，病情进展快，这与糖尿病的糖代谢和脂质代谢异常有关。主要表现为动脉粥样硬化，多侵犯主动脉、冠状动脉、脑动脉、肾动脉和肢体动脉等，引起冠心病、缺血性或出血性脑血管病、肾动脉硬化、肢体动脉硬化等。

2）微血管病变：微血管是指微小动脉与微小静脉之间、管腔直径在 $100\mu m$ 以下的毛细血管及微血管网。微血管病变是糖尿病的特异性并发症，病机复杂，微循环障碍、微血管瘤形成和微血管基底膜增厚是其典型改变。病变可累及全身各组织器官，主要发生在视网膜、肾、神经、心肌组织，尤以肾脏和视网膜病变最为重要。

3）神经系统并发症：可累及神经系统任何部分。发生机制涉及大血管、微血管病变、免疫机制及生长因子不足等。以周围神经病变最常见，通常为对称性手足远端感觉运动神经受累，下肢较上肢严重；先出现肢端感觉异常，如袜子或手套状分布，伴麻木、烧灼、针刺感或如踏棉垫感，伴痛觉过敏；随后有肢体疼痛，呈隐痛、刺痛，夜间及寒冷季节加重；后期累及运动神经，可有肌力减弱以至肌萎缩和瘫痪。

4）糖尿病足：指与下肢远端神经异常和不同程度的周围血管病变相关的足部溃疡、感染和（或）深层组织破坏。轻者表现为足部畸形、皮肤干而无汗、发凉、麻木，重者表现为足部溃疡与坏疽，是糖尿病患者截肢、致残的主要原因之一。

（3）感染性疾病　糖尿病容易并发各种感染，血糖控制差者更易发生。以疖、痈等皮肤化脓性感染多见，可致败血症或脓毒血症。足癣、甲癣、体癣等皮肤真菌感染也较常见，女性患者常并发真菌性阴道炎。肺结核发病率高，进展快，易形成空洞。肾盂肾炎和膀胱炎多见于女性，易反复发作，严重者可发生肾及肾周脓肿、肾乳头坏死。

【实验室及其他检查】

1. 尿糖测定　尿糖阳性是诊断糖尿病的重要线索。尿糖水平受肾糖阈的影响。尿糖阳性只提示血糖值超过肾糖阈（约10mmol/L），尿糖阴性不能排除糖尿病可能。

2. 血糖测定　血糖升高是诊断糖尿病的主要依据，也是监测糖尿病病情变化和治疗效果的主要指标。血糖测定的方法有静脉血葡萄糖测定、毛细血管血葡萄糖测定、24小时动态血糖测定三种。前者用于诊断糖尿病，后两种仅用于监测糖尿病。空腹血糖值正常范围为3.9～6.0mmol/L（70～108mg/dL）；≥7.0mmol/L（126mg/dL）为糖尿病。糖尿病酮症酸中毒时血糖多为16.7～33.3mmol/L（300～600mg/dL）；高渗高血糖综合征血糖常高至33.3mmol/L（600mg/dL）以上，一般33.3～66.6mmol/L（600～1200mg/dL）。

3. 葡萄糖耐量试验　当血糖值高于正常范围而又未达到诊断糖尿病标准时，需进行口服葡萄糖耐量试验（OGTT）。OGTT应在清晨空腹（8小时以上未进食）进行，成人测试者需将75g无水葡萄糖溶于250～300mL水中，5～10分钟内饮完，检测0.5小时、1小时、2小时和3小时的血糖。患者有急性疾病或应激情况下不宜行OGTT；试验中患者不喝茶及咖啡，不吸烟，不做剧烈运动；试验前3天摄入足量碳水化合物；试验前3～7天停用噻嗪类利尿剂、β受体拮抗剂等可能影响试验的药物。

4. 糖化血红蛋白A1（GHBA1）测定　GHBA1指的是血液中与葡萄糖结合的血红蛋白占全部血红蛋白的比例。GHBA1可反映取血前8～12周血糖的总水平，是糖尿病病情控制的监测指标之一，测定结果以百分率表示。

5. 血浆胰岛素和C-肽测定　主要用于胰岛β细胞功能的评价。

【诊断要点】

糖尿病诊断以血糖异常升高作为依据。典型病例根据"三多一少"症状，结合实验室检查结果可诊断。应注意单纯空腹血糖正常并不能排除糖尿病的可能性，应加测餐后血糖或进行 OGTT。

我国目前采用国际上通用的 1999 年 WHO 提出的糖尿病诊断标准：糖尿病诊断基于空腹血浆葡萄糖（FPG）、任意时间或 OGTT 中 2 小时血糖值（2h PG）。FPG 3.9 ~ 6.0mmol/L（70 ~ 108mg/dL）为正常，6.1 ~ 6.9mmol/L（110 ~ 125mg/dL）为空腹血糖受损，≥7.0mmol/L（126mg/dL）考虑为糖尿病。有糖尿病症状加随机血糖 ≥ 11.1mmol/L（200mg/dL）考虑为糖尿病。2h PG < 7.7mmol/L（139mg/dL）为正常，7.8 ~ 11.0mmol/L（140 ~ 199mg/dL）为糖耐量减低，≥11.1mmol/L（200mg/dL）考虑为糖尿病。

【治疗要点】

糖尿病治疗强调早期、长期、综合治疗及治疗方法个体化的原则。综合治疗包括糖尿病教育、饮食治疗、运动锻炼、药物治疗和自我监测 5 个方面。治疗目标是通过纠正患者不良的生活方式和代谢紊乱，防止急性并发症的发生和减低慢性并发症的风险，提高患者生活质量。

1. 健康教育 是决定糖尿病管理成败的关键。糖尿病患者应接受全面的糖尿病教育，包括疾病相关知识、治疗与护理等方面的理论学习与技能指导，使其积极配合治疗，有利于疾病控制达标。

2. 饮食治疗 饮食治疗是所有糖尿病治疗的基础。饮食治疗的目的是减轻胰岛负担，维持理想体重，纠正已发生的代谢紊乱，使血糖、血脂达到或接近正常水平。饮食治疗应以控制总热量为原则。

3. 运动疗法 运动疗法在糖尿病的治疗中占重要地位，尤其对于肥胖的 2 型糖尿病患者。运动有利于减轻体重，提高胰岛素的敏感性，改善血糖和脂代谢紊乱。运动治疗的原则是适量、循序渐进、长期坚持。应根据患者年龄、性别、体力、病情及有无并发症等安排适宜的活动。

4. 药物治疗 当饮食治疗与运动疗法不能使血糖控制达标时，应及时应用降糖药物治疗。

(1) 口服降糖药物

1) 促胰岛素分泌剂：①磺脲类：主要作用为刺激 β 细胞分泌胰岛素。磺脲类主要应用于新诊断的 2 型糖尿病非肥胖患者，饮食和运动治疗血糖控制不理想时。常用药物有格列本脲（优降糖）、格列吡嗪（美吡达）、格列吡嗪控释片（瑞易宁）、格列齐特（达美康）、格列喹酮（糖适平）、格列美脲（亚莫利）等。②格列奈类：非磺脲类促胰岛素分泌剂。此类药物具有吸收快、降糖作用快而短的特点，主要用于控制餐后高血糖，当血糖水平在 3 ~ 10mmol/L 时才有刺激作用。常用药物有瑞格列奈（诺和龙）和那格列奈，于餐前或进餐时口服，不进餐不服药。

2) 增加胰岛素敏感性药物：①双胍类：可增加肌肉等外周组织对葡萄糖的摄取和利用，加速无氧酵解，抑制糖原异生及糖原分解，降低过高的肝糖输出，并改善胰岛素敏感性，减轻胰岛素抵抗，是肥胖或超重的 2 型糖尿病患者第一线药物。常用药物二甲双胍。②噻唑烷二酮：也称格列酮类，主要作用是增强靶组织对胰岛素的敏感性，减轻胰岛素抵抗，并可改善 β 细胞功能，对心血管系统有保护作用。临床应用药物有罗格列酮和吡格列酮两种制剂。

3）α - 葡萄糖苷酶抑制剂：通过抑制小肠黏膜上皮细胞表面的 α - 葡萄糖苷酶而延缓碳水化合物的吸收，降低餐后高血糖。适用于空腹血糖正常（或偏高）而餐后血糖明显升高者。常用药物有阿卡波糖（拜糖平）、伏格列波糖（倍欣）。

（2）胰岛素治疗

1）适应证：①1 型糖尿病。②各种严重的糖尿病急、慢性并发症。③处于应激状态，如急性感染、创伤、手术前后、妊娠合并糖尿病者。④新诊断的 2 型糖尿病伴有明显高血糖者。⑤2 型糖尿病 β 细胞功能明显减退者。⑥某些特殊类型糖尿病。

2）制剂类型：胰岛素制剂一般为皮下或静脉注射液体，根据起效快慢和作用时间长短，可分为短效、中效、长效、预混胰岛素等。各类型胰岛素作用时间见表 7 - 2。

表 7 - 2　胰岛素作用时间

制剂	起效时间	峰值时间	作用持续时间
短效胰岛素	15 ~ 60 分钟	2 ~ 4 小时	5 ~ 8 小时
中效胰岛素	2.5 ~ 3 小时	5 ~ 7 小时	13 ~ 16 小时
长效胰岛素	3 ~ 4 小时	8 ~ 10 小时	20 小时
预混胰岛素（HI 70/30）	0.5 小时	2 ~ 12 小时	14 ~ 24 小时
预混胰岛素（50R）	0.5 小时	2 ~ 3 小时	10 ~ 24 小时

3）使用原则和方法：①使用原则：胰岛素剂量取决于血糖水平、β 细胞功能缺陷程度、胰岛素抵抗、饮食和运动状况等，因此其应用需在综合治疗的基础上进行。一般从小剂量开始，根据血糖水平逐渐调整至合适剂量。②使用方法：胰岛素可以与以上三种药物联合应用；亦可采用常规胰岛素治疗，早晚餐前各注射 1 次混合胰岛素或早餐前用混合胰岛素，睡前使用中效胰岛素，此法适用于 2 型糖尿病。对于 1 型糖尿病、2 型糖尿病新诊断或后期患者可采用强化治疗，常用方案有 2 种，一种是每天多次胰岛素皮下注射，3 ~ 4 次/天；另一种是持续皮下胰岛素输注（CSII），模拟生理胰岛素的持续基础分泌和餐时释放，保持体内胰岛素维持在一个基本值，保证患者正常的生理需要。

4）注意事项：采用胰岛素治疗后，可能出现"黎明现象"或"Somogyi 效应"。"黎明现象"是指夜间血糖控制良好，但黎明短时间内出现高血糖，可能由于清晨胰岛素拮抗激素增多所致；出现黎明现象的患者应增加睡前胰岛素的用量。"Somogyi 效应"是指夜间低血糖未发现，导致体内胰岛素拮抗激素分泌增加，进而发生低血糖后的反跳性高血糖。出现 Somogyi 效应的患者应减少睡前胰岛素的用量或改变剂型，睡前适量加餐。夜间多次（于 0、2、4、6、8 时）测定血糖，有助于鉴别早晨高血糖的原因。

5. 手术治疗　近年美国糖尿病学会将减重手术推荐为治疗肥胖 2 型糖尿病的措施之一。

6. 胰腺和胰岛细胞移植　治疗对象主要为 1 型糖尿病患者，目前尚局限于伴终末期肾病的患者。

7. 糖尿病急性并发症的治疗

（1）*糖尿病酮症酸中毒的治疗*　对于早期酮症患者，需给予足量短效胰岛素及口服液体，严密观察病情，定期复查血糖、血酮，调节胰岛素剂量。对于出现昏迷的患者应立即抢救。补液是抢救糖尿病酮症酸中毒的首要和关键措施，补液通常先使用生理盐水，补液量和速度视失水程度而定。如患者无心力衰竭，开始时补液速度应快，在 2 小时内输入生理盐水 1000～2000mL，前 4 小时输入所计算失水量的 1/3 液体，以便迅速补充血容量，改善周围循环和肾功能，以后根据血压、心率、每小时尿量、中心静脉压等决定输液量和速度。短效胰岛素以每小时每千克体重 0.1U 加入生理盐水中持续静滴，以达到血糖快速、稳定下降而又不易发生低血糖反应的效果。根据治疗前血钾水平及尿量决定补钾时机、补钾量及速度，同时防治诱因和处理并发症。

（2）*高渗高血糖综合征的治疗*　治疗基本同糖尿病酮症酸中毒。严重失水时，24 小时补液量可达到 6000～10000mL。

【常见护理诊断/问题】

1. 营养失调：低于或高于机体需要量　与胰岛素分泌或作用缺陷引起糖、蛋白质、脂肪代谢紊乱有关。

2. 有感染的危险　与血糖增高、脂代谢紊乱、营养不良、微循环障碍等因素有关。

3. 潜在并发症　糖尿病足、酮症酸中毒、高渗高血糖综合征。

4. 知识缺乏　缺乏糖尿病自我护理知识。

【护理措施】

1. 生活护理　皮肤瘙痒的患者嘱其不要搔抓皮肤。注意保暖，避免与上呼吸道感染、肺炎、肺结核等呼吸道感染者接触。勤用温水清洗外阴并擦干，防止和减少瘙痒与湿疹的发生。保持皮肤清洁，勤洗澡、勤换衣，洗澡时水温不可过热，香皂选用中性为宜，内衣以棉质、宽松、透气为好。

2. 饮食护理

（1）*制订总热量*　根据患者体重、工作性质、生活习惯计算每天所需热量。糖尿病患者不同劳动强度所需热量见表 7-3。孕妇、乳母、营养不良和消瘦、伴有其他消耗性疾病者每天每千克体重酌情增加；肥胖者酌情减少，使体重逐渐恢复至理想体重的 ±5% 左右。在保持总热量不变的原则下，增加一种食物时应同时减去另一种食物，以保证饮食平衡。

表7-3　糖尿病患者不同劳动强度所需热量 ［kcal/（kg·d）］

	超重或肥胖	正常体重	消瘦
休息状态	20~25	25~30	30~35
轻体力劳动	25~30	30~35	35~40
中体力劳动	30~35	35~40	40~45
重体力劳动	35~40	40~45	45~50

（2）食物的组成和分配

1）食物组成：总的原则是给予高碳水化合物、低脂肪、适量蛋白质和高纤维素饮食。碳水化合物占饮食总热量的 50%~60%，提倡以粗制米、面和一定量杂粮为主。蛋白质含量占总热量的 10%~15%，且至少有1/3 来自动物蛋白；成人每天每公斤理想体重摄入蛋白质 0.8~1.2g，儿童、孕妇、乳母、营养不良或伴有消耗性疾病者宜增至 1.5~2.0g，伴有糖尿病肾病而肾功能正常者应限制至 0.8g，血尿素氮升高者应限制在 0.6g。脂肪约占总热量的 30%，其中饱和脂肪酸不应超过总热量的 7%。多食含可溶性纤维素高的食物，此类食物可延缓食物的吸收，降低餐后血糖高峰，每天饮食中食用纤维含量 40~60g 为宜。

2）合理分配：病情稳定的 2 型糖尿病患者可按每天 3 餐 1/5、2/5、2/5 或 1/3、1/3、1/3 分配。三餐饮食内容要搭配合理，每餐均有糖类、蛋白质与脂肪，定时就餐。

3）注意事项：控制总热量，定时定量进食，保证营养均衡。严格限制甜食及各种含糖饮料的摄入。超重者忌吃油炸、油煎食物，炒菜宜用植物油，少食动物内脏、蟹黄、鱼子等含胆固醇高的食物。戒烟，限酒，每天食盐 <6g。对于血糖控制较好者，可在两餐间或睡前加食少量含果糖或蔗糖的水果。

3. 运动锻炼　运动前评估糖尿病的控制情况，根据患者具体情况决定运动方式、时间及所采用的运动量。

（1）运动锻炼方式　最佳运动时间是餐后 1~1.5 小时（以进食开始计时）。以有氧运动为主，如散步、慢跑、骑自行车、做广播操、太极拳、球类活动等。

（2）运动量的选择　合适的运动量相当于患者最大耗氧量的 60% 左右，一般用心率表示，简易计算法为：心率 = 170 - 年龄。活动时间 30~40 分钟为宜。

（3）注意事项　运动不宜在空腹时进行，以防发生低血糖。运动时随身携带糖果，发生低血糖反应时立即食用并暂停运动。运动中需注意补充水分，以补充运动丢失的水分和体液。在运动中若出现胸闷、胸痛、视力模糊等应立即停止运动，并及时处理。每次运动后仔细检查双足有无异常情况。随身携带糖尿病识别卡以备急需。避免在气候恶劣及身体状况不良时（如空腹血糖≥14mmol/L）运动。

4. 病情观察　密切观察患者血糖、尿糖的变化，观察患者生命体征、意识状态、24 小时液体出入量及足部皮肤变化，注意观察有无糖尿病酮症酸中毒、高渗高血糖综合征、低血糖反应、糖尿病足等并发症的发生。定期监测体重，如果体重一周内改变超过 2kg，应及时查找原因。

5. 对症护理

(1) 糖尿病足的预防

1) 评估患者有无足溃疡的危险因素：长期患有糖尿病且血糖控制不佳；有无足部神经病变的症状或体征（如足部麻木，触觉、痛觉减退或消失等）和/或缺血性血管病变的症状或体征（如足发凉、皮肤发亮变薄、足背动脉搏动减弱或消失等）；有无严重的足畸形，如高弓足；有无个人因素，如经济条件差、老年人、独居生活、视力下降等。存在以上因素可增加足部溃疡发生的危险。

2) 足部检查：每天检查双足 1 次（包括趾间、足底、足背），观察足部是否有损伤，趾甲有无异常，趾甲、趾间、足底部皮肤有无胼胝、鸡眼、甲沟炎、甲癣；了解足部有无感觉减退、麻木、刺痛感；观察足部皮肤有无颜色、温度改变及足背动脉搏动情况，发现异常及时就医。

3) 保持足部清洁：指导患者勤换鞋袜，坚持每天用温水清洗足部，每次不宜超过 10 分钟；水温适宜（<40℃），不能烫脚，用柔软、吸湿性强的毛巾擦干，尤其是趾间；擦干后小心地修剪趾甲，趾甲修剪与脚趾平齐，并将边缘磨光滑。皮肤干燥者适当涂羊毛脂，并轻轻按摩皮肤。

4) 预防外伤：指导患者选择轻巧柔软、透气性好、前端宽大、有鞋带的鞋子，鞋底要平、厚；避免穿硬底鞋、高跟鞋、尖头鞋，外出时不可穿拖鞋，以免足部受伤。运动时穿运动鞋。穿鞋前应检查鞋内是否有异物，并保持里衬平整。袜子以色浅、吸汗性和透气性好、松软、暖和的棉毛质地为佳，大小适中，袜口要松，应每日换洗，保持清洁。患者冬天不要使用热水袋、电热毯或烤灯保暖，以防烫伤。

5) 促进肢体血液循环：防止足部受压，注意足部保暖，避免暴露于寒冷、潮湿的环境中。指导和协助患者采用多种方法促进肢体血液循环，如步行和腿部运动，避免盘腿坐或跷二郎腿。

(2) 酮症酸中毒、高渗高血糖综合征的护理　立即开放两条静脉通路，准确执行医嘱，确保液体和胰岛素的输入。绝对卧床休息，注意保暖，给予持续低流量吸氧。加强生活护理，特别注意皮肤、口腔护理。昏迷者按昏迷常规护理。

6. 药物护理

(1) 磺脲类药物　协助患者于早餐前半小时服用，严密观察药物的不良反应。此类药物最主要的不良反应是低血糖，用药剂量过大、进食少、活动量大时及老年人易发生，应注意预防；还可出现肠道反应、皮肤瘙痒、肝功能损害、再生障碍性贫血等，但少见。水杨酸类、磺胺类、保泰松、β 受体阻滞剂等可增强磺脲类降糖作用，噻嗪类利尿药、呋塞米、糖皮质激素等可降低磺脲类降糖作用。

(2) 双胍类药物　此类药物不良反应有腹部不适、口中金属味、恶心、畏食、腹泻等。少数患者服用二甲双胍出现腹泻、肝功能损害，停药可恢复。餐中或餐后服药或从小剂量开始可减轻不适症状。

(3) 噻唑烷二酮类药物　密切观察有无水肿、体重增加等不良反应发生，有心力衰竭或肝病者慎用。

（4）α-葡萄糖苷酶抑制剂　应与第一口饭同时嚼服。不良反应常有腹胀、排气增多、腹痛或腹泻等症状，继续使用或减量后可消失。如与促胰岛素分泌剂或胰岛素合用可能出现低血糖，其处理应直接给予葡萄糖口服或静脉注射，进食淀粉类食物无效。不宜与抗酸药、考来烯胺合用，可降低本药药效。

（5）使用胰岛素的护理

1）胰岛素的注射途径：包括静脉注射和皮下注射两种。注射工具有胰岛素专用注射器（图7-1）、胰岛素笔（图7-2）和胰岛素泵（图7-3）3种。

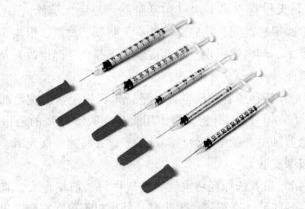

图7-1　胰岛素专用注射器

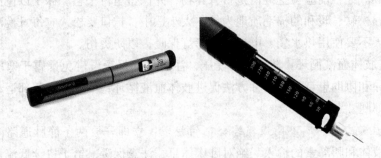

图7-2　胰岛素笔

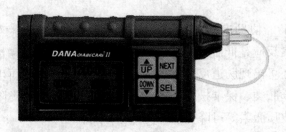

图7-3　胰岛素泵

2）使用胰岛素的注意事项：①准确执行医嘱，按时注射。②长、短效胰岛素混合使用时，应先抽吸短效胰岛素，再抽吸长效胰岛素，然后混匀。切不可逆行操作，以免将长效胰岛素混入短效内，影响其速效性。③未开封的胰岛素放于冰箱4℃~8℃冷藏保存，正在使用的胰岛素在常温下（不超过20℃）可使用20天，无须放入冰箱，应存放在阴凉干燥的地方。④定期监测血糖，如血糖波动过大或持续高血糖应及时通知医生。

3）注射部位的选择与更换：胰岛素采用皮下注射时，宜选择上臂三角肌、臀大肌、大腿前侧、腹部等部位。腹部吸收最快，其次分别为上臂、大腿和臀部。如参加运动锻炼，不要选择在大腿、臀部等活动的部位。注射部位经常更换，如在同一区域注射，必须与上次注射部位相距3cm以上，选择无硬结的部位。

4）胰岛素不良反应：①低血糖反应：与胰岛素剂量过大或饮食失调有关。表现为强烈的饥饿感、无力、心悸、多汗、面色苍白、四肢发冷、脉速而弱，严重者可发生抽搐、昏迷。一旦确定患者发生低血糖，应尽快补充糖分，解除脑细胞缺糖症状。②过敏反应：表现为注射部位瘙痒，继而出现荨麻疹样皮疹。③注射部位皮下脂肪萎缩或增生：采用多点、多部位皮下注射和及时更换针头可预防其发生。若发生，停止该部位注射后可缓慢自然恢复。④水肿及视物模糊：治疗初期可发生，多可自行缓解。

7. 心理护理 糖尿病的治疗要求患者接受严格的饮食控制及持续的药物治疗，而且疾病还加重其经济负担，这些使糖尿病患者易于出现不良心理问题，如抑郁、焦虑等。护士应注意倾听并鼓励患者表达感受，了解其家庭情况，理解患者所经历的复杂心理冲突，及时给予情感支持，转移患者的消极情绪；鼓励患者参与与糖尿病有关的社会活动，积极寻求社会及家庭的支持；鼓励家庭成员支持及积极参与糖尿病控制，协助膳食制作，督促患者用药和协助胰岛素注射，协助患者修剪指、趾甲，检查足部和预防足部问题。

【健康指导】

1. 疾病知识指导 采取多种方法，如讲授、放录像、发放资料等，让患者和家属认识到糖尿病是一种慢性终身性疾病，并逐步了解糖尿病的病因、临床表现、治疗方法，掌握各项护理措施的目的、注意事项，学会自测血糖、注射胰岛素，提高患者自我管理的能力。指导患者外出时随身携带糖尿病识别卡，以便发生紧急情况时及时处理。

2. 病情监测指导 指导患者每3~6个月复检GHBA1C，每1~3个月测1次体重。每年全面体检1~2次，以尽早防治慢性并发症。指导患者学习和掌握监测血糖、血压、体重指数的方法（表7-4）。

知识链接

表 7 – 4　糖尿病患者综合控制目标

监测指标		目标值
血糖（mmol/L）	空腹	3.9~7.2
	非空腹	≤10.0
HBA1C（%）		<7.0
血压（mmHg）		<130/80
HDL – C（mmol/L）	男性	>1.0
	女性	>1.3
TG（mmol/L）		<1.7
LDL – C（mmol/L）	未合并冠心病	<2.6
	合并冠心病	<2.07
体重指数（kg/m²）		<24
尿白蛋白/肌酐比值（mg/mmol）	男性	<2.5（22mg/g）
	女性	<3.5（31mg/g）
主动有氧活动（分钟/周）		≥150

（摘自《2010 年中国 2 型糖尿病防治指南》）

3. 用药与自我护理指导　指导患者掌握口服降糖药及胰岛素的名称、剂量、给药时间和方法，学会观察药物疗效和不良反应。指导患者掌握饮食、运动治疗具体实施及调整的原则和方法。

第六节　痛风患者的护理

痛风（gout）与嘌呤代谢紊乱及（或）尿酸排泄减少有关，血尿酸升高引起骨关节、肾脏和皮下等部位出现急、慢性炎症和组织损伤。我国痛风发病率为 0.34% ~ 2.84%，多见于 40 岁以上男性和绝经期后妇女，近年来发病有年轻化趋势。根据病因，痛风可分为原发性痛风和继发性痛风，其中以原发性痛风占绝大多数。

【病因与病机】

原发性痛风由遗传因素和环境因素共同致病，具有一定的家族易感性，绝大多数病因未明，常与肥胖、糖脂代谢紊乱、高血压、动脉硬化和冠心病等伴发。继发性痛风主要由于肾脏疾病致尿酸排泄减少，骨髓增生性疾病及放疗致尿酸生成增多，某些药物抑制尿酸排泄等因素所致。

痛风的生化标志是高尿酸血症。尿酸是嘌呤代谢的终产物，主要由细胞代谢分解的核酸和其他嘌呤类化合物及食物中的嘌呤经酶的作用分解而来。临床上 5% ~15% 高尿酸血症者发展为痛风。当血尿酸浓度过高或在酸性环境下，尿酸可析出结晶，沉积在骨关节、肾脏和皮下组织等处，造成组织病理学改变，导致痛风性关节炎、痛风肾和痛风石等。

【临床表现】

1. 无症状期 仅有血尿酸持续性或波动性增高。从血尿酸增高至症状出现，时间可长达数年至数十年，有些可终身不出现症状。症状出现与高尿酸血症的水平和持续时间有关。

2. 急性关节炎期 是尿酸盐结晶、沉积引起的炎症反应。多起病急骤，常在午夜或清晨突然发作，关节剧痛，呈撕裂样、刀割样或咬噬样，因疼痛而惊醒，数小时内出现受累关节的红肿热痛和功能障碍。最易受累的是单侧第一跖趾关节，其后依次为踝、膝、腕、指、肘等关节。发作常呈自限性，一般经数天或 2 周自行缓解，受累关节局部皮肤脱屑和瘙痒。饮酒、劳累、关节受伤、手术、感染、寒冷、摄入高蛋白和高嘌呤食物等为常见的发病诱因。

3. 痛风石及慢性关节炎期 痛风石是痛风的一种特征性损害，由尿酸盐沉积所致。痛风石以关节内、关节附近与耳郭常见，外观为大小不一的黄白色赘生物，小如芝麻，大如鸡蛋；初起质软，随着纤维增多逐渐变硬如石；严重时痛风石处皮肤发亮、菲薄，容易经皮破溃排出白色粉状或糊状物，瘘管不易愈合，但很少继发感染。关节内大量沉积的痛风石可引起受累关节持续肿痛、压痛、畸形、关节功能障碍。

4. 肾病变期 主要表现在两个方面：①痛风性肾病：起病隐匿，临床表现为尿浓缩功能下降，出现蛋白尿、夜尿增多、白细胞尿、血尿等；晚期可出现高血压、氮质血症等肾功能不全表现。②尿酸性肾石病：10% ~25% 的痛风患者有尿酸性尿路结石，较小者呈泥沙随尿排出，无明显症状，较大者有肾绞痛、血尿、排尿困难，当结石引起梗阻时导致肾积水、肾盂肾炎、肾积脓等。

【实验室及其他检查】

1. 尿酸测定 成年男性血尿酸值为 208 ~416μmol/L（3.5 ~7.0mg/dL），正常女性为 149 ~358μmol/L（2.5 ~6.0mg/dL），更年期后接近男性。血尿酸存在较大波动，应反复监测。限制嘌呤饮食 5 天后，如每天小便中尿酸排出量 >3.57mmol（600mg），提示尿酸生成增多。

2. 关节液或痛风石检查 急性关节炎期行关节腔穿刺，抽取关节液，偏振光显微镜下可见双折光现象的针形尿酸盐结晶，是确诊本病的依据。

3. 其他检查 X 线、CT、关节镜检查等有助于发现骨、关节的相关病变或尿酸性尿路结石影。

【诊断要点】

男性和绝经后女性血尿酸 >420μmol/L（7.0mg/dL），绝经前女性 >358μmol/L

（6.0mg/dL）可诊断为高尿酸血症。出现特征性关节炎表现，尿路结石或肾绞痛发作，伴高尿酸血症应考虑痛风，关节腔穿刺或痛风石检查证实为尿酸盐结晶可做出诊断。

【治疗要点】

目前尚无根治原发性痛风的方法。急性期迅速控制急性关节炎发作，预防复发；急性发作期过后，纠正高尿酸血症，预防尿酸结石形成及其对关节、肾的损害。

1. 非药物治疗 适当调整生活方式和饮食习惯是痛风治疗的基础。控制总热量摄入，避免高嘌呤饮食，严禁饮酒；适当运动，保持理想体重；每天饮水 2000mL 以上，增加尿酸的排泄；避免使用抑制尿酸排泄的药物，如噻嗪类利尿药；避免各种诱发因素并积极治疗相关疾病等。

2. 药物治疗

（1）急性痛风性关节炎期的治疗 非甾体类抗炎药可有效缓解急性痛风症状，为急性痛风性关节炎的一线用药，常用药物有吲哚美辛、双氯芬酸、布洛芬等。秋水仙碱是治疗痛风急性发作的传统药物，因其药物毒性现已少用。上述两类药物无效或禁忌时可用糖皮质激素。

（2）发作间歇期和慢性期处理 治疗目的是维持血尿酸正常水平。目前常用促进尿酸排泄药（如苯溴马隆）和抑制尿酸合成药（如别嘌醇）。

3. 手术治疗 必要时可选择剔除痛风石，对残毁关节进行矫形等手术治疗。

【常见护理诊断/问题】

1. 疼痛：关节痛 与尿酸盐结晶沉积在关节引起炎症反应有关。
2. 躯体活动障碍 与关节受累、关节畸形有关。

【护理措施】

1. 生活护理 急性关节炎期，患者应绝对卧床休息，抬高患肢，避免受累关节负重。可在病床上安放支架支托盖被，减少患部受压，并做好生活护理。待关节痛缓解72 小时后，可恢复活动。

2. 饮食护理 因痛风患者大多肥胖，热量不宜过高，应限制在 1200～1500kcal/d，蛋白质控制在 1g/（kg·d），以精白面、米为热量的主要来源，以牛奶、鸡蛋为蛋白质的主要来源。饮食宜清淡、易消化，忌辛辣和刺激性食物。避免进食高嘌呤食物（指100g 食物中所含嘌呤量在 75mg 以上的食物）。严禁饮酒，并指导患者进食碱性食物，如各类蔬菜、柑橘类水果，使尿液 pH 值在 7.0 或以上，减少尿酸盐结晶的沉积。鼓励患者多饮水以促进尿酸排泄，每日饮水 2500～3000mL。

3. 病情观察 观察疼痛的部位、性质、间隔时间，有无夜间因剧痛而惊醒。受累关节有无红、肿、热和功能障碍。有无过度疲劳、寒冷、潮湿、紧张、饮酒、饱餐、脚扭伤等诱发痛风急性发作的因素。有无痛风石的体征，了解结石的部位及有无相关症状。观察患者的体温变化，监测尿酸、肾功能。

4. 对症护理　手、腕或肘关节受累时，为减轻疼痛，可用夹板固定制动，也可在受累关节处给予 25% 硫酸镁湿敷，消除关节肿胀与疼痛。痛风石严重时可能导致局部皮肤溃疡发生，故要注意维持患部清洁，避免发生感染。

5. 用药护理　指导患者正确用药，观察药物疗效，发现不良反应及时报告医生。用药期间，特别是使用排尿酸药物者应多饮水，保持每天尿量 >2000mL。别嘌醇可有皮疹、发热、胃肠道反应等不良反应，严重者可出现肝损害、骨髓抑制，需密切观察。秋水仙碱一般口服，若患者开始口服即有恶心、呕吐、水样腹泻等严重胃肠道反应，可采取静脉用药，静脉用药时注意观察不良反应，如肝损害、骨髓抑制、DIC、脱发、肾衰竭、癫痫样发作，甚至死亡等。静脉使用秋水仙碱时切勿外漏，以免造成组织坏死。应用非甾体类抗炎药时，注意观察有无活动性消化性溃疡或消化道出血表现，宜餐后服，以减轻消化道反应。使用糖皮质激素时观察其疗效，密切注意有无症状的"反跳"现象。

6. 心理护理　疼痛可影响患者的进食和睡眠，长期反复发作会导致关节畸形和肾功能损害，患者思想负担重，出现情绪低落、焦虑、恐惧等不良心理。医护人员应向患者介绍痛风的相关知识，饮食与疾病的关系，并给予安慰和鼓励。

【健康指导】

1. 疾病知识指导　给患者和家属讲解疾病知识，说明本病是一种终身性疾病，经积极有效治疗，可正常生活和工作。嘱患者保持心情愉快，生活规律，劳逸结合，避免诱发痛风的因素，肥胖者应减轻体重。指导患者严格控制饮食，避免进食高嘌呤食物，忌饮酒。经常用手触摸耳轮及手足关节，检查是否产生痛风石，定期复查血尿酸，门诊随访。

2. 关节保护指导　指导患者适度活动，避免长时间进行重体力劳动，经常改变姿势。若有关节局部红肿，尽可能避免其活动。若运动后疼痛超过 1 小时，应暂时停止此项运动。

附：末梢血糖检测技术

末梢血糖检测技术是采用微创血糖仪采集人体末梢血以检测血糖。采用快速血糖仪检测末梢血糖具有需血量少、操作简单、稳定可靠的优点，尤其对连续多次血糖检测的患者，可减轻多次抽取静脉血造成的痛苦，并为病情的快速诊断提供科学依据。

【适应证】

需要检测血糖者。

【禁忌证】

采血部位有水肿或感染者；严重脱水、休克者。

【操作过程】

末梢血糖检测技术操作过程见表 7-5。

表 7-5 末梢血糖检测技术操作过程

项目	技术操作要求
操作前准备	1. 医护人员准备：洗手，戴口罩和帽子 2. 患者准备：评估患者病情、意识状况、合作程度、采血部位和进餐情况 3. 物品准备：治疗盘、血糖仪、血糖试纸、采血笔及1次性采血针、75%酒精、无菌棉签、弯盘、记录单、签字笔 4. 环境准备：清洁，室温不低于20℃
操作流程	1. 携用物至床旁，核对床号、姓名、医嘱 2. 告知患者操作目的及过程，指导患者配合，评估患者穿刺部位的皮肤情况。通常采用指尖部末梢毛细血管血 3. 检查血糖仪功能是否正常，试纸是否过期，试纸代码是否与血糖仪相符。打开血糖仪器开关，安装试纸，采血针安装在采血笔内 4. 适当揉搓准备采血的患者手指，直至血运丰富。用75%酒精消毒手指指腹，待干 5. 血糖仪显示屏出现滴血标志时，穿刺采血。将采血笔紧挨手指指腹，按动弹簧开关，针刺指腹。手指两侧取血最好，不要过分挤压。将一滴饱满的血滴（或吸）到试纸测试区域后等待结果，不要追加血滴 6. 用棉棒按压采血手指30秒钟至不出血为止 7. 检测血糖值显示后进行记录，内容包括被测试者姓名、测定日期、时间、结果等，关机 8. 检测完毕取出血糖试纸及采血针头，将采血针头戴上帽后妥善处理
注意事项	1. 采血前消毒皮肤不可使用碘酊、碘伏、安尔碘，以免影响检测结果 2. 采血过程中不可过分挤压针刺处，以免组织液混入而使血糖值偏低 3. 采血过程中不可追加血滴，因会导致测试结果不准确 4. 血糖试纸避免受潮，试纸须保存在原装试纸瓶中，取出试纸后随即盖紧瓶盖。试纸瓶放置在阴凉、干燥处 5. 定期清洁血糖仪，使用蘸有清水和中性清洁剂的软布轻轻擦拭血糖仪外部，不要使用酒精清洁血糖仪。不要让液体、灰尘、血液经测量口进入血糖仪。血糖仪显示屏上显示"低电量"时，及时更换电池

【综合（复杂）任务】

患者，女性，67 岁。主诉：多饮、多尿、多食 2 年，消瘦 6 个月，下肢麻木 1 个月。患者 2 年前无明显诱因出现烦渴、多饮，饮水量每日达 4000mL，伴尿量增多，主食由 300g/d 增至 500g/d；近 6 个月体重下降 9kg；1 年前查血糖 12.5mmol/L，尿糖（++++），服用降糖药物治疗好转；1 个月来出现双下肢麻木，有时呈针刺样疼痛，大便正常，睡眠差。查体：T 36.0℃，P 78 次/分，R 18 次/分，BP 130/80mmHg。神志清楚，自动体位，体形消瘦，皮肤无皮疹，浅表淋巴结未触及。心肺检查无异常。腹平软，肝脾未触及。双下肢无水肿，感觉减退，膝反射消失，Babinski 征（-）。实验室检查：尿糖（+++），血糖 13.6 mmol/L。

问题：

1. 根据以上资料，你认为该患者最可能的医疗诊断是什么？

2. 该患者目前存在的最主要的护理问题是什么？

3. 针对该患者，应采用哪些护理措施？

目标检测

A1 型题

1. Graves 病的典型临床表现有（ ）

　　A. 基础代谢率升高，甲状腺肿　　　B. 基础代谢率升高，突眼，甲状腺肿

　　C. 高代谢综合征，甲状腺肿，眼征　D. 突眼，甲状腺肿，多食，消瘦

　　E. 突眼，甲状腺肿，心率增快

2. 目前诊断糖尿病的主要依据是（ ）

　　A. 糖化血红蛋白测定　　　　　　　B. 血浆胰岛素测定

　　C. 免疫学指标　　　　　　　　　　D. 尿糖测定

　　E. 血葡萄糖测定

3. 痛风最易受累的关节是（ ）

　　A. 腕关节　　　　B. 踝关节　　　　C. 膝关节

　　D. 肘关节　　　　E. 单侧第一跖趾关节

4. 以下腺垂体功能减退症患者的护理措施中错误的是（ ）

　　A. 避免过度劳累

　　B. 冬天注意保暖

　　C. 给予高热量、低蛋白、高维生素、易消化饮食

　　D. 少量多餐

　　E. 不宜过多饮水

A2 型题

5. 女性，35 岁，甲亢患者。抗甲状腺药物治疗 8 个月，外周血白细胞降至 $3 \times 10^9 /$ L，中性粒细胞 $< 1.5 \times 10^9 /L$。处理措施应是（ ）

　　A. 减少抗甲状腺药物剂量

　　B. 减少抗甲状腺药物剂量，加用促进白细胞增生药

　　C. 停用抗甲状腺药物

　　D. 停用抗甲状腺药物，严密观察

　　E. 停用抗甲状腺药物，严密观察，加用促进白细胞增生药

6. 患者，女性，39 岁。既往体健，近 2 个月来出现记忆力减退、反应迟钝、乏力、畏寒。查体：T 35.5℃，P 60 次/分；实验室检查示血 TSH 升高，血 FT_4 降低，该患者最可能的医疗诊断是（ ）

　　A. 甲状腺功能亢进症　　　　　　　B. 甲状腺功能减退症

　　C. 单纯性甲状腺肿　　　　　　　　D. 腺垂体功能减退症

E. 下丘脑综合征

7. 患者，女性，45 岁。确诊为 Cushing 综合征，下列关于饮食护理的指导内容中错误的是（　　）

A. 高钙　　　　　B. 高蛋白　　　　　C. 低糖　　　　　D. 低钾　　E. 低热量

8. 患者，男性，60 岁。主诉：因反复关节疼痛 4 年，加重 1 周入院。查体：急性痛苦面容，双足多处趾关节红、肿、热、痛、活动障碍。初步诊断为痛风，下列对于该患者的护理措施正确的是（　　）

A. 给予双足热敷以缓解疼痛

B. 待关节疼痛缓解后立即进行关节活动，以防关节废用

C. 给予高热量饮食

D. 观察患者体温变化

E. 指导多进食酸性食物

9. 女性，18 岁，1 型糖尿病患者，病程 5 年余，使用胰岛素治疗。夜间巡视病房，发现该患者面色苍白、出冷汗、脉速而弱，测即刻血糖 2.8mmol/L。考虑该患者发生了（　　）

A. 糖尿病酮症酸中毒　　　　　　　B. 糖尿病肾病

C. 高渗高血糖综合征　　　　　　　D. 低血糖反应

E. 糖尿病性心脏病

10. 患者，男性，46 岁。口渴、多饮、消瘦 3 个月，突发昏迷 2 天入院。查：血糖 30mmol/L，血钠 135mmol/L，血钾 4.5mmol/L，尿素氮 9.9mmol/L，CO_2 结合力 18.3mmol/L，尿糖、尿酮体强阳性。该患者最可能的诊断是（　　）

A. 高渗高血糖综合征　　　　　　　B. 糖尿病酮症酸中毒

C. 糖尿病乳酸性酸中毒　　　　　　D. 糖尿病合并脑血管意外

E. 应激性高血糖

A3/A4 型题

(11~13 题共用题干)

中年女性，甲亢患者，不规则药物治疗 2 年。改用放射性 [131]I 治疗 1 周后突发高热、心慌。体格检查：体温 40℃，心率 160 次/分，心房颤动，呼吸急促，大汗淋漓，烦躁不安。实验室检查：血白细胞计数升高，FT_3、FT_4 升高，TSH 降低。

11. 该患者最可能的医疗诊断是（　　）

A. 甲亢性心脏病　　B. 甲亢复发　　C. 放射性甲状腺炎

D. 甲状腺危象　　　E. 心力衰竭

12. 该病药物治疗首选（　　）

A. 甲硫氧嘧啶　　B. 卡比马唑　　C. 甲巯咪唑

D. 甲状腺激素　　E. 丙硫氧嘧啶

13. 该病的治疗原则是（　　　）
    A. 强心、利尿、去除诱因　　　　　　B. 强心、利尿、对症治疗
    C. 强心、利尿、抗感染　　　　　　　D. 抗甲状腺药物治疗
    E. 抑制 TH 合成和释放、降低周围组织对 TH 的反应、对症支持、去除诱因

第八章 风湿免疫性疾病患者的护理

1. 能说明风湿免疫性常见疾病的基本病因与病机。
2. 能描述风湿免疫性常见疾病的临床表现。
3. 能说明风湿免疫性疾病的常用相关检查的临床意义和治疗要点。
4. 能按照护理程序对风湿免疫性疾病患者进行全面的护理评估，提出正确的护理诊断和问题，并制定和实施合理的护理措施。
5. 能对风湿免疫性疾病患者进行正确的健康指导。

案例：患者李某，女，34 岁。四肢关节疼痛 1 年，近 2 个月发热伴咳嗽、咳痰、气喘，并出现面颊部对称性红斑，有口腔溃疡反复发作。自认为受凉感冒，未给予重视。近 1 周来病情加重，并出现呼吸困难、胸闷。查体：T 38.2℃，P 100 次/分，R 24 次/分，BP 120/75mmHg。轻度贫血貌，口腔溃疡，面颊部、上肢有散在分布的红斑，右下肺呼吸音低。化验：RBC $2.3 \times 10^9/L$，Hb 100g/L，ESR 86mm/h。尿蛋白（＋），抗核抗体（ANA）（＋），抗双链 DNA（Ds－DNA）抗体（＋）。X 线胸片示右侧胸腔积液。

第一节 概 述

风湿性疾病（简称风湿病）是一组以内科治疗为主的肌肉骨骼系统疾病，包括弥漫性结缔组织病（diffuse connective tissue diseases，简称结缔组织病，CTD）及各种病因引起的关节和关节周围软组织（如肌肉、肌腱、滑膜、韧带等）疾病（表 8－1）。主要表现为关节疼痛、肿胀、活动障碍，部分患者可出现关节致残和内脏功能损害甚至衰竭。风湿性疾病发病原因复杂，主要与感染、免疫、代谢、内分泌、环境、遗传等因素有关。近年来由于人口老化，风湿病的患病率有逐年上升的趋势。风湿病是一类涉及多学科、多系统的疾病，其临床特点为：①发作与缓解相交替的慢性病程，由于多次发作可造成严重损害。②病变累及多个系统。③同一疾病其临床表现和预后个体差异很大。④多有免疫学异常或生化改变。⑤对糖皮质激素的治疗有一定的反应。⑥治疗效果个体差异较大。因此对风湿性疾病的护理应特别重视心理护理与康复指导，严密观察病情变化，及早发现护理问题，给予相应护理，配合治疗，密切观察药物的不良反应。

表8-1 风湿性疾病的分类

类别	主要疾病
弥漫性结缔组织病	系统性红斑狼疮、类风湿关节炎、多发性肌炎和皮肌炎、原发性干燥综合征、系统性硬化病、血管炎病
脊柱关节病	强直性脊柱炎、Reiter综合征、银屑病关节炎、炎症性肠病关节炎
退行性变	骨性关节炎
与代谢和内分泌相关的风湿病	痛风、假性痛风、马方综合征、免疫缺陷病
感染因子相关性疾病	反应性关节炎、风湿热、腱鞘炎
其他	周期性风湿病、骨质疏松、滑膜瘤

风湿性疾病常见的症状与体征主要有关节损害、皮肤损害等。

一、关节损害

风湿性疾病的关节损害表现主要是关节疼痛、肿胀、僵硬与活动受限等。

【病因】

风湿性疾病几乎都有关节疼痛的症状，如类风湿性关节炎、强直性脊柱炎、系统性硬化病、痛风等。

【临床表现】

1. 关节疼痛与肿胀　关节疼痛是风湿病最早、最常见的症状，也是风湿患者就诊的主要原因。疼痛的关节可有肿胀和压痛。几乎所有的风湿性疾病均可引起关节疼痛，不同疾病关节疼痛的部位和性质有所不同，类风湿关节炎多影响腕关节、掌指关节、近端指间关节等小关节，呈对称性、多关节受累，持续性疼痛；系统性红斑狼疮以指、腕、膝关节受累为常见，呈对称性多关节炎、疼痛、肿胀，日晒后加重；强直性脊柱炎主要累及中轴关节，以骶髂关节、髋、膝、踝关节受累最为常见，多为不对称性，呈持续性疼痛；痛风多累及单侧第一跖趾关节，疼痛剧烈、固定；风湿性关节痛多为游走性等。

2. 关节僵硬与活动受限　关节僵硬是指经过一段时间的静止和休息后，患者试图再活动某一关节时感到关节局部不适、难以达到平时活动范围的现象。病变的关节在夜间静止不动后出现较长时间（至少1小时）的僵硬，如胶黏着样的感觉，称之为晨僵（morning stiffness）。轻度的关节僵硬在活动后可减轻或消失，重者需1小时至数小时才能缓解。晨僵以类风湿关节炎最为典型，是判断滑膜关节炎症活动性的客观指标，其持续时间长短与炎症的严重程度相一致。早期关节活动受限主要由疼痛、肿胀引起，晚期主要由于关节骨质破坏、纤维骨质粘连、关节半脱位引起，此时关节活动严重障碍，最终将致功能丧失。

【实验室及其他检查】

1. 血液检查　如红细胞、白细胞、血小板、血沉等。

2. 关节 X 线检查　了解是否有关节损害及损害程度。

3. 免疫学检查　如抗核抗体、抗双链 DNA 等。

【常见护理诊断/问题】

1. 疼痛：慢性关节疼痛　与关节炎性反应有关。

2. 躯体活动障碍　与关节疼痛、僵硬及关节、肌肉功能障碍有关。

【护理措施】

1. 疼痛：慢性关节疼痛

（1）**生活护理**　急性期关节肿胀伴体温升高时，应卧床休息，减少活动。帮助患者采取舒适的体位，尽可能保持关节功能位，必要时给予石膏托、小夹板固定。避免疼痛部位受压和负重，可用支架支起床上盖被，协助患者完成洗漱、进食、排便、翻身等日常生活活动。

（2）**疼痛的护理**　①非药物止痛：如松弛术、皮肤刺激疗法（冷敷、热敷、加压、震动等）、分散注意力，或采用蜡疗、水疗、磁疗、超短波、红外线等疗法，还可按摩肌肉、活动关节，以防治肌肉挛缩和关节活动障碍。②药物止痛：必要时遵医嘱应用消炎镇痛药，如阿司匹林、吲哚美辛、布洛芬、萘普生等。

（3）**心理护理**　患者因关节疼痛而容易产生情绪紧张、焦虑、烦躁等，护理人员应鼓励患者说出自身感受并表示理解和同情，和患者一起分析产生焦虑的原因，并对其焦虑程度做出评估。向患者说明焦虑可能产生的不良影响，与患者建立良好的护患关系，关心、体贴患者，鼓励患者树立战胜疾病的信心。劝导患者亲属多给予关心、理解，使患者获得良好的心理支持。必要时教会患者使用放松术，如缓慢深呼吸、听音乐等方法，减轻疼痛，从而减轻焦虑。

2. 躯体活动障碍

（1）**生活护理**　根据患者活动受限程度，协助其完成日常生活活动，将经常使用的物品放在患者健侧伸手可及之处，鼓励患者使用健侧手臂从事自我照顾的活动，尽可能帮助患者恢复生活自理能力。

（2）**饮食护理**　给予高蛋白及富含维生素、纤维素的食物，预防便秘和促进疾病康复。

（3）**保护或促进关节功能**　急性期关节肿痛时，限制活动，夜间睡眠时应注意受累关节的保暖以减轻晨僵。早晨起床后做 15 分钟的温水浴，或用热水浸泡僵硬的关节，而后活动关节。晨僵持续时间长且疼痛明显者，可服用消炎止痛药物。关节僵硬重者进行局部理疗、按摩。指导患者在坐、立、行或卧位时保持正确体位或姿势。保持肢体功能位，如用枕头、沙袋或夹板保持足背屈曲以防止足下垂。急性期后，鼓励患者及早下床活动，加强关节功能锻炼，可由被动向主动渐进，从主动的全关节活动锻炼到功能性的活动，如转颈、挺胸、伸腰、摆腿、手部抓握、提举、肢体屈伸、摇动关节等动作及打太极拳等医疗体育活动，以恢复关节功能、加强肌肉的力量和耐力。活动量以患者能够忍受为度，必要时可提供适当的辅助工具，如拐杖、助行器、轮椅等，指导患者及家属正确使用辅助性器材，并教给患者个人安全的注意事项，使患者既能坚持适当自理活动，又能在活动时掌握安全措施，避免受伤。

（4）病情观察　严密观察患病肢体情况，防止肌肉萎缩；观察有无发热、咳嗽、咳痰、呼吸困难等，及时发现肺部感染；观察有无足下垂、压疮、便秘等。

（5）心理护理　注意疏导、理解、支持和关心患者，帮助患者接受活动受限的事实，鼓励患者表达自己的感受，允许患者以自己的速度完成工作，并在活动中予以鼓励，以增进患者自我照顾的能力和信心。

二、皮肤损害

风湿病常见的皮肤损害有皮疹、红斑、水肿、溃疡等，多由血管炎性反应引起。

【病因】

本病可见于系统性红斑狼疮、类风湿性血管疾病、皮肌炎等。多由血管炎性反应引起。

【临床表现】

1. 蝶形红斑　系统性红斑狼疮最具特征性的皮肤损害为面部蝶形红斑，表现为在鼻梁和双颧颊部出现呈蝶形分布的鲜红色或紫红色的红斑。

2. 类风湿结节　是类风湿关节炎较特异的皮肤表现，多位于前臂伸面、肘鹰嘴附近、枕、跟腱等关节隆突部及受压部位的皮下。结节呈对称分布，质硬无压痛，大小不一，直径数毫米至数厘米不等。

3. 其他　其他常见的皮肤损害有皮疹、斑疹、紫癜、雷诺现象、巩膜炎、虹膜炎、口鼻黏膜溃疡或糜烂、水肿、硬化、干燥、皮肌炎，甚至坏死等。

【实验室及其他检查】

可做关节 X 线检查及肾功能、肾活检、皮肤狼疮带试验与免疫学检查等，以协助诊断。

【常见护理诊断/问题】

皮肤完整性受损　与血管炎性反应及应用免疫抑制剂等因素有关。

【护理措施】

1. 生活护理　病房要求背光，挂窗帘，避免阳光直接照射，病房消毒不用紫外线。

指导患者在寒冷的天气尽量减少户外活动或工作，外出要注意保暖，平时注意肢体末梢保暖。勿用冷水洗手、洗脚。保持较好的心态，避免情绪激动。

2. 饮食护理 鼓励患者摄入足够的营养和水分，给予足量的蛋白质、维生素等，饮食宜清淡、易消化，避免刺激性食物的摄入。

3. 病情观察 观察雷诺现象发生的频率、持续时间及诱发因素。肢体末梢有无发冷、感觉异常，皮肤有无苍白、发绀等。

4. 皮肤护理 防止皮肤损伤，穿着棉质宽松衣裤，保持皮肤清洁干燥，每日用温水清洗并擦干局部，避免接触刺激性化妆品，避免使用染发烫发剂、碱性肥皂等，以免诱发和加重皮损。告知患者外出时采取遮阳措施，防止阳光直接照射裸露皮肤。皮疹和红斑局部遵医嘱使用抗生素治疗，做好局部清创换药处理。皮损局部有感染者，遵医嘱用抗生素治疗。避免服用诱发本系统疾病的药物，如普鲁卡因胺、异烟肼、肼屈嗪等。

第二节 系统性红斑狼疮患者的护理

系统性红斑狼疮（systemic lupus erythematosus，SLE）是一种累及全身多系统、多器官的自身免疫性疾病。临床上主要表现为皮肤、关节和肾脏损害，血清中出现以抗核抗体（ANA）为主的多种自身抗体。病程以急性发作和缓解交替出现为特点，有内脏（肾、中枢神经）损害者预后较差。本病在我国的患病率为1/1000，高于西方国家报道的1/2000。以女性多见，尤其是20～40岁的育龄女性。

【病因与病机】

1. 病因 本病的病因尚未完全清楚，可能与下列因素有关：①遗传因素：SLE的发病有家族倾向，同卵孪生、SLE易感基因的人群、有色人种患病率明显高于正常人群。②环境因素：物理因素（如日光、紫外线等）、化学因素（如普鲁卡因酰胺、肼苯哒嗪、异烟肼、青霉胺、磺胺等）、生物因素（感染）、某些食物成分（如含补骨脂的芹菜、香菜、无花果及含联胺基团的烟熏食物等）都可诱发SLE发生。③雌激素：女性患者明显高于男性，在更年期前阶段男女发病率之比为1:9，儿童及老年人中男女发病率之比为1:3。

2. 病机 病机目前尚不明确。可能的机制是在遗传易感性基础上，由于各种因素作用，激发了异常的免疫应答，T辅助淋巴细胞功能亢进促使了B淋巴细胞的高度活化，产生了大量不同类型的自身抗体；这些自身抗体和相应的自身抗原结合形成大量的免疫复合物，沉积于小血管壁和其他组织，导致各个组织和器官发生病变，是构成系统性红斑狼疮的主要病机。

【临床表现】

本病临床表现复杂多样，患者间差异较大，早期症状往往不典型。

1. 全身症状 患者在早期或活动期多表现有非特异性的全身症状，90%的患者在病程中出现发热，多为低中度热，此外尚可有疲倦、乏力、体重减轻等。

2. 皮肤与黏膜　80%患者有皮肤损害，表现多种多样，常于皮肤暴露部位出现对称性皮疹，包括颊部呈蝶形的红斑、丘疹、盘状红斑、网状青斑、指掌部或甲周红斑、指端缺血、面部及躯干皮疹。其中以颊部蝶形红斑最具特征性。40%患者在日晒后出现光过敏，40%患者有脱发，30%患者在急性期出现口腔溃疡，30%患者有雷诺现象。

3. 关节与肌肉　关节痛是常见症状之一，且往往是就诊的首发症状，最常见于指、腕、膝关节，伴红肿者少见，偶有关节畸形。部分患者出现肌痛，5%出现肌炎。

4. 肾　几乎所有患者均有肾组织的病理变化（狼疮肾炎），但有临床表现者仅约75%，可表现为蛋白尿、血尿、管型尿、肾性高血压、肾功能不全等。早期患者以蛋白尿和尿中出现多量红细胞为常见。其肾损害经合理治疗后症状可以消失或缓解，也有一部分呈进行性发展为肾衰竭。肾衰竭是SLE死亡的常见原因。

5. 心血管　30%患者有心血管表现，其中以心包炎最常见，可为纤维素性心包炎或心包积液。约10%患者有心肌损害，严重者可发生心力衰竭而死亡。约10%可发生周围血管病变，如血栓性静脉炎等。

6. 肺与胸膜　约35%患者有胸腔积液，多为中小量、双侧性。患者可发生狼疮肺炎，表现为发热、干咳、气促，肺X线可见片状浸润阴影，多见于双下肺，有时与肺部继发感染难以鉴别。少数患者可持续肺间质性病变。

7. 消化道　约30%患者有食欲减退、呕吐、腹痛、腹泻、腹腔积液等。约40%患者有血清转氨酶升高，肝不一定肿大，一般不出现黄疸。少数可并发胰腺炎、肠梗阻等急腹症。

8. 神经系统　有25%患者累及中枢神经系统，尤以累及脑为多见，故称神经精神狼疮。其表现为头痛、呕吐、癫痫样发作、偏瘫、意识障碍，或出现精神障碍如幻觉、妄想、猜疑等，提示病情严重且活动，预后不佳。

9. 血液系统　活动性SLE约60%有贫血。约40%患者有白细胞减少。约20%患者有血小板减少等。约20%患者有无痛性轻、中度淋巴结肿大，以颈部和腋下为多见。约15%患者有脾大。

10. 其他　约30%患者有继发性干燥综合征。约15%患者有眼底变化，如出血、乳头水肿、视网膜渗出物等，重者可在数日内致盲。

【实验室及其他检查】

1. 一般检查　患者常有正细胞正色素性贫血，少数有溶血性贫血，约50%患者有白细胞减少，1/3患者有血小板减少，血沉在活动期常增快。肾损害者有尿液改变，如蛋白尿、血尿等，严重者可有血尿素氮和肌酐升高。

2. 自身抗体检查

（1）抗核抗体（ANA）　是筛选结缔组织病的主要试验。几乎见于所有的SLE患者（90%），但其特异性低。

（2）抗双链DNA抗体（抗DsDNA抗体）　抗体特异性高达95%，敏感性约70%，对确诊 SLE 参考价值大，多出现在 SLE 的活动期，抗体滴度高者常有肾损害。

（3）抗 Sm 抗体　特异性高达 99%，但敏感性低（25%），在 SLE 不活动时亦可阳性，故可作为回顾性诊断的指标。

（4）其他自身抗体　抗核糖核蛋白（RNP）抗体、抗干燥综合征（SSA/SSB 抗体）抗体、抗磷脂抗体及抗红细胞膜抗体、抗血小板相关抗体等均可阳性。此外，少数患者血清中出现类风湿因子。

3. 补体检查　总补体（CH50）、C3、C4 降低有助于 SLE 的诊断，并提示狼疮活动。

4. 狼疮带试验　用免疫荧光法检测皮肤的真皮和表皮交界处是否有免疫球蛋白（Ig）沉积带，阳性率约为 50%，阳性代表 SLE 处于活动期。

5. 肾活检　对狼疮肾炎的诊断、治疗及估计预后有重要价值。

【诊断要点】

下述 10 项指标中，符合 4 项即可确诊为 SLE。①蝶形红斑或盘形红斑。②光过敏。③口腔溃疡。④非畸形性关节炎或关节痛。⑤浆膜炎（胸膜炎或心包炎）。⑥肾炎（蛋白尿或血尿或管型尿）。⑦神经系统损伤（抽搐或精神症状）。⑧血象异常（白细胞小于 $4×10^9$/L 或血小板小于 $80×10^9$/L 或溶血性贫血）。⑨狼疮细胞或抗双链 DNA 抗体阳性。⑩抗 Sm 抗体阳性，抗核抗体阳性。

【治疗要点】

系统性红斑狼疮目前虽不能根治，但合理治疗后可以缓解，提倡早期诊断，早期治疗。病情缓解后，则接受维持性治疗。

1. 非甾体类抗炎药（NSAID）　主要适用于以发热、关节肌肉疼痛为主，而无重要脏器明显损伤或血液病变的轻型患者。常用药物有阿司匹林、布洛芬、萘普生、吲哚美辛等。

2. 抗疟药　氯喹有抗光过敏和控制 SLE 皮疹的作用，是治疗盘状红斑狼疮的主要药物。

3. 糖皮质激素　是目前治疗系统性红斑狼疮的主要药物，尤其适用于急性暴发性狼疮病例或者有主要脏器受累的患者。对一般病例可用泼尼松，每日 1mg/kg，晨起顿服，服用 8 周病情明显好转后逐渐减量，每 1~2 周减 10%，然后给予维持治疗。多数患者需长期小剂量如 10~15mg/d 以维持病情稳定。对急性暴发性危重病例（如急性肾衰竭、狼疮脑病的癫痫发作或明显精神症状及严重溶血等），可予激素冲击疗法，即用甲基泼尼松龙 1g/d 静脉滴注，共用 3 天，再改用大剂量泼尼松治疗。由于用药剂量大，需严密观察激素引起的不良反应。鞘内注射时用地塞米松。

4. 免疫抑制剂　对于较严重的 SLE，除大剂量激素外，还应给予免疫抑制剂以减少激素的用量，该类药物以环磷酰胺（CTX）较常用。CTX 冲击疗法，每次剂量 10~16mg/kg，加入 0.9% 氯化钠溶液 200mL 内，缓慢静脉滴注，时间要超过 1 小时。通常每 4 周冲击 1 次。CTX 口服剂量为每天 2mg/kg，分 2 次服用。激素联合使用硫唑嘌呤也有疗效，但不及 CTX 好，仅适用于中等程度严重病例，脏器功能恶化缓慢者。剂量为每天口服 2mg/kg。如果大剂量激素联合免疫抑制剂治疗 4～12 周，病情仍未改善，应加用环孢素。雷公藤总苷对狼疮肾炎有一定疗效，但不良反应较大，用量为 3～5mg/（kg·d）。

5. 丙种球蛋白　静脉注射大剂量丙种球蛋白是一种强有力的辅助治疗措施，对危重的难治性 SLE 颇为有效。一般为 0.4g/（kg·d）。静脉滴注，连用 3～5 天为 1 个疗程。

【常见护理诊断/问题】

1. 皮肤完整性受损　与疾病所致的血管炎性反应及自身免疫反应引起的皮肤损害有关。

2. 疼痛：慢性关节疼痛　与自身免疫反应有关。

3. 焦虑　与疾病反复发作、迁延不愈、多脏器功能受损有关。

4. 潜在并发症　肾功能衰竭。

5. 知识缺乏　缺乏有关本病的自我护理知识。

【护理措施】

1. 生活护理　活动期卧床休息，缓解期可适当活动，病情稳定后可参加社会活动和轻工作，但应避免劳累和诱发因素。

2. 饮食护理　给予高热量、高蛋白、高维生素、低脂肪饮食，少量多餐，避免辛辣刺激性食物，忌食含有补骨脂素（芹菜、香菜、无花果等）和含联胺基团（烟熏食物、蘑菇）的食物，戒烟，禁饮咖啡，禁食冷冻食品和饮料。

3. 病情观察　注意观察有无皮肤损害，皮损的类型及程度；定时监测患者的生命体征、体重、尿量。观察尿色、尿液检查结果的变化，监测血清电解质、血肌酐、血尿素氮的变化。

4. 对症护理

（1）皮肤护理　①避免接触日光、紫外线：病房应挂窗帘；应将患者床位安排在没有阳光直射的地方，病房不用紫外线消毒；嘱患者勿晒太阳，外出穿长袖衣裤，戴保护性眼镜、宽沿帽或打伞，避免阳光直接照射。②皮损的护理：保持皮肤清洁，皮损处可用清水冲洗，温水湿敷红斑处以促进血液循环，有利于鳞屑脱落；外用涂擦皮质类固醇激素霜剂；忌用碱性肥皂和化妆品。③口腔溃疡的护理：注意保持口腔卫生，晨起、睡前及每次进餐前后用消毒液（如过氧化氢或 4% 苏打水）漱口，以防感染；避免食用刺激性食物。④脱发的护理：每周温水洗头 2 次，边洗边按摩以刺激头发生长；避免引起脱发的因素，如染发、烫发、卷发等，尽量剪短发；戴头巾、帽子、假发掩盖脱发。⑤雷诺现象的护理：指导患者保暖；避免使用收缩血管的药物和饮咖啡、吸烟；遵医嘱给予血管扩张药，如硝苯地平、山莨菪碱等；肢端血管痉挛引起皮肤苍白疼痛时，局部可涂硝酸甘油膏以扩张血管，改善血液循环。⑥避免使用诱发本病的药物，如普鲁卡因胺、异烟肼等。

（2）肾损害的护理 有肾功能不全者应嘱患者卧床休息，给予低盐、优质低蛋白饮食，限制水、钠摄入。密切观察血电解质、尿液及肾功能的变化，避免使用有肾毒性的药物。

（3）减轻或消除疼痛的护理 见本章第一节疼痛。

5. 用药护理

（1）非甾体类抗炎药 主要的不良反应是胃肠道反应，并可引起胃黏膜损伤，应在饭后服用，同时服用胃黏膜保护剂、H_2受体拮抗剂等，可减轻损害。长期服用此类药物可影响肾脏血流灌注而造成肾损害，故伴肾脏受累的患者应慎用。此外，尚可引起功能受损、抗凝、皮疹等，应注意观察。

（2）抗疟药 氯喹衍生物长期服用可引起视网膜退行性变，服药期间要定期检查眼底。

（3）糖皮质激素 不良反应有满月脸、水牛背、向心性肥胖、血压升高、电解质紊乱，加重或引起消化性溃疡、糖尿病、诱发感染、精神失常、骨质疏松等。因此服药期间应定期测量血压，观察血糖、尿糖变化，做好皮肤、口腔护理，注意患者精神症状，给予低盐、高蛋白、含钾钙丰富的食物，补充钙剂和维生素 D_3。注意安全，防止骨折。告知患者应按医嘱服药，不可自行停药或减量过快，以防引起病情"反跳"。

（4）免疫抑制剂 CTX 主要不良反应有胃肠道反应、白细胞减少、肝功能损害、脱发、出血性膀胱炎等，当白细胞少于 $3 \times 10^9/L$ 时，应暂停使用。用药期间应鼓励患者多喝水，观察尿液颜色变化，及早发现膀胱出血情况。雷公藤总苷可致停经、精子减少、肝脏损害、胃肠道反应、白细胞减少等，要仔细观察监测。

6. 心理护理 本病患者多为青年女性，患者面部皮损、脱发及糖皮质激素治疗不良反应引起的容貌改变给患者带来沉重的心理负担，患者常感自卑，不愿参加社交活动。本病病程长，疾病对多系统的损害引起相应脏器功能不全，患者逐渐丧失劳动力及生活自理能力，常情绪低落、恐惧，甚至悲观、绝望，对治疗失去信心。护理人员要关心患者疾苦，做好思想开导工作，解除患者恐惧心理和思想压力，增强战胜疾病的信心。必要时指导患者使用放松术、深呼吸、听音乐等，以分散其注意力，减轻焦虑。

【健康指导】

1. 疾病知识指导 使患者及家属了解系统性红斑狼疮的基本知识，告诉患者 SLE 并非不治之症，若能及时治疗，病情可长期缓解，鼓励患者树立治病信心，坚持配合治疗，争取病情稳定，长期缓解，减少复发，定期门诊复诊。

2. 避免各种诱发因素 指导患者要避免一切可能诱发本病的因素，如感染、过度劳累、阳光照射、妊娠、分娩、手术、使用诱发 SLE 的药物及含补骨脂素的食物等。育龄妇女应注意避孕，待病情稳定后再考虑生育，病情活动伴心、肺、肾功能不全者属妊娠禁忌。

3. 生活指导　病情稳定后，鼓励患者参加社会活动和日常工作。平时注意个人卫生，保持口腔、皮肤清洁，忌用各种美容护肤品。脱发者建议剪短发，或用适当方法遮盖脱发。

4. 用药指导　向患者详细介绍药物种类及用法，坚持按医嘱服药，不能随意增减药物或自行停药，注意观察药物疗效及不良反应。

第三节　类风湿关节炎患者的护理

类风湿关节炎（rheumatoid arthritis，RA）是一种以累及周围关节为主的多系统性炎症性的自身免疫性疾病。临床上以慢性、对称性、周围性多关节炎性病变为主要特征，临床表现为受累关节疼痛、肿胀、功能障碍，病变呈持续、反复发作的过程。60%～70%的患者在活动期血清中出现类风湿因子（rheumatoid factor，RF）。本病呈全球性分布，我国的患病率为0.32%～0.36%，是造成我国人群丧失劳动力和致残的主要病因之一。成人任何年龄都可发病，80%于35～50岁发病，女性患者约3倍于男性。

【病因与病机】

1. 病因　发病原因尚不清楚。可能与下列因素有关：

（1）感染　虽尚未被证实有导致本病的直接感染因子，但一些病毒、支原体、细菌都可能通过某些途径影响RA的发病和病情进展。

（2）遗传因素　流行病学调查显示RA的家族及同卵双胞胎中RA的发病率约为15%，而双卵双胞胎RA的概率仅为4%，说明RA的发病与遗传密切相关。许多国家和地区进行研究发现HLA - DR4单倍型与RA的发病相关。

2. 病机　虽然RA的病机不十分清楚，但多数学者认为RA是一种自身免疫性疾病。当外在抗原经过巨噬细胞的抗原呈递作用与其细胞膜的HLA - DR分子结合成复合物，进而被T细胞的受体识别后，T辅助淋巴细胞被激活，分泌细胞因子，不仅使B细胞活化分泌大量免疫球蛋白，其中有类风湿因子（RF）和其他抗体，同时也使关节出现炎症反应和破坏。免疫球蛋白和RF形成的免疫复合物，经补体激活后诱发炎症反应，产生关节和关节外病变。

【病理】

类风湿关节炎的基本病理改变是滑膜炎。在急性期滑膜表现为渗出性和细胞浸润性，滑膜下层有小血管扩张，内皮细胞肿胀，细胞间隙增大，间质有水肿和中性粒细胞浸润。当进入慢性期，滑膜变得肥厚，形成许多绒毛样突起，突向关节腔内或侵入到软骨和软骨下的骨质，造成关节破坏、关节畸形、功能障碍。

血管炎可发生在 RA 患者关节外的任何组织。它累及中、小动脉和（或）静脉，管壁有淋巴细胞浸润，纤维素沉着，内膜增生，导致血管腔狭窄或堵塞。类风湿结节是血管炎的一种表现，常见于关节伸侧受压部位的皮下组织，也见于肺。结节中心为纤维素样坏死组织，周围有上皮样细胞浸润，排列成环状，外被以肉芽组织。肉芽组织间有大量的淋巴细胞和浆细胞。

【临床表现】

常以缓慢而隐匿的方式起病，在出现明显关节症状前有数周的低热、乏力、全身不适、体重下降等症状，以后逐渐出现典型的关节症状。

1. 关节表现 主要累及小关节尤其是手关节，如腕、掌指关节、近端指间关节，其次是足趾、膝、踝、肘、肩等关节。此外，颈椎关节、髋关节、颞颌关节也可被累及，其表现为：

（1）晨僵 出现在95%以上的患者。晨僵持续时间与关节炎症的程度成正比，常作为观察本病活动性的指标之一。

（2）痛与压痛 关节痛往往是最早的症状，多呈对称性、持续性，但时轻时重。疼痛的关节往往伴有压痛。

（3）关节肿胀 凡受累的关节均可肿胀，常见的部位为腕、掌指关节、近端指间关节、膝关节等，亦多呈对称性。多因关节腔内积液或关节周围软组织炎症引起。病程较长者可因滑膜慢性炎症后的肥厚而引起肿胀。关节炎性肿大而附近肌肉萎缩，关节呈现梭形，称梭状指。

（4）关节畸形 多见于较晚期患者。因滑膜炎的绒毛破坏了软骨和软骨下的骨质结构，造成关节纤维性或骨性强直，加之关节周围的肌腱、韧带受损使关节不能保持在正常位置，出现手指关节的半脱位如尺侧偏斜、屈曲畸形、天鹅颈样畸形等。关节周围肌肉的萎缩、痉挛则使畸形更为加重。

（5）关节功能障碍 关节肿痛和结构破坏都会引起关节的活动障碍。美国风湿病学会将本病影响生活的程度分为 4 级。I 级：能照常进行日常生活和各项工作。II 级：可进行一般的日常生活和某种职业工作，但参与其他项目活动受限。III 级：可进行一般的日常生活，但参与某种职业工作或其他项目活动受限。IV 级：日常生活的自理和参与工作的能力均受限。

2. 关节外表现

（1）类风湿结节 是本病较特异的皮肤表现，出现在 20% ~ 30% 的患者。多位于关节隆突部及受压部位的皮下，如前臂伸侧、肘鹰嘴突附近、枕、跟腱等处。其大小不一，结节直径数毫米至数厘米不等，质硬、无压痛、呈对称性分布。类风湿结节的出现提示病情活动。

（2）类风湿血管炎 可出现在患者的任一系统。表现为指甲下或指端小血管炎，少数发生局部组织的缺血性坏死。发生于眼部组织可引起巩膜炎，严重者因巩膜软化而影响视力。

（3）其他　①肺：侵犯肺部可出现肺间质病变、结节样改变、胸膜炎。②心：心脏受累最常见的表现为心包炎。③神经系统：受累可出现脊髓受压、周围神经受压的表现。④血液系统：小细胞低色素性贫血、弗尔他（Felty）综合征。⑤干燥综合征：30%～40%患者出现干燥综合征。

【实验室及其他检查】

1. 血液　有轻至中度贫血。活动期血小板增高、血沉增快、C反应蛋白增高。

2. 类风湿因子（RF）　是一种自身抗体，约见于70%的患者血清中，其数量与本病的活动性和严重性成正比。但其特异性较低，甚至在5%的正常人也可出现低度的RF。因此RF阳性者必须结合临床表现，才能诊断本病。

3. 免疫复合物和补体　70%的患者血清中出现各种类型的免疫复合物，尤其是活动期和RF阳性者。在急性期和活动期，患者血清补体均有升高，只有少数有血管炎的患者出现低补体血症。

4. 关节滑液　正常人关节腔内的滑液不超过3.5mL，关节有炎症时滑液增多，滑液中的白细胞明显增多，且中性粒细胞占优势。

5. 关节X线检查　对本病的诊断、关节病变的分期、监测病变的演变均很重要，以手指及腕关节的X线片最有价值。X线片中可见关节周围软组织肿胀阴影，关节端的骨质疏松（Ⅰ期）；关节间隙因软骨的破坏而变得狭窄（Ⅱ期）；关节面出现虫凿样破坏性改变（Ⅲ期）；晚期则出现关节半脱位和关节破坏后的纤维性和骨性强直（Ⅳ期）。

6. 类风湿结节的活检　有典型的病理改变有助于本病的诊断。

【诊断要点】

依据临床表现、实验室检查及影像学检查可进行诊断。

【治疗要点】

类风湿关节炎在临床上尚缺乏根治及有效预防的方法。治疗目的是：①减轻关节肿痛和关节外的症状。②控制关节炎的发展，防止和减少关节的破坏，保持受累关节的功能。③促进已破坏的关节骨的修复。治疗措施包括一般性治疗、药物治疗、外科手术治疗，其中以药物治疗最为重要。

1. 非甾体类抗炎药（NSAID）　是治疗本病不可缺少的、非特异性的对症治疗的药物。常用药物有：布洛芬1.2～3.2g/d，分3～4次服用；萘普生0.5～1.0g/d，分两次服用，其他有双氯芬酸、吲哚美辛、美洛昔康等。上述各药至少需服用两周方能判断其疗效，效果不明显者可改用另一种NSAID药物，但不宜同时服用两种本类药物。

知识链接

非甾体抗炎药

非甾体抗炎药是一类不含有甾体结构的抗炎药，通过抑制前列腺素的合成，发挥其解热、镇痛、消炎作用。这类药物包括阿司匹林、对乙酰氨基酚、吲哚美辛、萘普生、萘普酮、双氯芬酸、布洛芬、尼美舒利、罗非昔布、塞来昔布等，该类药物具有抗炎、抗风湿、止痛、退热和抗凝血等作用。

2. 改变病情抗风湿药（DMARD） 这类药物起效慢，但维持时间长，可作用于病程中的不同免疫成分，控制病情进展，同时又有抗炎作用，明确诊断后应尽早应用，大多数患者需要至少两种 DMARD 联合应用方能有效。甲氨蝶呤（MTX）是目前治疗RA 的首选 DMARD，每周剂量 7.5～20mg，以口服为主（一日之内服完），也可肌注或静注。4～6 周起效，疗程至少半年。其他常用药物有柳氮磺吡啶、雷公藤总苷、金制剂、青霉胺、来氟米特、氯喹、硫唑嘌呤、环孢素、肿瘤坏死因子（TNF）拮抗剂等。

3. 肾上腺糖皮质激素 适用于有关节外症状者或关节炎明显或急性发作者。泼尼松 30～40mg/d，症状控制后递减，以每日 10mg 或低于 10mg 维持。每日服药疗效好于隔日服用。

4. 外科手术治疗 晚期关节畸形并失去功能的患者可做关节置换或滑膜切除手术。

【常见护理诊断/问题】

1. 疼痛：关节疼痛 与滑膜炎症、关节肿胀有关。
2. 预感性悲哀 与疾病久治不愈、关节可能致残、影响生活质量有关。
3. 有废用综合征的危险 与关节炎反复发作、疼痛和关节骨质破坏有关。
4. 自理缺陷 与关节疼痛、僵直、功能障碍有关。

【护理措施】

1. 休息与活动 急性活动期，除关节疼痛外，常伴有发热、乏力等症状，应卧床休息，限制受累关节活动，同时避免受压及寒冷刺激，可行热敷，局部按摩，使用各种矫形支架和夹板使关节保持功能位置，避免垂足、垂腕等关节畸形。为了预防僵硬和不能移动，不宜绝对卧床。症状控制后，患者要及早进行关节功能锻炼，肢体运动可以由被动活动到主动活动渐进，活动应以患者能承受为限，应注意坐姿，避免跪坐、盘腿坐，对已发现关节畸形的患者，要尽可能发挥健康肢体功能。

2. 饮食护理 宜给予足量的蛋白质及高维生素、营养丰富的饮食，有贫血者增加含铁食物。饮食宜清淡、易消化，忌辛辣、刺激性食物。

3. 病情观察 观察关节疼痛、肿胀、晨僵等症状的变化，注意有无关节畸形、功能障碍发生，评估对日常生活影响的程度。观察有无关节外症状，如胸闷、心前区疼痛、发热、咳嗽、呼吸困难、头痛、腹痛、消化道出血等症状，一旦出现提示病情严重，应及时给予相应处理。

4. 对症护理

（1）关节肿痛的护理　见第一节相关内容。

（2）晨僵护理　晚上睡眠时使用弹力手套保暖，可减轻晨僵程度。早上起床后进行温水浴或用热水浸泡僵硬的关节后再活动关节；或起床前先活动关节再下床活动；积极参加日常活动，避免长时间不活动。

5. 用药护理　甲氨蝶呤不良反应有肝损害、胃肠道反应、骨髓抑制等，停药后多能恢复。用药期间需检测血常规和肝功能。口服金制剂不良反应少，服用过量可导致肝肾损害、剥脱性皮炎、黏膜病变、过度流涎、恶心、呕吐、腹泻或眼部刺激症状，若出现上述症状应停药。青霉胺不良反应有胃肠道反应、骨髓抑制、皮疹、口腔异味、肝肾损害等，应密切观察。其他 DMARD 药物用药护理见本章第二节相关内容。

6. 心理护理　患者常因病情反复发作、关节顽固性疼痛、疗效不佳，甚至失去生活自理能力等原因产生巨大心理压力。护理人员对患者要态度和蔼，采取心理疏导、解释、鼓励等方式做好心理护理。鼓励患者自强，正确认识疾病，积极配合治疗，争取得到最佳疗效，对畸形致残的患者，要鼓励其发挥健康肢体的作用，尽量做到生活自理或参加力所能及的工作，体现生存价值；嘱家属亲友多给患者支持和鼓励，关怀体贴患者，协助患者生活自理。

【健康指导】

1. 生活指导　强调休息和锻炼的重要性，养成良好的生活方式和习惯，每天有计划地进行功能锻炼、运动关节及进行适当的体育活动，增强机体的抗病能力，保护关节功能，防止关节废用。

2. 疾病知识指导　向患者及家属介绍疾病的性质、病程和治疗方案，避免感染、寒冷、过度疲劳、长期紧张等各种诱因，指导患者坚持遵医嘱用药，不要随便停药、换药、增减药物，用药期间应严密观察药物疗效及不良反应。定期门诊复查，了解病情的进展情况，病情复发时，应及早就医，以免重要脏器受损。

第四节　强直性脊柱炎患者的护理

强直性脊柱炎（ankylosing spondylitis，AS）是一种以中轴关节慢性炎症为主，也可累及内脏及其他组织的慢性进展性疾病。AS 为常见风湿性疾病之一，其患病率有较大的地区差异性，在我国约为 0.25%，多见于青少年男性，女性发病相对较缓慢且病情较轻。发病年龄多在 10～40 岁，以 20～30 岁为高峰。16 岁以前发病者称为幼年型强直性脊柱炎，45～50 岁以后发病者称为晚发型强直性脊柱炎。典型病例 X 线表现为骶髂关节和脊柱明显破坏，后期脊柱呈"竹节样"变化。

【病因与病机】

1. 病因　迄今未明，一般认为与遗传因素和环境因素相互作用有关。大部分病例与 HLA－B27 密切相关，有明显的家族聚集性。90% 患者 HLA－B27 阳性，而普通人群 HLA－B27 阳性率仅 4%～8%。流行病学资料表明，强直性脊柱炎与 B2704、B2705、B2702 呈正相关，与 B2709、B2706 呈负相关。环境因素一般认为与感染有关，且与某些肠道革兰阴性杆菌感染相关可能性大。

2. 病机 目前强直性脊柱炎的病机仍不明确，可能与 HLA－B27 分子有关序列和细菌通过某种机制相互作用有关。分子模拟学说认为，本病由于病原体如某些肠道革兰阴性杆菌和 B27 分子存在共同的抗原决定簇，免疫系统在抗击外来抗原时不能识别自我而导致持续免疫反应。受体学说认为 B27 分子有结合外源性多肽的作用，从而增加机体患病的易感性而致病。

【临床表现】

大多起病缓慢而隐匿。典型表现为腰背痛、晨僵、腰椎各方向活动受限，胸廓活动度减少。

1. 症状 早期常表现为腰骶痛或不适、晨僵等。也可表现为臀部、腹股沟酸痛或不适，可向下肢放射而类似"坐骨神经痛"。

（1）首发症状 约半数患者以下肢大关节如髋、膝、踝关节炎症为首发症状，常为非对称性反复发作与缓解，较少表现为持续性和破坏性，此为区别类风湿关节炎的特点。少数患者可以颈、胸痛为首发表现。症状在静止、休息时加重，活动后反而可以缓解。夜间腰痛可影响睡眠，严重者可在睡眠中痛醒，需下床活动后才能重新入睡。

（2）其他症状 如附着点炎所致胸肋连接、脊椎棘突、髂嵴、大转子、坐骨结节、足跟、足掌等部位疼痛。随着病情进展整个脊柱可自下而上发生强直，先是腰椎前突消失，进而呈驼背畸形，颈椎活动受限，胸肋连接融合，胸廓变硬，呼吸靠膈肌运动完成。晚期病例常伴严重骨质疏松，易发生骨折，颈椎骨折常可致死。

（3）关节外症状 包括眼葡萄膜炎、结膜炎、肺上叶纤维化、升主动脉跟和主动脉瓣病变、心脏传导系统失常等，神经肌肉症状如下肢麻木、感觉异常、肌肉萎缩等。

2. 体征 常见体征为骶髂关节压痛，脊柱前屈、后伸、侧弯和转动受限，胸廓活动度减低，枕墙距 >0 等。

【实验室及其他检查】

1. 实验室检查 无特异性或标记性指标。类风湿因子阴性，活动期可有血沉、C 反应蛋白、免疫球蛋白（尤其是 IgA）升高。90% 左右患者 HLA－B27 阳性。

2. 影像学检查 放射学骶髂关节炎是诊断的关键。

（1）常规 X 线片 经济简便，应用最广。临床常规照骨盆正位片，除观察骶髂关节外，还便于了解髋关节、坐骨、耻骨联合等部位病变。腰椎是脊柱最早受累部位，除观察有无韧带钙化、脊柱"竹节样"变、椎体方形变及椎小关节和脊柱生理弯曲度改变外，尚可除外其他病变。

（2）骶髂关节 CT 检查 CT 分辨力高，层面无干扰，能发现骶髂关节轻微变化，有利于早期诊断。对常规 X 线片难以确诊病例，有利于明确诊断。

（3）骶髂关节 MRI 检查　MRI 检查能显示软骨变化，因此能比 CT 更早发现骶髂关节炎。借助造影剂进行动态检查，还可以估计其活动程度，有利于疗效评价和预后判定。

3. 骶髂关节活检　在 CT 导引下进行骶髂关节穿刺获得组织，进行病理检查，可在"放射学骶髂关节炎"出现以前进行诊断。

【诊断要点】

1984 年修订的纽约标准内容包括：

（1）临床标准　①腰痛、晨僵 3 个月以上，活动改善，休息无改善。②腰椎额状面和矢状面活动受限。③胸廓活动度低于相应年龄、性别的正常人。

（2）放射学标准（骶髂关节炎分级同纽约标准）　双侧 ≥ Ⅱ 级或单侧 Ⅲ ~ Ⅳ 级骶髂关节炎（1966 年纽约标准根据骶髂关节 X 线表现分级规定：0 级为正常；Ⅰ 级为可疑；Ⅱ 级为轻度异常，可见局限性侵蚀、硬化，但关节间隙正常；Ⅲ 级为明显异常，存在侵蚀，硬化，关节间隙增宽或狭窄、部分强直等 1 项或 1 项以上改变；Ⅳ 级为严重异常，表现为完全性关节强直）。

（3）诊断　①肯定 AS：符合放射学标准和 1 项（及以上）临床标准者。②可能 AS：符合 3 项临床标准，或符合放射学标准而不伴任何临床标准者。

【治疗要点】

目前尚无根治方法，主要是缓解症状、保持良好姿势和减缓病情进展。

1. 药物治疗　主要包括：①非甾体类抗炎药（NSAID）：主要用以减轻疼痛和晨僵，对此类药物反应良好是本病的特点。②改变病情抗风湿药：已证明抗疟药、金制剂、青霉胺、硫唑嘌呤等对本病无效。柳氮磺吡啶一般认为对轻型病例尤其外周关节受累为主者有效。甲氨蝶呤、雷公藤总苷也已应用多年，疗效有待肯定。③糖皮质激素：眼急性葡萄膜炎需要局部使用激素。④生物制剂：有学者用抗 TNF 单抗治疗本病取得初步疗效，但最后结论尚有待进一步证实。

2. 外科治疗　主要用于髋关节僵直和脊柱严重畸形的晚期患者的矫形。

【常见护理诊断/问题】

1. 疼痛：慢性关节疼痛　与滑膜、关节囊、韧带、肌腱骨附着点的多发性、非特异性炎症有关。

2. 躯体移动障碍　与关节疼痛、关节炎性反应、关节结构变化有关。

3. 睡眠形态紊乱　与休息后，尤以夜间熟睡时炎性疼痛加重有关。

4. 潜在并发症　骨折。

【护理措施】

1. 生活护理　鼓励患者进行适当的锻炼，注意立、坐、卧正确姿势，坚持脊柱、胸廓、髋关节活动。宜睡硬板床、仰卧低枕位，避免过度负重和剧烈运动。

2. 饮食护理 饮食以高蛋白、高营养、易于消化的食物为主，如肉类、鱼类等；同时补充维生素和钙质，如水果、蔬菜和牛奶；避免不洁饮食，忌辛辣、生冷食物。

3. 病情观察 观察疼痛部位、性质及持续时间，观察有无骶髂关节压痛，有无脊柱前屈、后伸、侧弯等转动受限，有无胸廓活动度减低；有无活动后气喘、肺活量降低、残气量增加、血氧饱和度下降等肺纤维化的表现。

4. 用药护理 正确遵医嘱给药，认真观察药物疗效及不良反应。定期检测肝肾功能，观察胃肠道功能状态等。

5. 心理护理 患者容易出现紧张、焦虑不安、抑郁等心理状态，对治疗失去信心。护理人员应理解患者，向其介绍疾病的特点，并及时正确介绍患者的病情、病程、治疗及预后情况，鼓励其坚持长期治疗，引导患者保持积极乐观的心态和持之以恒的思想，树立战胜疾病的信心。

【健康指导】

1. 疾病知识指导 对患者及家属进行疾病基本知识的指导，坚定坚持长期治疗的决心。严格按医嘱服药，不要随意加减药物和停药。增强机体抵抗力，预防感染。定期复诊。

2. 生活指导 平时应保持腰背挺直，并有规律地活动脊柱，避免长期固定于一个姿势，睡眠时以睡硬板床及仰卧低枕位为宜，进行适当的运动，但不宜进行高强度的剧烈运动。

【综合（复杂）案例】

张某，女性，32岁。关节疼痛2年、眼睑浮肿16个月、神志异常20天。患者于2年前无诱因出现双手近端指间关节疼痛。16个月前出现眼睑浮肿、脱发，外院查尿蛋白（+）。14个月前出现发热，体温最高40℃，外院查尿蛋白（+++），诊断"肾炎"（具体不详），予泼尼松30mg/d，2天后症状消失，10天后激素减量，每2周减2.5mg，至12.5mg/d维持。2个月前于劳累后再次出现高热伴四肢近端肌肉疼痛无力，泼尼松增量至30mg/d，症状略有好转。1个月前出现失眠、焦虑、咳嗽、无痰，先后予红霉素、头孢呋辛、头孢他啶等抗感染治疗，咳嗽无好转。20天前出现躁狂，无故打人、骂人，今急诊入院。既往无面部蝶形红斑、口腔溃疡、光过敏、雷诺现象。否认结核病史和结核接触史，否认肝病、肾病史，否认药物过敏史，否认家族中类似疾病史。体格检查：T 39.4℃，P 130次/分，R 28次/分，Bp 125/70mmHg。神志欠清，躁狂，有强迫观念及控制妄想；四肢近端肌肉有压痛，肌力Ⅱ～Ⅲ级，远端肌力Ⅴ级，余未见异常。实验室检查：血红蛋白78g/L，白细胞5.2×10^9/L，血小板120×10^9/L，尿蛋白5g/L，血白蛋白18g/L，余未见异常。红细胞沉降率98mm/h。补体C3 409mg/L。抗核抗体（ANA）（+），抗双链DNA（Ds-DNA）抗体（+）。

问题：

1. 请提出该患者的初步医疗诊断？

2. 该患者存在哪些护理问题，请制定相应的护理措施？

目标检测

A1 型题

1. 以晨僵为最典型表现的疾病是（　　）

　　A. 痛风　　　　　B. 风湿热　　　　C. 类风湿关节炎

　　D. 系统性红斑狼疮　　　　　E. 原发性干燥综合征

2. 类风湿性关节炎最常累及的关节是（　　）

　　A. 肩关节　　　B. 肘关节　　　C. 膝关节

　　D. 髋关节　　　E. 四肢小关节

3. 风湿性疾病多系统损害中发生率最高的是（　　）

　　A. 肾脏　　　B. 关节　　　C. 心血管

　　D. 肺和胸膜　　　E. 皮肤

A2 型题

4. 某系统性红斑狼疮女患者，病史 2 年，近日体温升高，关节红肿有压痛，出现面部红斑、蛋白尿而入院治疗。下列处理哪项不妥（　　）

　　A. 维持激素治疗　　　　　B. 安排在背阳的病室

　　C. 加强肢体锻炼　　　　　D. 慎用阿司匹林

　　E. 经常用清水洗脸

5. 某患者双手掌指关节肿胀疼痛 3 年，晨起有黏着感，活动后缓解，查血类风湿因子（＋），诊断为类风湿关节炎，为保持关节功能应注意（　　）

　　A. 小夹板固定　　　　　B. 进食高热量、高蛋白饮食

　　C. 坚持进行关节功能锻炼　　　　　D. 长期服抗生素预防感染

　　E. 长期卧床休息

A3 型题

（6 ~ 8 题共用题干）

33 岁女性患者，间歇性发热、食欲缺乏，体温 37.6℃ ~ 39.2℃，伴腕、膝关节酸痛 1 月余。体检：头发稀少，口腔有溃疡灶；左膝及右腕关节局部红肿、压痛明显，但无畸形。实验室检查：尿蛋白（＋），血白细胞 3.7×10^9/L，ALT 60U/L，红细胞沉降率 45mm/h，LE 细胞（＋），抗 Sm 抗体（＋）。

6. 你的初步印象是（　　）

　　A. 风湿性关节炎　　　　　B. 类风湿关节炎

　　C. 系统性红斑狼疮　　　　　D. 急性肾小球肾炎

E. 病毒性肝炎

7. 上述患者目前应首选下列哪项药物治疗 （　　）
    A. 吲哚美辛　　　　B. 泼尼松　　　　C. 硫唑嘌呤
    D. 环磷酰胺　　　　E. 阿司匹林

8. 给上述患者进行正确的护理措施及保健指导，下列哪项不妥（　　）
    A. 卧床休息　　　　　　　　　　B. 安置在没有阳光直射的病室
    C. 忌食芹菜、香菜　　　　　　　D. 服用避孕药避孕，防止疾病恶化
    E. 口腔涂朱黄散、碘甘油等

第九章 神经系统疾病患者的护理

■ 学习目标

1. 能说明神经系统常见疾病的基本病因和诱因。
2. 能描述神经系统疾病的临床表现。
3. 能说明神经系统常见相关检查的临床意义和治疗要点。
4. 能按照护理程序对神经系统疾病患者进行全面的护理评估，提出正确的护理诊断和问题，并制定和实施合理的护理措施。
5. 能对神经系统疾病患者进行正确的健康指导。

案例：患者男，72岁。入院前3小时突然自觉头痛，同时发现左侧肢体乏力，左上肢不能持物，左下肢不能行走，恶心伴呕吐胃内容物数次。无意识丧失，无四肢抽搐，无大小便失禁，立即送往医院急诊。体格检查：神清，BP 185/95mmHg，HR 80次/分，律齐，对答切题，双眼向右凝视，双瞳孔等大同圆，对光反射存在，左鼻唇沟浅，伸舌略偏左。左侧肢体肌张力增高，左侧腱反射略亢进，左侧肌力Ⅲ级，右侧肌张力正常，肌力Ⅴ级。左侧巴氏征（+），右侧病理症（-）。颈软，克氏征（-）。既往史：患者原有高血压史十余年，平时不规则服药，不监测血压。否认有慢性头晕、头痛、反复意识障碍，否认长期偏侧肢体麻木、乏力，否认长期慢性咳嗽、咳痰、咯血、腹痛、便血、低热、体重减轻史。发病前无短暂性意识障碍、眩晕、四肢轻瘫及跌倒发作。

第一节 概 述

神经系统疾病是指神经系统和骨骼肌由于感染、血管病变、变性、肿瘤、外伤、中毒、免疫障碍、遗传、先天发育异常、营养缺陷和代谢障碍等因素所致的疾病。其中脑血管疾病、癫痫、脑炎、脑膜炎等疾病在临床上常见。患者可出现意识、运动、感觉、认知、反射等神经功能异常。神经系统疾病的特点是发病率高、死亡率高、致残率高，严重威胁人民群众的生存和生活质量。据统计，在我国城市居民主要疾病死因前十位中，脑血管病位居第二位，仅次于恶性肿瘤。

神经系统是人体最精细、结构和功能最复杂的系统，根据解剖结构分为中枢神经系统和周围神经系统，根据其功能又分为躯体神经系统和自主神经系统。中枢神经系统包括脑和脊髓。脑又可分为大脑、间脑、脑干和小脑。脊髓自枕骨大孔处续于延髓。周围神经系统包括 12 对脑神经和 31 对脊神经。

神经系统疾病常见的症状有头痛、感觉障碍、运动障碍和意识障碍等。

一、头痛

头痛为临床常见的症状，通常指局限于头颅上半部，包括眉弓、耳轮上缘和枕外隆突连线以上部位的疼痛。各种原因刺激颅内外的疼痛敏感结构都可引起头痛。颅内的血管、神经和脑膜及颅外的骨膜、血管、头皮、颈肌、韧带等均为疼痛的敏感结构，这些敏感结构发生挤压、牵拉、移位、炎症、血管的扩张或痉挛、肌肉的紧张性收缩等均可引起头痛。头痛大多无特异性，但反复发作或持续的头痛可能是某些器质性疾病的信号，应认真检查，及时治疗。

【临床表现】

1. 偏头痛 偏头痛是临床常见的原发性头痛，主要由颅内外血管收缩与舒张功能障碍引起，其特征为发作性、中重度、搏动样头痛，以偏侧头痛为多见，一般持续 4 ~ 72 小时，可伴恶心、呕吐，声、光刺激或日常活动均可加重头痛，安静休息、睡眠后或服用止痛药物后头痛可缓解，但常反复发作，多有偏头痛家族史。

2. 高颅压性头痛 颅内肿瘤、血肿、脓肿、囊肿等占位性病变可使颅内压力增高，刺激、挤压颅内血管、神经及脑膜等疼痛敏感结构而出现头痛。头痛常为持续性的整个头部胀痛，阵发性加剧，伴有喷射状呕吐及视力障碍。

3. 颅外局部因素所致头痛 此种头痛可以是急性发作，也可以是慢性持续性头痛。常见的局部因素有：

（1）眼源性头痛 由青光眼、虹膜炎、视神经炎、眶内肿瘤、屈光不正等眼部疾患引起头痛。常位于眼眶周围及前额。

（2）耳源性头痛 急性中耳炎、外耳道疖肿、乳突炎等耳源性疾病都会引起头痛。多表现为单侧颞部持续性或搏动性头痛，常伴有乳突压痛。

（3）鼻源性头痛 由鼻窦炎症引起前额头痛，多伴有发热、鼻腔脓性分泌物等。

4. 紧张性头痛 亦称神经性或精神性头痛，无固定部位，多表现为持续性闷痛、胀痛，常伴有心悸、失眠、多梦、多虑、紧张等症状，是临床常见的慢性头痛。

【实验室及其他检查】

神经影像学或腰穿脑脊液检查能为颅内器质性病变提供客观依据。如头颅 CT 或 MRI 检查有无颅内病灶；脑脊液检查有无压力增高，是否为血性。

【常见护理诊断/问题】

疼痛：头痛 与颅内外血管收缩或舒张功能障碍或颅内占位性病变等因素有关。

【护理措施】

1. 生活护理 保持环境安静、舒适、光线柔和，以免情绪紧张、饥饿、睡眠不足、噪音、强光、气候变化等诱发及加重头痛。调节适当的温度、相对湿度。

2. 饮食护理 向患者及家属讲解增加营养与疾病恢复的关系，并介绍饮食的基本原则，使患者及家属能积极配合做好饮食调节。给予患者高热量、高维生素、易消化的饮食，补充足够的水分。

3. 病情观察 观察患者头痛性质、部位、持续时间、频率及程度，了解患者头痛的原因，以及是否伴有其他症状或体征，老年人注意观察血压变化。如头痛伴有呕吐、视力降低、神志变化、肢体抽搐或瘫痪等多为器质性头痛，应及时与医师联系，针对病因进行处理。

4. 对症护理 指导患者缓慢深呼吸、听轻音乐、行气功、引导式想象、冷敷或热敷、理疗、按摩及指压止痛等方法减轻头痛。对器质性病变应积极检查，尽早治疗。

5. 心理护理 长期反复发作的头痛，患者可能出现焦虑、紧张心理，医护人员应及时向患者解释头痛的原因及治疗护理措施，寻找并减少诱因，消除紧张情绪，理解、同情患者的痛苦，教会患者保持身心放松的方法，鼓励患者树立信心，积极配合治疗。

二、意识障碍

意识障碍是指人对外界环境刺激缺乏反应的一种精神状态。任何病因引起的大脑皮质、皮质下结构、脑干网状上行激活系统等部位的损害或功能抑制均可导致意识障碍。

【临床表现】

意识障碍可表现为觉醒度下降和意识内容变化，临床常通过患者的言语反应、对针刺的痛觉反应、瞳孔对光反射、吞咽反射、角膜反射等来判断意识障碍的程度。

1. 以觉醒度改变为主的意识障碍

（1）嗜睡 是意识障碍的早期表现，患者表现为睡眠时间过度延长，但能被唤醒，醒后可勉强配合检查及回答简单问题，停止刺激后患者又继续入睡。

（2）昏睡 是较嗜睡重的意识障碍，患者处于沉睡状态，正常的外界刺激不能唤醒，需大声呼唤或较强烈的刺激才能使其觉醒，可做含糊、简单而不完全的答话，停止刺激后很快入睡。

（3）浅昏迷 意识完全丧失，可有较少的无意识自发动作。对周围事物及声、光刺激全无反应，对强烈的疼痛刺激可有回避动作及痛苦表情，但不能觉醒。吞咽反射、咳嗽反射、角膜反射及瞳孔对光反射存在，生命体征无明显改变。

（4）中昏迷 对外界正常刺激均无反应，自发动作少，对强刺激的防御反射、角膜反射及瞳孔对光反射减弱，大小便潴留或失禁，生命体征发生变化。

（5）深昏迷 对外界任何刺激均无反应，全身肌肉松弛，无任何自主运动，眼球固定，瞳孔散大，各种反射消失，大小便多失禁，生命体征明显变化，如呼吸不规则、血压下降等。

2. 以意识内容改变为主的意识障碍

（1）意识模糊　表现为情感反应淡漠，定向力障碍，活动减少，语言缺乏连贯性，对外界刺激可有反应，但低于正常水平。

（2）谵妄　是一种急性的脑高级功能障碍。患者对周围环境的认识及反应能力均有下降，表现为认知、注意力、定向与记忆功能受损，思维推理迟钝，语言功能障碍，错觉、幻觉，睡眠觉醒周期紊乱等，可表现为紧张、恐惧和兴奋不安，甚至可有冲动和攻击行为。引起谵妄的常见神经系统疾病有脑炎、脑血管病、脑外伤及代谢性脑病等。高热、中毒、酸碱平衡紊乱、营养缺乏等也可导致。

知识链接

脑死亡

脑死亡（brain death）指全脑（包括大脑、小脑和脑干）功能的不可逆丧失。现代医学观点认为一旦发生脑死亡，即意味着生命的终止。患者必须同时具备 3 项基本条件：深昏迷、自主呼吸停止及脑干反射全部消失。

【实验室及其他检查】

血液生化检查，如血糖、血脂、电解质及血常规是否正常；头颅 CT 或 MRI 检查有无异常发现；脑电图是否提示脑功能受损等。

【常见护理诊断/问题】

有受伤的危险　与脑组织受损导致的意识障碍有关。

【护理措施】

1. 生活护理　患者取平卧位，头偏向一侧或侧卧位，以免呕吐物误吸入气管。卧气垫床或按摩床，保持床单位整洁、干燥，减少对皮肤的机械性刺激，每 2～3 小时给予翻身、拍背，按摩骨突受压处，预防压疮。

2. 饮食护理　保证营养的供给，给予高维生素、高热量饮食，补充足够的水分，必要时给予鼻饲流质饮食。进食时到进食后 30 分钟抬高床头防止食物反流。

3. 病情观察　严密观察生命体征、瞳孔、角膜反射等变化，判断意识障碍程度，有无瘫痪、颈项强直等，随时分析病情进展，准确记录出入水量，观察有无消化道出血和脑疝的发生，一旦发生及时通知医生，做好抢救配合。

4. 对症护理　做好大小便的护理，保持外阴部皮肤清洁，预防尿路感染；注意口腔卫生，不能经口进食者应每天口腔护理 2～3 次，防止口腔感染；谵妄躁动者加床栏，必要时做适当的约束，防止坠床和自伤或伤人；慎用热水袋，防止烫伤。

三、感觉障碍

感觉障碍指机体对各种形式刺激（如痛、温度、触、压、位置、振动等）无感知、感知减退或异常的一组综合征。解剖学上将感觉分为内脏感觉（自主神经支配）、特殊感觉（包括视、听、嗅和味觉，由脑神经支配）和一般感觉。一般感觉由浅感觉（痛、温度及触觉）、深感觉（运动觉、位置觉和振动觉）和复合感觉（实体觉、图形觉及两点辨别觉等）所组成。感觉障碍常见于脑血管病，如脑出血、脑梗死等，还可见于脑外伤、脑实质感染和脑肿瘤等。

【分类】

1. 刺激性症状　感觉传导通路受刺激或兴奋性增高时出现刺激性症状。可分为以下几种：

（1）感觉过敏　指轻微刺激引起强烈感觉。

（2）感觉倒错　指非疼痛性刺激引发疼痛。

（3）感觉过度　感觉刺激阈增高，不立即产生疼痛，达到阈值时可产生一种定位不明确的、强烈的不适感，持续一段时间才消失。

（4）感觉异常　在无外界刺激情况下出现异常自发性感觉，如麻木感、肿胀感、沉重感、痒感、蚁走感、电击感、针刺感或灼热感等。

（5）疼痛　依病变部位及疼痛特点分为：①局部性疼痛：指病变部位的局限性疼痛。②放射性疼痛：如神经干、神经根及中枢神经系统受病变刺激时，疼痛不仅发生于刺激局部，而且可扩展到受累感觉神经支配区，如椎间盘突出压迫脊神经根，脊髓空洞症引起痛性麻木等。③扩散性疼痛：疼痛由一个神经分支扩散到另一分支，如手指远端挫伤可扩散至整个上肢疼痛。④牵涉性疼痛：由于内脏与皮肤传入纤维都汇聚到脊髓后角神经元，内脏病变疼痛可扩散到相应体表节段，如心绞痛引起左侧胸及上肢内侧痛。

2. 抑制性症状　感觉传导路径被破坏或功能受抑制时引起感觉减退或缺失。包括完全性感觉缺失（同一部位各种感觉均缺失）和分离性感觉障碍（同一部位痛温觉缺失、触觉存在）。

【临床表现】

不同部位的损害产生不同类型的感觉障碍，典型的感觉障碍的类型具有特殊的定位诊断价值（图9-1）。

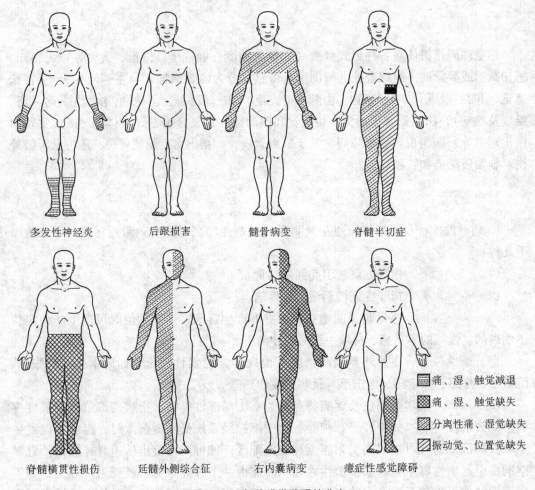

图 9-1 各种感觉障碍的分布

1. 末梢型 肢体远端对称性完全性感觉缺失，呈手套、袜套型痛，如多发性神经病。

2. 周围神经型 可表现为某一周围神经支配区感觉障碍，如尺神经损伤累及前臂尺侧及第 4、5 指。

3. 节段型 ①后根型：表现为单侧阶段性完全性感觉障碍，如髓外肿瘤压迫脊神经根。②后角型：表现为单侧阶段性分离性感觉障碍，如脊髓空洞症、外伤。③前连合型：双侧对称性阶段性分离性感觉障碍，如脊髓空洞症、髓内肿瘤早期（前联合受损）。

4. 传导束型 ①脊髓半切综合征：病变平面以下对侧痛、温觉缺失，同侧深感觉缺失，如髓外肿瘤早期、脊髓外伤。②脊髓横贯性损害：病变平面以下完全性传导束性感觉障碍，如急性脊髓炎、脊髓压迫症后期。

5. 交叉型 延髓外侧和脑桥病变时，致病侧面部和对侧躯体痛温觉减退或缺失。

6. 偏身型 丘脑及内囊等处病变时，致对侧偏身（包括面部）感觉减退或缺失。

7. 单肢型 病损对侧上肢或下肢感觉缺失，可伴复合感觉障碍。

【实验室及其他检查】

EMG、诱发电位及 MRI 检查有无异常，可以帮助诊断。

【常见护理诊断/问题】

感知觉紊乱 与脑、脊髓病变及周围神经受损有关。

【护理措施】

1. 生活护理 保持床单位整洁，防止感觉障碍部位受压或机械性刺激；肢体可加盖毛毯等保暖，慎用热水袋或冰袋，防烫伤或冻伤，如保暖需用热水袋时，水温不宜超过 50℃；感觉过敏者，尽量减少不必要的刺激；对感觉异常者应避免搔抓，以防皮肤损伤。

2. 病情观察 患者在意识清楚的情况下是否对刺激不能感知或感受力低下，是否对非常弱的刺激出现强烈反应或对刺激产生错误反应，是否在刺激一侧肢体时对侧肢体发生强烈反应。注意评估患者感觉障碍是刺激性症状或抑制性症状。

3. 对症护理 对深感觉障碍的患者，在活动过程中应注意保证患者的安全，如病床要低，室内、走廊、卫生间都要有扶手，光线要充足，预防跌倒及外伤的发生。进行知觉训练，每日用温水（40℃～50℃）擦洗有感觉障碍的部位，以促进血液循环和感觉恢复；对无感知的患者，用砂纸、毛线刺激触觉；冷水、温水刺激温觉；用针尖刺激痛觉等。

4. 心理护理 针对患者感觉障碍的程度、类型，详细讲述其病情变化，安慰患者，同时让家属了解护理中的注意事项。

四、运动障碍

运动障碍指运动系统的任何部位受损所导致的骨骼肌活动异常，可分为瘫痪、不随意运动及共济失调等。

【临床表现】

1. 瘫痪的分类 根据病变部位和瘫痪性质可分为痉挛性瘫痪和弛缓性瘫痪。痉挛性瘫痪又称为上运动神经元瘫痪、中枢性瘫痪、硬瘫；弛缓性瘫痪又称下运动神经元瘫、周围性瘫痪、软瘫。两者的鉴别见表 9-1。根据瘫痪的形式可分为单瘫、偏瘫、交叉性瘫痪、截瘫、四肢瘫痪。

表 9-1 痉挛性瘫痪与弛缓性瘫痪的鉴别

临床特点	痉挛性瘫痪	弛缓性瘫痪
瘫痪分布范围	较广，偏瘫、单瘫、截瘫和四肢瘫	多局限（肌群为主）或为四肢瘫
肌张力	增高	减低
腱反射	亢进	减弱或消失

临床特点	痉挛性瘫痪	弛缓性瘫痪
病理反射	（+）	（-）
肌萎缩	无或轻度废用性萎缩	显著
肌束震颤	无	可有
肌电图		
神经传导速度	正常	减低
失神经电位	无	有

（1）单瘫　单个肢体的运动不能或运动无力。病变部位在大脑半球、脊髓前角细胞、周围神经或肌肉等。

（2）偏瘫　一侧面部和肢体瘫痪，常伴有患侧肌张力增高、腱反射亢进和病理征阳性等。多见于一侧大脑半球病变，如内囊出血、大脑半球肿瘤、脑梗死等。

（3）交叉性瘫痪　指病变侧脑神经麻痹和对侧肢体瘫痪。中脑病变时病灶侧动眼神经麻痹，对侧肢体瘫痪；脑桥病变时病灶侧展神经、面神经麻痹和对侧肢体瘫痪；延脑病变时病灶侧舌下神经麻痹和对侧肢体瘫痪。

（4）截瘫　双下肢瘫痪称截瘫，多见于脊髓胸腰段的炎症、外伤、肿瘤等引起的脊髓横贯性损害。

（5）四肢瘫痪　四肢不能运动或肌力减退。见于高颈段脊髓病变和周围神经病变。

2. 不随意运动　指在意识清醒的情况下，患者出现不受主观控制的无目的的异常运动。临床上可分为震颤、舞蹈、手足徐动、扭转痉挛、投掷动作等。入睡后症状消失。

（1）震颤　指人体某一部位有节律的震荡运动。分为静止性震颤和动作性震颤。前者安静时症状明显，运动时减轻，多伴有肌张力增高，见于帕金森病；后者安静时症状轻微，动作时加重，如功能性震颤、小脑病变所致震颤；老年人可出现摇头、手抖等症状，若无肌张力增高和动作缓慢等多为老年性震颤。

（2）舞蹈样运动　指面、舌、肢体、躯干等骨骼肌的不自主运动。表现为弄眉、挤眼、嗷嘴、吐舌、肢体舞动与扭曲、步行时跌撞等无规律的躯干扭曲等症状，多伴有肌张力降低。多由尾状核和壳核的病变引起，见于风湿性舞蹈病和遗传性舞蹈病。

（3）手足徐动　指肌张力忽高忽低的肢体、手指缓慢交替进行的屈曲动作，有手指屈曲、指划动作等表现。多见于脑炎、播散性脑脊髓炎、核黄疸和肝豆状核变性等。

（4）扭转痉挛　为变形性肌张力障碍，其特点同手足徐动症，但系围绕躯干或肢体长轴的缓慢旋转性不自主运动；痉挛性斜颈为单纯头颈部的扭转。可见于原发性的遗传病、肝豆状核变性和某些药物中毒。

（5）偏身投掷　指一侧肢体猛烈的投掷样不自主动作，肢体近端重，运动幅度大，力量强，多与丘脑底核损害、纹状体至丘脑底核传导路径病变等有关，如脑梗死或小量出血。

3. 共济失调　指由本体感觉、前庭迷路、小脑系统损害所引起的机体维持平衡和协调不良所产生的临床综合征。根据病变部位可分为以下三种类型。

(1) 小脑性共济失调　由小脑病变引起，小脑蚓部病变出现躯干性共济失调，小脑半球病变表现为肢体性共济失调，但闭目或黑暗环境中不加重共济失调的症状。

(2) 大脑性共济失调　由大脑半球额叶病变引起，经脑桥、小脑通路的影响而产生共济失调的症状。临床表现与小脑性共济失调十分类似，但症状较轻。顶叶、颞叶病变亦可产生共济失调，其症状更轻。

(3) 脊髓性共济失调　脊髓后索病变可引起共济失调，主要临床特点为双下肢位置觉、压觉、振动觉等消失，以致走路时呈"醉汉"步态，闭目和在黑暗中站立不稳。

【实验室及其他检查】

CT、MRI 可了解中枢神经系统有无病灶；肌电图检查可了解脊髓前角细胞、神经传导速度及肌肉有无异常；血液生化检查可检测血清铜蓝蛋白、抗"O"抗体、血沉、肌酶谱、血清钾有无异常；神经肌肉活检可鉴别各种肌病和周围神经病。

【常见护理诊断/问题】

1. 躯体移动障碍　与中枢神经系统病变及神经肌肉受损、肢体瘫痪或协调能力异常有关。

2. 有废用综合征的危险　与肢体运动障碍、长期卧床有关。

【护理措施】

1. 躯体移动障碍

(1) 生活护理　卧床及瘫痪患者应保持床单位整洁、干燥、无渣屑，减少对皮肤的机械性刺激；瘫痪患者垫气垫床或按摩床，抬高患肢并协助被动运动，必要时对骶尾部及足跟等部位给予减压贴保护，预防压疮和下肢静脉血栓形成；指导或帮助患者完成进食、洗漱、大小便、穿脱衣服及个人卫生等日常活动，帮助患者翻身和保持床单位整洁，满足患者基本生活需要。

(2) 病情观察　康复训练过程中患者是否出现注意力不集中、缺乏主动性、情感活动难以自制等现象。

(3) 对症护理　告知患者及家属早期康复训练的重要性，急性期卧床者体位摆放保持关节功能位置，防止关节变形而失去正常功能；协助和督促患者进行早期床上桥式主动运动（训练用患腿负重，抬高和放下臀部，为患者行走做准备，以防止患者在行走中的膝关节锁住）、Bobath 握手（十字交叉握手，避免手的僵硬收缩）；如一侧肢体有自主运动，可以健肢带动患肢在床上练习坐起、翻身及患肢运动。开始时运动的强度不宜过大，以免患者痛苦而拒绝训练，应合理、适度、循序渐进。锻炼时主动与被动相结合，积极练习仰卧起坐、仰卧伸手、抬腿及大小关节屈伸转动，逐渐实现站立、行走、下蹲，并配合拉绳、提物等，逐步提高肌力。注意训练手的精细动作，手腕的屈伸，手的抓握、捻动、捏持、扣纽扣、用勺筷、翻书报等以提高生活技能。肢体功能锻炼因有患肢肌张力过高、平衡失调等因素而较困难，故还要加强患者锻炼的意志，要顽强坚持、持之以恒。还要加强主观性训练，即让大脑发出令患肢进行各种活动的指令，进行神经冲动训练。

（4）心理护理　鼓励患者正确对待疾病，消除忧郁、恐惧心理或悲观情绪，摆脱对他人的依赖心理；关心患者，避免任何刺激和伤害患者自尊的言行，尤其在帮助患者进食、洗漱和处理大小便时不要流露出厌烦情绪；多与患者交谈，鼓励患者正确对待疾病，克服困难，增强自我照顾能力与自信心，保持自强、自尊的良好心态。

2. 有废用综合征的危险

（1）生活护理　协助或指导家属为患者定时翻身、叩背，按摩关节和骨隆突部位；鼓励患者摄取均衡饮食和足够水分，养成定时排便习惯；协助患者洗漱、进食、沐浴等，满足基本生活需要。

（2）病情观察　注意观察患者有无肌萎缩和关节畸形等症状。

（3）对症护理　注意保持瘫痪肢体的功能位。①手握布卷，腕关节背屈 $20° \sim 25°$，肘关节稍屈曲，臂外展位，稍高于肩部。②下肢用夹板将足底垫起，使踝关节呈 $90°$，膝下垫一小垫。功能位可防止肘、腕关节屈曲痉挛，肩关节内收，下肢外旋和足下垂，同时应及早进行关节的被动运动和并发症的预防。

（4）心理护理　护理人员应理解、同情患者的痛苦，耐心解释，缓解焦虑、自卑等不良情绪。指导家属多关心患者，提供良好的家庭支持，营造和谐的亲情氛围和舒适的休养环境，让患者及家属做好长期治疗和康复的思想准备。鼓励患者克服困难，尽量依靠自身力量完成力所能及的事情，避免对照顾者产生依赖心理，增强自我照顾的能力和信心。

第二节　周围神经疾病患者的护理

周围神经疾病（diseases of the peripheral nerves）是指原发于周围神经系统结构或功能损害的疾病。周围神经系统由除嗅神经与视神经以外的 10 对脑神经和 31 对脊神经及周围自主神经系统所组成。临床上较常见，引起周围神经病变的原因很多，包括炎症、压迫、外伤、代谢、遗传、变性、免疫、中毒、肿瘤等。

一、三叉神经痛患者的护理

三叉神经痛（trigeminal neuralgia）是一种原因未明的三叉神经分布区内闪电样反复发作的剧痛，又称为原发性三叉神经痛。多发于中老年人，40 岁以上者占 70% ~80%，女性略多。

【病因与病机】

病因尚不清楚，可能是三叉神经脱髓鞘产生异位冲动或伪突触传递所致。继发性三叉神经痛多为脑桥小脑角占位病变压迫三叉神经及多发性硬化等所致。

【临床表现】

1. 疼痛部位　疼痛可固定累及三叉神经的某一分支，尤以第二、三支多见，也可同时累及两支，多为一侧发作。以上颌支、下颌支多见。

2. 疼痛性质　表现为历时短暂的电击样、刀割样或撕裂样剧痛，每次数秒至1~2分钟。疼痛以面颊部、上下颌及舌部最明显；口角、鼻翼、颊部和舌等处最敏感，轻触即可诱发，称为"扳机点"。严重者洗脸、刷牙、说话、咀嚼都可诱发，以致不敢做这些动作。发作时患者常双手紧握拳或用力按压痛处以减轻疼痛；严重者伴面部肌肉反射性抽搐，口角牵向患侧，称为痛性抽搐。神经系统检查多无阳性体征。

3. 疼痛发作　呈周期性，开始时发作次数较少，间歇期长，随着病程进展使发作逐渐频繁，间歇期缩短，甚至整日疼痛不止。每次发作从数秒至2分钟不等。其发作来去突然，间歇期完全正常。

【诊断要点】

根据疼痛的部位、性质、面部扳机点及神经系统无阳性体征，三叉神经痛的诊断不难，但应注意与牙痛、偏头痛、舌咽神经痛相鉴别。

【治疗要点】

迅速有效的止痛是治疗本病的关键。

1. 药物治疗　三叉神经痛首选药物为卡马西平，开始剂量为0.1g，口服，每天2次，常用剂量0.6g/d，最大剂量1.0g/d，疼痛停止后逐渐减量，最小有效维持量一般为0.6~0.8g/d。其次可选用苯妥英钠、氯硝西泮等；国外文献报道大剂量维生素 B_{12} 可以缓解疼痛，机制不清。

2. 封闭治疗　服药无效者可行三叉神经纯乙醇或甘油封闭治疗。

3. 经皮半月神经节射频电凝疗法　采用射频电凝治疗对大多数患者有效，可缓解疼痛数月至数年。但可致面部感觉异常、角膜炎、复视、咀嚼无力等并发症。

4. 手术治疗　以上治疗均无效时可考虑三叉神经感觉根部分切断术，止痛效果为目前首选。手术治疗虽然止痛疗效良好，但也有可能失败，术后复发或产生严重并发症，甚至有生命危险等。

【常见护理诊断/问题】

疼痛：面颊、上下颌及舌疼痛　与三叉神经受损害有关。

【护理措施】

1. 生活护理 保持室内光线柔和，周围环境安静、安全，避免患者因周围环境刺激而产生焦虑，加重疼痛。

2. 饮食护理 饮食宜清淡，保证机体营养，避免粗糙、干硬、辛辣食物，严重者予以流质饮食。

3. 疼痛的护理 观察患者疼痛的部位、性质，与患者进行交谈，帮助患者了解疼痛的原因与诱因；指导患者运用想象、分散注意力、放松、适当按摩疼痛部位等技巧减轻疼痛；生活有规律，保证充分的休息，鼓励患者参加一些娱乐活动，如看电视、读杂志、听音乐、跳交谊舞等，以减轻疼痛和消除紧张情绪；尽可能减少刺激因素，如洗脸、刷牙、刮胡子、咀嚼等。

4. 用药护理 指导患者遵医嘱正确服药，并将药物不良反应向患者说明，使之更好合作。如用卡马西平可致眩晕、恶心、行走不稳、肝功能损害、精神症状，偶有皮疹、白细胞减少。有些症状多在数日后消失，有些症状需立即停药处理，应及时通知医生酌情处理。

5. 心理护理 告知患者生气、发怒、紧张、咀嚼、哈欠、讲话等可诱发疼痛，以致患者不敢做这些动作且出现面色憔悴、精神忧郁和情绪低落，护理人员应给予疏导和支持，帮助患者树立与疾病做斗争的信心，积极配合医生治疗。

【健康指导】

1. 疾病基本知识指导 指导患者建立良好的生活规律，保持情绪稳定和健康心态，培养多种兴趣爱好，适当分散注意力，保持正常的作息和睡眠；洗脸、刷牙动作宜轻柔；合理饮食，食物宜软，忌生硬、油炸食物，以减少发作频率。

2. 用药指导 遵医嘱合理用药，服用卡马西平者每1~2个月检查1次肝功能和血常规，出现眩晕、行走不稳、精神症状或皮疹时及时就医。

二、面神经炎患者的护理

面神经炎（facial neuritis）又称特发性面神经麻痹（idiopathic facial palsy）或贝尔麻痹（Bell palsy），是由茎乳孔内面神经非特异性炎症导致的周围性面瘫，是自发性面神经瘫痪中最常见的疾病。

【病因与病机】

本病的病因与病机尚未完全阐明。由于骨性面神经管仅能容纳面神经通过，面神经一旦发生炎性水肿必然导致面神经受压。多数患者存在风寒、病毒感染（如带状疱疹）和自主神经功能紊乱等因素，可引起局部神经营养血管痉挛，导致神经缺血水肿。早期病理改变为神经水肿和脱髓鞘，严重者可并发髓鞘脱失和轴索变性。

【临床表现】

本病可发生于任何年龄、任何季节，男性略多，多见于 20~40 岁。通常急性发病，于数小时或 1~3 天内达高峰。

病初患者可有麻痹侧乳突区、耳内或下颌角后疼痛。主要表现为患侧面部表情肌瘫痪，额纹消失，不能皱额蹙眉，眼裂增宽，闭合不能或闭合不全。闭眼时眼球向上外方转动，显露白色巩膜，称为 Bell 征。病侧鼻唇沟变浅，口角下垂，露齿时口角偏向健侧，不能吹口哨，不能鼓腮等。面神经病变在中耳鼓室段者可出现讲话时回响过度和患侧舌前 2/3 味觉丧失，影响膝状神经节者，除上述表现外，还出现患侧乳头部疼痛、耳郭与外耳道感觉减退、外耳道或鼓膜疱疹，称 Hunt 综合征。

【诊断要点】

根据急性起病，临床表现为周围性面瘫，面神经炎的诊断不难，但需注意与中枢性面瘫进行鉴别。

【治疗要点】

改善局部血液循环，减轻面神经水肿，缓解神经受压，促进功能恢复。

1. 药物治疗　急性期应尽早使用糖皮质激素。泼尼松 30mg 口服，1 次/日，顿服或分 2 次口服，连续 5 日，7~10 日减量；或地塞米松静脉滴注 10mg，1 次/日，疗程 1 周左右。并用大剂量维生素 B_2、B_{12} 等肌内注射，改善神经营养。如系带状疱疹病毒感染引起 Hunt 综合征，可口服阿昔洛韦 7~10 日。

2. 物理治疗　急性期可用茎乳孔附近红外线照射或超短波透热疗法，可减轻面神经水肿；恢复期可行碘离子透入疗法、针刺或电针治疗。

3. 康复治疗　患侧面肌活动开始恢复时应尽早进行功能训练，进行面肌的被动或主动运动。

4. 手术治疗　2~3 个月后，对自愈较差的高危患者可行面神经减压手术。发病后 1 年以上仍未恢复者，可考虑整容手术或面－舌下神经或面－副神经吻合术。

【常见护理诊断/问题】

1. 自我形象紊乱　与面神经受损而致面肌瘫痪、口角㖞斜等有关。
2. 疼痛：下颌角或乳突部疼痛　与面神经病变累及膝状神经节有关。

【护理措施】

1. 生活护理　急性期注意休息，避免风寒，其患侧耳后茎乳孔周围应予保护。预防诱发，如出门可戴口罩、穿风衣或系围巾等。

2. 饮食护理　饮食宜清淡，避免粗糙、干硬、辛辣的食物，保证机体营养，严重者予以流质饮食；有味觉障碍的患者，应注意食物的冷热度，防止烫伤或冻伤口腔黏膜。指导患者饭后及时漱口，保持口腔清洁。

3. 对症护理

（1）眼部护理　眼睑不能闭合者，应以眼罩加以保护，局部涂眼膏、滴眼药水，以防角膜感染。

（2）功能锻炼　指导患者尽早加强面肌的主动和被动运动，可教患者对着镜子做皱眉、举额、闭眼、露齿、鼓腮和吹口哨等动作，每天数次，每次 5~15 分钟，并辅以面部肌肉按摩。

4. 药物护理　严格遵医嘱用药，使用糖皮质激素治疗的患者，应注意药物的不良反应，观察有无胃肠道出血、感染征象，并及时测量血压。出现眼部、咽部等感染时应遵医嘱应用抗生素治疗。

5. 心理护理　患者突然出现自身形象改变时，害怕遇见熟人，尤其是在说话时面神经抽搐加剧，造成心理负担加重，应鼓励患者表达自身的感受，给予正确指导。鼓励患者尽早治疗，告诉患者疾病的发展过程、治疗手段及预后，以增强患者的信心。

【健康指导】

1. 疾病基本知识指导　告知患者及家属该病的相关知识，大部分患者预后良好，让患者对治疗和康复保持信心。面瘫未完全恢复时注意用围巾或高领风衣适当遮挡、修饰。

2. 药物指导　告知患者激素治疗不能突然停药，应遵医嘱逐渐减量。

3. 康复指导　遵医嘱理疗或针灸；保护面部，避免过冷刺激；掌握面肌功能训练的方法，加强面肌功能锻炼，并持之以恒。

三、急性炎症性脱髓鞘性多发性神经病患者的护理

急性炎症性脱髓鞘性多发性神经病（acute inflammatory demyelinating polyradiculoneuropathies，AIDP）又称吉兰巴雷综合征（Guillain – Barré syndrome，GBS），是急性或亚急性起病的大多可恢复的多发性脊神经根（可伴脑神经）受累的一组疾病。主要病变是周围神经广泛炎症性节段性脱髓鞘和小血管周围淋巴细胞及巨噬细胞的炎性反应，部分病例以轴突损害为主，脱髓鞘改变较轻。

【病因与病机】

本病的确切病因不清，多数认为属神经系统的一种迟发性过敏性自身免疫性疾病。可发生于感染性疾病、疫苗接种或外科处理后，也可无明显诱因。与先期空肠弯曲菌感染有关，还可能与巨细胞病毒、EB 病毒、肺炎支原体、乙型肝炎病毒和人类免疫缺陷病毒等感染有关。分子模拟学说认为病原体某些成分与周围神经某些成分的结构相似，机体免疫系统发生识别错误，自身免疫细胞和自身抗体对正常的周围神经组分进行免疫攻击，导致周围神经脱髓鞘。

【临床表现】

各年龄组均可发病，以儿童和青壮年多见，一年四季均可发病。多数患者发病前1~4周有上呼吸道、消化道感染症状或疫苗接种史。

1. 运动障碍 急性或亚急性起病，出现肢体对称性弛缓性瘫痪，通常自双下肢开始，多于数天至2周达到高峰。病情危重者在1~2天内迅速加重，出现四肢完全性瘫、呼吸肌和吞咽肌麻痹，危及生命。腱反射减低或消失，发生轴索变性可出现肌萎缩。

2. 感觉障碍 比运动障碍轻，表现为肢体远端感觉异常和（或）手套袜子型感觉缺失。

3. 脑神经损害 以双侧面瘫多见。偶见视盘神经水肿。

4. 自主神经症状 可有发汗异常、皮肤潮红、发凉、发热、手足肿胀及营养障碍；严重病例可有心动过速、直立性低血压。

【实验室及其他检查】

1. 脑脊液检查 典型的脑脊液改变为起病1周后蛋白质含量明显增高而细胞数正常，称蛋白－细胞分离现象，为本病特征性表现。

2. 肌电图检查 早期可见F波或H反射延迟（提示神经近端或神经根损害）。

【诊断要点】

急性或亚急性起病，病前有1~4周感染史，四肢对称弛缓性瘫痪，常有脑神经损害、脑脊液蛋白－细胞分离现象、末梢型感觉障碍及脑神经受累等，可诊断为本病。

【治疗要点】

1. 辅助呼吸 呼吸麻痹是GBS的主要危险，对呼吸麻痹的成功抢救是增加本病的治愈率、降低病死率的关键。因此，密切观察呼吸情况，对有呼吸困难者及时行气管切开及插管，使用呼吸机进行人工辅助呼吸。

2. 静脉注射免疫球蛋白 应用大剂量的免疫球蛋白静滴治疗急性病例，免疫球蛋白静脉注射0.4g/（kg·d），连续5天。尽早使用或在呼吸肌麻痹之前使用，对免疫球蛋白过敏或先天性IgA缺乏者禁用。

3. 血浆置换 重症患者可应用。置换血浆量按40mL/kg或1~1.5倍血浆容量计算，通常每天1次或隔天1次，1周3~5次。严重感染、严重心律失常、心功能不全及凝血系统疾病患者禁用。

【常见护理诊断/问题】

1. 低效性呼吸型态 与周围神经损害、呼吸肌麻痹有关。

2. 躯体移动障碍 与四肢肌肉进行性瘫痪有关。

3. 吞咽困难　与脑神经受损致延髓麻痹、咀嚼肌无力等因素有关。

【护理措施】

1. 生活护理　保持室内空气流通，每日紫外线照射1次，并严格限制探视人员。给予患者必要的生活帮助保持床单平整、干净。急性期卧床休息，重症患者应在重症监护病房治疗。每1～2小时翻身拍背1次，保持肢体功能位，留置导尿管者，要定时开放导尿管，每天尿道口消毒，同时每天更换引流袋，防止泌尿系感染。

2. 饮食护理　给予高蛋白、高维生素、高热量且易消化的食物，尤其注意补充维生素B_{12}，保证机体足够的营养。吞咽困难者予以鼻饲流质饮食，进食时和进食后30分钟应抬高床头，防止窒息。多食水果和蔬菜以刺激肠蠕动，减轻便秘和肠胀气。

3. 病情观察　密切观察患者的生命体征，询问患者有无胸闷、气短、呼吸费力等，如患者出现呼吸费力、烦躁、出汗、发绀、吞咽困难、呛咳等缺氧症状，肺活量降至1L以下或动脉氧分压低于70mmHg时宜及早使用呼吸机。

4. 用药护理　按医嘱正确给药，告知药物的作用、不良反应、使用时间、方法和注意事项。某些安眠、镇静药可产生呼吸抑制，告知患者不能轻易使用，以免掩盖或加重病情。呼吸肌麻痹、气管切开者应慎用安眠、镇静药物。

5. 心理护理　本病发病急，病情进展快，恢复期较长，加之长期活动受限，患者常产生孤独、焦虑、恐惧、失望等情绪，不利于疾病的康复。告知患者本病一般从发病后4周起开始恢复，大多数患者是可以完全恢复的，鼓励患者进行放松运动，转移注意力，树立战胜疾病的信心。

【健康指导】

1. 疾病基本知识指导　指导患者及家属了解本病的病因、进展、常见并发症及预后。

2. 生活指导　指导患者出院后保证足够的营养，坚持锻炼身体，增强机体抵抗力，避免受凉、感冒、疲劳、淋雨等诱发因素。保持心情愉快，定期复查。

3. 病情监测　告知患者消化道出血、营养失调、压疮、下肢静脉血栓形成的表现及预防窒息的方法；当患者出现胃部不适、腹痛、柏油样大便、肢体肿胀疼痛及咳嗽、咳痰、发热、外伤等情况时立即就诊。

第三节　脊髓疾病患者的护理

脊髓是脑干向下延伸的部分，上端与延髓相连，下端以终丝终止于第一尾椎的骨膜。成人脊髓全长40～45cm，相当于椎管长度的2/3。脊髓损害时主要表现为运动障碍、感觉障碍、括约肌功能障碍及自主神经功能障碍。

一、急性脊髓炎患者的护理

急性脊髓炎（acute myelitis）是非特异性炎症引起脊髓白质脱髓鞘病变或坏死，导致急性横贯性脊髓损害，也称为急性横贯性脊髓炎。常在感染后或疫苗接种后发病，表现为病变水平以下肢体运动障碍、各种感觉缺失及自主神经功能障碍。病变水平以下肢体瘫痪、传导束性感觉障碍和尿便障碍为临床特征。

【病因与病机】

本病确切的病因未明，大部分病例为病毒感染或接种疫苗后引起的机体自身免疫反应。脊髓血管缺血和病毒感染后，抗病毒抗体所形成的免疫复合物在脊髓血管内沉积也可能是本病的发病原因。脊髓全长均可累及，以胸髓（$T_3 - T_5$）最常见，其次为颈、腰髓。目前多认为本病可能是病毒感染后所诱发的一种自身免疫性疾病。受凉、外伤和过度疲劳可能为其诱因。

【临床表现】

1. 发病情况　任何年龄均可发病，以青壮年多见，无性别差异。急性起病，常在数小时至 2 ~ 3 天发展至完全性瘫痪。病前 1 ~ 2 周常有发热、全身不适或上呼吸道感染症状，或有疫苗接种史。受凉、疲劳、外伤等常为发病诱因。

2. 症状与体征

（1）首发症状　多为双下肢麻木无力，病变相应部位有背痛、病变节段束带感。

（2）典型的临床表现　病变水平以下肢体瘫痪、感觉缺失和括约肌障碍。严重者常出现脊髓休克，即瘫痪肢体肌张力低、腱反射消失、病理征引不出、尿潴留等。休克期多为 2 ~ 4 周。如合并肺部及尿路感染和压疮等并发症，则可延长至数月；若无并发症，3 ~ 4 周进入恢复期，表现为瘫痪肢体肌张力增高，腱反射亢进，出现病理征，肌力由远端逐渐恢复，感觉障碍平面逐渐下降。

3. 上升性脊髓炎　起病急骤，病情发展迅速，出现吞咽困难、构音障碍、呼吸肌麻痹，甚至死亡。

【实验室及其他检查】

1. 脑脊液检查　压力正常，细胞数、蛋白含量正常或轻度增高；少数脊髓水肿严重者，脊髓腔可部分梗阻。

2. 脊髓造影或磁共振成像检查　可见病变部位脊髓增粗及信号异常等改变。

【诊断要点】

根据急性起病，病前有感染或预防接种史，迅速出现的脊髓横贯性损害的临床表现，结合脑脊液和 MRI 等影像学检查，可以确诊。

【治疗要点】

本病治疗原则：减轻症状，防治并发症，加强功能训练，促进康复。

1. 药物治疗　急性期药物治疗以糖皮质激素为主，可减轻脊髓水肿。可应用大剂量甲基强的松龙短程疗法，500～1000mg 静脉滴注，每天 1 次，连用 3～5 天；或用地塞米松 10～20mg 静脉滴注，每天 1 次，10～20 天为 1 个疗程，以后可改用强的松口服，40～60mg/d，逐渐减量停药。急性期还应使用免疫球蛋白；维生素 B 族有助于神经功能恢复；为预防感染可选用适当的抗生素。

2. 康复治疗　早期康复训练对功能恢复及改善预后有重要意义，肢体被动活动与按摩可改善肢体血液循环，宜进行理疗、按摩、针灸等康复治疗。部分肌力恢复时，应鼓励主动活动。

【常见护理诊断/问题】

1. 躯体移动障碍　与脊髓病变所致截瘫有关。

2. 尿潴留/尿失禁　与自主神经功能障碍有关。

3. 低效性呼吸型态　与高位脊髓病变所致呼吸麻痹有关。

【护理措施】

1. 生活护理　急性期卧床休息，有呼吸困难者应抬高床头；避免厚棉被等重物压迫肢体，瘫痪肢体应保持功能位，每日给予肢体按摩，防止肢体痉挛和关节挛缩；定时翻身，保持床单清洁、干燥，预防压疮。

2. 饮食护理　给予高营养且易消化的食物，多食瘦肉、豆制品，多饮水，多食新鲜蔬菜、水果及含纤维素多的食物，以刺激肠蠕动，减轻便秘及肠胀气。

3. 病情观察　密切观察患者是否存在呼吸费力、吞咽困难和构音障碍，注意有无药物不良反应，如出现消化道出血、瘫痪从下肢迅速波及上肢或延髓支配肌群等现象时应立即通知医师并作好相应的护理。

4. 对症护理

（1）促进膀胱功能恢复　对于排尿困难或尿潴留的患者可给予膀胱区按摩、热敷或进行针灸、穴位封闭等治疗，促使膀胱肌收缩、排尿；当膀胱残余尿量少于 100mL 时一般不再导尿，以防膀胱挛缩。

（2）预防压疮　尿失禁者容易导致尿床和骶尾部压疮，应保持床单位整洁、干燥，勤换、勤洗，保护会阴部和臀部皮肤免受尿液刺激，必要时体外接尿或留置导尿管。

5. 药物护理　遵医嘱用药，加强对药物疗效及不良反应的观察。大剂量使用激素时，注意观察有无消化道出血倾向，观察大便颜色，必要时做大便隐血试验。

6. 心理护理　患者常因急性期卧床、肢体运动障碍、大小便失禁、生活不能自理而焦虑，心理负担重，护理人员应以高度的同情心和责任心加强与患者沟通，解释疾病的过程和预后，帮助患者渡过难关。

【健康指导】

1. 疾病基本知识指导　告知患者本病恢复时间长，指导患者及家属掌握疾病康复知识和自我护理方法，帮助分析和去除对疾病治疗与康复不利的因素。加强营养，增强体质；加强肢体锻炼，促进肌力恢复。避免受凉、感染等诱因；鼓励患者树立信心，保持健康心态。

2. 预防尿路感染　向患者及家属讲解留置导尿的相关知识，定期更换尿管和无菌接尿袋，每天进行尿道口的清洗、消毒，防止逆行感染。观察尿的颜色、性质与量，注意有无血尿、脓尿或结晶尿。每 4 小时开放尿管 1 次，以训练膀胱充盈与收缩功能。鼓励患者多喝水，2500～3000mL/d，以稀释尿液，促进代谢产物的排泄。

二、脊髓压迫症患者的护理

脊髓压迫症（compressive myelopathy）是各种原因的病变引起脊髓或供应脊髓的血管受压所出现的受累脊髓以下脊髓功能障碍的一组病症。病变呈进行性发展，最后导致不同程度的脊髓横贯损害和椎管阻塞。

【病因与病机】

1. 病因

（1）肿瘤　常见，约占 1/3 以上，绝大多数起源于脊髓组织及邻近结构，如神经鞘膜瘤、脊膜瘤、髓内恶性胶质瘤等。

（2）炎症　脊髓非特异性炎症、结核性脑脊髓膜炎、严重椎管狭窄、椎管内反复注药、椎间盘病变、反复手术和脊髓麻醉等可导致蛛网膜粘连或压迫血管影响血液供应，引起脊髓、神经根受损症状。

（3）脊柱外伤　如骨折、脱位及椎管内血肿形成。

（4）脊柱退行性病变　如椎间盘脱出等导致椎管狭窄。

（5）先天性疾病　如脊髓血管畸形，硬脊膜外或硬脊膜下血肿。

2. 病机

（1）脊髓机械受压　脊柱骨折、肿瘤等硬性结构直接压迫脊髓或脊神经根，出现脊髓受压、移位和神经根刺激或麻痹等症状。脊髓内的占位性病变直接侵犯神经组织，压迫症状出现较早。脊髓外硬膜内占位性病变，症状进展较缓慢；硬膜外占位性病变，由于硬膜的阻挡作用，对脊髓的压迫作用很轻，脊髓腔明显梗阻之后才出现症状。

（2）浸润性改变　脊柱和脊髓的转移癌、脓肿、白血病等浸润脊膜、脊神经根和脊髓，引起脊髓充血、水肿、肿胀，出现脊髓受压。

（3）缺血性改变　供应脊髓的血管被肿瘤等占位性病变所挤压，引起相应节段脊髓缺血性改变，使脊髓发生肿胀、坏死、软化等病理变化。

【临床表现】

脊髓压迫症的病因多样，故发病形式、临床表现差别很大。

1. 急性脊髓压迫症　发病及进展迅速，常于数小时至数日内脊髓功能完全丧失，多表现为脊髓横贯性损害，出现脊髓休克，病变以下呈弛缓性瘫痪。

2. 慢性脊髓压迫症 病情进展缓慢，通常可分为三期：根痛期（出现神经根痛及脊膜刺激症状）、脊髓部分受压期（表现脊髓半切综合征）、脊髓完全受压期（出现脊髓完全性横贯性损害）。

（1）神经根症状 表现根痛或局限性运动障碍。病变刺激后根分布区引起自发性疼痛，如电击、烧灼、刀割或撕裂样疼痛，咳嗽、排便和用力时可使疼痛加剧，改变体位可使症状减轻或加重，有时出现相应节段束带感。随病情加重，症状可由一侧、间歇性转变为两侧、持续性。局部皮肤感觉过敏或痛觉减退。

（2）感觉障碍 脊髓丘脑束受损导致对侧躯体的痛温觉减退或缺失，晚期表现为脊髓横贯性损害，病变水平以下各种感觉缺失。

（3）运动障碍 一侧锥体受压引起病变以下对侧肢体痉挛性瘫痪，肌张力增高，腱反射亢进和出现病理征。脊髓前角及前根受压可引起病变节段支配肌群弛缓性瘫痪，伴肌束震颤和肌萎缩。

【实验室及其他检查】

1. 脑脊液检查 梗阻越完全，蛋白含量越高。压颈试验可证实有无椎管梗阻，对脊髓压迫症的诊断有重要意义。

2. 影像学检查 脊柱 X 线平片可发现脊柱骨折、脱位、错位、结核、骨质破坏及椎管狭窄。CT 和 MRI 检查对脊髓压迫症的定位、定性诊断有重要参考价值。

【诊断要点】

慢性脊髓压迫症的特点是病灶从脊髓一侧开始，早期为单侧神经根刺激症状，逐渐出现脊髓部分受压症状，最终发展为脊髓横贯性损害征兆。临床表现结合脑脊液检查、影像学检查等即可诊断。

【治疗要点】

脊髓压迫症的治疗原则是尽快去除病因及尽早手术。如切除椎管内占位性病变、椎板减压术及硬脊膜囊切开术等。恶性肿瘤或转移瘤可酌情手术、放疗或化疗。急性脊髓压迫更需抓紧时机，在发病 6 小时内减压。如硬脊膜外脓肿应紧急手术并给予足量抗生素。脊柱结核可在手术同时施行抗结核治疗。手术后对瘫痪肢体进行康复治疗，积极开展功能锻炼，预防并发症。

【常见护理诊断/问题】和【护理措施】

见本节"急性脊髓炎患者的护理"。

第四节　脑血管疾病患者的护理

一、概述

脑血管疾病（cerevbrovascular disease，CVD）是指在脑血管病变或血流障碍的基础上发生的局限性或弥漫性脑功能障碍。是常见病和多发病，死亡率、致残率均高，是目前人类疾病三大死亡原因之一。在全部 CVD 类型中，缺血性脑血管疾病占 70% ~80%，而出血性脑血管疾病占 10% ~30%。

脑卒中（stroke）是急性脑循环障碍迅速导致局限性或弥漫性脑功能缺损的临床事件。近年来我国的流行病学资料表明，脑血管疾病分别列于城市和农村人口死因顺序的第一、二位。与西方国家相比，我国脑血管疾病的发病率和死亡率明显高于心血管疾病。

【分类】

脑血管疾病分类：①依据神经功能缺失时间分为短暂性脑缺血发作（TIA）和脑卒中，前者指不足 24 小时者，后者为超过 24 小时者。②依据病情严重程度分为小卒中、大卒中和静息性卒中。③依据病理性质可分为缺血性卒中和出血性卒中，前者又称为脑梗死，包括脑血栓形成和脑栓塞等；后者包括脑出血和蛛网膜下腔出血。

【病因】

1. 血管壁病变　动脉粥样硬化最常见，其次为动脉炎（风湿、钩端螺旋体、结核、梅毒等所致）、先天性血管病（如动脉瘤、血管畸形、先天性血管狭窄等）、外伤、颅脑手术、插入导管和穿刺导致的血管损伤等。

2. 心脏病和血流动力学改变　如高血压、低血压或血压急骤波动、心功能障碍、心律失常等。

3. 血液成分和血液流变学改变　如白血病、严重贫血、红细胞增多症、血液黏固状态改变、血液黏度异常等。

4. 其他　各种栓子（如空气、脂肪、癌细胞和寄生虫等）引起的脑栓塞、脑血管痉挛、受压和外伤等。

【脑卒中危险因素】

许多因素与脑卒中发生及发展密切相关。若能对这些因素给予有效干预，可降低脑卒中发病率。危险因素可分为两类：

1. 不可干预因素　年龄、性别、性格、种族、遗传等。55 岁以后发病率明显增加，年龄每增加 10 岁，发生率约增加 1 倍；男性卒中发病率高于女性；父母双方有脑卒中史的子女卒中风险也增加。

2. 可干预因素　高血压、高血脂、心脏病、糖尿病、高同型半胱氨酸血症、吸烟、酗酒、体力活动少、高盐饮食、超重、感染等。

二、短暂性脑缺血发作患者的护理

短暂性脑缺血发作（transient ischemic attack，TIA），是由颅内动脉病变致脑动脉一过性供血不足引起的短暂性、局灶性脑或视网膜功能障碍，表现为供血区神经功能缺失的症状和体征。发作持续数分钟，通常在 30 分钟内完全恢复，可反复发作。传统的 TIA 定义时限为 24 小时内恢复。TIA 是公认的缺血性卒中最重要的独立危险因素。近期频繁发作的 TIA 是脑梗死的特级警报，应予高度重视。

【病因与病机】

TIA 病因和病机目前仍存在争议。基础病因是动脉粥样硬化，这种反复发作主要是供应脑部的大动脉痉挛、缺血，小动脉发生微栓塞所致；也可能由于血流动力学的改变、血液成分的异常等引起局部脑缺血症状。病机的主要学说有微栓子学说、血流动力学说、脑血管痉挛学说、颈部动脉受压及血液成分学改变等，但尚无一种学说能解释所有病例的病机。

【临床表现】

TIA 多发于 50 ~ 70 岁中老年人，男性较多。突然起病，迅速出现局限性神经功能缺失的症状与体征，数分钟达到高峰，持续数分钟或十余分钟缓解，不遗留后遗症；可反复发作，每次发作症状相似。临床上常将 TIA 分为颈内动脉系统和椎 – 基底动脉系统两大类。

1. **颈内动脉系统 TIA**   持续时间短，发作频率少，易发生脑梗死。常见症状有对侧单肢无力或轻度偏瘫，感觉异常或减退，病变侧单眼一过性黑矇是颈内动脉分支眼动脉缺血的特征性症状，优势半球受累可出现失语症。

2. **椎 – 基底动脉系统 TIA**   持续时间长，发作频率高，进展至脑梗死机会少。常见症状有眩晕、恶心和呕吐、平衡障碍，不伴耳鸣。其特征性症状为跌倒发作（患者转头或仰头时下肢无力而跌倒，无意识丧失）和短暂性全面性遗忘症（发作性短时间记忆丧失，对时间、地点定向障碍，但对话、书写和计算能力正常，无意识障碍，持续数分钟或数小时）；还可出现复视、眼震、构音障碍、共济失调、吞咽困难等。

【实验室及其他检查】

1. **磁共振血管成像（magnetic resonance angiography，MRA）**   可见颅内动脉狭窄。

2. **数字减影血管造影（DSA）**   可见颈内动脉粥样硬化斑块、狭窄等。

3. **彩色经颅多普勒（TCD）**   脑血流检查可显示血管狭窄、动脉粥样硬化斑块。

4. **其他**   血常规、血流变、血脂、血糖和同型半胱氨酸等检查，有助于发现病因。

【诊断要点】

绝大多数 TIA 患者就诊时症状和体征已经消失，而头颅 CT 或 MRI 检查无异常发现，故其诊断主要依靠病史。中老年人突然出现局灶性脑损害症状或体征并在 24 小时内完全恢复者，应考虑 TIA 的可能。

【治疗要点】

TIA 的治疗目的是消除病因、减少及预防复发、保护脑功能，对短时间内反复发作者，应采取有效治疗，防止脑梗死发生。

1. 病因治疗　病因明确者应针对病因进行治疗，如治疗动脉粥样硬化、高血压、心脏病、糖尿病、高脂血症等疾病，消除微栓子来源和血流动力学障碍。

2. 药物治疗

（1）抗血小板聚集药　可减少微栓子及 TIA 复发。①阿司匹林：50～100mg/d，晚餐后服用。②盐酸噻氯匹啶预防 TIA 和卒中较阿司匹林有效；氯吡格雷可减少缺血性卒中发病率。③双嘧达莫与阿司匹林合用，可预防脑卒中。

（2）抗凝药物　首选肝素 100mg 加入生理盐水 500mL 静脉滴注，每分钟 20～30滴，紧急时可用 50mg 静脉注射，达到快速肝素化，再用 50mg 静脉滴注，滴速为 8～15滴/分，每天根据测得凝血活酶时间调整剂量。5 天后可改用低分子肝素或口服华法林等抗凝剂。

（3）钙通道阻滞剂　可扩张血管防止脑血管痉挛，抑制血小板聚集。常用药物有氟桂利嗪、尼莫地平等。

（4）其他　血管扩张药如倍他司汀静脉滴注、扩容药低分子右旋糖酐静脉滴注，可扩充血容量、稀释血液和改善微循环。

3. 手术治疗　血管造影证实为中至重度（50%～99%）狭窄病变者可进行颈动脉内膜切除术。血管成形术和血管内支架置入术对颈动脉狭窄的疗效正在评价中。

【常见护理诊断/问题】

1. 知识缺乏　缺乏本病防治知识。

2. 潜在并发症　脑卒中。

3. 恐惧　与突然出现的神经功能障碍有关。

【护理措施】

1. 生活护理　改变不良的生活方式，如吸烟、酗酒、过度劳累等。坚持适当的体育锻炼和运动，注意劳逸结合。鼓励患者坚持慢跑、快走、打太极拳、练气功等，以促进心血管功能，改善脑血液循环。

2. 饮食护理　给予低盐、低脂、低糖、充足蛋白质和丰富维生素的饮食，多吃蔬菜及水果，如谷类食物、苹果、香蕉等高纤维素食物，可以防止粪便干燥，减少便秘。肥肉、蛋类、动物内脏等含胆固醇较多，应尽量少吃或不吃。忌辛辣食物，避免暴饮暴食或过度饥饿。

3. 病情观察　频繁发作的患者应注意观察和记录每次发作的持续时间、间隔时间和伴随症状，观察患者肢体无力或麻木是否减轻或加重，有无头痛、头晕或其他脑功能受损的表现，警惕完全性缺血性脑卒中的发生。

4. 药物护理 按医嘱服药，在用抗凝药治疗时，应密切观察有无出血倾向。抗血小板聚集药如阿司匹林宜饭后服用，以防刺激胃肠道，并注意观察有无上消化道出血征象；盐酸噻氯吡啶可出现可逆性白细胞和血小板减少，应定期查血象。

5. 心理护理 了解患者的心理状况，关心体贴患者，耐心向患者解释病情，消除心理紧张和顾虑，告诉患者预防 TIA 的复发是防止脑卒中的重要环节，如能积极治疗，预后较好。

【健康指导】

1. 疾病知识指导 详细告知患者本病的病因、常见症状、预防及治疗知识。帮助患者消除恐惧心理，同时强调本病的危害性。

2. 饮食指导 让患者了解高盐、低钙、高肉类、高动物脂肪饮食及吸烟、酗酒等与本病的关系；指导患者进食低脂、低胆固醇、低盐、充足蛋白质和丰富维生素饮食，戒除烟酒，忌刺激性及辛辣食物，避免暴饮暴食。

3. 适当运动 坚持适当的体育锻炼和运动，注意劳逸结合。鼓励患者坚持慢跑、快走、打太极拳、练气功等，促进心血管功能，改善脑血液循环。对频繁发作的患者应尽量减少独处时间，避免发生意外。

4. 用药指导 嘱患者按医嘱服药，不要随意更改药物及停药；告知患者药物的作用、不良反应及用药注意事项。如发现 TIA 反复发作，症状加重，应及时就医。

三、脑梗死患者的护理

脑梗死（cerebral infarction，CI）又称缺血性脑卒中（cerebral ischemic stroke），是脑血液供应障碍引起缺血、缺氧，导致局限性脑组织缺血性坏死或脑软化。约占全部脑卒中的70%，临床最常见的类型为脑血栓形成和脑栓塞。

脑血栓形成（cerebral thrombosis，CT）即动脉粥样硬化性血栓性脑梗死。为脑血管疾病中最常见的一种，是脑动脉主干或皮质支动脉粥样硬化导致血管增厚、管腔狭窄闭塞和血栓形成，引起脑局部血流减少或供血中断，脑组织缺血缺氧导致软化坏死，出现局灶性神经系统的症状和体征，约占全部脑梗死的60%。

脑栓塞（cerebral embolism）是指血液中的各种栓子（如心脏内的附壁血栓、动脉粥样硬化斑块、脂肪、肿瘤细胞、空气等）随血流进入颅内动脉系统，导致血管腔急性闭塞，引起相应供血区脑组织缺血性坏死，出现局灶性神经功能缺损的症状和体征，占脑梗死的15%～20%。

【病因与病机】

(一) 脑血栓形成

1. 病因 脑血栓形成最常见的病因为脑动脉粥样硬化，常伴高血压病，两者互为因果，糖尿病和高脂血症也可加速动脉粥样硬化的进程。其次为脑动脉炎（如结缔组织病和感染细菌、病毒、螺旋体等）。红细胞增多症、血小板增多症、血栓栓塞性血小板减少性紫癜、弥散性血管内凝血等疾病引起者少见。

2. 病机　在脑血管壁病变的基础上，动脉内膜损害破裂或形成溃疡。当血流缓慢、血压下降时，胆固醇易于沉积在内膜下层，引起血管壁脂肪透明变性、纤维增生、动脉变硬、血小板及纤维素沉着，血栓形成。血栓逐渐扩大，使动脉管腔狭窄，最终完全闭塞。缺血区的脑组织出现不同程度、不同范围的梗死。常见于颈内动脉和椎－基底动脉系统任何部位，动脉分叉处多见（图9－2）。

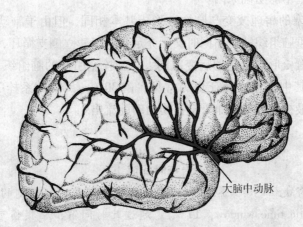

大脑中动脉

外侧面

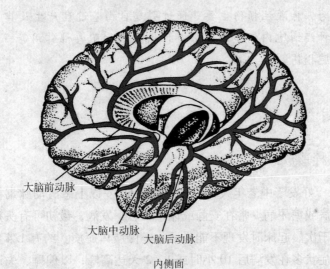

大脑前动脉

大脑中动脉　大脑后动脉

内侧面

图9－2　脑部动脉分支示意图

急性脑梗死病灶由缺血中心区及其周围的缺血半暗带组成。缺血中心区脑组织已发生不可逆性损害；缺血半暗带是指梗死灶中心坏死区周围可恢复的部分血流灌注区，因此区内有侧支循环存在而可获得部分血液供给，尚有大量可存活的神经元，如血流迅速恢复，神经细胞可存活并恢复功能；反之，中心坏死区则逐渐扩大。

（二）脑栓塞

1. 病因　脑栓塞栓子最常见的来源是心源性，约一半以上的心源性栓子为风湿性心脏瓣膜病或心房颤动所形成的附壁血栓。此外，还有心肌梗死或心肌病时心内膜病变形成的附壁血栓，以及心脏手术、心脏导管术等也可形成栓子引发脑栓塞；非心源性栓子形成的常见原因为主动脉弓及其发出的大血管的动脉粥样硬化斑块和附着物脱落引起栓塞，还有败血症的脓栓、长骨骨折的脂肪栓子及高空飞行员发生的减压病时的气体栓子等；30%的脑栓塞不能明确原因。

2. 病机　脑栓塞的病理改变与脑血栓形成基本相同，但由于脑动脉突然阻塞易引起脑血管痉挛，加重脑组织缺血而同时又无充足的时间建立侧支循环，所以，栓塞发生引起的病变范围较血栓形成引起的病变范围大。脑栓塞引起的脑组织坏死分为缺血性、出血性和混合性，其中出血性梗死更为常见，占30%～50%，系栓子破裂移向远端，血流恢复后血液从最初栓塞造成血管壁损伤的动脉流出。

> **知识链接**
>
> **治疗时间窗**
>
> 　　治疗时间窗缺血半暗带脑组织损伤的可逆性是有时间限制的，即治疗时间窗（therapeutic time window，TTW）。超过此时间窗，脑损伤可继续加剧，甚至产生再灌注损伤。研究证实，脑缺血超早期治疗时间窗一般不超过6小时。目前认为，再灌注损伤主要是通过引起自由基过度产生及其"瀑布式"连锁反应、神经细胞内钙超载及兴奋性氨基酸细胞毒性作用等一系列变化，导致神经细胞损伤。

【临床表现】

（一）脑血栓形成

1. 一般表现　好发于中老年人，多见于50～60岁以上患有动脉粥样硬化者，多伴有高血压、冠心病或糖尿病。常在安静或休息状态下发病，最初可有头痛、头昏、肢体麻木、无力等，于次晨起床时发现不能说话，一侧肢体瘫痪。约有1/4的患者曾有TIA史。起病缓慢，症状多在发病后10小时或1～2天达高峰；以偏瘫、失语、偏身感觉障碍和共济失调等局灶定位症状为主；患者意识清楚或有轻度意识障碍，生命体征一般无明显改变。神经系统体征视脑血管闭塞的部位及梗死的范围而定。

2. 临床类型

（1）完全性卒中　神经功能缺失症状、体征较严重、完全，进展较迅速，表现为一侧肢体完全瘫痪，甚至昏迷，临床需与脑出血进行鉴别，常于6小时内病情达高峰。

（2）进展性卒中　神经功能缺失症状较轻，但呈渐进性加重，在 48 小时内仍不断进展，直至出现较严重的神经功能缺损。

（3）缓慢进展型　神经功能缺失症状较轻，进展较缓慢，多见于颈内动脉颅外段血栓形成，与全身或局部因素所致脑灌注减少有关，应注意与颅内肿瘤、硬膜下血肿进行鉴别，起病 2 周以后症状仍逐渐发展。

（4）可逆性缺血性神经功能缺失　神经功能缺失症状较轻，但持续存在，可在 3 周内恢复。

（二）脑栓塞

1. 任何年龄均可发病，风湿性心脏瓣膜病所致以中青年居多，冠心病及大动脉粥样硬化所致以中老年多见。

2. 起病急骤是脑栓塞的主要特征，症状常在数秒至数分钟内达高峰（是所有急性脑血管病中发病速度最快者）。

3. 安静与活动时均可发病，但以活动中突然发病常见，发病前多无明显诱因和前驱症状。

4. 常见的症状以局限性抽搐、偏盲、偏瘫、偏身感觉障碍、失语为主要表现，有无意识障碍及意识障碍程度取决于栓塞血管的大小和梗死的部位、面积，重者可表现为突发昏迷、抽搐，甚至因颅内压增高继发脑疝而死亡。

【实验室及其他检查】

1. 血液检查　包括血常规、血流变、血糖、血脂、肾功能、凝血功能等。这项检查有助于发现脑梗死的危险因素及鉴别病因。

2. 影像学检查　脑血栓形成患者应常规进行 CT 检查，发病 24 小时后梗死区出现低密度梗死灶（图 9 - 3）；MRI 可清晰显示梗死区；脑血管造影可发现血管狭窄及闭塞部位。脑栓塞患者头颅 CT 检查在发病后 24 ~ 48 小时内病变部位呈低密度影像。发生出血性梗死时，梗死区可见 1 个或多个高密度影像（图 9 - 4）。

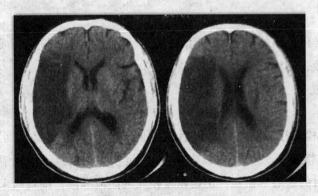

图 9 - 3　动脉硬化性血栓性脑梗死

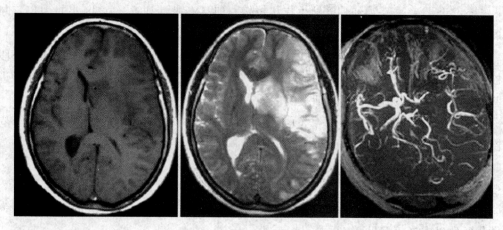

图 9－4　大脑中动脉脑栓塞

3. 脑脊液　脑脊液压力增高时应尽量避免此检查。亚急性感染性心内膜炎所致脑脊液含细菌栓子，白细胞增高；脂肪栓塞所致脑脊液可见脂肪球；出血性梗死时脑脊液呈血性或镜检可见红细胞。

【诊断要点】

1. 脑血栓形成　中、老年患者，存在动脉粥样硬化、高血压、高血糖等脑卒中的危险因素；静息状态下或睡眠中起病，病前有反复的 TIA 发作史；偏瘫、失语、感觉障碍等局灶性神经功能缺损的症状和体征，在数小时或数天内达高峰，多无意识障碍；结合 CT 或 MRI 可明确诊断。应注意与脑栓塞和脑出血等疾病鉴别。

2. 脑栓塞　既往有风湿性心脏病、心房颤动及大动脉粥样硬化、严重骨折等病史，突发偏瘫、失语等局灶性神经功能缺损，症状在数秒至数分钟内达高峰，即可做出临床诊断。头颅 CT 和 MRI 检查可确定栓塞的部位、数量及是否伴发出血，有助于明确诊断，应注意与脑血栓形成和脑出血等鉴别。

【治疗要点】

急性卒中是神经内科的急症。应用溶栓药、抗血小板药、抗凝药或外科手术治疗可以取得较好的疗效，临床超早期治疗非常重要。

1. 脑血栓形成

（1）急性期治疗

1）超早期溶栓治疗：脑血栓形成后，尽早恢复血供是"超早期"的主要处理原则，"超早期"是指发病 3～6 小时以内，经 CT 证实无出血灶，应用溶栓药物给予超早期溶栓治疗。其目的是溶解血栓，迅速恢复梗死区血流灌注，挽救尚未完全死亡的脑细胞。力争超早期恢复脑血流，尽快使用溶栓药是治疗成功的关键。重组组织型纤溶酶原激活剂（rt－PA）和尿激酶（UK）是我国目前使用的主要溶栓药物。①rt－PA：可与血栓中纤维蛋白结合成复合体，使纤溶酶原转变为纤溶酶，溶解新鲜的纤维蛋白。rt－PA 只引起局部溶栓，而不产生全身溶栓状态。剂量为 0.9mg/kg（最大剂量不超过90mg），静脉滴注，其中 10% 在最初 1 分钟内静脉推注，其余药物持续静滴 1 小时。②UK：可激活血栓内和循环中的纤溶酶原，起到局部溶栓作用，并使全身处于溶栓状态中。100 万～150 万 IU 溶于生理盐水 100～200mL 中，持续静滴 30 分钟。应用溶栓药物期间应严密监护患者。

2）防治脑水肿：发病 48 小时至 5 天为脑水肿高峰期。脑水肿可加剧脑组织缺血、缺氧，导致脑组织坏死，应尽早防治。常用 20% 甘露醇 125～250mL 快速静滴，每 6～8 小时 1 次，还可使用速尿、10% 白蛋白等。

3）血压的调控：急性期应维持患者血压较高于平时水平，以保证脑部灌注，防止梗死面积扩大。当收缩压 > 220mmHg 或舒张压 > 120mmHg 及平均动脉压 > 130mmHg 时，应给予降压药物，如卡托普利 6.25～12.5mg。切忌过度降压使脑灌注压降低，导致脑缺血加剧。

4）脑保护治疗：应用胞磷胆碱、钙通道阻滞剂尼莫地平、自由基清除剂依达拉奉、脑蛋白水解物等药物。早期（<2 小时）还可应用头部亚低温治疗，可通过降低脑代谢减轻缺血性脑损伤。

5）抗血小板治疗：临床试验显示，急性脑梗死患者发病 48 小时内用阿司匹林可降低死亡率和复发率。

6）其他治疗：为防止血栓进展可短期应用抗凝治疗；也可用巴曲酶和降纤酶等药物抑制血栓形成；中药制剂，如银杏制剂、丹参、川芎嗪、三七、葛根等有活血化瘀作用。

7）组建卒中单元（stroke unit，SU）：中、重度患者均应进入 SU 治疗，使患者得到及时、规范的诊断和治疗，有效降低病死率和致残率。

（2）恢复期治疗 继续稳定患者的病情，控制血压、血脂。康复治疗应早期进行，主要目的是促进神经功能的恢复，包括患肢运动和语言功能等的训练和康复治疗。

2. 脑栓塞

（1）脑栓塞治疗 与脑血栓形成治疗大致相同。脑栓塞患者中出血性梗死者多见，在治疗时间窗内严格掌握适应证，出血性梗死、感染性栓塞禁用抗凝、抗血小板治疗；脂肪栓塞可用 5% 碳酸氢钠 250mL，每天两次，静脉滴注；气栓应采取头低位、左侧卧位。

（2）原发疾病治疗 心源性脑栓塞注意纠正心律失常，防治心衰，介入或手术治疗心脏瓣膜病；感染性栓塞应做血培养，积极抗感染治疗；严重颈动脉粥样硬化可行内膜切除术。

【常见护理诊断/问题】

1. 躯体移动障碍 与运动中枢损害致肢体瘫痪有关。

2. 语言沟通障碍 与语言中枢功能受损有关。

3. 有废用综合征的危险 与意识障碍、偏瘫、长期卧床有关。

4. 吞咽障碍 与意识障碍或延髓麻痹有关。

5. 焦虑/抑郁 与瘫痪、失语、缺少社会支持及担心疾病预后有关。

【护理措施】

1. 生活护理 中、重度患者均应安排在SU治疗。患者宜采取平卧位，以便较多血液供给脑部，禁用冰袋等冷敷头部，以免血管收缩、血流减少而加重病情。协助卧床患者完成日常生活（如穿衣、洗漱、沐浴、大小便等），保持皮肤清洁干燥。及时更换衣服、床单，定时翻身，以免压疮发生。恢复期尽量要求患者独立完成生活自理活动，如鼓励患者用健侧手进食、洗漱等，以增进患者自我照顾的能力和信心，恢复部分生活、工作能力。对有意识障碍和躁动不安的患者，床周应加护栏，以防坠床；对步行困难、步态不稳等运动障碍的患者，地面应保持干燥平整，以防跌倒；走廊和卫生间等患者活动场所均应设置扶手。

2. 饮食护理 选择既安全又有利于进食的体位。能坐起的患者取坐位进食，头略前屈，不能坐起的患者取仰卧位将床头摇起30°，头下垫枕使头部前屈。此种体位下进食，食物不易从口腔中漏出，又有利于食团向舌根运送，还可以减少向鼻腔逆流及误吸的危险；给予低盐低脂饮食，如有吞咽困难、饮水呛咳时，可给予糊状流食或半流食，小口慢慢喂食，必要时给予鼻饲流质饮食。

3. 病情观察 密切观察病情变化，如患者再次出现偏瘫或原有症状加重，应考虑是否为梗死灶扩大或合并颅内出血，立即报告医师。

4. 药物护理 护理人员应了解各类药物的作用、不良反应及注意事项。甘露醇用量过大、持续时间过长易出现肾损害、水电解质紊乱，应注意检查尿常规及肾功能；用溶栓、抗凝药物时，严格注意药物剂量，监测出凝血时间、凝血酶原时间，注意观察有无出血倾向，发现皮疹、皮下瘀斑、牙龈出血等立即报告医师处理；同时观察应用溶栓药后肢体功能恢复情况。

5. 康复护理 在病情稳定，心功能良好，无出血倾向时及早进行。一般是在发病1周后即开始。肢体功能训练和语言康复训练的方法见本章第一节运动障碍护理的相关内容。

6. 心理护理 患者因偏瘫、失语、生活不能自理，常产生自卑、消极的心理，甚至变得性情急躁，好发脾气，这样会使血压升高，病情加重。护理人员应主动关心患者，开导患者，同时嘱家属给予患者物质和精神上的支持，树立患者战胜疾病的信心。

【健康指导】

1. 疾病知识指导 向患者和家属介绍脑血栓形成的基本知识，说明积极治疗原发病、去除诱因、养成良好的生活习惯，是预防危险因素、防止脑血栓形成的重要环节。告知患者超早期治疗的重要性和必要性，发病后立即就诊；偏瘫、失语者，教会家属及患者康复训练的基本方法，积极进行被动和主动锻炼，以提高生活质量、工作能力，重返家庭和社会。

2. 饮食指导 指导患者进食高蛋白、高维生素、低盐、低脂、低热量清淡饮食，多食新鲜蔬菜、水果、谷类、鱼类和豆类，保持能量供需平衡，戒烟、限酒。

3. 生活指导 鼓励患者做力所能及的家务，改变不良生活方式，坚持每天进行30分钟以上的慢跑、散步等运动，合理休息和娱乐。对有 TIA 发作史的患者，指导在改变体位时应缓慢，避免突然转动颈部，洗澡时间不宜过长，水温不宜过高，外出时有人陪伴，气候变化时注意保暖，防止感冒。

4. 注意安全 老年人晨间睡醒时不要急于起床，最好安静10分钟后缓慢起床，以防直立性低血压致脑血栓形成；体位变换时，动作要慢，转头不宜过猛；洗澡时间不宜过长；外出时要防摔倒，注意保暖，防止感冒。

四、脑出血患者的护理

脑出血（intracerebral hemorrhage，ICH）指原发性非外伤性脑实质内出血，也称自发性脑出血，占急性脑血管病的 20% ~ 30%，是病死率最高的脑卒中类型。80% 为大脑半球出血，20% 为脑干和小脑出血。

【病因与病机】

1. 病因 高血压合并细小动脉硬化是脑出血最常见的病因。脑出血的其他病因还有脑动脉粥样硬化、血液病（再生障碍性贫血、白血病、特发性血小板减少性紫癜、血友病等）、脑淀粉样血管病、动脉瘤、动静脉畸形、Moyamoya 病、脑动脉炎、夹层动脉瘤、原发性或转移性肿瘤、抗凝及溶栓治疗等。

2. 病机 在原有高血压和脑血管病变的基础上，过度用力和情绪激动等外加因素使血压进一步骤升，血管破裂而出血。其病机可能与以下因素有关：①长期高血压可促使深穿支动脉血管壁结构变化，形成微小动脉瘤，当情绪激动、活动用力时，使血压进一步升高，病变血管易于破裂而发生脑出血。②高血压引起脑小动脉痉挛，造成其远端脑组织缺氧、坏死而出血。③脑动脉壁薄弱，肌层和外膜结缔组织较少，缺乏外弹力层，易破裂出血。④高血压脑出血的发病部位以基底节区多见，是因为供应此处的豆纹动脉从大脑中动脉呈直角发出，在原有血管病变的基础上，承受压力较高的血流冲击，易导致血管破裂出血，又称为出血动脉（图9-5）。

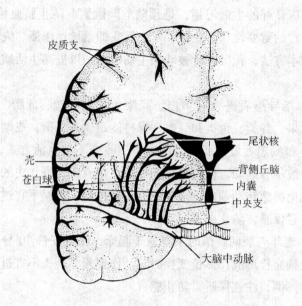

图 9-5 豆纹动脉解剖示意图

【临床表现】

本病以 50 ~ 70 岁高血压患者最常见，冬春季易发。出血前多无预兆，少数有头昏、头痛、肢体麻木和口齿不清等前驱症状。多在活动和情绪激动、劳累、用力排便时骤然起病。临床症状常在数分钟至数小时达到高峰，出现头痛、呕吐、意识障碍、偏瘫、失语、大小便失禁等。呼吸深沉带有鼾声，重则呈潮式呼吸或不规则呼吸，脉搏缓慢有力，颜面潮红，全身大汗。脑出血后，出血形成的血肿和血肿周围脑组织水肿，引起颅内压升高，使脑组织受压移位，形成脑疝。脑疝是脑出血最常见的直接致死原因。临床症状、体征因出血部位及出血量不同而异，常见临床类型及特点如下：

1. 基底节区出血　基底节区出血占全部脑出血的 70%，包括壳核出血、丘脑出血和尾状核出血。其中壳核和丘脑是高血压性脑出血的两个最常见部位，它们被内囊后肢所分隔，下行运动纤维、上行感觉纤维及视辐射穿行其中，见图 9-6。外侧（壳核）或内侧（丘脑）扩张血肿压迫这些纤维产生对侧运动、感觉功能障碍。因病变累及内囊，典型病例可见三偏体征：病灶对侧偏瘫、对侧偏身感觉障碍和双眼对侧同向性偏盲（"三偏征"），累及优势半球时出现失语。出血量小者（<30mL）临床症状较轻；出血量大者（>30mL）可有意识障碍，引起脑疝甚至死亡。如呕吐咖啡样液体，多系丘脑下部障碍产生的胃黏膜急性应激性溃疡出血。尾状核出血临床表现与蛛网膜下腔出血相似，常无明显的偏瘫和意识障碍。

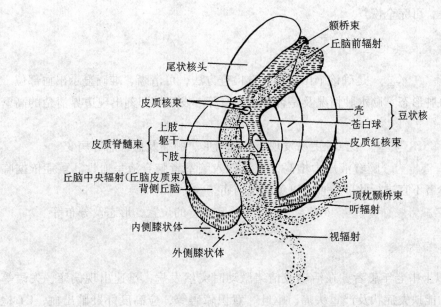

图 9 - 6 内囊的结构及其传导纤维

2. 脑干出血 约占脑出血的 10%，绝大多数为脑桥出血（脑干出血最常见部位），系基底动脉的脑桥支破裂所致。偶见中脑出血，罕见延髓出血。脑桥出血患者，小量出血表现为突发头痛、呕吐、眩晕、复视、交叉性瘫痪或偏瘫、四肢瘫等。大量出血（血肿 >5mL），常破入第 4 脑室或向背侧扩展至中脑，患者于数秒至数分钟内陷入昏迷、四肢瘫痪和去大脑强直发作、双侧瞳孔呈"针尖样"和固定于正中位、呕吐咖啡样胃内容物（应激性溃疡）及出现中枢性呼吸障碍等，多数在 48 小时内死亡。出血量少者无意识障碍。丘脑下部散热中枢受损出现中枢性高热，体温迅速升高，达 39℃ ~40℃ 或以上，躯干温度高，肢体温度次之，解热镇痛剂无效，物理降温疗法有效。

3. 脑叶出血 占脑出血的 5% ~10%，常由 CAA、脑动静脉畸形、高血压、血液病等所致。出血以顶叶最为常见，其次为颞叶、枕叶及额叶。常表现为头痛、呕吐、失语症、视野异常及脑膜刺激征，癫痫发作较常见，昏迷较少见。其中顶叶出血，可有偏身感觉障碍、空间构象障碍。额叶出血可有前额痛、呕吐、对侧偏瘫和精神障碍，优势半球出血可出现运动性失语。顶叶出血偏瘫较轻而偏侧感觉障碍显著，对侧下象限盲。颞叶出血表现为对侧中枢性面舌瘫及以上肢为主的瘫痪，对侧上象限盲。枕叶出血表现为对侧同向性偏盲，可有一过性黑矇和视物变形，多无肢体瘫痪。

4. 小脑出血 约占脑出血的 10%，多由小脑上动脉破裂所致。起病突然，数分钟内出现头痛、眩晕、频繁呕吐、枕部剧烈头痛和平衡障碍等，但无肢体瘫痪。病初意识清楚或轻度意识模糊，轻症表现一侧肢体笨拙、行动不稳、共济失调、眼球震颤、无肢体瘫痪。大量出血，尤其是小脑蚓部出血，发病时或发病后 12 ~24 小时内可出现昏迷和脑干受压征象，如周围性面神经麻痹、两眼凝视病灶对侧等。

5. 原发性脑室出血 较少见，可见头痛、呕吐、脑膜刺激征，无意识障碍及局灶性神经体征，可完全恢复。

【实验室及其他检查】

1. 头颅 CT 检查　是确诊脑出血的首选检查方法，可清晰、准确显示出血部位、出血范围、血肿形态、脑水肿情况及是否破入脑室等。发病后即刻出现边界清楚的高密度影像。

2. 头颅 MRI 检查　比 CT 更易发现脑血管畸形、肿瘤及血管瘤等病变。

3. 脑脊液检查　脑脊液压力增高，血液破入脑室者脑脊液呈血性。重症依据临床表现可确诊者不宜进行此项检查，以免诱发脑疝。

4. 数字减影脑血管造影（DSA）　可显示脑血管的位置、形态及分布等。

【诊断要点】

50 岁以上中老年患者，在活动或情绪激动时突然发病，迅速出现偏瘫、失语等局灶性神经功能缺失症状及严重头痛、呕吐、意识障碍等，应高度怀疑脑出血，CT 检查可明确诊断。

【治疗要点】

治疗原则为防止继续出血、控制脑水肿、维持生命功能和防治并发症。

1. 一般治疗　卧床休息 2～4 周，保持病室安静，避免诱发血压升高的因素。密切观察生命体征，保持呼吸道通畅，及时清理呼吸道分泌物，必要时吸氧，保持肢体功能位，鼻饲，预防感染，维持水电解质平衡等。

2. 控制脑水肿　脑出血后 48 小时脑水肿达高峰，脑水肿可使颅内压增高，导致脑疝。常用 20% 甘露醇 125～250mL 快速静滴，30 分钟内滴完，每 6～8 小时 1 次，疗程 7～10 天；也可使用 10% 复方甘油和速尿等。

3. 调整血压　脑出血急性期一般不予应用降压药物，而以脱水降颅压治疗为基础。当血压≥200/110mmHg 时，应采取降压治疗，使血压维持在略高于发病前水平或 180/105mmHg 左右；收缩压在 180～200mmHg 或舒张压在 100～110mmHg 时，暂不用降压药物。恢复期应将血压控制在正常范围内。

4. 维持生命功能和防治并发症　保持水、电解质和营养平衡，患者每天的入液量按"尿量 +500mL"计算。对感染、中枢性高热、消化道出血等做相应的处理。

5. 手术治疗　对大脑半球出血量在 30mL 以上和小脑出血量在 10mL 以上者，均可考虑手术治疗，如小脑减压术、开颅血肿清除术及钻孔微创颅内血肿清除术等。

【常见护理诊断/问题】

1. 急性意识障碍　与脑出血、脑水肿有关。

2. 潜在并发症　脑疝、消化道出血、坠积性肺炎、泌尿系感染等。

3. 有皮肤完整性受损的危险　与长期卧床、运动功能障碍有关。

4. 躯体移动障碍　与意识障碍、肢体运动障碍有关。

5. 语言沟通障碍　与语言中枢功能受损有关。

【护理措施】

1. 生活护理　急性期应绝对卧床休息 2～4 周，抬高床头 15°～30°，以促进脑部静脉回流。躁动患者加保护性床栏，必要时用约束带适当约束。患者平卧位头偏向一侧或侧卧位，防止呕吐物反流引起误吸。头置冰袋或冰帽，以减少脑细胞耗氧量。发病24～48 小时内避免搬动，保持环境安静，严格限制探视，避免各种刺激，避免咳嗽和用力排便。

2. 饮食护理　遵医嘱禁食 24～48 小时。发病 3 天后，如不能进食者鼻饲，以保证营养供给。出血停止后给予清淡、易消化、无刺激性、营养丰富的温凉流质饮食，少量多餐，防止胃黏膜损伤及加重出血。

3. 病情观察　观察患者生命体征的变化，有无头痛、呕吐、饱胀、尿量减少及瞳孔异常等症状和体征。胃管鼻饲的患者，每次鼻饲前先抽吸胃液，并观察其颜色，如为咖啡色或血性，提示发生出血。观察患者大便的量、颜色和性状，进行大便隐血试验以及时发现小量出血。观察患者有无面色苍白、口唇发绀、皮肤湿冷、烦躁不安、尿量减少、血压下降等失血性休克的表现。

4. 药物护理　遵医嘱用药，注意观察药物的疗效和不良反应。甘露醇应在 15～30 分钟内滴完，注意防止药液外渗，注意尿量与电解质的变化，尤其应注意有无低血钾发生。

5. 对症护理　脑疝是脑出血的主要死亡原因之一，因此应严密观察神志、瞳孔和生命体征的变化。如发现烦躁不安、频繁呕吐、意识障碍进行性加重、两侧瞳孔大小不等、血压进行性升高、脉搏加快、呼吸不规则等脑疝前驱症状时，应立即与医师联系，迅速降低颅内压：①迅速建立静脉通路，按医嘱快速静脉滴注 20% 甘露醇 250mL。②迅速清除呕吐物和口鼻分泌物，保持呼吸道通畅。③备好气管切开包和脑室引流包。④避免引起颅内压增高的各种因素（剧咳、打喷嚏、躁动、用力排便、大量输液等）。

6. 心理护理　脑出血发病突然，急性期后常留有偏瘫、语言障碍等后遗症，患者容易产生恐惧、烦躁、抑郁等情绪，从而影响治疗效果及患者的生活质量。因此应对患者表现出极大的热情和关心，稳定患者的情绪；其次还应对其进行心理疏导，向其讲解脑出血的有关知识，告知患者只要坚持功能锻炼，许多症状、体征可在 1～3 年内逐渐改善，以免因心理压力而影响脑功能的恢复。

7. 康复护理　神经系统症状稳定 48～72 小时后，患者即应开始早期康复训练，包括肢体功能康复训练、语言功能康复训练等。

【健康指导】

1. 疾病预防指导　指导高血压患者避免引起血压骤然升高的各种因素，如保持情绪稳定和心态平和，避免过分喜悦、愤怒、焦虑、恐惧、悲伤等不良心理和惊吓等刺激；建立健康的生活方式，保证充足睡眠，适当运动，避免体力或脑力过度劳累和突然用力；低盐、低脂、高蛋白、高维生素饮食；戒烟酒；养成定时排便的习惯，保持大便通畅。

2. 用药指导与病情监测　告知患者和家属疾病的基本病因、主要危险因素和防治原则，遵医嘱正确服用降压药物，维持血压稳定。教会患者及家属测量血压的方法和对疾病早期表现的识别，发现血压异常波动或无诱因的剧烈头痛、头晕、晕厥、肢体麻木、乏力或语言交流困难等症状，应及时就医。

3. 康复训练指导　教会家属有关护理知识和改善后遗症的方法，尽量使患者做到日常生活自理，康复训练时注意克服急于求成的心理，做到循序渐进，使患者和家属认识到坚持主动或被动康复训练的意义。

五、蛛网膜下腔出血患者的护理

蛛网膜下腔出血（subarachnoid hemorrhage，SAH）是多种病因致脑底部或脑表面血管破裂，血液流入蛛网膜下腔引起的一种临床综合征，又称原发性蛛网膜下腔出血。SAH 约占急性脑卒中的 10%，占出血性卒中的 20%。

【病因与病机】

颅内动脉瘤是最常见病因，占 50% ~85%，包括先天性动脉瘤、高血压和动脉粥样硬化所致的动脉瘤。动脉瘤可能由动脉壁先天性肌层缺陷或后天获得性内弹力层变性或两者的联合作用所致，随年龄增长，动脉壁弹性逐渐减弱，薄弱的管壁在血流冲击等因素影响下向外突出形成囊状动脉瘤，其好发于脑底 Willis 环的分支部位。当脑动脉硬化时，动脉壁肌层由纤维组织代替，内弹力层变性、断裂，胆固醇沉积于内膜，管壁受损，在血流冲击下，逐渐扩张形成与血管纵轴平行的梭形动脉瘤。

脑血管畸形约占 SAH 病因的 10%，主要是动静脉畸形。脑动静脉畸形是发育异常形成的畸形血管团，血管壁薄弱易破裂。

当重体力劳动或情绪变化、血压突然升高、酗酒时，脑表面及脑底部血管发生破裂，血液流入蛛网膜下腔。

【临床表现】

本病起病急骤，多在用力或情绪激动等情况下诱发，表现为血压急骤上升，粟粒样动脉瘤破裂者多见于 40~60 岁，动静脉畸形发病常在 10~40 岁。表现为突发异常剧烈头痛，可持续数日不变，2 周后缓慢减轻，头痛再发常提示再次出血。

1. 症状　发病后立即出现剧烈头痛、呕吐、面色苍白、全身冷汗，数分钟至数小时内发展至高峰。半数患者有不同程度的意识障碍，部分患者可伴有局灶性或全身性癫痫发作，少数患者可出现眩晕、烦躁、谵妄、幻觉和颈、背及下肢疼痛等症状。

2. 体征　发病数小时后脑膜刺激征阳性，脑神经中最常见的是一侧动眼神经麻痹，提示可能为该侧后交通动脉的动脉瘤破裂。亦偶见其他脑神经受累。少数患者可有短暂性或持久的局限性神经体征，如偏瘫、偏盲、失语等。眼底检查可见玻璃体下片状出血，约 10% 的患者可有视神经盘水肿。

3. 并发症

（1）再出血　是 SAH 主要的急性并发症，系出血破裂口修复尚未完好而诱因存在所致，病死率约为 50%。多见于起病 4 周内，尤以第 2 周发生率最高，临床表现为在病情稳定和好转的情况下，再次发生剧烈头痛、呕吐、抽搐、意识障碍加深甚至去脑强直发作，颈强、Kernig 征加重，复查脑脊液为鲜红色。

（2）脑血管痉挛　发生于蛛网膜下腔中血凝块环绕的血管，痉挛严重程度与出血量相关，20%～30% 的 SAH 患者出现脑血管痉挛，引起迟发性缺血性损伤，继发脑梗死，出现局灶神经体征，如轻偏瘫和失语等，是 SAH 患者死亡和伤残的重要原因。血管痉挛多发生于出血后 3～5 天，5～14 天为迟发性血管痉挛高峰期，2～4 周逐渐消失。

（3）脑积水　由于血液直接进入脑室系统和蛛网膜下腔刺激脑膜，15%～20% 的患者于出血后 1 周内发生急性梗阻性脑积水。轻者表现为嗜睡、思维缓慢和近记忆损害，重者出现头痛、呕吐、意识障碍等，多随血被吸收而好转。亚急性脑积水发生于起病数周后，表现为隐匿出现的痴呆、步态异常和尿失禁。

【实验室及其他检查】

1. 头颅 CT 检查　是确诊 SAH 的首选检查方法，表现为蛛网膜下腔出现高密度影像，CT 还可确定有无脑实质或脑室出血及是否伴脑积水或脑梗死，并可初步判断颅内动脉瘤的位置。动态 CT 检查有助于了解出血吸收情况、有无再出血等。

2. DSA 检查　是确诊 SAH 病因，特别是颅内动脉瘤最有价值的检查方法。可清晰显示动脉瘤的位置、大小，与载瘤动脉的关系及有无血管痉挛等。宜在发病 3 天内或 3 周后进行，以避开脑血管痉挛和再出血的高峰期。

3. 脑脊液检查　进行脑脊液检查对确诊 SAH 最具诊断价值和特征性。肉眼观察脑脊液呈均匀一致血性，压力增高（>200mmHg），镜检可见大量红细胞，数天后白细胞增加（出血致无菌性化学性脑膜炎）。

【诊断要点】

突发剧烈头痛、呕吐，脑膜刺激征阳性，检查无局灶性神经系统体征，CT 证实脑池和蛛网膜下腔高密度征象或脑脊液检查示颅内压力增高和脑脊液血性等可临床确诊。

【治疗要点】

蛛网膜下腔出血的治疗原则是防治继发性脑血管痉挛，制止继续出血和预防复发。对于急性蛛网膜下腔出血的一般处理与高血压性脑出血相同，应严格绝对卧床休息 4～

6周，避免一切可能使血压和颅内压增高的因素。对剧烈头痛和躁动不安者，可应用止痛剂、镇静剂，如索密痛、地西泮等。

蛛网膜下腔出血后形成的血凝块由于酶的作用可分解自溶导致再出血。为制止继续出血和预防再出血，一般主张在急性期使用大剂量止血药。常用的止血剂有 6 - 氨基己酸、氨甲苯酸、酚磺乙胺等，静脉注射。降低颅内压与高血压性脑出血相同。动脉瘤者早日手术切除或血管内介入治疗是防止再出血的最根本方法。

【常见护理诊断/问题】

1. 疼痛：头痛　与颅内压增高、血液刺激脑膜或继发性脑血管痉挛有关。
2. 潜在并发症　颅内再出血、脑血管痉挛、脑积水。
3. 恐惧　与剧烈头痛、担心再次出血有关。

【护理措施】

1. 生活护理　与脑出血护理相似。应绝对卧床休息 4~6 周，抬高床头 15°~30°，避免搬动和过早离床活动，保持环境安静，严格限制探视，避免各种刺激。避免一切可能使血压和颅内压增高的因素。多食蔬菜、水果，保持大便通畅，避免过度用力排便；保持乐观情绪，避免精神刺激和情绪激动。防止咳嗽和打喷嚏，对剧烈头痛和躁动不安者，可应用止痛剂、镇静剂。

2. 饮食护理　参考脑出血部分。

3. 病情观察　密切观察患者的神志、瞳孔、呼吸、脉搏、血压、体温的变化，及早发现颅内压增高及脑疝先兆。初次发病第 2 周最易发生再出血，如患者再次出现剧烈头痛、呕吐、昏迷、脑膜刺激征等情况，及时报告医生并处理。脑血管痉挛易出现在发病第 2 周，如患者出现意识障碍或意识障碍加重，出现局灶性神经系统受损体征、精神症状、脑膜刺激征明显、血压增高及头痛等，提示可能有脑血管痉挛，应立即报告医生并处理。

4. 药物护理　参考脑出血部分。

5. 对症护理

（1）头痛　给予镇静剂和脱水剂；指导患者采取缓慢深呼吸、听轻音乐、行气功、引导式想象、冷敷或热敷、理疗、按摩及指压止痛等方法减轻头痛。

（2）再出血　告知患者和家属避免导致血压和颅压升高的各种危险因素以免诱发再出血，必要时应用镇静剂、缓泻剂等药物。

6. 心理护理　告知患者和家属疾病的过程与预后，使患者和家属了解疾病相关知识。告知患者 DSA 检查可明确病因，以指导治疗，使患者消除紧张、恐惧和焦虑心理，主动配合医护措施。并向其详细介绍病情和复发的危险因素及预防方法，稳定患者情绪，增强战胜疾病的信心。

【健康指导】

1. 疾病知识指导　向患者和家属介绍疾病的病因、诱因、临床表现、相关检查、病程和预后、防治原则和自我护理的方法。SAH 患者一般在首次出血后 3 天内或 3～4 周后进行 DSA 检查，以避开脑血管痉挛和再出血的高峰期。应告知脑血管造影的相关知识，使患者和家属了解进行 DSA 检查的重要性，积极配合。

2. 定期随访　家属应协助患者尽早检查和治疗，并严密观察患者的临床表现，发现再出血征象及时就诊。

3. 其他健康指导内容参看"脑出血患者的护理"。

附一：腰椎穿刺术

腰椎穿刺术常用于检查脑脊液的成分、性质，以协助中枢神经系统疾病的病因诊断，有时也用于鞘内注射药物及测定脑脊液压力、检查椎管有无阻塞等。

【适应证】

1. 有脑膜刺激症状，如脑膜炎、脑炎。

2. 疑有颅内出血，如蛛网膜下腔出血、脑出血破入脑室。

3. 中枢神经系统恶性肿瘤。

4. 脱髓鞘疾病。

5. 有剧烈头痛、昏迷、抽搐或瘫痪而疑为中枢神经系统疾病者。

6. 中枢神经系统疾病需椎管内给药治疗者。

【禁忌证】

1. 颅内压增高和明显视盘水肿，特别是怀疑有后颅窝肿瘤者。

2. 穿刺部位有化脓性感染或脊椎结核、脊髓压迫症的脊髓功能处于即将丧失的临界状态。

3. 血液系统疾病、应用肝素等药物导致出血倾向及血小板 $< 50 \times 10^9/L$ 者。

【操作过程】

腰椎穿刺术操作过程见表 9－2。

表 9－2　腰椎穿刺术操作过程

项目	技术操作要求
操作准备	1. 医护人员准备：洗手，戴口罩和帽子 2. 物品准备：腰椎穿刺包（9 号穿刺针带有针芯、5mL 注射器、20mL 注射器、洞巾、纱布、弯盘、钳子）、无菌手套、治疗盘（碘酒、乙醇、棉签、胶布、局部麻醉药）、治疗用药、培养基、酒精灯、打火机等 3. 患者准备：了解患者病情、身体状况、意识和肢体活动能力。评估穿刺部位的状况和患者对腰穿的认知情况和配合程度，解释腰穿的目的、过程和注意事项，消除紧张情绪，征得家属签字同意；术前做普鲁卡因皮试，查血小板、出凝血时间等 4. 环境准备：清洁、无尘、室温不低于 20℃，保护隐私
操作流程	1. 洗手、戴口罩 2. 准备用物、核对医嘱、检查腰穿包和相关物品 3. 携带用物推车至患者床旁 4. 核对患者，告知操作目的、过程，指导患者配合，评估患者 5. 体位：患者侧卧位，背部近床缘，背平面与床面垂直，头向胸部贴近，背部弓形向穿刺者，下肢屈曲至腹部，双手抱膝，使椎间隙增宽 6. 选择穿刺部位：两侧髂嵴最高点连线上的腰椎突起为第 4 腰椎棘突，取此线上位或下位椎间隙，一般选取 $L_{3～4}$ 椎间隙为穿刺点

续表

项目	技术操作要求
操作流程	7. 确定穿刺点
	8. 常规消毒穿刺点
	9. 戴手套、铺洞巾
	10. 消毒：整个穿刺过程中应严格按照无菌操作的要求，穿刺点定位后先用碘酊棉球从内向外进行消毒，然后用75%乙醇由内向外脱碘、消毒两次，消毒的皮肤范围宜覆盖两个椎间隙以上，一旦某一椎间隙穿刺不成功，可换另一个椎间隙进行穿刺，消毒完毕后戴无菌手套，铺上消毒孔巾
	11. 局麻：局麻剂用2%普鲁卡因2mL（用前应做皮试）或用利多卡因，先在穿刺点表面做一皮丘，然后沿着穿刺点垂直皮肤进针做皮内、皮下浸润麻醉，将针头刺入椎间韧带后在向外抽出的同时注入麻药
	12. 进针穿刺：局麻后稍待片刻，用左手固定穿刺点周围的皮肤，右手持针，针头斜面向上刺入皮下，方向与背平面横轴垂直，针管向背平面纵轴尾端稍斜。缓慢刺入韧带时可感受一定阻力，当阻力突然降低时（一般成人为4~5cm，但应根据患者年龄及体型胖瘦而异）提示穿刺针已进入蛛网膜下腔
	13. 检查腰穿针是否通畅、紧密衔接
	14. 撤去测压管，收集脑脊液2~5mL送检；如需做培养时，应先无菌试管留标本
	15. 术毕，放回针芯将整个穿刺针拔出，用消毒纱布覆盖穿刺处并稍加压迫防止出血，再用胶布固定
	16. 协助患者平卧，患者需平卧休息4~6小时
	17. 整理用物，记录
	18. 交代注意事项

第五节　帕金森病患者的护理

帕金森病（Parkinson disease，PD）又称震颤麻痹（paralysis agitans），是中老年人常见的神经系统变性疾病，以静止性震颤、运动迟缓、肌强直和姿势步态异常等为主要临床特征。65岁以上人群患病率为1000/10万，并随年龄增长而增高，男性稍多于女性。

【病因与病机】

本病的病因未明，目前认为非单一因素引起，可能为多因素共同参与所致。一般认为与下列因素有关：

1. 遗传　本病有家族聚集现象。据报道，约10%的PD患者有家族史，呈不完全外显的常染色体显性或隐性遗传。双胞胎一致性研究显示，在某些年轻患者（<40岁）中遗传因素可能起重要作用。

2. 环境因素　流行病学调查显示，暴露于井水，长期接触杀虫剂、除锈剂、化工产品、造纸工厂的生活环境及生活在农场和农村环境的人发病率高。

3. 年龄老化　本病多见于老年人，60岁以上人口的患病率高达1%，而40岁以前发病者甚少，年龄老化可能与发病有关。有资料显示在30岁以后多巴胺能神经元在纹状体的含量随年龄增长而降低，且与黑质细胞的死亡数成正比。实际上，只有当黑质细胞减少至 15% ~50% ，纹状体多巴胺递质减少 80% 以上，临床上才会出现 PD 症状。因此生理性多巴胺能神经元退变不足以引起本病，正常神经系统老化只是 PD 的促发因素。

高血压脑动脉硬化、脑炎、外伤、中毒、基底核附近肿瘤及吩噻嗪类药物等所产生的震颤、强直等症状，称为帕金森综合征。

【临床表现】

多数患者为 60 岁以后发病。起病隐匿，缓慢进展。首发症状多为震颤（60% ~80%），其次为步行障碍（12%）、肌强直（10%）和运动迟缓（10%）。症状常自一侧上肢开始，逐渐波及同侧下肢、对侧上肢及下肢，常呈"N"字形进展，少数患者先从一侧下肢开始。

1. 静止性震颤　常为首发症状，多由一侧上肢远端开始，手指呈节律性伸展和拇指对掌运动，如同"搓丸样"动作。静止时震颤明显，精神紧张时加重，随意动作时减轻，入睡后消失，故称为"静止性震颤"。随病程进展，震颤可逐步扩展到同侧及对侧上下肢，下颌、口唇、舌及头部较少受累。少数患者无震颤，尤其是发病年龄在 70 岁以上者。

2. 肌强直　肌强直表现屈肌与伸肌张力同时增高，关节被动运动时始终保持阻力增高，称为"铅管样强直"；如肌强直与伴随的震颤叠加，检查时可感觉在均匀阻力中出现断续停顿，称为"齿轮样强直"。

3. 运动迟缓　患者随意动作减少、主动运动减慢；面部表情呆板，常双眼凝视，瞬目少，笑容出现和消失减慢，如同"面具脸"。由于肌张力增高，姿势反射障碍使起床、翻身、步行、变换方向等运动缓慢；手指精细动作（如系纽扣或鞋带）困难；书写时字越写越小，呈现"写字过小征"。

4. 姿势步态异常　由于四肢、躯干和颈部肌强直，使患者站立时呈特殊屈曲体姿，头前倾，躯干俯屈，肘关节屈曲，腕关节伸直，前臂内收，腿和膝关节略弯曲。行走时步距缩短，常见碎步、往前冲，愈走愈快，不能立刻停步，称为"慌张步态"。

【实验室及其他检查】

1. 实验室检查　血、尿、便检查正常。脑脊液常规及生化检查正常。脑脊液中多巴胺的代谢产物高香草酸（HVA）含量和 5 - 羟色胺的代谢产物 5 - 羟吲哚乙酸（5 - HIAA）含量降低。尿中 DA 及其代谢产物 HVA 含量亦降低。

2. 影像学检查　头颅 CT 检查可显示不同程度脑萎缩。正电子发射断层扫描（PET）虽对本病的理论及临床研究有重要价值，但由于价格昂贵，尚未广泛应用于临床实践。

【诊断要点】

根据中老年发病，起病缓慢，病程长，并具备 4 个类型典型症状和体征（静止性震颤、运动迟缓、肌强直和体位不稳）中的 2 个，结合对多巴胺治疗敏感即可诊断。

【治疗要点】

1. 药物治疗

（1）抗胆碱能药物　可以协助维持纹状体的递质平衡，对震颤和强直有部分改善，适用于震颤明显的年轻患者。常用药物有安坦（苯海索），1～2mg，口服，每天 3 次，其他如丙环定或苯托品等作用均与安坦相似。

（2）金刚烷胺　此药促进神经末梢释放多巴胺，并阻止其再吸收，从而使症状减轻。对于少动、强直、震颤均有改善，可单独或与抗胆碱能药合用，100mg，口服，每天 2 次。

（3）左旋多巴及复方左旋多巴　左旋多巴是治疗 PD 最有效的药物。由于多巴胺不能通过血脑屏障，对脑部多巴胺缺乏的替代疗法需应用其前体左旋多巴。为增强疗效和减少外周不良反应，将左旋多巴与外周多巴脱胺酶抑制剂制成复方左旋多巴，用量较左旋多巴减少 3/4。常用复方左旋多巴有美多巴和帕金宁，分别由左旋多巴加苄丝肼和卡比多巴组成。

（4）多巴胺受体激动剂　能直接激动纹状体，常用药物有培高利特，从 0.025mg/d 开始，逐渐增加，最大不超过 2.0mg/d。

2. 外科治疗　苍白球或丘脑底核毁损或切除术对运动迟缓和震颤有效；利用微电极介导的外科毁损术和脑深部电极刺激术治疗 PD 已取得了较为可靠的中长期（3～5 年）效果。也可采用脑深部电刺激，刺激靶点主要是苍白球或丘脑底核，可改善症状。

3. 康复治疗　早期尽可能采用理疗（按摩、水疗等）和医疗体育（活动关节、步行、语言锻炼）维持日常生活和工作能力，推迟药物治疗。

【常见护理诊断/问题】

1. 躯体移动障碍　与黑质病变、锥体外系功能障碍所致震颤、肌强直、体位不稳、随意运动减弱有关。

2. 自尊紊乱　与震颤、流涎、面肌强直等身体形象改变有关。

3. 营养失调：低于机体需要量　与吞咽困难有关。

4. 生活自理缺陷　与震颤、肌强直、运动减少有关。

【护理措施】

1. 生活护理　因患者运动缓慢和运动不能，生活自理能力减退，应协助并指导家属做好起居护理，包括洗漱、沐浴、如厕等。保持大小便通畅。长期卧床者注意预防压疮，鼓励患者采取主动舒适卧位。完全卧床者应适当抬高床头（一般 15°～30°）。配备助行器辅助设备，床旁置呼叫器，日常生活用品放于患者伸手可及处，指导和鼓励患者完成力所能及的事情，增强自我照顾能力。

2. 饮食护理　给予高热量、高维生素、低盐、低脂、低胆固醇、适量优质蛋白

（高蛋白饮食摄入可降低左旋多巴的疗效）的易消化饮食，少量多餐，多食水果与蔬菜等。避免食用可降低抗胆碱能药物疗效的食物，如槟榔。戒烟酒。咀嚼能力和消化功能减退的患者食物宜软烂、无刺激，可给予软质或半流质食物，如粥、蒸蛋等；对于流涎过多的患者可使用吸管，进食、饮水时尽量使患者保持坐位或半卧位，集中注意力，如手颤严重可协助患者进食。吞咽困难严重者，不宜勉强进食，需采取鼻饲。

3. 病情观察 观察震颤特点，有无肌强直和运动迟缓，是否呈慌张步态。观察有无构音和吞咽障碍、强直肌群疼痛等表现。病情变化时通知医生并配合处理。

4. 对症护理

（1）震颤 应指导患者适当参加社交活动，坚持运动锻炼，如散步、打太极拳等，以维持身体和各关节的活动强度和最大活动范围。过度震颤者坐有扶手的椅子，手抓住椅背，有助于控制震颤。

（2）肌强直和体位不稳 PD 中期患者常有起步困难和步行时突然僵住，应制定活动计划，鼓励患者坚持有目的地锻炼，延缓功能减退。步行时尽量放松，脚抬高，双臂摆动，目视前方，转弯时不要碎步移动，否则易失去平衡而跌倒。

5. 用药护理 指导患者掌握正确服药方法、注意事项，观察药效及不良反应。①抗胆碱能药物常见不良反应有口干，唾液、汗液分泌减少，肠鸣音减弱，排尿困难，瞳孔调节功能不良等。青光眼及前列腺肥大者禁用。②金刚烷胺的不良反应较少见，有不安、意识模糊、下肢网状青斑、足踝水肿和心律失常等。有肾功能不全、癫痫病者禁用。③左旋多巴常见不良反应为恶心、呕吐、低血压、不安和意识模糊等，还可有失眠、多梦、幻觉、妄想等精神症状，但最常见者为运动障碍和症状波动等长期治疗综合征。运动障碍亦称"异动症"，是舞蹈样或异常不随意运动，表现为面、舌嚼动，摇头及双臂、双腿和躯干的各种异常运动。④多巴胺受体激动剂不良反应与左旋多巴类似。剂量过大时，可有错觉和幻觉等精神症状及直立性低血压，有精神病史患者禁用。一般从小剂量开始，逐步增加剂量。

6. 康复训练 加强肢体运动锻炼，经常活动躯体的各个关节，尽量参与各种形式的活动，如散步、打太极拳等，目的在于防止和推迟关节强直与肢体挛缩。鼓励患者进行面肌训练，如鼓腮、噘嘴、示齿、伸舌、吹吸等训练，以改善面部表情和吞咽困难现象，协调发音，保持呼吸平稳顺畅。

7. 心理护理 帕金森病患者因迟钝笨拙、表情淡漠、语言断续、流涎，甚至丧失劳动能力，生活自理能力下降等，产生自卑、忧郁心理，甚至恐惧、绝望。护理人员应鼓励患者及家属正确面对病情变化与形象改变，讲解本病的相关知识，消除其心理障碍，同时对患者的用药、治疗做好解释与说明，以取得其合作。

【健康指导】

1. 生活指导 讲解坚持适当运动和体育锻炼的重要性，经常活动躯体的各个关节，防止强直与僵硬，在家属陪同下适当地进行运动锻炼。根据气候调整室温、增减衣服，决定活动的方式、强度与时间；加强关节活动范围和肌力锻炼；加强日常生活动作、平衡功能及语言功能的康复训练。指导患者着衣宽松轻便，可减少流汗与活动的束缚。加强皮肤护理，预防压疮。生活有规律，合理饮食，保证足够营养供给。

2. 用药指导 讲解药物相关知识，指导患者按医嘱正确服药，学会自我观察疗效及不良反应。定期复查肝、肾功能和血常规。服用左旋多巴应定期监测血压变化。

3. 皮肤护理 患者因震颤和不自主运动，出汗多，易造成皮肤刺激和不舒适感，皮肤抵抗力降低，还可导致皮肤破损和继发皮肤感染，应勤洗、勤换，保持皮肤卫生；中晚期患者因运动障碍，卧床时间增多，应勤翻身、勤擦洗，防止局部皮肤受压和改善全身血液循环，预防压疮。

4. 安全指导 告知患者及家属需注意安全，防止伤害事故发生。避免蹬高、操作高速运转的器械等，外出有人陪伴，尤其是精神智能障碍者应随身携带写有患者姓名、住址和联系电话的小卡片，以防走失。

第六节 癫痫患者的护理

癫痫（epilepsy）是由不同病因导致脑部神经元高度同步化异常放电所引起的，以短暂性中枢神经系统功能失常为特征的慢性脑部疾病，是发作性意识丧失的常见原因。痫性发作（seizure）是脑神经元过度同步放电引起的短暂脑功能障碍，通常指 1 次发作过程，患者可表现为感觉、运动、意识、精神、行为、自主神经功能障碍。

癫痫是神经系统疾病中仅次于脑卒中的第二大常见疾病。流行病学资料显示，患病率约为 5‰，我国癫痫终生患病率为 0.68%，活动性癫痫患病率为 0.46%。癫痫可见于各年龄组，青少年和老年是发病的两个高峰阶段。

【病因与病机】

1. 病因

（1）**特发性癫痫** 又称原发性癫痫。有遗传倾向，无其他明显病因。未发现脑部存在足以引起癫痫发作的结构性损伤或功能异常，多数患者在儿童或青年期首次发病，具有特征性临床及脑电图表现。

（2）**症状性癫痫** 又称继发性癫痫。是各种明确或可能的中枢神经系统病变所致，如颅脑产伤或外伤、脑炎和脑膜炎、脑血管病、脑肿瘤、脑寄生虫病、尿毒症、肝性脑病、大出血、阿-斯综合征、一氧化碳中毒等。

（3）**隐源性癫痫** 临床表现提示为症状性癫痫，但未找到明确病因，也可能在特殊年龄段起病，但无特定的临床和脑电图特征，这类患者占相当大的比例。

2. 病机 痫性发作的机制十分复杂，影响因素颇多，迄今为止未完全阐明。神经系统具有复杂的调节兴奋和抑制的机制，通过反馈活动，使任何一组神经元的放电频率不会过高，也不会无限制地影响其他部位，以维持神经细胞膜电位的稳定。而不论是何种原因引起的癫痫，其电生理改变是一致的，即发作时大脑神经元出现异常的、过度的同步性放电。癫痫特征性脑电图改变有棘波、尖波、棘-慢或尖-慢波等，推测为异常神经元集合体高度同步化电活动的结果。

3. 影响癫痫发作的因素

（1）年龄　特发性癫痫与年龄密切相关。60%～80%的癫痫首次发作年龄在20岁之前，婴儿痉挛症在1岁内起病，6～7岁为儿童失神发作的发病高峰，肌阵挛发作在青春期前后起病。

（2）遗传因素　在癫痫患者的近亲中，癫痫患病率高于普通家族。有报告指出单卵双胎儿童失神和全面强直-阵挛发作一致率为100%。

（3）睡眠　癫痫发作与睡眠-觉醒周期有密切关系，如全面强直-阵挛发作（GTCS）常在晨醒时发作，婴儿痉挛症多在醒后和睡前发作。

（4）环境因素　内分泌改变、电解质失调及代谢改变等可诱发癫痫发作。少数患者仅在月经期或妊娠早期发作，称为月经期癫痫和妊娠性癫痫。疲劳、睡眠不足、饥饿、便秘、饮酒、情绪激动及一过性代谢紊乱等可能诱发癫痫发作。部分患者仅在某种特定的条件下发作，如闪光、音乐、阅读、下棋、刷牙等特定条件下发作，称为反射性癫痫。

【临床表现】

目前癫痫发作国际分类主要以发作的临床表现及脑电图特点为依据，但均具有以下共同特征：①发作性：症状突然发生，持续一段时间后迅速恢复，间歇期正常。②短暂性：每次发作持续时间为数秒或数分钟，很少超过30分钟（癫痫持续状态除外）。③刻板性：每次发作的临床表现几乎一样。④重复性：第1次发作后，经过不同间隔时间会有第2次或更多次的发作。此外，由于资料不充足或不完整而不能进行分类或无法归类于上述发作的均属于不能分类的发作。国际抗癫痫联盟（1981）制定的癫痫发作分类见表9-3。

表9-3　国际抗癫痫联盟（ILAE，1981）癫痫发作分类

1. 部分（局灶）性发作
（1）单纯性：无意识障碍，可分运动、感觉（体感或特殊感觉）、自主神经、精神症状性发作
（2）复杂性：有意识障碍，可为起始的症状，也可由单纯部分性发作发展而来，并可伴有自动症等
（3）部分性发作继发泛化：由部分性发作起始发展为全面性发作
2. 全面（泛化）性发作包括强直-阵挛、强直、阵挛、肌阵挛发作（抽搐性）；失神（典型失神与非典型失神）、失张力发作（非抽搐性）
3. 不能分类的癫痫发作

1. 部分性发作　又称局灶性发作，是痫性发作的最常见类型，源于大脑半球局部神经元的异常放电。根据发作过程是否有意识障碍分为单纯部分性发作（发作时无意识障碍）和复杂部分性发作（有不同程度意识障碍）。

（1）单纯部分性发作　持续时间短，一般不超过1分钟，起始与结束均较突然。

又分为四种类型：①部分运动性发作：表现为身体的某一局部发生不自主抽动，大多见于一侧口角、眼睑、手指或足趾，也可涉及整个一侧面部或一个肢体的远端。如放电沿大脑皮层运动区分布逐渐扩展，抽搐自对侧拇指沿腕部、肘部和肩部扩展，称为杰克逊（Jackson）发作。严重部分运动性发作患者发作后可遗留短暂性（30分钟至36小时）局部肢体无力或轻偏瘫，称Todd瘫痪。②部分感觉性发作：常表现肢体麻木感和针刺感，多发生在口角、舌、手指或足趾；特殊感觉性发作可表现为视觉性（如闪光或黑矇等）、听觉性、嗅觉性、味觉性发作；眩晕性发作表现为坠落感或飘动感。③自主神经性发作：如多汗、呕吐、苍白、潮红等，易扩散出现意识障碍，成为复杂部分性发作的一部分。④精神性发作：表现为记忆扭曲、情感异常、幻觉或错觉等，可单独发作。但常为复杂部分性发作的先兆，也可继发全面性强直－阵挛发作。

（2）复杂部分性发作　占成人癫痫发作的50%以上，主要特征有意识障碍、错觉、幻觉等精神症状及自动症等运动障碍，故又称为精神运动性发作。由于大多数为颞叶病变引起，故又称颞叶癫痫。患者可有吸吮、咀嚼、舔唇、摸索等动作的重复；有错觉、幻觉等，有挪动桌椅、游走、奔跑、乘车、自言自语、叫喊、唱歌等似有目的的行为。

（3）部分性发作继发泛化　先出现上述部分性发作，继之出现全身性发作。单纯部分性发作可发展为复杂部分性发作，单纯或复杂部分性发作均可泛化为全面性强直－阵挛发作。

2. 全面性发作　发作最初的临床及脑电图改变提示双侧半球受累。临床表现形式多样，最初表现可为抽搐或非抽搐性，多伴意识障碍。

（1）全面性强直－阵挛发作（GTCS）　意识丧失、双侧强直后出现阵挛为此类型的主要临床特征，简称大发作，是常见的发作类型。发作前可有瞬间疲乏、麻木、恐惧或无意识动作等先兆表现。早期出现意识丧失、跌倒在地，其后的发作过程分为三期：①强直期：突然意识丧失，常伴一声大叫而摔倒，全身骨骼肌强直性收缩，颈部及躯干先屈曲后反张。上肢上举后旋转为内收前旋，下肢自屈曲转为伸直及足内翻。呼吸肌强直收缩导致呼吸暂停，面色由苍白或充血转为青紫，眼球上翻，持续10～20秒后进入阵挛期。②阵挛期：不同肌群收缩和松弛交替出现，由肢端延及全身。阵挛频率逐渐减慢，松弛期逐渐延长，在1次剧烈阵挛后发作停止，进入发作后期。此期持续30～60秒。上述两期可发生舌咬伤，并伴心率加快、血压增高、瞳孔散大和对光反射消失等自主神经征象，Babinski征可为阳性。③痉挛后期：阵挛期后可出现短暂的强直痉挛，以面部和咬肌为主，牙关紧闭，可发生舌咬伤。本期尚有短暂阵挛，造成牙关紧闭和大小便失禁。呼吸首先恢复，心率、血压和瞳孔渐至正常。肌张力松弛，意识逐渐清醒。发作开始至意识恢复需5～10分钟。一些患者可进入昏睡，持续数小时或更长。醒后觉头痛、疲乏，对发作经过全无记忆。

若癫痫连续发作之间意识尚未完全恢复又频繁再发，或癫痫发作持续30分钟以上不自行停止，称癫痫持续状态或称癫痫状态。癫痫状态是内科常见的急症，常伴有高热、脱水、酸中毒，如不及时终止发作，可因呼吸、循环、脑功能的衰竭而死亡。

（2）强直性发作 多见于弥漫性脑损害儿童，睡眠中发作较多，全身或部分肌肉强烈持续地强直性收缩，使头、眼和肢体固定在某一位置，躯干呈角弓反张，常伴有面色苍白或潮红、瞳孔散大等自主神经症状，发作时处于站立位者可突然倒地，发作持续数秒至数十秒。

（3）阵挛性发作 几乎都发生于婴幼儿，特征为重复阵挛性抽动伴意识丧失，之前无强直期，持续 1 分钟至数分钟。

（4）肌阵挛发作 可见于任何年龄，预后较好，特征是突发短促的震颤样肌收缩，全身闪电样抖动，也可只表现为面部、某一肢体或个别肌群颤动。

（5）失神发作 分典型失神和非典型失神发作，典型失神发作也称小发作，儿童期起病，青春期前停止发作。特征是突发短暂的（5~10 秒）意识丧失和正在进行的动作中断，双眼茫然凝视，呼之不应，状如"愣神"，两眼瞪视不动，手中持物可坠落，一般不会跌倒，事后立即清醒，继续原有活动，对发作无记忆。

（6）失张力性发作 是姿势性张力丧失所致。部分或全身肌肉张力突然降低导致垂颈（点头）、张口、肢体下垂或跌倒。持续数秒至 1 分钟。

【实验室及其他检查】

1. 脑电图（EEG）检查 对本病有重要价值，约半数以上癫痫患者在发作的间歇期亦可出现各种痫样放电，如棘波、尖波、棘－慢波等病理波。

2. 数字减影（DSA）检查 可发现颅内动静脉畸形、动脉瘤、血管狭窄或闭塞、颅内占位性病变等。

3. 血液检查 血常规、血糖、血寄生虫等检查，了解有无贫血、低血糖、寄生虫病等。

【诊断要点】

依据完整、详尽的病史和发作时目击者的描述，结合典型临床表现及脑电图异常即可诊断。

【治疗要点】

1. 药物治疗 目前，癫痫治疗仍以药物治疗为主。

（1）药物治疗一般原则 ①确定是否用药：偶然发病或首次发作患者在查清病因前不宜用药。②正确选择用药：根据癫痫发作类型、患者对药物治疗的反应及患者的年龄、全身状况、耐受性等合理选择药物。③尽量单药治疗：单药应自小剂量开始，缓慢增量至能最大程度地控制发作而无不良反应或反应很轻的最低有效剂量。一种药物增加到最大量已达有效血药浓度，但仍不能控制发作者，再加用第二种药物。④坚持长期规律治疗：癫痫治疗是一个长期过程，部分患者需终生服药，不能自行停药。停药应根据病情，通常在 1~2 年逐渐减量，如减量后有复发趋势或 EEG 有明显恶化，应再恢复原剂量。间断、不规则用药不利于癫痫控制且易发生癫痫持续状态。

（2）常用的抗癫痫药物见表9-4。

表9-4　抗癫痫药的剂量及不良反应

药物	有效发作类型	成人剂量（mg/d）		儿童剂量 mg/(kg·d)	不良反应
		起始	维持		
苯妥英钠	GTCS，部分性发作	200	300~500	4~12	胃肠道症状，毛发增多，齿龈增生，面容粗糙，小脑征，复视，精神症状
卡马西平	部分性发作首选	200	600~2000	10~40	胃肠道症状，小脑征，复视，嗜睡，体重增加
丙戊酸钠	全面性发作，GTCS，合并典型失神发作首选	500	1000~3000	10~70	肥胖，震颤，毛发减少，合并典型踝肿胀，嗜睡，肝损害
苯巴比妥	小儿癫痫首选		60~300	2~6	嗜睡，小脑征，复视，认知与行为异常
托吡酯	部分性发作，GTCS	25	200~400	3~6	震颤，头痛，头晕，小脑征，肾结石，胃肠道症状，体重减轻，认知或精神症状
拉莫三嗪	部分性发作，GTCS	25	100~500		头晕，嗜睡，恶心，精神症状

2. 癫痫持续状态的治疗　迅速控制发作是治疗的关键，否则可危及生命。

（1）控制发作　迅速给予足量的、有效的控制大发作的药物：①地西泮（安定）为首选药物。成人剂量10~20mg缓慢静脉注射，单次最大剂量不超过20mg；儿童0.3~0.5mg/kg。如15分钟后复发可重复注射，或用地西泮100~200mg溶于5%葡萄糖液中，于12小时内缓慢静脉滴注。如出现呼吸抑制，则需停止注射。②其他：还可选用氯硝安定和异戊巴比妥钠等静脉滴注，或10%水合氯醛保留灌肠。

（2）其他处理　保持呼吸道通畅；纠正酸碱失衡和电解质紊乱；预防或治疗感染等。防治脑水肿可用20%甘露醇250mL快速静脉滴注或地塞米松10~20mg静脉滴注；高热可物理降温。发作控制后，继续用苯巴比妥钠0.2g肌内注射，每天3~4次，连续3~4天。清醒后可选择有效的口服药，过渡到长期维持治疗。

【常见护理诊断/问题】

1. 有受伤的危险　与癫痫发作时意识突然丧失、全身抽搐发作有关。

2. 有窒息的危险　与癫痫发作时喉头痉挛、意识丧失、气道分泌物误入气管有关。

【护理措施】

1. 生活护理　保持环境安静，避免过度疲劳、便秘、睡眠不足、情感冲动及强光刺激等。适当参加体力和脑力活动，劳逸结合，做力所能及的工作，间歇期可下床活动，出现先兆即刻卧床休息。

2. 饮食护理　饮食清淡，避免过饱，戒烟酒。

3. 对症护理　当患者处于意识丧失和全身抽搐时，首先应采取保护性措施，防止发生意外。

（1）防止外伤　防止跌倒和摔伤，迅速使患者就地躺下，用厚纱布包裹的压舌板或筷子、纱布、手绢等置于上、下臼齿间以防咬伤舌头及颊部；癫痫发作时切勿用力按压抽搐的肢体以免造成骨折及脱臼；抽搐停止前，护理人员应守护在床边观察并保护患者。

（2）防止窒息　患者应取头低侧卧位，下颌稍向前，解开衣领和腰带，使唾液和呼吸道分泌物由口角流出，并及时吸出痰液以免发生窒息。必要时托起下颌，将舌用舌钳拉出，以防舌后坠引起呼吸道阻塞。不可强行喂食、喂水，以免误入气管窒息或致肺炎。

4. 用药护理　根据癫痫发作的类型遵医嘱用药，切不可突然停药，间断、不规则服药，注意观察药物疗效和不良反应，见表9-4。服药前应做血尿常规和肝肾功能检查，定期复查以备对照，并定期测量血中药物浓度。

5. 癫痫持续状态护理　严密观察病情变化，一旦发生连续不断的抽搐时，注意可能演变成癫痫持续状态，应立即采取相应的抢救措施：①立即遵医嘱地西泮10～20mg缓慢静脉推注，速度<2mg/min，用药中密切观察呼吸、心律、血压的变化，如出现呼吸变浅、昏迷加深、血压下降，宜暂停注射。②保持病室环境安静，避免外界各种刺激，应设专人守护，床周加设护栏以保护患者免受外伤。③严密观察病情变化，做好生命体征、意识、瞳孔等方面的监测，及时发现并处理高热、周围循环衰竭、脑水肿等严重并发症。④连续抽搐者应控制入液量，遵医嘱快速静滴脱水剂，吸氧，以免缺氧引起脑水肿。⑤保持呼吸道通畅和口腔清洁，防止继发感染。

6. 心理护理　癫痫患者常因反复发作、长期服药而精神负担加重，护理人员应了解患者的心理状态，鼓励患者正确认识疾病，克服自卑心理，努力消除诱发因素，以乐观心态接受治疗。保持精神愉快，避免精神刺激，克服自卑感及恐惧心理，怡养性情，起居有常，保证充足的睡眠，劳逸适度。鼓励家属、亲友多关心、关爱患者，解除患者的精神负担，增强自信心。

【健康指导】

1. 避免诱发因素　向患者及家属介绍本病基本知识及发作时家庭紧急护理方法。指导患者避免从事有潜在危险的工作，如驾驶员、高空作业、电焊工、车工等。禁止近亲婚配和生育。避免过度疲劳、睡眠不足、便秘、感情冲动等诱发因素，反射性癫痫还应避免突然的声光刺激、惊吓、外耳道刺激等。

2. 饮食指导　保持良好的饮食习惯，食物以清淡且营养丰富为宜，不宜辛、辣、咸、过饱，戒烟酒。

3. 适当活动　鼓励患者参加有益的社交活动，适当参与体力和脑力活动，做力所能及的工作，注意劳逸结合。

4. 注意安全　避免单独行动。限制具有危险性的工作和活动，如攀高、游泳、驾驶车辆、带电作业等；随身携带简要病情诊疗卡，注明姓名、地址、病史、联系电话等，以备发作时得到及时有效的处理。

5. 用药指导　应向患者及家属说明遵医嘱用药的重要性，坚持长期有规律服药，切忌突然停药、减药和漏服药，注意药物不良反应，一旦发现立即就医。

第七节　重症肌无力患者的护理

重症肌无力（myasthenia gravis，MG）是乙酰胆碱受体抗体（AchR-Ab）介导的，细胞免疫依赖及补体参与的神经-肌肉接头（NMJ）处传递障碍的自身免疫性疾病。病变主要累及 NMJ 突触后膜上乙酰胆碱受体（AchR）。一般人群中年发病率为 8～20/10 万，患病率约为 50/10 万。估计我国有 60 万 MG 患者，南方发病率较高。

【病因与病机】

本病是一种与胸腺异常有关的自身免疫性疾病，在重症肌无力的患者中 70% 以上有胸腺肥大，淋巴滤泡增生，10%～15% 的患者合并胸腺肿瘤。临床研究发现 70% MG 患者胸腺肥大，并有"肌样细胞"存在，刺激机体免疫系统产生 AchR 抗体。AchR 抗体在补体参与下和 AchR 发生免疫应答，破坏大量 AchR，引起突触后膜传递障碍而产生肌无力。感染、精神创伤、劳累、妊娠、分娩等可诱发本病或使本病病情加重，出现重症肌无力危象。

【临床表现】

任何年龄组均可发病，常见于 20～40 岁，40 岁前女性患病率为男性的 2～3 倍，中年以上发病者以男性居多。本病起病隐袭，通常从一组肌群首先出现无力，逐步累及其他组肌群。不管何组肌群受累，其受累肌群均有"晨轻暮重"，疲劳后加重和休息后减轻等特征。

1. 眼外肌麻痹　为首发症状，出现非对称性眼肌麻痹和上睑下垂，斜视和复视，严重者眼球运动明显受限，甚至眼球固定，但瞳孔反射不受影响。

2. 面肌受累　表现为面部皱纹减少、表情困难、闭眼和示齿无力；咀嚼肌受累使连续咀嚼困难，引起进食经常中断。

3. 延髓肌受累　导致饮水呛咳、吞咽困难、声音嘶哑或讲话鼻音；颈肌受损时出现抬头困难。严重时发展为肢体无力，一般上肢重于下肢，近端重于远端。累及呼吸肌则出现呼吸困难、呼吸衰竭，称为 MG 危象，是本病致死的主要原因。

【临床分型】

临床上常采用 Osserman 分型法进行分型：

Ⅰ型（单纯眼肌型）：占 15%～20%。仅眼外肌受累，表现为上眼睑下垂和复视。

ⅡA 型（轻度全身型）：占 30%。进展缓慢，无危象出现，可合并眼肌受累，可累及眼、面和四肢肌肉，呼吸肌常不受累，对药物敏感。

ⅡB 型（中度全身型）：占 25%。四肢肌群受累明显，常伴眼外肌受累，骨骼肌和延髓肌严重受累，无危象，药物敏感性欠佳。

Ⅲ 型（重症急进型）：占 5%。症状危重，发病迅速，常在首次症状数周至数月内达到高峰，胸腺瘤高发。可发生危象，药效差，常需气管切开或辅助呼吸，病死率高。

Ⅳ 型（迟发重症型）：占 10%。症状同Ⅲ型，从Ⅰ型发展为ⅡA 型、ⅡB 型，经 2 年以上的进展期逐渐发展而来。

Ⅴ 型（肌萎缩型）：较早伴有明显的肌萎缩表现。

【实验室及其他检查】

1. 肌疲劳试验（Jolly 试验） 受累肌肉重复活动后使肌无力明显加重，嘱患者用力眨眼 30 次后眼裂明显变小或两臂持续平举后出现上臂下垂，休息后恢复者为阳性。用于病情不严重，尤其是症状不明显者。

2. 新斯的明试验 以新斯的明 0.5~1.0mg 肌内注射，20 分钟后肌力改善者为阳性。为减少此药的不良反应，可同时肌注阿托品 0.5mg。

3. 电生理检查 可发现神经肌肉传递障碍。是常用的有确诊价值的检查方法。此检查应在停用新斯的明 12~18 小时后进行，以免假阳性。

4. AchR - Ab 抗体测定 测定对 MG 的诊断有特征性意义。80% 以上患者 AchR - Ab 滴度增高。

【诊断要点】

根据病变所累及骨骼肌在活动后出现疲劳无力，休息后减轻和晨轻暮重的特点，肌疲劳和新斯的明试验阳性，血清中 AchR - Ab 滴定度增高，重复电刺激提示波幅递减等，可做出诊断。

【治疗要点】

1. 药物治疗

（1）抗胆碱酯酶药 主要是改善症状，是治疗 MG 的基本药物。主要药物有溴吡斯的明，每次 60~120mg，每天 3~4 次，餐前 30~40 分钟服用。注意观察是否有毒蕈碱样反应如呕吐、腹痛等，可用阿托品 0.5mg 拮抗。

（2）糖皮质激素 适用于抗胆碱酯酶药反应较差并已行胸腺切除的患者。主要通过抑制 AchR - Ab 的生成达到治疗效果。大剂量泼尼松（开始每天 60~80mg）口服，症状好转时药量逐渐减至维持量（隔天服 5~20mg），用药时间一般要 1 年以上。部分患者在应用大剂量激素治疗的短期内可能出现病情加重，甚至发生肌无力危象。反复发生危象或大剂量泼尼松不能缓解的病例可试用甲泼尼龙冲击疗法。

（3）**免疫抑制剂** 适用于用抗胆碱酯酶药症状改善不明显者或不能耐受大剂量激素的 MG 患者；硫唑嘌呤 50～100mg，每天 1 次，可长期应用。

2. 血浆置换 适用于肌无力危象和难治性 MG。该治疗起效快，近期疗效好，但不持久，疗效维持 1 周至 2 个月。血浆置换量每次 2000mL，1～2 次/周，但需连续数日或数月，且价格昂贵。

3. 胸腺切除 主要用于胸腺肿瘤、胸腺增生和药物治疗困难者，包括胸腺切除和胸腺放射治疗。60 岁以下的 MG 患者可行胸腺切除术，可使症状改善或缓解。

4. 危象的处理 处理危象的关键措施是尽快改善呼吸功能。有呼吸困难者应及时进行人工呼吸；自主呼吸骤停者应立即进行气管切开，用人工呼吸机辅助呼吸。根据危象类型进行对症治疗。

（1）**肌无力危象** 最常见，多在肺部感染或大手术（包括胸腺切除术）后发生，为抗胆碱酯酶药物用量不足所致。应加大抗胆碱酯酶药物的剂量，维持呼吸功能，预防感染。

（2）**胆碱能危象** 因服用抗胆碱酯酶药物过量所致，患者肌无力加重，出现肌束震颤及毒蕈碱样反应，依酚氯铵静脉注射无效或加重，可伴苍白、多汗、恶心、呕吐、流涎、腹绞痛和瞳孔缩小等。应立即停用抗胆碱酯酶药，待药物排出后重新调整剂量或改用其他方法。

（3）**反拗危象** 抗胆碱酯酶药不敏感所致。依酚氯铵试验无反应。应停用抗胆碱酯酶药物而用输液维持或改用其他方法治疗。

【常见护理诊断/问题】

1. 生活自理缺陷 与全身肌无力、不能行动有关。

2. 营养失调：低于机体需要量 与咀嚼无力、吞咽困难有关。

3. 潜在并发症 重症肌无力危象。

【护理措施】

1. 生活护理 保持环境安静，使患者得到充分休息。评估患者日常生活活动能力，症状明显时，协助患者进行洗漱、进食、穿衣、清洁个人卫生等活动；鼓励患者做力所能及的事情，尽量生活自理。早期或缓解期让患者取主动舒适体位，进行适当运动，若病情进行性加重，需卧床休息。

2. 饮食护理 予以高维生素、高蛋白、高热量的营养饮食，指导患者在用药后 15～30 分钟药效较强时进餐。患者常有咀嚼无力、吞咽困难，重者吞咽动作消失，要调整饮食计划，嘱其缓慢进食，进食呛咳、吞咽动作消失、气管插管或气管切开患者予鼻饲流食，必要时遵医嘱给予静脉补充足够的营养。

3. 病情观察 密切观察病情，注意呼吸频率、节律与深度的改变，观察有无呼吸困难加重、发绀、咳嗽无力、腹痛、瞳孔变化、出汗、唾液或喉头分泌物增多等现象；

避免感染、外伤、疲劳和过度紧张等诱发肌无力危象的因素。一旦出现上述情况，应立即通知医师，配合抢救。呼吸困难者应适当抬高床头，及时吸痰，清除呼吸道分泌物，以利于呼吸道通畅，必要时行气管切开或人工呼吸机辅助呼吸。

4. 重症肌无力危象的护理

（1）避免各种诱因　避免感染、外伤、过度紧张等，以免诱发肌无力危象。做深呼吸和咳嗽训练，适当做呼吸操，但不要过度疲劳。

（2）保持呼吸道通畅　鼓励患者自主咳嗽、咳痰，一旦发生危象，出现呼吸肌麻痹，开展积极的抢救和治疗，应备好气管切开包、气管插管和呼吸机等。遵医嘱吸氧，气管切开者注意无菌操作，及时吸痰，保持呼吸道通畅，防止肺不张、肺部感染等并发症的发生。

5. 用药护理　告知患者药物的正确使用方法、不良反应及注意事项。如抗胆碱酯酶药物宜从小剂量开始，以防发生胆碱能危象；若患者出现呕吐、腹泻、腹痛、出汗、流涎、支气管分泌物增多、瞳孔缩小、流泪和出汗等毒蕈碱样不良反应，可用阿托品拮抗，或遵医嘱对症处理。抗胆碱酯酶药物必须按时服用，有咀嚼和吞咽无力者应在餐前30分钟给药；使用大剂量激素期间，应严密观察病情变化，尤其是呼吸变化，同时应遵医嘱补充钾盐。症状缓解后按医嘱逐渐减量至最小剂量维持治疗，长期应用者，应严密观察是否有消化道出血、骨质疏松、股骨头坏死等并发症；服用免疫抑制剂应定期检查血象和肝肾功能，白细胞低于 $3 \times 10^9/L$ 时应停用。

6. 心理护理　本病病程长、病情重、易反复，影响面部表情、视力、吞咽、发育等而使患者产生自卑、焦虑、紧张，甚至恐惧等心理变化。因此护理工作中必须注意观察患者，耐心讲解疾病知识，鼓励患者以坚强的意志和乐观的情绪积极配合治疗，避免诱因以控制疾病发展和提高治疗效果。

【健康指导】

1. 疾病基本知识指导　告知患者及家属注意休息；预防感冒；避免感染、精神创伤、劳累、妊娠、分娩等可诱发或加重病情的因素。

2. 药物指导　告知患者及家属遵医嘱正确服药的重要性，避免漏服、停服、药量不足或过量等现象，以免导致危象发生。合理使用抗胆碱酯酶药。忌用影响神经－肌肉接头的药物如氨基糖苷类抗生素（如庆大霉素）、奎宁、氯丙嗪及各种肌肉松弛剂（如溴己氨胆碱）等，严格掌握慎用或禁用的药物。外出随身携带个人信息卡，以备联系与急救。

3. 饮食指导　指导进食高蛋白、高维生素、高热量、富含钾钙、柔软易嚼饮食；告知患者和家属避免摄入干硬、粗糙食物和高糖饮食以减少肌肉负担。进餐速度要慢，尽量取坐位，防止误吸或窒息。为患者安排充足的进餐时间，告知患者进餐时如感到咀嚼无力，应适当休息后再进食。

【综合（复杂）案例】

患者张某，男性，72 岁。高血压病史 10 年，最高时达 180/120mmHg，患者 1 年前曾出现过"反复发作性左上肢乏力"，在休息时无明显诱因突发左上肢乏力，表现为左上肢上抬尚可，左手握物不牢，攥拳不能。症状持续不到 5 分钟自行缓解。3 天前锻炼身体后出现头部持续胀痛，入院前 6 小时患者平静坐位休息时，突觉左手乏力，不能握紧手中杯子，行走不稳，向左侧偏斜，伴口齿不清，无头痛、恶心、呕吐。无意识不清，无四肢抽搐，到我院急诊，收治入院。否认有糖尿病史，否认冠心病、房颤病史。查体：T 36.9℃，P 80 次/分，R 18 次/分，BP 160/100mmHg。患者神清，口齿欠清，对答切题，双眼球活动度好，眼震（－），左侧视野缺损，左侧鼻唇沟略浅，伸舌左偏，颈软，左侧上肢近端肌力Ⅳ级，远端肌力Ⅲ级，左下肢近端肌力Ⅳ级，远端Ⅳ级，右侧肢体肌力Ⅴ级，双侧肢体肌张力对等，左侧巴氏症（＋），左侧偏身感觉减退。辅助检查：头颅 CT 示：颅内未见明显高密度或低密度影。

问题：

1 根据病史、临床表现应该考虑患者患有哪些疾病？

2 该疾病的治疗原则是什么？

3 该患者主要的护理诊断是什么？

4 该患者急性期的护理措施是什么？

目标检测

A1 型题

1. 蛛网膜下腔出血最常见病因是（　　）

   A. 先天性动脉瘤破裂　　　　　　B. 脑血管畸形

   C. 再生障碍性贫血　　　　　　　D. 钩端螺旋体病

   E. 情绪变化及严重酗酒

2. 超早期溶栓治疗应用最多的药物是（　　）

   A. 链激酶　　　B. 尿激酶　　　C. 蚓激酶

   D. 重组链激酶　　　E. 低分子肝素钙

3. 引起脑出血死亡的重要因素是（　　）

   A. 肺部感染　　　B. 肺栓塞　　　C. 消化道出血

   D. 颅内压增高　　　E. 休克

4. 脑血栓形成患者急性期头部禁用冷敷的原因是（　　）

   A. 血管收缩，血流减少　　　　　B. 减少脑部耗氧量

   C. 避免颅内压增高　　　　　　　D. 血管舒张，血流减少

   E. 防止体温过低

5. 以下选项中与重症肌无力发病相关的是（　　）

  A. 多巴胺受体　　B. 内因子抗体　　C. 肾上腺素受体

  D. 乙酰胆碱受体抗体　　E. 壁细胞抗体

6. 下列神经递质的减少会引起帕金森的是（　　）

  A. 乙酰胆碱　　B. 多巴胺　　C. 组胺

  D. 去甲肾上腺素　　E. 氨基丁酸

7. 痫性发作常见的类型是（　　）

  A. 部分发作　　B. 失神发作　　C. 肌阵挛发作

  D. 强直性发作　　E. 阵挛性发作

A2 型题

8. 患者女性，35 岁。10 年前分娩时曾有 1 次癫痫发作史，之后每年发作 1～2 次。昨日洗澡时突然意识丧失，四肢抽搐，牙关紧闭，心率增快，血压升高。对该患者疾病诊断最有意义的是（　　）

  A. 脑电图　　B. 脑脊液检查　　C. 脑血管造影

  D. 病史和临床表现　　E. 脑部 CT 检查

9. 患者男性，75 岁。有高血压、冠心病史。早晨起床发现不能说话，右侧肢体麻木来院就诊，患者神志清楚，口角㖞斜，右侧偏瘫。该患者最有可能发生了（　　）

  A. 脑出血　　B. 脑血栓形成　　C. 癫痫

  D. 蛛网膜下腔出血　　E. 帕金森病

10. 患者男性，56 岁。有高血压病史，早晨因用力排便突然出现头痛、呕吐、右侧肢体偏瘫，CT 示高密度影。该患者最可能的诊断是（　　）

  A. 脑出血　　B. 脑血栓形成　　C. 癫痫

  D. 脑栓塞　　E. 帕金森病

11. 患者女性，60 岁。右侧肢体震颤、步态不稳 3 个月入院检查。体检：双侧肢体静止性震颤，右侧肢体呈齿轮样肌强直，肌力、反射、感觉正常，并有慌张步态。该患者目前首要的护理问题是（　　）

  A. 躯体移动障碍　　B. 自尊紊乱　　C. 知识缺乏

  D. 语言沟通障碍　　E. 营养失调

12. 患者女性，20 岁。诊断为癫痫收治入院，今日早晨洗漱回病房途中突然发作，全身倒地，意识丧失，四肢抽搐，此时首要的处理措施是（　　）

  A. 立即与家属将患者抬到床上，以防受伤

  B. 回治疗室拿电筒观察瞳孔变化

  C. 向医生汇报，尽快用药

  D. 脑电图检查

  E. 保持呼吸道通畅，防止窒息

13. 患者女性，60 岁。因脑出血入院，患者对任何刺激均无反应，瞳孔对光反射、

角膜反射均消失，呼吸深慢不规则。目前该患者的意识状态是（　　　）

    A. 模糊　　　　　B. 嗜睡　　　　　C. 昏睡　　　　　D. 浅昏迷　　　E. 深昏迷

14. 患者女性，28 岁。近 1 年来睁眼费力，视物成双，晨轻暮重。查体：双眼睑下垂，双侧不对称，眼球外展受限，四肢正常。该患者目前首要的护理问题是（　　　）

    A. 营养失调　　　　　　　　　　B. 语言沟通障碍

    C. 生活自理缺陷　　　　　　　　D. 潜在并发症

    E. 清理呼吸道无效

A3/A4 型题

（15~18 题共用题干）

患者女性，42 岁。6 小时前无明显诱因突然出现剧烈头痛、枕部疼痛，伴呕吐，无高血压病史。体检：意识清楚，血压轻度增高，颈项强直，Kernig 征（＋）。脑 CT 示脑正中裂、大脑外侧裂和基底区呈高密度影。

15. 首先应考虑的诊断是（　　　）

    A. 脑膜炎　　　　B. 脑出血　　　　C. 短暂性脑出血发作

    D. 脑血栓形成　　E. 蛛网膜下腔出血

16. 该患者目前首要的护理问题是（　　　）

    A. 疼痛　　　　B. 潜在并发症　　　　C. 生活自理缺陷

    D. 恐惧　　　　E. 知识缺乏

17. 对该患者的护理措施正确的是（　　　）

    A. 避免各种诱发因素　　　　　　B. 患者绝对卧床 1~2 周

    C. 禁用止痛剂，以免掩盖病情　　D. 血压变化可不作为观察重点

    E. 可多次大量放脑脊液，减轻脑膜刺激征

18. 若进行脑脊液检查，最可能见到的是（　　　）

    A. 脑脊液血性　　　　　　　　　B. 脑脊液正常

    C. 脑脊液中见大量白细胞　　　　D. 蛋白–细胞分离现象

    E. 脑脊液中氯化物含量增高

（19~21 题共用题干）

患者女性，18 岁。诊断为特发性癫痫，病史 4 年，表现为全身性强直–阵挛发作，每月发作 3~4 次。入院检查：浅昏迷，体温、血压均正常。入院后又发作 2 次。

19. 强直–阵挛发作的特征是（　　　）

    A. 发作时意识清楚　　　　　　　B. 自主神经症状明显

    C. 肢体有针刺和麻木感　　　　　D. 突然、短暂、快速的肌肉收缩

    E. 全身对称性抽搐和意识丧失

20. 该患者药物治疗不正确的是（　　　）

    A. 发作时以保证安全为主，而不是立即用药

    B. 药物剂量由小到大，逐步增加

C. 一种药物达到最大有效血药浓度仍不能控制，可加用第二种药物

D. 症状严重时应常规地同时使用多种药物

E. 症状缓解后可逐渐减量

21. 对于该患者，下列检查中不妥的是（　　　）

A. 头颅 CT　　　B. 脑电图　　　C. 腰椎穿刺

D. 脑血管造影　　E. MRI 检查

第十章　传染病患者的护理

学习目标

1. 能描述传染病常见疾病的病因、病机、临床表现。
2. 能运用护理程序，掌握传染病的评估要点、护理诊断、护理措施及传染病护理的特殊性。
3. 能按照操作规程实施传染科常见护理技术操作，对常见病、多发病实施护理。
4. 能对传染病患者进行正确的健康指导。
5. 能在护理实践中表现出关心人、尊重人及认真负责的态度和爱护观念。

案例：男性患者，18 岁。患者 1 周前无明显诱因出现畏寒、发热、全身乏力、食欲不振、厌油、恶心、呕吐。3 天前烧退后，尿色逐渐加深，呈浓茶样改变，大便颜色正常，无腹胀、腹痛和关节疼痛等症状，既往无"肝炎"病史，无血吸虫疫接触史。体检：急性病容，皮肤巩膜明显黄染，未见肝掌、蜘蛛痣，心肺听诊无异常，腹平软，肝右胁下 2cm，有压痛，脾肋下未及，腹水（－），下肢不肿。

第一节　概　　述

传染病是由病原体感染人体后引起的具有传染性的疾病。常见的病原体有病毒、细菌、衣原体、立克次体、支原体、螺旋体、原虫、蠕虫、朊毒体等。其中由原虫和蠕虫感染人体后引起的疾病又称寄生虫病。传染性疾病属于感染性疾病，但并非所有感染性疾病都具有传染性。历史上传染病曾对人类造成很大的灾难，如鼠疫、天花、霍乱、疟疾、血吸虫病等。新中国成立后，在以预防为主的卫生工作方针指引下，许多传染病被消灭或得到控制，但也有一些传染病，如病毒性肝炎、感染性腹泻、结核病、狂犬病等仍广泛存在。新发传染病如艾滋病、传染性非典型肺炎、人禽流感、手足口病等不断出现，因而传染病的防治工作仍面临巨大的挑战。

传染病护理在传染病防治工作中具有重要作用。由于多数传染病具有起病急、病情危重、变化快、并发症多及具有传染性等特征，这就要求护理人员不但要掌握常见传染病患者护理的理论知识和技术操作方法，还要实施严格消毒隔离制度和管理方法，履行疫情报告职责。通过大力开展社区健康教育，增强群众的传染病防治知识，降低传染病的发病率。

【感染与免疫】

感染是病原体侵入人体后与人体相互作用或斗争的过程，此过程受病原体的致病能力（侵袭力、毒力、数量、变异性）、机体的免疫应答（非特异性免疫、特异性免疫）及来自外界干预（药物、劳累）的影响。可产生以下不同表现：

1. 病原体被清除　病原体进入人体后，人体通过非特异性免疫或特异性免疫将病原体清除；亦可由预防注射或感染后获得的特异性主动免疫而清除，不产生病理变化，也无临床症状。

2. 隐性感染　又称亚临床感染，是指病原体侵入人体后，仅引起机体发生特异性免疫应答，病理变化轻微，临床上无任何症状、体征，甚至无生化改变，只能通过免疫学检查才能发现。大多数传染病以隐性感染最常见。隐性感染后，大多数人获得不同程度的特异性免疫力，病原体被清除。少数人转变为病原携带状态，成为病原携带者。

3. 显性感染　又称临床感染，指病原体侵入人体后，不但引起机体免疫应答，而且通过病原体本身的作用或机体的变态反应，导致组织损伤，引起病理改变和临床表现。在大多数传染病中，显性感染只占全部感染者的一小部分，仅少数传染病（如麻疹、天花）表现为显性感染。显性感染后机体可获得特异性免疫力。

4. 病原携带状态　是指病原体侵入人体后，在人体内生长繁殖并不断排出体外，但人体并不出现临床表现。根据病原体种类不同可分为带病毒者、带菌者与带虫者；根据其发生的时期不同，分为潜伏期携带者、恢复期携带者和健康携带者；根据携带病原体持续时间分为急性携带者（持续3个月以下）和慢性携带者（持续3个月以上）。由于病原携带者持续排出病原体但没有明显临床症状，不易被注意，成为重要的传染源。

5. 潜伏性感染　指病原体感染人体后，寄生在机体中某些部位，若机体的免疫功能足以将病原体局限而不引起发病，但又不足以将病原体清除时，病原体便长期潜伏起来，当机体免疫功能下降时，导致机体发病，如结核、单纯疱疹等。潜伏性感染期间，病原体一般不排出体外，没有传染性，这是与病原携带状态不同之处。

上述五种感染的表现形式可在一定的条件下相互转化，在不同的传染病中各有侧重。一般来说，隐性感染最常见，病原携带状态次之，显性感染比例最小，一旦出现，容易识别。

【传染病的流行过程和影响因素】

传染病的流行过程是指传染病在人群中的发生、发展和转归的过程。传染病的流行必须具备三个基本条件，即传染源、传播途径和人群易感性。流行过程本身又受社会因素和自然因素的影响。

1. 流行过程的基本条件

（1）传染源　　是指病原体在体内生长繁殖并能将其排出体外的人或动物。①患者：是重要传染源，其通过咳嗽、呕吐、腹泻等使病原体播散。其中轻型患者数量多、症状不典型而不易被发现；慢性患者可长期污染环境。②隐性感染者：由于无任何症状、体征而不易被发现，在某些传染病（如脊髓灰质炎）中，隐性感染者是重要传染源。③病原携带者：慢性病原携带者无症状而长期排出病原体，在某些传染病（如伤寒、细菌性痢疾）中有重要的流行病学意义。④受感染的动物：某些动物间的传染病，如狂犬病、鼠疫等，也可以传给人类，引起严重疾病，称为动物源性传染病。

（2）传播途径　　病原体离开传染源后，到达另一个易感者的途径称为传播途径。①空气、飞沫或尘埃：易感者吸入含有病原体的空气、飞沫或尘埃而引起感染。各种呼吸道传染病均可通过此途径传播，如麻疹、流行性脑脊髓膜炎和传染性非典型肺炎等。②水、食物：病原体借粪便排出体外，污染水和食物，易感者通过污染的水和食物受染。如细菌性痢疾、伤寒等。水源污染常引起某些传染病的暴发流行。③媒介昆虫：见于经吸血节肢动物（蚊子、跳蚤、白蛉、虱等）叮咬感染的传染病，如疟疾、斑疹伤寒等。④手、用具、玩具：又称日常生活接触传播。传染源的分泌物或排泄物污染手、用具、玩具，可传播消化道和呼吸道传染病，如痢疾、白喉等。⑤血液、体液：可通过应用血制品、分娩、性交等传播。如慢性乙型和丙型肝炎、艾滋病等。⑥土壤：当病原体的芽孢（如破伤风、炭疽）或幼虫（如钩虫）、虫卵（如蛔虫）污染土壤时，土壤成为这些传染病的传播途径。

（3）人群的易感性　　是指人群对某种传染病病原体的易感程度。对某种传染病缺乏特异性免疫力的人称为易感者。易感者在某一特定人群中的比例决定该人群的易感性。易感人群数量越大，人群易感性越高，传染病越易发生。

2. 影响流行过程的因素

（1）自然因素　　主要是地理、气候和生态等条件，对传染病流行过程的发生、发展有重要影响，传染病的地区性和季节性与自然因素关系密切。例如长江流域湖沼地区有适合钉螺生长的地理、气候环境，从而形成了血吸虫病的地区性分布特点；寒冷可减弱呼吸道抵抗力，故呼吸道传染病多发生于冬春季节；炎热的夏季使人体胃酸分泌减少，有利于消化道传染病的发生。某些自然生态环境为传染病在野生动物之间的传播创造了良好条件，如鼠疫、钩端螺旋体病等，人类进入这些地区时亦可受感染。

（2）社会因素　　包括社会制度、经济状况、文化水平、生活条件、风俗习惯、宗教信仰等，对传染病的流行过程有重要的影响。近年来，因人口流动、生活方式、饮食习惯及生态环境的改变，导致新发传染病或某些传染病发病率升高，如甲型 H1N1 流感、结核病、艾滋病和疟疾等。因此我国高度重视突发急性传染病预防和控制。

【传染病的基本特征和临床特点】

1. 基本特征　　传染病区别于其他疾病的四个基本特征为：

（1）病原体　　每种传染病都是由特异性病原体所引起的，包括微生物与寄生虫，以病毒和细菌最常见。病原体的检出对传染病的诊断具有重要意义。

（2）传染性　这是传染病与其他感染性疾病的主要区别。病原体由宿主体内排出，经一定途径传染给另一个宿主，这种特性称为传染性。各种传染病都具有一定传染性，但不同传染病的传染性强弱不等，即使同一种传染病，处于不同病期，其传染性亦各不相同。传染病患者具有传染性的时期称为传染期，是决定患者隔离期限的重要依据。

（3）流行病学特征　传染病的流行过程在自然和社会因素的影响下，表现出各种流行病学特征。

1）流行性：传染病能在人群中广泛传播蔓延的特性称为流行性，根据其强度可分为散发、流行、大流行、暴发流行。散发是指某种传染病在某地常年一般发病水平。当其发病率显著高于一般水平，则称为流行。若流行范围超出国界或洲界时则称为大流行。某一地区短时间内突然发生大批同类传染病则称为暴发流行。

2）地方性：由于受地理气候等自然因素或人们生活习惯等社会因素的影响，某些传染病仅局限在一定地区内发生，表现有地域特点，如血吸虫病仅发生在长江以南地区。

3）季节性：有些传染病的发生与流行受季节的影响，如流行性乙型脑炎，在北方地区只发生在7、8、9三个月，有明确的季节性，与蚊虫的滋生活动有关。

（4）感染后免疫　人体感染病原体后，无论是显性或隐性感染，均能产生针对该病原体及其产物（如病毒）的特异性免疫。感染后免疫属主动免疫。病原体的种类不同，感染后免疫力的强弱和持续时间的长短也不同。有些病毒性传染病感染后免疫持续时间较长，甚至可保持终生，如麻疹、脊髓灰质炎等，但流行性感冒例外。细菌、螺旋体、原虫性传染病感染后免疫持续的时间较短，但伤寒例外。蠕虫感染后通常不产生保护性免疫。

2. 临床特点

（1）病程发展的阶段性　传染病的病程从发生、发展至恢复具有一定的阶段性，一般分为四期，尤以急性传染病最明显。

1）潜伏期：是指病原体侵入人体到开始出现症状为止的一段时间。不同传染病其潜伏期长短各异，同一种传染病的潜伏期可有一个相对不变的限定时间（最短、最长），并呈常态分布。潜伏期是确定检疫期限的重要依据。常见传染病的潜伏期、隔离期与观察期参见附录一。

2）前驱期：是从起病到出现明显症状为止的一段时间。该期症状属于非特异性的全身反应，呈现乏力、头痛、发热、肌肉酸痛等表现，一般持续1~3天。起病急骤者，则无前驱期。

3）症状明显期：是各传染病出现特有症状和体征的时期，如典型的热型、皮疹、肝脾大、脑膜刺激征等。

4）恢复期：机体免疫力增强至一定程度，体内病理生理过程基本终止，患者症状及体征基本消失，临床上称为恢复期。此期患者体内可能还有残余病理或生化改变，病原体还未完全清除，患者的传染性还可持续一段时间。

5）复发与再燃：有些传染病患者进入恢复期后，已稳定退热一段时间，但当潜伏于体内的病原体再度繁殖至一定程度使初发病的症状再次出现时，称为复发。当病情进入恢复期时，体温尚未稳定恢复至正常，又再发热，称为再燃，可能与血中病原体未完全清除有关。

（2）临床类型　根据传染病临床过程的长短，可分为急性型、亚急性型和慢性型；根据病情轻重，可分为轻型、中型、重型、暴发型；根据临床特征，可分为典型及非典型。

【传染病的预防】

传染病的预防是传染病工作者的一项重要任务。预防工作应针对传染病流行过程的三个环节进行，根据各种传染病的特点采取相应的预防措施。

1. 管理传染源

（1）对患者的管理　对患者应做到五早：早发现、早诊断、早报告、早隔离、早治疗。传染病报告制度是早期发现传染病的重要措施，每个医疗防疫人员必须严格遵守。《中华人民共和国传染病防治法》将法定传染病分为甲、乙、丙 3 类，目前共 39 种，见表 10 - 1。

表 10 - 1　我国法定传染病的分类

分类	种类	疾病名称
甲类	2	鼠疫、霍乱
乙类	26	传染性非典型肺炎、艾滋病、病毒性肝炎、脊髓灰质炎、人感染高致病性禽流感、麻疹、流行性出血热、狂犬病、流行性乙型脑炎、登革热、炭疽、细菌性和阿米巴性痢疾、肺结核、伤寒和副伤寒、流行性脑脊髓膜炎、百日咳、白喉、新生儿破伤风、猩红热、布鲁菌病、淋病、梅毒、钩端螺旋体病、血吸虫病、疟疾、人感染 H7N9 禽流感
丙类	11	流行性感冒、流行性腮腺炎、风疹、急性出血性结膜炎、麻风病、流行性和地方性斑疹伤寒、黑热病、包虫病、丝虫病，除霍乱、细菌性和阿米巴性痢疾、伤寒和副伤寒以外的感染性腹泻病、手足口病

甲类传染病为强制管理的传染病，医务人员发现甲类传染病后，要在 2 小时内进行报告，对于乙类和丙类传染病则要求诊断后 24 小时内进行报告。实行网络直报的责任报告单位，应当于诊断后 24 小时内填写传染病报告卡并进行网络报告。未实行网络直报的责任报告单位，应于诊断后 24 小时内填写并寄送出传染病报告卡。

（2）对传染病接触者的管理　接触者是指曾经和传染源发生过接触的人，可能受到感染而处于疾病的潜伏期，有可能是传染源，对其采取的措施称为检疫。检疫期限由最后接触之日算起，至该病最长潜伏期。可对接触者分别采取医学观察、留验或卫生处理，也可根据具体情况进行紧急免疫接种或药物预防。

（3）对病原携带者的管理　在人群中及时检出病原携带者，并对其采取隔离治疗、加强教育、随访观察、调整工作岗位等措施。对于服务业及托儿机构的工作人员应定期检查，及时发现病原携带者。

（4）对动物传染源的管理 有经济价值的家禽、家畜，应尽可能加以隔离治疗，必要时宰杀后进行消毒处理；无经济价值的家禽、家畜则应予以杀灭。

2. 切断传播途径 根据各种传染病的传播途径采取措施，如消化道传染病应着重做好水源、饮食、粪便的管理，搞好个人卫生和环境卫生等；对呼吸道传染病应着重进行空气消毒，提倡外出时戴口罩，流行期间少到公共场所；虫媒传染病应大力开展爱国卫生运动，采用药物等措施进行防虫、驱虫、杀虫。血源性传染病应加强血源和血制品的管理，防止医源性传播。

3. 保护易感人群

（1）提高非特异性免疫力 构建健康生活方式、加强体育锻炼、改善营养等均可增强人群的非特异性免疫力。

（2）提高特异性免疫力 人体可通过感染、预防接种获得对该种传染病的特异性免疫力，其中预防接种是预防传染病非常重要的措施。有关预防接种方案请参阅附录二。①人工主动免疫：接种疫苗、菌苗及类毒素，使机体产生对病毒、细菌和毒素的特异性主动免疫，免疫力可保持数月或数年。根据规定的免疫程序，对易感人群有计划地进行有关生物制品的预防接种称为计划免疫。实施儿童计划免疫是预防传染病的重要措施之一。目前，我国已经纳入儿童计划免疫的疫苗有卡介苗、脊髓灰质炎疫苗、百白破联合疫苗、麻疹疫苗和乙肝疫苗5种。②人工被动免疫：接种抗毒素、特异性高价免疫球蛋白、丙种球蛋白，使机体产生特异性被动免疫。常用于治疗及对接触者的紧急预防，免疫力仅持续2~3周。

（3）药物预防 有些传染病可通过服药进行预防，如流行性脑脊髓膜炎密切接触者可口服磺胺药；疟疾密切接触者可口服乙胺嘧啶进行预防。

【隔离和消毒】

1. 传染病的隔离 将处于传染期间的传染患者或病原携带者安置在指定的地方，使其与健康人和非传染患者分开，便于集中治疗和护理，防止疾病传染和扩散。

（1）隔离的种类

1）呼吸道隔离（蓝色标志）：适用于经空气和飞沫传播的各种呼吸道传染病，如流行性感冒、麻疹、流行性腮腺炎、白喉、流行性脑脊髓膜炎、甲型H1N1流感等。隔离要求：①同一病种患者，可同住一室，床间距至少2m。②进入病室者应戴口罩，必要时穿隔离衣。接触患者或可能污染物品后，护理下一名患者前均应洗手。③患者的呼吸道分泌物应先消毒后弃去，痰杯每天消毒。④患者有必要离开病室时，必须戴口罩。⑤病室通风每天不少于3次，空气紫外线消毒或喷洒消毒液，每天2次。

2）消化道隔离（棕色标志）：适用于经粪-口途径传播的消化道传染病，如伤寒、细菌性痢疾、甲型肝炎等。隔离要求：①同病种患者可同住一室，不同病种患者同住一室时，患者之间必须实施床边隔离。②接触患者或污物时，需穿隔离衣、戴手套。接触患者或污物后及护理下一个患者前必须严格消毒双手。③室内应做好防蝇、防蟑螂工作。④患者的食具、便器要专用，用后消毒。患者的呕吐物和排泄物随时消毒，然后弃去。

3）严密隔离（黄色标志）：适用于由强毒力病原体感染所致的、有高度传染性和致死性的疾病，包括鼠疫、肺炭疽、霍乱、传染性非典型肺炎、人禽流行性感冒等。隔离要求：①患者最好单间隔离、关闭门窗。无条件时同类患者可同住一室，但必须采用专门的空气处理系统和通风设备以防止空气传播。患者不得离开病室，禁止探视和陪住。②进入病室者应穿隔离衣及隔离鞋，戴口罩、帽子及手套。离开病室时应消毒双手，脱去隔离衣、隔离鞋。③室内物品固定使用，患者所用物品需消毒后方可带出室外。其分泌物、排泄物、污染物品和敷料应严格消毒后处理。④患者出院或死亡后，病室及一切用具均须严格执行终末消毒。⑤病室空气和地面每天消毒。

4）虫媒隔离：适用于以昆虫作媒介的传染病，如流行性乙型脑炎、疟疾等。隔离要求：①病室应有防蚊、灭蚊措施。②由虱子传播的疾病，患者入院时要做好灭虱工作。

5）接触隔离（橙色标志）：适用于病原体直接或间接接触皮肤或黏膜而引起的传染病，如狂犬病、破伤风等。隔离要求：①接触患者应戴口罩、手套，穿隔离衣，接触患者或污染物品后及护理下一个患者前须洗手。②已被污染的用具和敷料应严密消毒或焚烧。③患者出院或死亡，病室应进行终末消毒。

6）血液－体液隔离（红色标志）：适用于由血液、体液及血制品传播的传染病，如乙型肝炎、丙型肝炎、梅毒、艾滋病等。具体隔离要求：①同种患者同居一室。②血液、体液可能污染工作服时，应穿隔离衣。接触血液、体液时应戴手套，必要时戴护目镜。③医疗器械应进行严格消毒，有条件时可使用1次性用品。④被患者的血液或体液污染的物品，应销毁或装入污物袋中，并做好标志，送出病房。

（2）传染病房内区域划分及隔离要求　病区应有合理的布局，划分清洁区、半污染区和污染区；工作人员与患者出、入通道要分开；清洁物与污染物的运送通道也要分开。隔离单位应有标记，病室门口挂隔离衣，走廊应设有消毒液及洗手设备。工作人员进入隔离单位必须戴口罩、帽子、穿隔离衣。穿隔离衣后只能在指定范围内活动。患者不得擅自离开病区，不同病种不得互相接触、串病室。痊愈出院时应进行卫生处理，其病床、被褥等须经彻底清洗、消毒后方可给他人使用。

2. 传染病的消毒　是用物理、化学或生物学的方法，消除或杀灭环境中的病原微生物，目的是切断传播途径，控制传染病的传播。

（1）消毒的种类

1）预防性消毒：是指未发现传染源，对可能受病原体污染的场所、物品和人体所进行的消毒措施。如对饮用水源、餐具、所食食物的消毒，也包括医院中对病房、手术室和医护人员手的消毒。

2）疫源地消毒：是指对目前存在或曾经存在传染源的地区进行消毒，目的在于消灭由传染源排到外界环境中的病原体。疫源地消毒包括终末消毒和随时消毒。终末消毒是指当痊愈或死亡后对其居地进行的最后1次彻底消毒，包括对所处环境、所接触物品和排泄物的消毒，还包括出院前的自身消毒或死亡后对尸体的消毒处理。随时消毒是指对传染源的排泄物、分泌物及其污染物品及时消毒。

（2）消毒的方法　参见基础护理学有关内容。

【护理评估】

1. 流行病学资料　是传染病重要的参考资料，根据不同传染病的流行特征，详细询问年龄、职业、生活与卫生习惯、居住或旅居地区、既往传染病史、免疫接种及家庭与集体发病的情况等。重点了解近期有无与传染病患者接触史或到过疫区；有无手术或输血病史；家中或邻居有无类似患者；既往有无类似发病情况。

2. 常见症状和体征

（1）发热　由于各种传染病的发热程度、热型及持续时间不尽相同，故对许多传染病具有重要的鉴别诊断意义。护理人员应详细询问：①发热的起始时间，起病的缓急，可能的原因或诱因以及处理经过。②发热前有无畏寒、寒战，体温升高的程度、持续时间及热型，退热过程中有无大量出汗等。短期高热多见于痢疾、流行性乙型脑炎；长期高热多见于伤寒、布氏菌病；长期低热多见于结核病、艾滋病等；稽留热多见于伤寒极期、斑疹伤寒；弛张热多见于伤寒缓解期、肾综合征出血热；间歇热多见于疟疾、败血症等；回归热多见于布氏菌病；发热前有寒战，退热时伴大汗，见于疟疾。③有无伴随症状，发热伴腹痛、脓血便可见于细菌性痢疾；发热伴结膜充血见于麻疹、流行性出血热；发热伴黄疸、肝脾大见于病毒性肝炎；发热伴脑膜刺激征见于流行性脑脊髓膜炎、流行性乙型脑炎。

（2）发疹　发疹包括皮疹和黏膜疹两大类。皮疹的出现时间和先后次序对诊断和鉴别诊断有重要价值。如水痘、风疹多见于病程第一天，猩红热多见于第二天，麻疹多见于第四天，斑疹伤寒多见于第五天，伤寒多见于第六天等，但均有例外。水痘的皮疹主要分布于躯干；麻疹的皮疹先出现于耳后、面部，然后向躯干、四肢蔓延，并出现黏膜疹（Koplik spot）。皮疹的形态可分为4类：①斑丘疹：斑疹呈红色不突出皮肤，可见于斑疹伤寒、猩红热等。丘疹呈红色突出皮肤，见于麻疹。玫瑰疹属于丘疹，呈粉红色，可见于伤寒等。斑丘疹是指斑疹和丘疹同时存在，多见于麻疹、风疹、伤寒等。②出血疹：压之不褪色，表现为瘀点和瘀斑，见于肾综合征出血热、登革热、流行性脑脊髓膜炎、败血症等。③疱疹或脓疱疹：突出皮肤表面，皮疹内含有液体，多见于水痘、单纯疱疹等。④荨麻疹：结节状突出于皮肤表面的皮疹，多见于血清病、病毒性肝炎等。

3. 实验室及其他检查　包括一般实验室检查（如血液、粪便、尿常规和生化检查）、病原体检查（如直接检查、培养分离）、免疫学检查（如血清学检查、皮肤试验）和其他检查（如内镜、活体组织病理检查、超声波、CT、X线、心电图、脑电图、同位素扫描等）。

【常见护理诊断/问题】

1. 体温过高　与病原体感染引起毒血症有关。

2. 皮肤完整性受损　与病原体和（或）其代谢产物引起皮肤、黏膜损伤及毛细血管炎症有关。

3. 有传染的危险　与病原体排出有关。

【护理措施】

1. 生活护理　病室布置应简单、安静、整洁，阳光充足，空气清新。患者入院后按病种安排病室，严格执行消毒隔离制度，避免交叉感染。急性期患者应卧床休息；高热及合并有并发症者，应绝对卧床休息；轻者及恢复期患者，可以允许区域内活动，并应动静结合，劳逸适度。

2. 饮食护理　给予易消化、高热量、富含营养的饮食，鼓励患者多饮水，促进体内毒素的排泄。必要时按医嘱给予静脉输液，维持水和电解质平衡。避免进食过冷、过热及辛辣刺激性食物。

3. 病情观察　加强巡视，密切观察病情，特别是新入院与危重患者，如发现体温、脉搏、呼吸、血压突然变化，或见有意识障碍、惊厥、剧烈疼痛、严重呕吐或腹泻、大出血、面色苍白、口唇发绀等情况，应立即报告医生。惊厥、狂躁者应防止坠床。

4. 对症护理

（1）发热　冷敷头部或大动脉处，用32℃～35℃温水或25%～50%乙醇拭浴，冷（温）盐水灌肠等。要避免持续长时间冰敷同一部位，以防局部冻伤。注意观察微循环状态，有脉搏细速、面色苍白、四肢厥冷者，禁用冷敷和乙醇擦浴，全身发疹者禁用乙醇擦浴。患者退热大汗时，及时温水擦浴，更换内衣，保持皮肤清洁、干燥，使患者有舒适感；高热患者易发生口腔炎，应于饭后、睡前用生理盐水漱口，病重者协助口腔护理，防止感染。

（2）发疹　注意出疹的进展情况和消退情况，观察皮疹消退后有无脱屑、脱皮、结痂、色素沉着等变化。注意保持皮肤清洁，每天用温水清洗皮肤，禁用肥皂水、乙醇擦洗。衣被保持清洁、柔软、干燥。有皮肤瘙痒者应避免抓破皮肤，防止感染。皮肤剧痒者可涂止痒剂，如炉甘石洗剂等。皮肤结痂后让其自行脱落，脱皮不完全时，可用消毒剪修剪，不可用手撕扯，以免加重损伤，导致出血、感染。对大面积瘀斑、坏死的皮肤，局部用海绵垫、气垫圈加以保护，防止大小便浸渍。翻身时动作轻柔，避免拖、拉、拽等动作，以免皮肤擦伤。若皮疹发生破溃应注意及时处理，小面积可涂以甲紫或抗生素软膏，大面积者可用消毒纱布包扎，防止继发感染。伴有口腔黏膜疹者，加强口腔护理，每天用温水或朵贝液漱口，以保持口腔清洁、黏膜湿润。

5. 用药护理　病原治疗既能清除病原体，又有根治和控制传染源的作用，是治疗传染病的关键措施。常用的药物有抗生素、化学治疗剂和血清免疫制剂。向患者讲解用药的方法及注意事项，观察患者的反应、药物的不良反应和毒性反应，发现异常及时处理。

6. 心理护理　传染病患者除有疾病本身引起的躯体表现外，常有焦虑、恐惧及因隔离而产生的孤独、自卑等不良心理反应，因此医护人员必须与患者进行有效沟通，尊重患者，态度和蔼，耐心倾听患者叙述。向患者介绍住院环境，生活制度，消毒、隔离的目的、方法，隔离时间，解除隔离的标准。护理人员对患者要热情，不可流露出厌恶情绪。

第二节 流行性乙型脑炎患者的护理

流行性乙型脑炎（epidemic encephalitis B）简称乙脑，是由乙型脑炎病毒引起的以脑实质炎症为主要病变的中枢神经系统急性传染病。本病经蚊虫传播，常流行于夏秋季，多发生于儿童。临床特征为高热、意识障碍、抽搐、呼吸衰竭及脑膜刺激征。病死率高，部分留有后遗症。

【病原学】

乙型脑炎病毒简称乙脑病毒，属黄病毒科，为 RNA 病毒。病毒呈球形，直径 40～50nm。此病毒能寄生在人或动物的细胞内，尤其在神经细胞内更适宜生长繁殖，故又称嗜神经病毒。本病毒抵抗力不强，不耐热，56℃ 30 分钟或者 100℃ 2 分钟即可灭活，但对低温和干燥的抵抗力较强，用冰冻干燥法在 4℃ 冰箱中可保存数年。

【流行病学】

1. 传染源 乙脑是人畜共患的自然疫源性疾病，人与许多动物都可成为本病的传染源。人被乙脑病毒感染后，可出现短暂的病毒血症，但病毒数量少且持续时间短，所以人不是本病的主要传染源。动物中的家畜、家禽和鸟类均可感染乙脑病毒，特别是猪的感染率高，感染后血中病毒数量多，病毒血症期长，加上猪的饲养面广、更新率快，因此猪是本病的主要传染源。

2. 传播途径 乙脑主要通过蚊虫叮咬而传播。蚊虫是本病主要的传播媒介，当它们叮咬感染乙脑病毒的动物后，病毒进入蚊虫体内迅速繁殖，然后移行至唾液腺，在唾液中保持较高浓度，经叮咬将病毒传给人和动物。由于蚊虫可携带病毒越冬，并可经卵传代，所以蚊虫不仅为传播媒介，也是长期储存宿主。此外，被感染的候鸟、蠛蠓、蝙蝠也是乙脑病毒越冬宿主。

3. 人群易感性 人对乙脑病毒普遍易感，感染后多数呈隐性感染，感染后可获得较持久的免疫力。出现典型症状的只占少数。以 2～6 岁儿童发病率最高，大多数成人因隐性感染而获得免疫力，婴儿可从母体获得抗体而具有保护作用。近年来由于儿童和青少年广泛接种疫苗，成人和老年人的发病率则相对增加。

4. 流行特征 乙脑主要分布在亚洲。我国多数地区有本病流行。在热带地区乙脑全年均发生；温带和亚热带地区，乙脑呈季节性流行，病例集中在 7、8、9 三个月，这主要与蚊虫繁殖、气温和雨量等因素有关。乙脑一般呈散发，家庭成员中少有多人同时发病。

【病机】

当人体被带病毒的蚊虫叮咬后，病毒经淋巴管或皮肤毛细血管在单核–吞噬细胞系统中繁殖，继而进入血液循环引起病毒血症。感染病毒后是否发病及引起疾病的严重程度一方面取决于感染病毒的数量及毒力，另一方面则取决于人体的免疫力。当被感染者机体免疫力强时，只形成短暂的病毒血症，病毒很快被清除，不侵入中枢神经系统，临床上表现为隐性感染或轻型病例，并可获得持久免疫力。当被感染者免疫力弱，而感染的病毒数量大及毒力强时，病毒则可侵入中枢神经系统，引起脑实质病变。

【临床表现】

潜伏期为 4～21 天，一般为 10～14 天。典型的临床表现可分为 4 期。

1. 初期 起病急，体温在 1～2 天内上升至 39℃～40℃，伴有头痛、倦怠、食欲差、恶心、呕吐和嗜睡。少数患者可出现颈项强直和抽搐。此期持续 1～3 天。

2. 极期 除初期症状加重外，突出表现为脑实质受损的症状，此期病程 4～10 天。

（1）高热 体温高达 40℃以上，多呈稽留热，一般持续 7～10 天，发热越高，热程越长，病情越重。

（2）意识障碍 表现为嗜睡、谵妄、昏迷、定向力障碍等。神志不清最早可见于病程第 1～2 天，但多发生于第 3～8 天，通常持续 1 周左右，重型者可长达 1 个月以上。

（3）惊厥或抽搐 可由高热、脑实质炎症及脑水肿所致，是病情严重的表现。表现为先出现面部、眼肌、口唇的小抽搐，随后肢体抽搐、强直性痉挛，历时数分钟至数十分钟不等，均伴有意识障碍。频繁或长时间抽搐，可导致发绀、脑缺氧和脑水肿，甚至呼吸暂停。

（4）呼吸衰竭 主要为中枢性呼吸衰竭，常因脑实质炎症、缺氧、脑水肿、颅内高压、脑疝和低血钠脑病等所致，其中以脑实质病变为主要原因。其特点为呼吸节律不规则及幅度不均，可为双吸气、叹息样呼吸、潮式呼吸等，最后呼吸停止。此外，因并发肺炎或脊髓受侵犯而出现周围性呼吸衰竭，主要表现为呼吸困难，胸式或腹式呼吸减弱，发绀，呼吸频率先快后慢，但节律始终整齐。

（5）其他神经系统症状和体征 多在病程 10 天内出现，第 2 周后很少出现新的神经系统表现。主要表现为：①浅反射减弱或消失，深反射先亢进后消失，病理征阳性。②大脑锥体束受损表现：可有肢体强直性瘫痪，肌张力增强，babinski 征阳性等。③不同程度的脑膜刺激征。④其他：颞叶受损可有失语、听觉障碍。

高热、抽搐和呼吸衰竭是乙脑极期的严重表现，三者相互影响，尤其以呼吸衰竭为致死的主要原因。多数患者在本期末体温下降，病情改善，进入恢复期。少数患者因严重并发症或脑部损害重而死亡。

（6）循环衰竭 常与呼吸衰竭同时出现，但较少见。表现为血压下降、脉搏细速、休克和消化道出血等。

3. **恢复期**　患者体温逐渐下降，神经系统症状和体征日趋好转，一般患者于2周左右可完全恢复，但重型患者需1~6个月才能逐渐恢复。此阶段的表现可伴有持续性低热、多汗、失语、失眠、流涎、吞咽困难、肢体强直性瘫痪等。

4. **后遗症期**　患病6个月后仍留有的精神神经症状称后遗症。主要有失语、肢体瘫痪、意识障碍、精神失常及痴呆等，如给予积极治疗可有不同程度的恢复。

5. **并发症**　发生率为10%，以支气管肺炎最常见，多因昏迷使呼吸道分泌物不易咳出或应用人工呼吸器后引起。其次为肺不张、败血症、尿路感染、压疮等。重型患者可因应激性溃疡而发生上消化道大出血。

【实验室及其他检查】

1. **血常规**　白细胞计数升高，一般在（10~20）×10⁹/L，中性粒细胞在80%以上。部分患者血象始终正常。

2. **脑脊液**　外观无色透明或微混浊，压力增高，白细胞计数多在（50~500）×10⁶/L之间，少数可达1000×10⁶/L以上，分类早期以中性粒细胞稍多，随后则淋巴细胞增多。白细胞的多少与病情轻重无关。蛋白轻度增高，糖正常或偏高，氯化物正常。

3. **血清学检查**

（1）特异性IgM抗体测定　该抗体在病后3~4天即可出现，2周时达高峰，可作为早期诊断指标。

（2）其他抗体的检测　补体结合抗体，具有较高的特异性，多在病后2周出现，5~6周达到高峰。血凝抑制抗体出现较早，抗体水平可维持一年，可用于临床病学调查。

4. **病毒分离**　在病程第一周内死亡的病例的脑组织中可分离到病毒，脑脊液和血中不易分离到病毒。

【诊断要点】

根据夏秋季发病，患者为10岁以下儿童等流行病学资料；出现急性高热、头痛、呕吐、意识障碍、抽搐、呼吸衰竭、病理反射及脑膜刺激征阳性等临床表现；有白细胞计数及中性粒细胞比例均增高，脑脊液呈无菌性脑膜炎改变等检查结果，可做出临床诊断。血清学检查，尤其是乙脑IgM抗体阳性可协助确诊。

【治疗要点】

目前，尚无特效的抗病毒治疗药物，应积极采取对症和支持治疗，维持体内水和电解质的平衡，密切观察病情变化，重点处理好高热、抽搐、脑水肿和呼吸衰竭等危重症状，降低病死率和减少后遗症的发生。

1. **对症治疗**

（1）高热　应以物理降温为主。可用小剂量阿司匹林口服或50%安乃近滴鼻。持续高热伴反复抽搐者可加用亚冬眠疗法，以氯丙嗪和异丙嗪各0.5~1mg/kg肌注，每

4~6 小时 1 次，疗程 3~5 天。

（2）惊厥或抽搐　抽搐应去除病因及镇静解痉。①因高热所致者，以降温为主。②因脑水肿所致者，应加强脱水治疗。③因脑实质病变引起的抽搐，可使用镇静剂。常用的镇静剂有地西泮，成人每次 10~20mg，小儿每次 0.1~0.3mg/kg，肌注或缓慢静脉注射。此外，还可用水合氯醛、苯巴比妥钠等。

（3）呼吸衰竭　应根据病因进行相应治疗。脑水肿所致者用脱水剂治疗；中枢性呼吸衰竭者可用呼吸兴奋剂，如洛贝林、尼可刹米等；呼吸道分泌物梗阻所致者，应注意排痰，解除梗阻。吸氧及必要时使用人工呼吸器辅助呼吸是维持有效呼吸功能、减少死亡率及后遗症的重要措施之一。还可选用血管扩张剂，如山莨菪碱或东莨菪碱，以改善脑内微循环、解痉和兴奋呼吸中枢。

（4）循环衰竭　可根据情况补充血容量，应用升压药、强心剂、利尿剂等，并注意调整水及电解质平衡。

2. 恢复期及后遗症处理　应注意进行功能训练，包括吞咽、语言和肢体功能，可行理疗、针灸、体疗、高压氧治疗等。

【常见护理诊断/问题】

1. 体温过高　与病毒血症及脑部炎症有关。
2. 意识障碍　与中枢神经系统损害有关。
3. 有受伤的危险　与惊厥、抽搐发作有关。
4. 有皮肤完整性受损的危险　与昏迷、长期卧床有关。
5. 气体交换受损　与呼吸衰竭有关。

【护理措施】

1. 生活护理　将患者安置于安静、光线柔和、配有防蚊设备的房间内，室温至少控制在 30℃ 以下，防止声音、强光刺激，住院隔离至体温正常；嘱患者卧床休息，意识障碍者专人看护，做好生活护理及皮肤、眼、鼻、口腔的清洁护理，防止压疮形成；有计划地集中安排各种检查、治疗及护理操作，减少对患者的刺激，以免诱发惊厥或抽搐。昏迷、抽搐患者应防止坠床。

2. 饮食护理　按不同病期给予不同饮食，以补充营养。早期鼓励患者多进食清淡流质饮食，如牛奶、米汤、豆浆、绿豆汤、果汁等；有吞咽困难或昏迷不能进食者给予鼻饲，每日少量多次缓慢注入，以防冲击胃壁引起反射性呕吐，或按医嘱静脉补充足够的营养和水分；恢复期应逐步增加高蛋白、高热量饮食。

3. 病情观察　如发现患者两眼呆视，面部及口角、指（趾）抽动、惊厥等，及时告知医生，并积极协助处理。密切观察呼吸频率、节律，血压，意识状态，瞳孔形状、大小及对光反射等。及早发现并发症，如患者出现咳嗽、呼吸困难、面色发绀应警惕合并肺炎；出现呕血或黑便应警惕上消化道出血的可能。

4. 对症护理

（1）高热 采取以物理降温为主、药物降温为辅的措施。物理降温效果不佳者可按医嘱使用退热药物；高热伴有四肢厥冷者提示有周围循环不良，禁用冷敷和乙醇擦浴。

（2）惊厥或抽搐 当出现惊厥或抽搐时，将患者置于仰卧位，头偏向一侧，保持呼吸道通畅，及时清除口咽部分泌物，如吸痰等。若舌后坠阻塞呼吸道，可用缠有纱布的舌钳拉出，必要时行气管切开。抽搐时可用缠有纱布的压舌板或开口器置于患者上下臼齿之间，防止舌咬伤，注意患者安全，防止坠床。

5. 药物护理 遵医嘱用药，正确使用呼吸兴奋剂、镇静剂、脱水剂，注意观察药物疗效和不良反应。如苯巴比妥钠有蓄积作用，不宜长时间持续使用，密切观察患者的呼吸和意识状态，严格掌握药物剂量及用药的间隔时间；亚冬眠治疗时密切观察患者生命体征的变化；20% 甘露醇为高渗液体，使用时必须快速静脉注入，严密观察患者心功能情况，以防止发生心功能不全；洛贝林大剂量使用可反射性地兴奋迷走神经，引起心动过缓、传导阻滞等。

6. 心理护理 疾病初期患者常由于起病突然、症状明显、担心病情恶化而出现焦虑不安、紧张、急躁等不良情绪；刚清醒的患者其思维能力及接受外界刺激的能力均较差，感情脆弱，易哭泣和激动；疾病后期有功能障碍或后遗症者，易产生抑郁、悲观等不良情绪，迫切希望得到家人和医务人员的关心和支持。因此，在护理过程中要尽可能避免对患者的各种刺激，使其保持安静，尤其对有功能障碍或后遗症者，要帮助患者适应环境；要有高度的责任心和同情心，给予患者关心和照顾，并鼓励患者积极配合治疗；同时引导其家属和亲友给予患者心理支持和帮助，以使患者尽快康复。

【健康指导】

1. 疾病基本知识指导 介绍乙脑的流行病学特点、主要临床特征等，以便及时发现患者，使患者尽快得到诊治。鼓励患者坚持康复训练和治疗，定期复诊。指导家属采取切实可行的护理措施及康复疗法，协助患者恢复健康。乙脑患者出院时如仍遗留有瘫痪、失语、痴呆等神经精神症状时，应向患者及家属阐明积极治疗的意义，尽可能争取在 6 个月内恢复，以防成为不可逆的后遗症。

2. 疾病预防指导 夏季应大力开展防蚊、灭蚊工作，冬季应消灭越冬蚊，春季应消灭蚊的幼虫及其滋生地；在流行季节利用蚊帐、避蚊油、烟熏剂等防止蚊虫叮咬。对 10 岁以下的儿童和从非流行区进入流行区的易感者进行乙脑疫苗的接种是预防乙脑流行的关键。加强对家畜的管理，流行地区在流行季节前，对猪接种疫苗能有效地控制乙脑在猪群中的传播流行，有助于降低人群发病率。

知识链接

乙脑疫苗

乙脑疫苗是预防流行性乙型脑炎的有效措施。乙脑疫苗可使机体产生对乙脑病毒的抵抗力，消灭进入人体的乙脑病毒，防止乙脑发病。目前我国使用的乙脑疫苗有两种，一种是死疫苗，另一种是减毒活疫苗。我国研制的地鼠肾细胞灭活疫苗免疫效果较好，自 1968 年开始大面积接种以来，明显地控制了乙脑的流行。1989 年我国又研制成功乙脑减毒活疫苗，所谓乙脑减毒活疫苗是将人工减毒失去致病性，但仍保留免疫原性的乙脑病毒株，接种于原代地鼠单层细胞，经培育后收获病毒液，加入保护剂后冻干制成，这种疫苗的安全性、免疫性和免疫效果都比较好。对于儿童而言，及时注射乙脑疫苗，是预防乙脑的最好手段。

第三节 艾滋病患者的护理

艾滋病又称获得性免疫缺陷综合征（acquired immune deficiency syndrome，AIDS），是由人免疫缺陷病毒（human immunodeficiency virus，HIV）引起的慢性传染病。本病主要经性接触、血液及母婴传播。HIV 主要侵犯破坏人体辅助性 T 淋巴细胞（$CD4^+$ T 淋巴细胞），导致机体细胞免疫功能受损乃至缺陷，最终并发各种严重机会性感染和肿瘤。具有传播迅速、发病缓慢、病死率高的特点。

【病原学】

HIV 为单链 RNA 病毒，属于反转录病毒科，慢病毒亚科。HIV 为直径 100~120nm 球形颗粒，有两层结构，外层为类脂包膜，表面有锯齿样突起，内有圆柱状核心，由 RNA 反转录酶、DNA 多聚酶和结构蛋白等组成。目前可将 HIV 分为 HIV-1 型和 HIV-2 型。包括我国在内，全球流行的主要毒株是 HIV-1；HIV-2 在西非地方性流行。HIV 具有广泛的细胞和组织嗜性，既嗜淋巴细胞，又嗜神经细胞，主要感染 $CD4^+$ T 细胞、单核-吞噬细胞、B 淋巴细胞、小神经胶质细胞和骨髓干细胞等。HIV 侵入人体可刺激产生抗体，但中和抗体少，作用非常弱，因此血清中可同时存在抗体和病毒，但仍有传染性。

HIV 对外界抵抗力低。对热敏感，56℃ 30 分钟能灭活。亦能被 75% 乙醇、0.2% 次氯酸钠及漂白粉灭活。但对 0.1% 甲醛、紫外线和 γ 射线不敏感。

【流行病学】

1. 传染源 患者及 HIV 无症状携带者为本病的传染源。无症状而血清 HIV 抗体阳性的感染者更具有传染病学意义。血清病毒阳性而 HIV 抗体阴性的窗口期感染者亦是重要的传染源。

2. 传播途径 目前公认的传染途径主要是性接触、血液接触和母婴传播。

（1）性接触传播 性接触传播是主要的传播途径。HIV 存在于血液、精液和阴道分泌物中，唾液、眼泪和乳汁等体液也含 HIV。性接触摩擦所致细微破损即可侵入机体致病。与发病率有关的因素包括性伴侣数量、性伴侣的感染阶段、性交方式和性交保护措施等。

（2）经血液和血制品传播 共用针具静脉吸毒，输入被 HIV 污染的血液和血液制品等均可被感染。

（3）母婴传播感染 感染 HIV 的孕妇可经胎盘传给胎儿，也可经产道及产后血性分泌物、哺乳等传给婴儿。

（4）其他 接受 HIV 感染者的器官移植、人工授精或接触污染的器械等，医务人员被 HIV 污染的针头刺伤或经破损皮肤受污染也可受染。目前无证据表明可经食物、水、昆虫或生活接触传播。

3. 易感人群 人群普遍易感，15～49 岁发病者占80%，儿童和妇女感染率逐年上升。高危人群为男性同性恋、静脉药物依赖者、性乱者、多次接受输血或血制品者。

4. 流行特征 自1981 年美国发现世界首例艾滋病病例后，至少有199 个国家和地区发现 HIV 感染者，发展中国家疫情严重，全世界约90% 的 HIV 感染者发生于防治能力非常有限的发展中国家。经过国际社会多年来为防治艾滋病做出的积极努力，全球新增感染 HIV 人数和艾滋病致死人数均大幅下降。但是，全球艾滋病疫情蔓延的趋势还没有得到逆转，艾滋病流行形势依然严峻，防治任务十分艰巨。

【病机】

HIV 侵入人体后，侵犯 $CD4^+T$ 淋巴细胞、单核细胞和巨噬细胞等。HIV 通过主动吸附与被动吞饮至 $CD4^+T$ 淋巴细胞内。HIV 在人体细胞内可以长期潜伏处于"休眠"状态，当受到某种因素作用后开始大量复制，以细胞膜芽生方式释出，再感染更多的靶细胞。如此循环往复，被损害的细胞越来越多，最后导致细胞死亡和溶解。随着 $CD4^+T$ 淋巴细胞不断减少，引起淋巴细胞减少，$CD4^+/CD8^+T$ 淋巴细胞比值 < 1，发生严重的细胞免疫功能缺陷导致各种机会性感染及恶性肿瘤，如卡波西肉瘤、淋巴瘤。HIV 的直接作用还可导致淋巴、造血组织的原发病变，并可通过血脑屏障感染脑、脊髓及神经组织引起炎症。

【临床表现】

本病潜伏期长，短至数月，长达 10 余年。一般认为 2～10 年可发展为艾滋病。根据艾滋病临床表现分为急性期、无症状期、持续性淋巴结肿大综合征期和艾滋病期。

1. 急性期 通常发生在初次感染 HIV 的 2～4 周，可出现发热、全身不适、头痛、恶心、肌痛、关节痛、淋巴结肿大等症状。其中，发热最常见。大部分患者临床症状轻微，持续 1～3 周后缓解。血清中可检出 HIV 及 P24 抗原。$CD4^+T$ 淋巴细胞计数一过性减少，$CD4^+/CD8^+$ 比例倒置，部分患者可有血小板减少。

2. 无症状期　可从急性期进入此期，或无明显的急性期症状而直接进入此期。此期持续时间一般为 6～8 年，其时间长短与感染病毒的数量、病毒型别、感染途径、机体免疫状况、营养和卫生条件及生活习惯等因素有关。此期 HIV 在感染者体内不断复制，CD4$^+$T 淋巴细胞计数逐渐下降，此期具有传染性。

3. 艾滋病期　是艾滋病病毒感染的最终阶段。此期临床表现复杂，因免疫功能严重缺陷，易发生机会性感染及恶性肿瘤，可累及全身各个系统及器官，且常有多种感染和肿瘤并存，出现各种严重的综合病症。

（1）HIV 相关症状　出现持续 1 个月以上的发热、盗汗、腹泻及体重明显减轻。另外可出现全身淋巴结肿大，除腹股沟淋巴结外，全身其他部位两处或两处以上淋巴结肿大。肿大的淋巴结直径在 1cm 以上，质地柔韧、无压痛、无粘连，活检多为反应性增生，一般持续肿大 3 个月以上。

（2）各种机会性感染及肿瘤

1）呼吸系统：人肺孢子虫引起的肺孢子菌肺炎最常见，是本病机会性感染死亡的主要原因，表现为慢性咳嗽、发热、发绀、血氧分压下降。

2）中枢神经系统症状：出现中枢神经系统症状者可达 30%～70%，包括机会感染，如隐球菌脑膜炎、结核性脑膜炎、脑弓形虫病及各种病毒性脑膜炎等；机会性肿瘤，如原发性脑淋巴瘤和转移性淋巴瘤；艾滋病痴呆综合征；无菌性脑炎。可表现为头晕、头痛、癫痫、进行性痴呆等。

3）消化系统：以白色念珠菌、疱疹和巨细胞病毒引起的口腔和食管炎症及溃疡最常见。疱疹病毒、隐孢子虫、鸟分枝杆菌和卡波西肉瘤侵犯胃肠黏膜常引起腹泻、体重减轻、感染性肛周炎、直肠炎。

4）皮肤黏膜：卡波西肉瘤常侵犯下肢皮肤和口腔黏膜，表现为紫红色或深蓝色浸润或结节。其他常见的有念珠菌口腔感染，口腔毛状白斑，表现为舌的两侧边缘有粗厚的白色突起。此外，外阴疱疹病毒感染、尖锐湿疣等也较常见。

5）眼部：巨细胞病毒性视网膜炎、弓形虫视网膜脉络膜炎、眼部卡波西肉瘤等。

6）肿瘤：常见卡波西肉瘤和恶性淋巴瘤。

【实验室及其他检查】

1. 一般检查　有不同程度贫血、白细胞计数降低、血小板减少；尿蛋白常呈阳性。

2. 免疫学检查　HIV 特异性侵犯 CD4$^+$T 淋巴细胞，CD4$^+$T 淋巴细胞进行性减少，CD4$^+$/CD8$^+$ 比例倒置。

3. 血生化检查　可有血清转氨酶升高及肾功能异常等。

4. 血清学检查　①抗体检测：采用 ELISA 法检测患者血清、尿液、唾液或脑脊液 HIV 抗体，可获阳性结果。主要查血清 gp24 及 gp120 抗体，其阳性率可达 99%。ELISA 抗体检测结果须经蛋白印迹检测确认。②抗原检测：可用 ELISA 法检测 P24 抗原。采用流式细胞技术检测血液或体液中 HIV 特异性抗原，对诊断有一定帮助。

5. HIV RNA 的检测　可用免疫印迹法或 RT – PCR 法。定量检测既有助于诊断，又可判断治疗效果及预后。

6. 病毒分离 可从血浆、单核细胞和脑脊液中分离，但操作复杂，仅用于科研。

【诊断要点】

本病的诊断需结合流行病学史（包括不安全性生活史、静脉注射毒品史、输入未经抗 HIV 抗体检测的血液或血液制品、HIV 抗体阳性者所生子女或职业暴露史等）、临床表现和实验室检查等进行综合分析，慎重做出诊断。诊断 HIV 感染必须是经确证试验证实的 HIV 抗体阳性，HIV RNA 和 P24 抗原的检测能缩短抗体"窗口期"和帮助早期诊断新生儿的 HIV 感染。

【治疗要点】

艾滋病至今尚无特别有效的治疗方法，可酌情采用抗病毒治疗和对症治疗。目前认为早期抗病毒治疗既能缓解病情，又能减少机会性感染和肿瘤等并发症的发生。

1. 抗病毒治疗 国内的抗 HIV 的药物可分为以下三大类：

（1）核苷类反转录酶抑制剂 此类药物能选择性与 HIV 反转录酶结合，从而抑制 HIV 的复制和转录，推迟 HIV 感染者病情进展，延长艾滋病患者的存活时间。该类药物包括齐多夫定（ZDV）、双脱氧肌苷（DDI）、拉米夫定（3TC）和司他夫定（D4T）等。

（2）非核苷类反转录酶抑制剂 主要作用于 HIV 反转录酶，使其失去活性，从而抑制病毒的复制。该类药物包括奈韦拉平（NVP）、依非韦伦（EFV）等，但该类药物易产生耐药性。

（3）蛋白酶抑制剂 通过阻断 HIV 复制和成熟过程中所必需的蛋白质的合成而抑制病毒的复制。主要药物包括利托那韦（RNV）、沙奎那韦（SQV）、英地那韦（IDV）等。

HIV 在抗病毒治疗过程中易发生突变，从而产生耐药性，因而主张联合用药。通常采用三类药物的联合使用或两种不同的核苷类反转录酶抑制剂加上一种（或两种）蛋白酶抑制剂，配伍组成复方让患者服用。

2. 治疗并发症

（1）肺孢子虫肺炎 可用戊烷脒或复方磺胺甲噁唑。

（2）卡波西肉瘤 齐多夫定（ZDV）与 α-干扰素联合治疗，或应用博来霉素、长春新碱、阿霉素联合化疗。

（3）隐孢子虫感染和弓形虫病 应用螺旋霉素或克林霉素治疗。

（4）巨细胞病毒 可用阿昔洛韦或更昔洛韦。

（5）隐球菌脑膜炎 应用两性霉素 B 或氟康唑治疗。

3. 对症支持 加强营养支持治疗，部分患者可辅以心理治疗。

4. 预防性治疗 HIV 感染而结核菌素试验阳性者，异烟肼治疗 4 周。$CD4^+ T$ 细胞 $< 0.2 \times 10^9 /L$ 者用戊烷脒或复方磺胺甲噁唑预防肺孢子虫肺炎。针刺或试验室意外感染者，在 2 小时内用 ZDV 治疗，疗程 4~6 周。

【常见护理诊断/问题】

1. 恐惧 与预后不良、疾病折磨、缺乏社会支持等有关。

2. 营养失调：低于机体需要量 与长期发热、腹泻致消耗过多、食欲减退、进食减少、热量摄入不足等有关。

3. 活动无耐力 与长期发热、消耗过多、体质虚弱等有关。

4. 潜在并发症 各种机会性感染、肿瘤等。

【护理措施】

1. 生活护理 将患者安置在安静、舒适的隔离病室内，对于艾滋病期患者在执行血液/体液隔离的同时，还要实施保护性隔离治疗，以防止各种机会性感染的发生。急性感染期和艾滋病期应绝对卧床休息，症状减轻后可逐步起床活动，鼓励动静结合，适当进行一些力所能及的活动，使活动耐力逐步得到提高。

2. 饮食护理 给予高热量、高蛋白、高维生素、易消化饮食，保证营养供给，增强机体抗病能力。对于厌食的患者，应结合患者原有的饮食习惯，提供色香俱全的食物，促进患者的食欲。不能进食者则给予鼻饲或按医嘱予静脉高营养。监测体重，定期评估患者营养状况。

3. 病情观察 注意发热的程度，有无肺部、胃肠道、中枢神经系统、皮肤黏膜等感染的表现；注意一般状态的检查，如生命体征、神志，定时评估患者的营养状况、体重等；皮肤黏膜局部有无卡波西肉瘤，有无口腔、食管炎症或溃疡；有无腹部压痛及肝脾情况；注意肺部有无啰音；有无癫痫发作、瘫痪、进行性痴呆等神经系统受累表现。疾病后期严密观察有无出现各种严重的机会性感染和恶性肿瘤等并发症，详细记录病情变化，及时与医生联系，配合治疗和及时采取相应的护理措施。

4. 对症护理

（1）腹泻的护理 按医嘱给予抗生素、止泻剂和静脉输液，维持水、电解质平衡，同时做好肛周皮肤护理，在每次排便后清洗局部，并涂以凡士林软膏，防止肛周皮肤糜烂。

（2）发热的护理 鼓励多饮水，给予温水或冷水擦浴降温，并遵医嘱给予抗菌药和退热药，出汗后及时更换衣服，防止受凉。

（3）呼吸困难和发绀的护理 安置患者舒适体位以利呼吸，给氧和遵医嘱使用有效抗生素治疗肺部感染。

（4）呕吐的护理 餐前给予止吐药，因口腔、食管念珠菌感染而致咽痛、食欲减退者，遵医嘱给予抗真菌药并做好相应的护理。

5. 用药护理 遵医嘱给予抗病毒、抗感染、抗肿瘤治疗，观察药物的疗效与不良反应。抗病毒药物 ZDV 有严重的骨髓抑制作用，可引起贫血、中性粒细胞和血小板减少，应定期检查血常规，当中性粒细胞 $< 0.5 \times 10^9/L$，及时通知医师进行处理。

6. 心理护理 护士要以正确的态度对待患者，发扬人道主义精神，关心体贴患者，多与患者进行有效沟通，了解患者的需要和困难，满足合理要求，针对患者的心理障碍进行疏导；护士在询问病史和性行为史时，要注意举止大方、态度温和，表现出对患者的关心和理解，使之产生信任感和亲切感，并注意要回避他人；在进行治疗、护理操作时，既要严格执行消毒隔离措施，又不应表现出怕被感染的恐惧心理，以解除患者的恐惧感和自卑感，树立战胜疾病的信心，积极配合治疗。提供患者与其家属、亲友接触沟通的机会，教育他们不要歧视患者，而应尊重患者的人格，给予谅解、鼓励、关怀、同情和支持，帮助患者正视现实，建立自尊和自信，提供患者想知道或该知道的信息，帮助患者增加必要的社会关系联络，以获得更多的社会支持。

知识链接

国家出台四免一关怀政策：

"四免"分别是：对农村居民和城镇未参加基本医疗保险等医疗保障制度的经济困难人员中的艾滋病患者免费提供抗病毒治疗药物；实施免费自愿咨询检测；对艾滋病患者的孤儿实行免费上学；对艾滋病综合防治示范区的孕妇实施免费艾滋病咨询、筛查和抗病毒药物治疗，减少母婴传播。

"一关怀"指的是将生活困难的艾滋病患者纳入政府救助范围，按国家有关规定给予必要的生活救济，并积极扶持有生产能力的艾滋病患者参加生产活动。

根据四免一关怀政策，政府对确诊的艾滋病患者中生活贫困、无固定职业、无生活保障、低收入者提供免费抗病毒治疗。患者抗病毒治疗须有严格的适应证，并到指定医院接受检测，达到抗病毒治疗标准则可实施抗病毒治疗。

【健康指导】

1. 疾病基本知识指导 使患者充分认识本病的基本知识、传播方式、预防措施及保护他人和自我健康监控的方法。①机会性感染是 AIDS 患者的常见死亡原因，应向患者和家属介绍感染时的表现、预防和减少感染的措施，以及出现危重征象时需采取的急救措施及护理。②向患者及家属说明 AIDS 的治疗措施，药物使用方法、剂量和不良反应，告知患者出院后应定期到医院复查，坚持治疗以控制病情发展。③患者的日常生活用品应单独使用和定期消毒，患者的血、排泄物和分泌物应用 0.2% 次氯酸或漂白粉等消毒液进行消毒。家属接触被患者血液、体液污染的物品时，要戴手套、戴口鼻罩、穿隔离衣等，以免被传染，处理污物后一定要洗手。④指导患者合理安排休息，加强营养，注意个人卫生，防止继发感染加重病情；对慢性、稳定期的患者应鼓励和指导其进行适当的锻炼，增强战胜疾病的信心，延长存活期。⑤鼓励患者勇敢地面对疾病，积极配合治疗。⑥严禁献血、献器官和精液；性生活应使用避孕套。⑦已感染 HIV 的育龄妇女应避免妊娠、生育以防止母婴传播。HIV 感染的哺乳期妇女应人工喂养婴儿。

2. 疾病预防指导 通过传媒、社区教育等多种途径使群众了解艾滋病的病因和感染途径，采取自我防护措施进行预防，尤其应加强性道德的教育；保障安全的血液供应，提倡义务献血，禁止商业性采血；严格血液及血制品的管理，严格检测献血者，检测精液及组织、器官供者的 HIV 抗体；注射、手术、拔牙等应严格无菌操作，推广使用 1 次性注射用品，不共用针头、注射器；加强静脉药物依赖者注射用具的管理；对医疗器械如胃镜、肠镜、血液透析器械应严格消毒，防止医源性感染；加强对高危人群的艾滋病疫情监测，严格取缔卖淫和嫖娼活动；加强国境检疫，对艾滋病抗体阳性者禁止入境。

第四节 病毒性肝炎患者的护理

病毒性肝炎（viral hepatitis）是由多种肝炎病毒引起的以肝脏损害为主的一组全身性传染病。目前根据病原学明确分类的有甲型、乙型、丙型、丁型、戊型五型肝炎病毒。各型病毒性肝炎临床表现相似，以疲乏、食欲减退、厌油、肝功能异常为主，部分病例出现黄疸。甲型及戊型主要表现为急性肝炎。乙型、丙型及丁型可转化为慢性肝炎并可发展为肝硬化，且与肝癌的发生有密切的关系。我国是病毒性肝炎的高发区，其中以甲型肝炎和乙型肝炎最为多见。

【病原学】

病毒性肝炎的病原体是肝炎病毒。随着对肝炎研究的进展，除上述已确定的病原，近年还发现了新的肝炎病毒，如庚型肝炎病毒、输血传播病毒等。

1. 甲型肝炎病毒（HAV） 属于小 RNA 病毒科中的嗜肝病毒属。HAV 呈球形，直径 27～32nm，无包膜。HAV 能感染人的血清型只有 1 个，因此只有 1 个抗原抗体系统。HAV 对外界抵抗力较强，耐酸碱，室温下可生存 1 周，在贝壳类动物、污水、泥土中能生存数月。80℃ 5 分钟或 100℃ 1 分钟才能完全使之灭活。对有机溶剂较为耐受，对紫外线、氯及甲醛等敏感。

2. 乙型肝炎病毒（HBV） 是嗜肝 DNA 病毒科。在电镜下可见三种形式的颗粒：①大球形颗粒（Dane 颗粒），是完整的 HBV 颗粒，直径 42nm，由包膜与核心组成。包膜内含乙型肝炎表面抗原（HBsAg）、糖蛋白与细胞脂质。核心内含环状双股 DNA、DNA 聚合酶、核心抗原（HBcAg），是病毒复制的主体。②小球形颗粒，直径 22nm。③管形颗粒，直径 22nm，长 100～1000nm。后两者不是完整的病毒颗粒，是 HBV 的一个部分，仅含包膜蛋白。HBV 的抵抗力很强，对热、低温、干燥、紫外线及一般浓度的消毒剂均能耐受。煮沸 10 分钟、65℃10 小时或高压蒸气可使其灭活，对 0.2% 苯扎溴铵及 0.5% 过氧乙酸敏感。

3. 丙型肝炎病毒（HCV） 属于黄病毒科丙型肝炎病毒属。HCV 呈球形颗粒，直径 55nm，外有脂质的外壳、囊膜和棘突结构，内由核心蛋白及核酸组成核衣壳。HCV 基因组为线状单股正链 RNA。HCV 是多变异的病毒，是 5 种肝炎病毒中最易发生变异的一种。HCV 对有机溶剂敏感，10% 氯仿可杀灭 HCV，煮沸、紫外线等亦可使 HCV 灭活。血清经 60℃ 10 小时或 1∶1000 福尔马林 6 小时可使 HCV 传染性丧失。

4. 丁型肝炎病毒（HDV） 是一种缺陷 RNA 病毒，必须在 HBV 或其他嗜肝 DNA 病毒的辅助下才能复制、表达抗原，引起肝损害。HDV 呈球形，直径 35～37nm，内部含有 HDAg 和基因组 HDV RNA，外壳为 HBsAg。

5. 戊型肝炎病毒（HEV） 属萼状病毒科。免疫电镜下为球形颗粒，直径 27～38nm，无包膜。基因组为单股正链 RNA。主要在肝细胞内复制，通过胆道排出。HEV 在碱性环境下较稳定，对高热、氯仿敏感。

【流行病学】

1. 传染源

（1）甲型与戊型肝炎　传染源为急性患者和亚临床感染者。患者在发病前 2 周和起病后 1 周，从粪便中排出病毒的数量最多，传染性最强。亚临床感染者由于数量多又不易被识别，是最重要的传染源。

（2）乙型、丙型、丁型肝炎　传染源是急、慢性患者和病毒携带者，其传染性贯穿整个病程。急性患者的传染性可从起病前数周开始，并持续于整个急性期。慢性患者和 HBsAg 携带者是乙型肝炎最主要的传染源。急性丙型肝炎以无黄疸者多见，且 50% 以上可转变为慢性，故慢性患者是丙型肝炎的主要传染源。丁型肝炎发生于 HBV 感染的基础上，也以慢性患者和携带者为主要传染源。

2. 传播途径

（1）粪－口传播　是甲型和戊型肝炎的主要传播途径。日常生活接触是散发性发病的主要传播方式，通过手、玩具、用具等污染食物或直接与口接触而传播。水源污染可引起暴发流行，此为戊型肝炎暴发流行的主要传播方式。食物传播，如毛蚶、生蚝等贝壳类食物受粪便污染，主要引起甲型肝炎暴发流行，此外，苍蝇和蟑螂在传播中也起着一定作用。

（2）体液和血液传播　是乙型、丙型、丁型肝炎的主要传播途径。含有病毒的微量血液进入人体即可造成感染。输血和血制品、注射、手术、针刺、共用剃刀和牙刷、血液透析、器官移植等均可引起传播。现已证实唾液、汗液、精液、阴道分泌物、乳汁等均含有病毒，密切的生活接触和性接触亦能导致传播。

（3）母婴传播　母婴传播是我国婴幼儿 HBV 感染的重要途径，主要经胎盘、产道分娩、哺乳和喂养等方式传播。

3. 人群易感性　人类对各型肝炎普遍易感，甲型肝炎以幼儿和学龄前儿童发病较多，但遇暴发流行时各年龄组均可发病。乙型肝炎感染者多发生于婴幼儿及青少年，其高危人群包括 HBsAg 阳性母亲的新生儿、HBsAg 阳性者的家属、反复输血及血制品者、血液透析者、多个性伴侣者、静脉药瘾者、接触血液的医务工作者等。因新生儿通常不具备来自母体的抗－HBs 而易感，随年龄增长而易感性降低，我国 30 岁以上成人中，抗－HBs 阳性率为 50% 左右。

4. 流行病学特征　甲型肝炎的发病率有明显的季节性，秋冬季为高峰，主要流行于发展中国家。戊型肝炎以亚洲和非洲多见，多发生于雨季或洪水后，呈地方性流行。乙型、丙型、丁型肝炎均以散发为主，HBV 感染有家庭聚集现象，无明显季节性。我国是乙型肝炎高发区，总感染率达 10%～15%，近年来随着乙肝疫苗的广泛接种，乙型肝炎的发病率将有所下降。

【病机】

各型病毒性肝炎的病机目前尚未完全明了。

1. 甲型肝炎　HAV 侵入后引起短暂的病毒血症，继而侵入肝脏，在肝细胞内增殖。病毒的增殖并不直接引起细胞病变，其损害作用可能是免疫介导所致，如细胞毒性 T 细胞对感染病毒的肝细胞的攻击。

2. 乙型肝炎　HBV 侵入人体后，迅速通过血液到达肝脏和其他器官，如胰腺、胆管、肾小球基底膜、血管等肝外组织，引起肝脏及肝外相应组织的病理改变和免疫功能改变，多数以肝脏病变最为突出。目前认为，HBV 并不直接引起明显的肝细胞损伤，肝细胞损伤主要由病毒诱发的免疫反应引起，即机体的免疫反应在清除 HBV 的过程中造成肝细胞的损伤，而乙型肝炎的慢性化则可能与免疫耐受有关。

3. 丙型肝炎　HCV 引起肝细胞损伤的机制与 HCV 的直接致病作用及免疫损伤有关。HCV 的直接致病作用可能是急性丙型肝炎中肝细胞损伤的主要原因，而慢性丙型肝炎则以免疫损伤为主要原因。

HCV 感染后呈慢性化的可能机制主要有：①HCV 的高度变异性，从而逃避机体免疫。②HCV 在血中的水平很低，容易产生免疫耐受。③HCV 具有泛嗜性，不易清除。④免疫细胞可被 HCV 感染，导致免疫紊乱。

4. 丁型肝炎　HDV 的外壳是 HBsAg 成分，其病机类似乙型肝炎，但一般认为 HDV 对肝细胞有直接致病性。

5. 戊型肝炎　病机尚不清楚，可能与甲型肝炎相似。细胞免疫是引起肝细胞损伤的主要原因。

【临床表现】

不同类型病毒引起的肝炎潜伏期不同，甲型肝炎 2～6 周，平均 4 周；乙型肝炎 1～6 个月，平均 3 个月；丙型肝炎 2 周～6 个月，平均 40 天；丁型肝炎 4～20 周；戊型肝炎 2～9 周，平均 6 周。

1. 急性肝炎　包括急性黄疸型肝炎和急性无黄疸型肝炎。

（1）急性黄疸型肝炎　临床经过的阶段性较为明显，可分为三期。总病程 2～4 个月。

1）黄疸前期：甲、戊型肝炎起病较急，约 80% 患者有发热，伴畏寒。乙、丙、丁型肝炎起病相对较缓，仅少数有发热。此期主要症状有全身乏力、食欲减退、恶心、呕吐、厌油、腹胀、肝区痛、尿色加深等，肝功能改变主要为 ALT 升高，本期持续 5～

7 天。

2）黄疸期：自觉症状好转、发热消退、尿黄加深、巩膜和皮肤出现不同程度黄染，1~3 周内黄疸达高峰。部分患者可有一过性粪色变浅、皮肤瘙痒、心动过缓等梗阻性黄疸表现。肝大，有压痛及叩痛。部分病例有轻度脾大。肝功能检查 ALT 和胆红素升高，尿胆红素阳性，本期持续 2~6 周。

3）恢复期：症状逐渐消失，黄疸消退，肝脾回缩，肝功能逐渐恢复正常。本期持续 1~2 个月。

（2）急性无黄疸型肝炎　除无黄疸外，其他临床表现与黄疸型相似。无黄疸型通常起病较缓慢，症状较轻，因不易被发现而成为重要的传染源。

2. 慢性肝炎　急性肝炎病程超过半年，称为慢性肝炎，见于乙、丙、丁型肝炎。通常无发热，症状类似急性肝炎，如疲乏、全身不适、食欲减退、厌油、腹胀等。体检见慢性肝病体征：面色灰暗、蜘蛛痣、肝掌或肝脾大。实验室检查血清丙氨酸氨基转移酶（ALT）反复或持续升高，清蛋白（A）降低，球蛋白（G）增高，A/G 比值异常；血清胆红素升高。依据病情轻重可分为轻、中、重三度。乙型肝炎又可根据 HBeAg 阳性与否，分为 HBeAg 阳性及 HBeAg 阴性慢性乙型肝炎。

3. 重型肝炎　是病毒性肝炎最严重的一种类型，各型肝炎病毒均可引起，预后差，病死率高。重型肝炎的病因及诱因复杂，包括重叠感染（如乙型肝炎重叠戊型肝炎）、机体免疫力降低、妊娠、精神刺激、饮酒、应用肝损药物、合并感染等。

（1）临床表现　重型肝炎的主要临床表现为肝衰竭：①黄疸迅速加深，血清胆红素高于 171μmol/L。②肝脏进行性缩小，出现肝臭。③出血倾向，凝血酶原活动度（PTA）低于 40%。④迅速出现腹水、中毒性鼓肠。⑤精神和神经系统症状，早期可出现计算能力下降、定向障碍、精神行为异常、烦躁不安、嗜睡、扑翼样震颤等，晚期可发生昏迷。⑥肝肾综合征，出现少尿，甚至无尿，电解质和酸碱平衡紊乱，血尿素氮升高等。

（2）重型肝炎分型　可分为三种类型，以慢性重型肝炎最为常见。

1）急性重型肝炎：特征是起病急，早期即出现上述重型肝炎的临床表现。尤其是病后 10 天内出现Ⅱ度以上肝性脑病、肝脏明显缩小、肝臭等。

2）亚急性重型肝炎：急性黄疸型肝炎起病 10 天以上出现上述重型肝炎的临床表现。肝性脑病多出现在疾病的后期，腹水往往较明显。本型病程较长，常超过 3 周至数月，容易转化为慢性肝炎或肝硬化。

3）慢性重型肝炎：在慢性肝炎或肝炎后肝硬化基础上发生的重型肝炎。此型主要以同时具有慢性肝病的症状、体征和实验室检查的改变及重型肝炎的临床表现为特点。

4. 淤胆型肝炎　以肝内淤胆为主要表现的一种特殊临床类型，又称为毛细胆管炎型肝炎。病程持续较长，可达 2~4 个月或更长时间。临床表现类似急性黄疸型肝炎，但自觉症状较轻。而黄疸较深具有以下特点：①"三分离"特征：黄疸深，但消化道症状轻，ALT 升高不明显，PTA 下降不明显。②"梗阻性"特征：在黄疸加深的同时，伴全身皮肤瘙痒，粪便颜色变浅或灰白色；血清碱性磷酸酶（ALP）、谷氨酰转肽酶

（γ-GT）和胆固醇显著升高，尿胆红素增加，尿胆原明显减少或消失。本型应注意与肝外阻塞性黄疸相鉴别。

5. 肝炎后肝硬化 在肝炎基础上发展为肝硬化，表现为肝功能异常及门静脉高压症。

【实验室及其他检查】

1. 血常规 白细胞总数正常或稍低，淋巴细胞相对增多，可见异型淋巴细胞。肝硬化伴脾功能亢进者可有血小板、红细胞、白细胞减少。

2. 尿常规 尿胆红素和尿胆原增加，黄疸患者尿液可呈深黄色。

3. 肝功能检查

（1）血清酶检测 ALT 为最常用的反映肝细胞功能的指标。急性黄疸型肝炎常明显升高；慢性肝炎可持续或反复升高；重型肝炎时因大量肝细胞坏死，ALT 随黄疸迅速加深而下降，称为胆-酶分离。天门冬氨酸氨基转移酶（AST）也升高，通常与肝病严重程度呈正相关。其他血清酶类，如 ALP、γ-GT 在肝炎时亦可升高。

（2）血清蛋白 血清总蛋白减少，白蛋白降低，白球蛋白比值（A/G）下降或倒置，反映肝功能显著下降，常有助于慢性活动性肝炎、肝硬化及重型肝炎的诊断。

（3）胆红素 胆红素含量是反映肝细胞损伤严重程度的重要指标。黄疸性肝炎时，直接和间接胆红素均升高。淤胆型肝炎则以直接胆红素升高为主。

（4）凝血酶原活动度（PTA） PTA 高低与肝损程度成反比，<40% 是诊断重型肝炎的重要依据。亦是判断重型肝炎预后的最敏感的实验室指标。

（5）血氨 肝衰竭时清除氨的能力减退或丧失，导致血氨升高，常见于肝性脑病患者。

4. 病原学检查

（1）甲型病毒性肝炎 ①血清抗-HAV-IgM：是新近感染的证据，是早期诊断甲型肝炎最简便而可靠的血清学标志。②抗-HAV-IgG：属于保护性抗体，见于甲型肝炎疫苗接种后或既往感染 HAV 的患者。

（2）乙型病毒性肝炎 ①HBsAg 与抗-HBs：HBsAg 阳性表示 HBV 感染。抗-HBs为保护性抗体，阳性表示对 HBV 有免疫力，见于乙型肝炎恢复期、过去感染及乙肝疫苗接种后。②HBcAg 与抗-HBC：血清中 HBcAg 主要存在于 HBV 完整颗粒（Dane 颗粒）的核心，游离的极少，故较少用于临床常规检测。抗-HBC 阳性表示 HBV 处于复制状态，有传染性。③HBeAg 与抗-HBE：HBeAg 的存在表示病毒复制活跃且有较强的传染性。抗-HBE 在 HBeAg 消失后出现。抗-HBE 阳性临床上有两种可能性：一是病情趋于稳定，ALT 多正常且传染性较弱；二是 HBV 仍然复制活跃，有较强的传染性，甚至病情加重。④HBV DNA 和 HBV DNAP：均位于 HBV 的核心部分，是反映 HBV 感染最直接、最特异和最灵敏的指标。两者阳性提示 HBV 的存在、复制，传染性强。

（3）丙型病毒性肝炎 血清中抗-HCV 是 HCV 感染的标记而不是保护性抗体。

（4）丁型病毒性肝炎 血清或肝组织中的 HDAg 和（或）HDV RNA 阳性有确诊

意义。

（5）戊型病毒性肝炎　常检测抗 – HEV – IgM 和抗 – HEV – IgG，两者均可作为近期感染的指标。发病早期采用 RT – PCR 可在粪便和血液标本中检测到 HEV RNA，可明确诊断。

【诊断要点】

有进食未煮熟的海产品，尤其是贝壳类食物，或饮用受污染的水和食用其他不洁食物史，有助于甲、戊型肝炎的诊断。有不洁注射史、手术史及输血和血制品史、肝炎密切接触史等，有助于乙、丙、丁型肝炎的诊断。临床表现为食欲减退、恶心、呕吐等消化道症状，黄疸，肝脾大，肝功能损害者应考虑本病。确诊有赖于肝炎病原学的检查。

【治疗要点】

病毒性肝炎目前尚无特效治疗方法。各型肝炎的治疗原则均以充足的休息、营养为主，辅以适当药物治疗，避免饮酒、过劳和使用损害肝脏的药物。

1. 急性肝炎　以一般治疗及对症支持治疗为主，急性期应进行隔离。一般不采用抗病毒治疗，急性丙型肝炎除外，因急性丙型肝炎容易转为慢性，早期应用抗病毒药物可防止转变成慢性。可采用普通干扰素或长效干扰素，疗程 24 周，同时加用利巴韦林治疗。

2. 慢性肝炎　根据患者具体情况采用综合性治疗方案，除了合理休息和营养外，还应根据患者的具体情况采用保护肝细胞、抗病毒、调节机体免疫功能及抗纤维化等治疗。亦可采用中医中药辨证论治。

（1）改善和恢复肝功能　①非特异性护肝药：维生素类、还原型谷胱甘肽、葡醛内酯（肝泰乐）等。②降酶药：五味子类、垂盆草等。③促进能量代谢药物：肌酐、ATP、辅酶 A 等。④退黄药物：低分子右旋糖酐、山莨菪碱等。⑤输注清蛋白或血浆。

（2）抗病毒治疗　①干扰素：用于慢性乙型肝炎和丙型肝炎的抗病毒治疗。它主要通过诱导宿主产生细胞因子起作用，在多个环节抑制病毒复制。②核苷类药物：仅用于乙型肝炎的治疗，对 HBV DNA 复制有较强的抑制作用。主要药物有拉米夫定、阿德福韦、恩替卡韦和替比夫定等。

（3）免疫调控药　特异性免疫增强剂可试用抗 – HBV 免疫 RNA；非特异性免疫增强剂可选用胸腺肽、猪苓多糖等。

（4）抗纤维化治疗　主要有丹参、冬虫夏草等。

3. 重型肝炎　以支持和对症疗法为基础进行综合治疗，促进肝细胞再生，预防和治疗各种并发症。对难以保守恢复的病例，有条件时可采用人工肝支持系统，争取行肝移植。

4. 淤胆型肝炎　早期治疗同急性黄疸型肝炎，黄疸持续不退时，可适量加用激素治疗，2 周后逐步减量。

5. 肝炎肝硬化　治疗基本同慢性肝炎和重型肝炎的治疗。有脾功能亢进或门脉高压者可选用手术或介入治疗。

6. 慢性乙型和丙型肝炎病毒携带者 可照常工作，但应定期检查，随访观察，并动员其做肝穿刺活检以便进一步确诊和开展相应治疗。

【常见护理诊断/问题】

1. 活动无耐力 与肝细胞受损、能量代谢障碍有关。

2. 营养失调：低于机体需要量 与患者摄入不足和呕吐有关。

3. 有皮肤完整性受损的危险 与肝细胞受损影响胆盐排泄，胆盐沉积导致皮肤瘙痒有关。

4. 有感染的危险 与重型肝炎患者免疫功能低下有关。

5. 知识缺乏 缺乏肝炎的传播途径、治疗、护理和预防等相关知识。

6. 潜在并发症 肝性脑病、出血、肝肾综合征等。

【护理措施】

1. 生活护理 急性肝炎、慢性肝炎活动期、重型肝炎应卧床休息，以降低机体代谢率，增加肝脏的血流量，有利于肝细胞修复。病情严重者需协助患者做好进餐、沐浴、如厕等生活护理。待症状好转、黄疸减轻、肝功能改善后，逐渐增加活动量，以不感疲劳为度。肝功能正常 1~3 个月后可恢复日常活动及工作，但仍应避免过度劳累和重体力劳动。

2. 饮食护理 肝炎急性期患者常有食欲不振、厌油、恶心、呕吐等症状，宜进食清淡、易消化、可口的食物，如米粥、菜汤、清肉汤、豆浆、蒸鸡蛋、鲜果汁等。热量以能维持身体需要为度，多食新鲜蔬菜、水果。慢性肝炎患者宜高蛋白饮食，其中以优质蛋白为主，如牛奶、鸡蛋、瘦肉、鱼等。但应注意不要摄食过多，以防发生脂肪肝等。重症肝炎患者给予低脂、低盐、高热量、丰富维生素、易消化的流质或半流质饮食，有肝性脑病先兆者，限制蛋白质摄入量，每天蛋白质应少于 0.5g/kg，以减轻肝脏负担，避免诱发肝性脑病。合并腹水、少尿者，应给予低盐或无盐饮食，进水量不超过 1000mL/d，以减少体内水钠潴留。肝炎患者应禁酒，因乙醇能严重损害肝脏，使肝炎加重或使病程迁延。

3. 病情观察 病毒性肝炎临床表现复杂多样，在护理肝炎患者时应密切观察病情变化，尤其是重症肝炎者，重点观察生命体征、神志、黄疸、出血、消化道症状。注意有无感染、肝性脑病、出血及出血倾向等并发症发生。准确记录出入量，测量腹围，观察腹水消退情况，如果尿量减少时，要立即通知医生，谨防肝肾综合征的发生。

4. 对症护理

(1) **发热的护理** 患者发热时嘱其卧床休息，如无禁忌，应鼓励患者多饮水，以补充水分和促进毒素排泄；寒战时注意保暖；出汗时及时更换内衣和被褥；做好口腔护理；施行物理降温或按医嘱给予退热药物；定时测量体温并记录。

(2) **皮肤护理** 保持床单位清洁、干燥，穿着柔软易吸汗的内衣并及时更换，使皮肤有舒适感，并可减轻瘙痒；指导患者每天用温水擦拭皮肤，不用有刺激性的肥皂和化妆品，保持皮肤清洁；避免用手搔痒，防止皮肤破损，必要时按医嘱局部涂擦止痒剂或使用抗组胺类药物等；如有出血倾向者应嘱患者注意避免碰撞、损伤，用软毛牙刷刷牙，戒除挖鼻、剔牙等不良习惯，以免诱发出血；对病重或长期卧床者，应定时协助翻身、拍背、局部按摩等，防止皮肤受压。

5. 用药护理 按医嘱应用保护肝脏的药物，并嘱患者不可随便用药，尤其应禁用损害肝脏的药物。使用干扰素时，应向患者解释使用的目的、药物反应和注意事项，并注意观察疗效和不良反应：①注射后可出现的反应有发热、头痛、面色潮红、全身乏力、酸痛等，随着治疗次数增加，反应会逐渐减轻，应做好解释工作，并嘱患者多饮水，卧床休息，必要时按医嘱对症处理。②定时送检血标本，复查肝功能和血常规，白细胞减少时应按医嘱给予升高白细胞药物。③用药过程中部分患者可能出现恶心、呕吐、食欲减退、ALT 升高，甚至黄疸、脱发等，一般不需停药，治疗终止后可逐渐好转。④应用大剂量皮下注射时，少数患者会出现局部疼痛红斑，一般 2~3 天可自行消失，用药时可适当增加溶剂量，并缓慢推注，以减轻或避免上述反应的发生。

6. 心理护理 多与患者交谈，随时了解其心理活动，以热情、友好、诚恳的态度鼓励患者说出所关心的问题并耐心解答，给予精神上的安慰和支持，使其了解不良情绪会导致中枢神经系统功能紊乱，免疫力下降，不利于肝功能的恢复，而良好的心态是战胜疾病之本。对病程长，久治不愈，有消极悲观情绪的患者，要告知患者现有的治疗和护理是完全可以控制病情进展的，树立治疗疾病的信心。此外，还需与家属取得配合，让家属了解慢性肝病易生气、易急躁的特点，对患者要多加宽容理解，以使其保持生活和心理上的愉快。

【健康指导】

1. 疾病基本知识指导 讲解病毒性肝炎的基本知识，并向患者进行以下各项指导：①正确对待疾病，保持乐观情绪。过分焦虑、忧虑、愤怒等不良情绪会造成免疫功能减退，不利于肝脏功能恢复。②生活规律，劳逸结合，恢复期患者可参加散步、体操等轻微体育活动，待体力完全恢复后参加正常工作。③加强营养，适当增加蛋白摄入，但要避免长期高热量、高脂肪饮食。戒烟酒。④不滥用药物，如吗啡、苯巴比妥类、磺胺类及氯丙嗪等药物，以免加重肝损害。⑤定期复查，急性肝炎患者出院后第 1 个月复查 1次，以后每 1~2 个月复查 1 次，半年后每 3 个月复查 1 次，定期复查 1~2 年。慢性肝炎患者出院后遵医嘱定期复查肝功能、病毒的血清学指标、肝脏 B 超和与肝纤维化有关的指标，以指导调整治疗方案。

2. 病毒性肝炎的预防知识指导 肝炎患者和病毒携带者是本病的传染源，急性患者应隔离治疗至病毒消失。慢性患者和携带者可根据病毒复制指标评估传染性大小。复制活跃者尽可能抗病毒治疗。现症感染者不能从事食品加工、饮食服务和托幼保育工作。甲型和戊型肝炎应预防消化道传播，重点在于加强粪便管理，保护水源，严格饮用水的消毒，加强食品卫生和食具消毒。乙、丙、丁型肝炎预防重点则在于防止通过血液和体液传播。加强血液管理，对献血人员进行严格筛选，不合格者不得献血，保证血液、血液制品及生物制品的安全生产与供应。推广 1 次性注射用具，重复使用的医疗器械要严格消毒灭菌。接触患者后用肥皂和流动水洗手。实施适当的家庭隔离，如患者的食具、用具和洗漱用品应专用，患者的排泄物、分泌物可用 3% 漂白粉消毒后弃去。患者应养成良好卫生习惯，防止唾液、血液及其他排泄物污染环境。

3. 介绍预防接种相关知识 甲型肝炎，易感者可接种甲型肝炎疫苗，对接触者可接种人血清免疫球蛋白以防止发病。乙型肝炎疫苗，易感者均可接种。母亲 HBsAg 阳性者，新生儿应在出生后立即注射高滴度抗 – HBV – IgG（HBIG）及乙肝疫苗。HBIg 对暴露于 HBV 的易感者也适用。医务人员、保育员及与 HBsAg 阳性者密切接触者，亦应考虑给予乙型肝炎疫苗接种。

第五节　细菌性痢疾患者的护理

细菌性痢疾（bacillary dysentery，简称菌痢）是由志贺菌属细菌（痢疾杆菌）引起的肠道传染病，故亦称为志贺菌病。主要临床表现为腹痛、腹泻、排黏液脓血便及里急后重等，可伴有发热及全身毒血症状。严重者可出现感染性休克和（或）中毒性脑病。

【病原学】

病原菌为志贺菌属，为革兰阴性杆菌。菌体短小、无鞭毛、有菌毛。对营养要求不高，在普通培养基上可以生长。

根据其抗原结构和生化反应不同分 4 群 40 个血清型（不包括亚型）。A 群（志贺菌群）、B 群（福氏菌群）、C 群（鲍氏菌群）、D 群（宋氏菌）。我国目前以 B 群为主，其次为 D 群。各菌群及血清型之间无交叉免疫。各血清型均可产生内毒素，是造成患者全身中毒症状的主要原因。痢疾杆菌还可产生外毒素（志贺毒素），具有神经毒、选择性细胞毒和肠毒样作用，引起更严重的临床表现。

本菌在外界环境中生存能力较强，可在污染物、瓜果及蔬菜上生存 10 ~ 20 天。但对理化因素的抵抗力较弱，日光直接照射 30 分钟、加热 60℃ 10 分钟、煮沸 2 分钟均可死亡。对酸和一般消毒剂敏感。

【流行病学】

1. 传染源 传染源为患者和带菌者，其中后者及慢性患者或轻症患者易被忽略，因此在流行病学中具有重要意义。

2. 传播途径 通过粪 – 口途径传播。粪便中的病原菌污染食物、水或手，经口感染；亦可通过苍蝇污染食物而传播。

3. 易感人群 人群普遍易感。患病后可获得一定的免疫力，但持续时间较短，且不同菌群和血清型之间无交叉免疫，易于反复感染。

4. 流行特征 我国目前菌痢发病率仍显著高于发达国家，但总体来看发病率有逐年下降的趋势。本病终年散发，但有明显季节性，以夏秋季多见，与苍蝇活动、气候条件、季节饮食习惯等因素有关，多见于卫生条件较差地区。

【病机】

痢疾杆菌进入人体后能否发病，一方面取决于病原菌致病力的强弱和入侵的数量，另一方面取决于机体的抵抗力。痢疾杆菌进入消化道后，大部分被胃酸杀死，进入肠道的少量细菌也可因正常肠道菌群的拮抗作用及肠黏膜上的分泌型 IgA 阻止其对肠黏膜的吸附而不发病。当免疫力低下或细菌数量多时，未被消灭的细菌侵入乙状结肠与直肠黏膜上皮细胞和固有层中繁殖，引起肠黏膜炎症反应和固有层小血管循环障碍，出现坏死、溃疡，发生腹痛、腹泻、脓血便。直肠括约肌受刺激后可产生里急后重。痢疾杆菌可释放内、外毒素，外毒素可导致肠黏膜坏死，可能与水样腹泻及神经系统症状有关；内毒素不但可引起全身毒血症，而且可致血管活性物质增加，引起急性微循环障碍，进而出现感染性休克、DIC 和重要脏器功能衰竭，临床上表现为中毒型菌痢。中毒型菌痢以儿童多见，其发生可能与特异性体质有关。

【临床表现】

潜伏期 1~4 天。根据临床表现分为急性菌痢和慢性菌痢。

1. 急性菌痢

（1）普通型（典型）　起病急，高热伴有畏寒、寒战，体温可达 39℃。有腹痛、腹泻及里急后重，每天排便 10 余次至数十次。初为稀便或水样便，可迅速转变为黏液脓血便，里急后重更为明显，可出现左下腹压痛和肠鸣音亢进。大多数患者 1 周左右痊愈，少数患者可转为慢性。

（2）轻型（非典型）　全身毒血症状轻，腹泻次数少，每天 3~5 次，大便糊状或稀便，常无脓血，腹痛轻，病程短，3~7 天后可痊愈，但亦可转为慢性。

（3）中毒型　多见于 2~7 岁儿童，成人少见。起病急骤，突起畏寒、高热，体温可达 40℃ 以上，病势凶险，有严重的全身毒血症状，精神萎靡、反复惊厥，可迅速发生循环衰竭和呼吸衰竭，而消化道症状多不明显，可无腹泻和脓血便。如做生理盐水灌肠或直肠拭子取标本镜检，可发现大量脓细胞和红细胞。根据其主要临床表现，可分为 3 型：①休克型（周围循环衰竭型）：较多见，以感染性休克为主要表现。患者可出现面色苍白、四肢湿冷、脉细速、血压正常或偏低。后期血压下降甚至测不出，皮肤花纹明显，伴有不同程度意识障碍，并可出现心、肾功能不全的症状。②脑型（呼吸衰竭型）：中枢神经系统症状为其主要临床表现。由于脑血管痉挛导致脑缺氧、脑水肿、颅内压增加，甚至脑疝。患者可出现烦躁不安、惊厥、昏迷、瞳孔不等大和对光反射消失等。严重者出现中枢性呼吸衰竭，最终可因呼吸衰竭而死亡。③混合型：具有以上两型的表现。常先出现高热、惊厥，如未能及时抢救，则迅速发展为呼吸衰竭和循环衰竭。预后最为凶险，病死率很高。

2. 慢性菌痢　菌痢反复发作或迁延不愈，病程超过 2 个月以上者，即为慢性菌痢。

慢性菌痢分为以下三型。

（1）**急性发作型** 有慢性菌痢病史，常因进食生冷食物、受惊或劳累等因素诱发急性菌痢样症状，发热常不明显。

（2）**慢性迁延型** 急性菌痢后，病情迁延不愈，表现为长期反复出现腹痛、腹泻或腹泻与便秘交替。大便为稀便、黏液便或脓血便，大便间歇排菌。

（3）**慢性隐匿型** 1年内有急性菌痢病史，长期无临床症状，但大便培养阳性，乙状结肠镜检查有异常发现。

【实验室及其他检查】

1. 血常规 急性期外周血白细胞总数可轻至中度增高，多在（10～20）×10⁹/L，中性粒细胞数亦增加，慢性患者可有轻度贫血。

2. 粪便检查

（1）**一般检查** 外观多为黏液脓血便，量少，常无粪质。镜检可见满视野散在的红细胞及大量成堆的白细胞或脓细胞和少量巨噬细胞。

（2）**粪便培养** 大便培养检出志贺菌有助于菌痢的确诊及抗菌药物的选用。在抗菌药物使用前采集新鲜标本，及时取脓血部分送检及早期多次送检均有助于提高细菌培养阳性率。

（3）**免疫学检查** 与细菌培养比较，具有早期快速诊断的优点，但由于粪便中抗原成分复杂，易出现假阳性反应，故目前临床上尚未广泛应用。

【诊断要点】

根据当地流行情况、进食不洁食物史等流行病学资料，结合发热、腹泻、腹痛及黏液脓血便、里急后重等典型临床表现，可做出临床诊断。粪便常规检查和细菌培养对临床诊断和确诊有重要价值。儿童在流行季节突发高热、惊厥，需要警惕是否为中毒型菌痢，应做肛试或灌肠取大便镜检或培养。

【治疗要点】

1. 急性菌痢

（1）**一般治疗** 有脱水者口服或静脉补液，保证水、电解质及酸碱平衡。高热患者可物理降温或用药物退热。腹痛剧烈者给予解痉药，如阿托品。

（2）**病原治疗** 喹诺酮类对痢疾杆菌有较强的杀菌作用，如环丙沙星，成人每天0.5g，小儿10mg/（kg·d），每天2次，疗程3～5天。其他喹诺酮类、复方磺胺甲基异噁唑及第三代头孢菌素等也可酌情选用。

2. 中毒性菌痢 中毒性菌痢病情凶险、变化迅速，故需密切观察病情变化，采取综合措施抢救治疗。应用有效药物静脉滴注，如环丙沙星、氧氟沙星或头孢噻肟等。亦可两药合用，原则上疗程不少于5天。对症采取降温、抗休克、降低颅内压等急救措施。

3. 慢性菌痢　由于慢性菌痢病因复杂，可采用全身与局部相结合的治疗原则。

（1）病原治疗　根据病原药敏结果选用有效抗菌药物。可联合应用2种不同类型的抗菌药物，疗程须适当延长，必要时可予多个疗程治疗。亦可给予药物保留灌肠，灌肠液中添加小剂量肾上腺皮质激素可提高疗效。

（2）对症治疗　有肠道功能紊乱者可用镇静或解痉药物。抗菌药物使用后，菌群失调引起的慢性腹泻可给予微生态制剂。

【常见护理诊断/问题】

1. 体温过高　与痢疾杆菌感染有关。
2. 组织灌注量改变　与内毒素导致微循环障碍有关。
3. 腹泻　与痢疾杆菌引起的肠道病变有关。
4. 潜在并发症　中枢性呼吸衰竭。

【护理措施】

1. 生活护理　实施消化道隔离，对粪便、呕吐物及污染物进行严格消毒。急性期应卧床休息，对频繁腹泻伴发热、虚弱无力者协助其床边排便以减少体力消耗；中毒型菌痢患者应绝对卧床休息，专人监护，安置平卧位或休克位，注意保暖。

2. 饮食护理　严重腹泻、呕吐时暂禁食，可静脉补充所需营养。待病情缓解能进食后，给予高蛋白、高维生素、易消化、清淡流质或半流质饮食，少量多餐，忌生冷、多渣、油腻或刺激性食物，并逐渐过渡到正常饮食。

3. 病情观察　密切观察排便次数、粪便量和性状；重点观察生命体征、脱水体征、休克征象、脑水肿及脑疝等表现。发现异常及时报告医生，并配合抢救。

4. 用药护理　抗菌治疗常需静脉滴注喹诺酮类药物，护士应注意给药剂量、用法、间隔时间及观察不良反应，如环丙沙星可引起头痛、腹痛、呕吐、皮疹等不良反应，应注意观察；遵医嘱给轻症患者口服补液盐，严重者静脉补液，以维持水、电解质和酸碱平衡；休克型患者早期静脉注射山莨菪碱时，观察患者是否出现口干、视力模糊等不良反应；用多巴胺静脉滴注时，注意防止剂量过大或滴注过快而出现呼吸困难、心律失常及肾功能减退等不良反应。

5. 对症护理　腹痛剧烈者可用热水袋热敷或遵医嘱使用阿托品或颠茄制剂；发热时，除采取常规降温措施外，可用2%冷（温）盐水低压灌肠，以达到降温和清除肠内积物的目的；对惊厥患者应注意安全，防止跌伤或舌咬伤，并保持病室安静，避免声光刺激；有休克表现者可调高室温、加盖棉被等进行保暖，同时给予吸氧。

6. 心理护理　由于患者及家属对本病认识不足，往往伴有焦虑、恐惧、紧张等心理，因此，要做好心理支持，使患者保持情绪稳定。通过解释、鼓励和提高患者对疾病的认知水平来调节情绪。

【健康指导】

1. 疾病知识指导　讲解患病时对休息、饮食、饮水的要求。教给患者做肛门周围皮肤护理的方法及留取粪便标本的方法。还应告知患者遵医嘱及时、按时、按量、按疗程坚持服药，一定要在急性期彻底治愈，以防转变成慢性痢疾。患者出院后仍应避免过度劳累、受凉、暴饮暴食，以防菌痢再次发作。向慢性痢疾患者介绍急性发作的诱因，如进食生冷食物、暴饮暴食、过度紧张、劳累、受凉和情绪波动等，指导患者避免诱因发生。

2. 疾病预防指导 对患者进行消化道隔离，并给予全程治疗，直至症状消失，两次便检培养阴性后方可解除隔离。对接触者观察1周，对从事饮食、保育、供水系统等重点行业人群应定期进行粪便检查，发现带菌者即调离工作，并彻底治疗。搞好个人及环境卫生，注意饮食及饮水卫生。在痢疾流行期间，口服多价痢疾减毒活菌苗可增强机体免疫力。

【综合（复杂）案例】

患者，女，39岁，工人。患者于2个月前在当地医院因"左侧乳腺癌"住院治疗，住院期间发现乙型病毒性肝炎表面标志物阳性，并伴有肝功能轻度异常，当地医院诊断为"左侧乳腺癌，慢性乙型病毒性肝炎（轻度）"，护肝治疗后行左乳区段切除术。1个月前在当地医院行化疗1次，化疗前后肝功能情况不详。入院前11天患者出现乏力、食欲减退，再次到当地医院就诊，检查示肝功能异常，给予保肝退黄治疗，6天前患者病情加重，出现皮肤巩膜黄染，有时候进食后出现恶心、呕吐，乏力明显，皮肤静脉穿刺处可见瘀斑。无明显少尿，无呕血黑便，无发热，无神志改变。体格检查：T 36.8℃，P 76次/分，R 21次/分，Bp 94/52mmHg，神志清，精神差，皮肤巩膜重度黄染，未见肝掌及蜘蛛痣，浅表性淋巴结未扪及肿大，气管居中，双肺呼吸音清，未闻及干、湿性啰音，心音有力，心率76次/分，无杂音，腹稍膨隆，移动性浊音阳性，脐周有轻压痛，无反跳痛，肝脾肋下未及，肝区有叩击痛，双下肢无水肿，神经系统检查阴性。辅助检查：WBC 6.8×10^9/L，N 75.2%，HB 96g/L，PLT 123×10^9/L。肝功能 ALT 263U/L，AST 329U/L，TB（总胆红素）219.6μmol/L，CB（结合胆红素）114.3μmol/L，TP（总蛋白）56.2g/L，A（白蛋白）27.1g/L，PT（凝血酶原时间）29.6秒。肾功能 Cr 33μmol/L，BUN 3.67μmol/L。电解质 K^+ 3.74μmol/L，Na^+ 130μmol/L，Cl^- 103μmol/L。胃镜示慢性浅表性胃炎。B超示右肝囊肿，胆囊壁水肿伴胆汁淤积，腹水。

问题：

1. 该患者最可能的疾病是什么？

2. 该患者目前的主要护理问题有哪些？

3. 患者入院治疗1个月后，自觉症状好转，恶心、呕吐缓解。1周前，患者进食后出现腹部胀痛，恶心加剧，查腹部平片示不完全性肠梗阻。其后出现发热、腹水增多等，经腹穿检查，证实为原发性细菌性腹膜炎。患者经抗感染治疗后，腹水消退，体温恢复正常。继续抗病毒及护肝治疗，病情好转后出院。该患者出现感染的原因是什么？常易合并哪些感染？

目标检测

A1 型题

1. 我国规定管理的传染病分为（　　）

   A. 甲类 1 种、乙类 24 种、丙类 12 种

   B. 甲类 2 种、乙类 25 种、丙类 10 种

   C. 甲类 3 种、乙类 28 种、丙类 9 种

   D. 甲类 3 种、乙类 24 种、丙类 9 种

   E. 甲类 2 种、乙类 26 种、丙类 11 种

2. 能保护人体防止乙肝感染的是（　　）

   A. 表面抗体　　　B. E 抗原　　　C. DNA 抗体

   D. E 抗体　　　E. 核心抗体

3. 流行性乙型脑炎患者最主要的死亡原因是（　　）

   A. 胃肠道出血　　B. 呼吸衰竭　　C. 循环衰竭　　D. 抽搐　　E. 感染

4. 艾滋病的确诊方法是（　　）

   A. 周围血淋巴细胞减少　　　　　B. 血清抗 HIV 阳性

   C. 血培养阳性　　　　　　　　　D. X 线胸片发现肺孢子虫肺炎

   E. 病理活检证实为卡波西肉瘤

5. 引起细菌性食物中毒常见的病原体是（　　）

   A. 沙门菌属　　　B. 葡萄球菌　　C. 嗜盐杆菌

   D. 大肠杆菌　　　E. 肉毒杆菌

A2 型题

6. 男性，45 岁。曾在国外居住多年，1 年前回国，近半年持续低热，伴乏力，周身淋巴结肿大，口腔黏膜反复感染，近来体重减轻。确诊为艾滋病，该患者应采取以下哪项隔离措施（　　）

   A. 消化道隔离　　B. 保护性隔离　　C. 血液 – 体液隔离

   D. 接触隔离　　　E. 不需隔离

7. 某护士，为一位乙型肝炎患者输液时被带有患者血液的针头刺破皮肤，该护士乙肝表面抗体阴性，她应立即采取的最主要措施为（　　）

   A. 局部碘酒、酒精消毒　　　　　B. 注射干扰素

   C. 不用处理　　　　　　　　　　D. 注射乙肝疫苗

   E. 立即注射高效价乙肝免疫球蛋白

8. 张先生，33 岁。食欲减退、乏力、黄疸进行性加深 20 余天，尿少 2 天，神志不清 8 小时。体检发现患者呈嗜睡状，皮肤、巩膜明显黄染，全身可见大片瘀斑，扑翼样震颤阳性，肝脾未触及。此患者所患的肝炎类型是（　　）

A. 急性黄疸型　　B. 急性重型　　C. 亚急性重型

D. 慢性重型　　E. 淤胆型

9. 患儿，5 岁。头痛伴烦躁不安，时有抽搐，神志清楚，颈部有抵抗，体温 40℃，首要的护理措施是（　　）

A. 降温　　　　B. 吸氧　　　　C. 应用镇静剂

D. 应用脱水剂　E. 静脉补液

10. 患儿，8 岁。突起寒战、高热、头痛、呕吐、嗜睡、T 40℃、颈部有抵抗、全身皮肤广泛瘀斑，在抢救护理过程中，哪项护理措施是错误的（　　）

A. 观察生命体征　　　　　　B. 酒精擦浴

C. 建立静脉通路　　　　　　D. 保持呼吸道通畅

E. 必要时记录出入量

11. 患者，男性。33 岁，无业，已婚。患者以"右下肢、背部及身体多处出现紫色斑点、斑片 4 月余，加重 1 周"为主诉收住入院。患者有间断静脉注射吸毒史 2 年，已戒毒 7 年。经检查后，该患者确诊为艾滋病，对他采取的下列护理措施中，哪项不正确（　　）

A. 采取严密隔离　　　　　　B. 采取血液 - 体液隔离

C. 做好心理护理　　　　　　D. 提供良好的营养，增强抗病力

E. 对一般性感染予以积极治疗

12. 广东某制衣厂部分工人晚餐后 4 小时相继出现发热、腹部阵发性绞痛、腹泻等，大便为黄色水样便，部分患者大便中有黏液脓血。该厂工人中午均在厂食堂就餐。最可能的诊断为（　　）

A. 细菌性食物中毒　　　　　B. 细菌性痢疾

C. 霍乱　　　　　　　　　　D. 非细菌性食物中毒

E. 肉毒中毒

A3/A4 型题

(13 ~ 15 题共用题干)

男，17 岁，中学生。急性起病，高热 4 小时，大便水泻 2 次来医院急诊。体检：体温 39.5℃，面色苍白、四肢厥冷、脉细数、神志模糊、血压 75/60mmHg；血象：WBC 25.0 × 10^9/L，N 0.85，L 0.15。

13. 最可能的诊断是（　　）

A. 流行性乙型脑炎　　　　　B. 霍乱

C. 中毒性菌痢　　　　　　　D. 败血症

E. 脑型疟疾

14. 为明确诊断，需立即进行的检查是（　　）

A. 血液中找到疟原虫　　　　B. 血液 + 药敏

C. 脑脊液常规　　　　　　　D. 粪便常规检查

E. 血液生化检查

15. 此例患者应立即进行的处理是（   ）
    A. 积极物理降温
    B. 镇静
    C. 扩容及抗菌药物的使用
    D. 血管活性药物的使用
    E. 激素解毒

附录一　常见传染病的潜伏期、
隔离期与观察期

疾病名称		潜伏期		隔离期	接触者观察及处理
		常见	最短~最长		
病毒性肝炎	甲型	30 天左右	15~45 天	自发病之日起21周	检疫45天，每周检查 ALT 1 次。接触后 1 周内可注射丙种球蛋白
	乙型	70 天	30~180 天	急性期最好隔离至 HBsAg 转阴。恢复期不转阴者按 HBsAg 携带者处理	检疫45天。可以注射乙肝疫苗及乙肝免疫球蛋白。疑诊肝炎的幼托和饮食行业人员应暂停原工作
	丙型	40 天左右	2~26 周	至 ALT 恢复正常或血清 HCV RNA 转阴	同乙型肝炎
	丁型	6~12 周	3~12 周	至血清 HDV RNA 及 HDAg 转阴	同乙型肝炎
	戊型	40 天左右	10~75 天	至发病之日起3周	检疫60天
脊髓灰质炎		5~14 天	3~35 天	自发病之日起隔离40天。第1周为呼吸道及消化道隔离	密切接触者医学观察20天。观察期可用活疫苗进行快速免疫
霍乱		8~14 天	4 小时至6 天	腹泻停止后2天，隔天送大便培养1次，连续3次阴性解除隔离	留观5天，并连续送粪便培养3次，若阴性可解除隔离观察
伤寒		8~14 天	3~60 天	症状消失后5天起间歇送粪培养，2次阴性或症状消失后15天解除隔离	医学观察23天
副伤寒甲、乙		6~10 天	2~15 天		医学观察15天
副伤寒丙		1~3 天	2~15 天		医学观察15天
细菌性痢疾		1~3 天	数小时至7 天	急性期症状消失后7天，连续2次粪便培养阴性可解除隔离	医学观察7天。饮食行业人员观察期间应送粪培养1次。阴性者解除观察

疾病名称	潜伏期		隔离期	接触者观察及处理
	常见	最短～最长		
沙门菌食物中毒	4～24 小时	数小时至 3 天	症状消失后连续 2～3 次粪便培养阴性解除隔离	同食者医学观察 1～2 天
阿米巴痢疾	7～14 天	2 天至 1 年	症状消失后连续 3 次粪检未找到滋养体或包囊	饮食工作者发现溶组织阿米巴滋养体或包囊者应调离饮食工作
流行性感冒	1～3 天	数小时至 4 天	热退后 2 天解除隔离	医学观察 3 天，出现发热等症状时应早期隔离
麻疹	8～12 天	6～21 天	出疹后 5 天	易感者医学观察 21 天，接触者可肌注丙种球蛋白
风疹	18 天	14～21 天	出疹后 5 天	一般不检疫，对孕妇尤其是早孕 3 个月者，可肌注丙种球蛋白
水痘	14～16 天	10～21 天	隔离至水痘疱疹完全结痂为止，但不得少于发病后 14 天	医学观察 3 周，免疫力低者可应用丙种球蛋白
猩红热	2～5 天	1～12 天	发病后 7 天或症状消失后，咽培养连续 3 次阴性	医学观察 7～12 天，接触儿童作咽拭子培养
流行性腮腺炎	14～21 天	8～30 天	至腮腺肿大完全消退，约 3 周	成人一般不检疫，但幼儿园及部队密切接触者医学观察 30 天
流行性脑脊髓膜炎	2～3 天	1～10 天	症状消失后 3 天，但不少于发病后 1 周	医学观察 7 天，可作咽培养，密切接触的儿童可服磺胺或利福平预防
白喉	2～4 天	1～7 天	症状消失后 2 次咽培养阴性或症状消失后 14 天	医学观察 7 天
百日咳	7～10 天	2～23 天	痉咳发生后 30 天或病后 40 天	医学观察 21 天，观察期间幼儿可用红霉素等预防
流行性乙型脑炎	7～14 天	4～21 天	防蚊设备室内隔离至体温正常	不检疫
传染性非典型肺炎	4～7 天	2～21 天	隔离期 3～4 周（待定）	接触者隔离 3 周，流行期来自疫区人员医学观察 2 周
肾综合征出血热	14～21 天	4～60 天	隔离至热退	不检疫
钩端螺旋体病	10 天	2～28 天	可以不隔离	接触者不检疫，但有疫水接触者医学观察 2 周
艾滋病	15～60 天	9 天至 10 年以上	不隔离	日常接触不需检疫
狂犬病	4～12 周	4 天至 10 年以上	病程中隔离治疗	被狂犬或狼咬伤者应进行医学观察，观察期间应注射免疫
布鲁菌病	2 周	7 天至 1 年以上	急性期临床症状消失后解除隔离	不检疫

疾病名称	潜伏期		隔离期	接触者观察及处理
	常见	最短~最长		
肺鼠疫	腺鼠疫 2~4天	1~12天	隔离至淋巴结肿完全消退	密切接触者检疫9天，可服四环素或磺胺嘧啶预防，发病地区进行疫区检疫
	肺鼠疫 1~3天	3小时至3天	临床症状消失后，痰连续培养6次阴性，方能解除隔离	
炭疽	1~5天	12小时至12天	皮肤炭疽隔离至创口痊愈，痂皮脱落。其他类型患者症状消失后，分泌物或排泄物连续培养2次阴性（间隔3~5天）方能解除隔离	密切接触者医学观察12天，肺炭疽密切接触者可用青霉素、四环素、氧氟沙星等预防
流行性斑疹伤寒	10~14天	5~23天	彻底灭虱后隔离至体温正常后12天	灭虱后检疫观察14天
地方斑疹伤寒	1~2周	4~18天	隔离症状消失	不检疫，进入疫区被蜱叮咬者可口服多西环素预防
淋病	1~5天		患病期间性接触隔离	对性伴侣进行检查，阳性者进行治疗
梅毒	2~4周	10~90天	不隔离	性伴侣定期检查观察
间日疟	10~15天	11~25天，长6~9月	防蚊病室内隔离至原虫检查阴性，解除隔离	不检疫
恶性疟	7~12天	8~45天		
三日疟	20~30天			

附录二　预防接种

	性质	接种对象	初种剂量与方法	免疫期与复种	保存与有效期
乙型肝炎疫苗（重组酵母疫苗）	自/抗原	新生儿及易感者	全程免疫：10～30μg 按 0、1、6 个月各肌注 1 次，新生儿首次应在出生后 24 小时内注射，部位以三角肌为宜。HBsAg 阳性母亲的婴儿出生后 12 小时内注射 HBIG ≥ 100U，同时在不同部位注射乙肝疫苗每次 10μg 共 3 次，间隔时间同上	注射后抗体生成不佳者，可再加强免疫 1 次，有抗体应答者免疫期一般可达 12 年	2℃～8℃ 暗处保存，有效期 2 年，严禁冻结
甲型肝炎减毒活疫苗	活/自/病毒	1 岁以上儿童/成人	三角肌处皮下注射 1.0 mL	免疫期 4 年以上	2℃～8℃ 暗处保存，有效期 3 个月，－20℃ 以下有效期 1 年
麻疹活疫苗	活/自/病毒	8 个月以上的易感儿童	三角肌处皮下注射 0.2mL	免疫期 4～6 年，7 岁加强 1 次	2℃～10℃ 暗处保存，冻干疫苗有效期 1 年，液体疫苗 2 个月，开封后 1 小时内用完
麻疹、腮腺炎、风疹减毒疫苗	活/自/病毒	8 月龄以上的易感者	三角肌处皮下注射 0.5mL	免疫期 11 年，11～12 岁复种	2℃～8℃ 避光保存

续表

	性质	接种对象	初种剂量与方法	免疫期与复种	保存与有效期
水痘减毒活疫苗	活/自/病毒	1～2岁儿童和免疫功能低下的高危人群	上臂皮下注射0.5mL,可与其他儿童疫苗同时使用,但须在不同部位。15岁以上间隔6～10周2次注射	随接种时间而降低	2℃～8℃保存,有效期2年
腮腺炎减毒活疫苗	活/自/病毒	8月龄以上的易感者	三角肌处皮下注射0.5mL	免疫期10年	2℃～8℃保存,或0℃以下保存,有效期1.5年
脊髓灰质炎糖丸活疫苗	活/自/病毒	2个月至4岁	出生后冬春季服三价混合疫苗,每隔1个月服1剂,共3剂。每年服1全程,连续2年,7岁时再服1全程	免疫期3～5年,4岁加强1次	-20℃保存有效期2年,2℃～10℃保存5个月,20℃～22℃保存12天,30℃～32℃保存2天
甲型流感疫苗	活/自/病毒	健康成人	疫苗按1:5生理盐水稀释后,每侧鼻孔喷入0.25mL,稀释后4小时内用完	免疫期6～10个月	2℃～10℃暗处保存,冻干疫苗有效期1年,液体3个月
流行性乙型脑炎疫苗	死/自/病毒	6个月至10岁	皮下注射2次,间隔7～10天,6～12月龄每次0.25mL,1～6岁每次0.5mL,7～15岁每次1.0mL,16岁以上每次2.0mL	免疫期1年,以后每年加强注射1次	2℃～10℃暗处保存,冻干疫苗有效期1年,液体3个月
森林脑炎疫苗	死/自/病毒	流行区的人群及来自非流行区的人员	皮下注射2次,间隔7～10天,2～6岁每次0.5mL;7～9岁1.0mL;10～15岁1.5mL;16岁以上每次2.0mL	免疫期1年,以后每年加强注射1次,剂量同初种	2℃～10℃暗处保存,有效期9个月,25℃以下有效期1个月

	性质	接种对象	初种剂量与方法	免疫期与复种	保存与有效期
黄热病冻干疫苗	活/自/病毒	出国到黄热病流行区或从事黄热病研究人员	以无菌生理盐水 5 mL，溶解冻干疫苗，皮下注射 1 次 0.5mL，水溶液保持低温，1 小时内用完	免疫期 10 年	-20℃保存有效期 1.5 年，2℃~10℃有效期6个月
人用狂犬病疫苗（地鼠肾组织培养人用疫苗）	死/自/病毒	被狂犬或其他患狂犬病动物咬、抓伤及被患者唾液污染伤口者	接触后预防：先处理伤口，继之0天、3天、7天、14天及30天各肌内注射2mL，2~5岁1mL，2岁以下0.5mL，严重咬伤者可在注射疫苗前先注射抗狂犬病血清	免疫期 3 个月，全程免疫后 3~6 个月，再次被咬伤需加强注射 2 次，间隔1周，剂量同左，若超过6个月再次被咬伤则需全程免疫	2℃~10℃暗处保存，有效期液体疫苗6个月，冻干疫苗1年
流行性斑疹伤寒疫苗	死/自/立克次体	流行地区的人群	皮下注射 3 次，每次间隔 5~10 天，1~6 岁分别注射0.3~0.4 mL、0.6~0.8 mL、0.6~0.8 mL，15 岁以上分别为 0.5 mL、1.0 mL、1.0mL	免疫期 1 年，以后每年加强免疫 1 次，剂量同第 3 针	2℃~10℃暗处保存，有效期1年，不得冻结
卡介苗	活/自/细菌	新生儿及结核菌试验阴性的儿童	于出生后24~48小时内皮内注射0.1mL	免疫期 5~10 年	2℃~10℃保存液体疫苗有效期6个月，冻干疫苗有效期1年
Q 热疫苗	死/自/立克次体	畜牧、屠宰、制革、肉、乳加工及实验室、医院工作人员	皮下注射 3 次，每次间隔 7 天，剂量分别为 0.25mL、0.5mL、1.0mL		2℃~10℃暗处保存
霍乱菌苗	死/自/细菌	重点为水陆口岸人员，环境卫生、饮食业、医务、防疫人员及水上居民点	皮下注射 2 次，间隔7~10 天，6 岁以下0.2mL，7~14 岁0.3mL，15 岁以上0.5mL，第2针分别为初次的倍量，应在流行前 1 个月完成	免疫期 3~6 个月，以后每年加强注射1次，剂量同第2针	2℃~10℃暗处保存，有效期3年

续表

	性质	接种对象	初种剂量与方法	免疫期与复种	保存与有效期
伤寒、副伤寒甲、乙三联菌苗	死/自/细菌	用于水路口岸及沿线的人员及部队、环卫、饮食业人员	皮下注射 3 次，间隔 7～10 天，1～6 岁分别注射 0.2 mL、0.3 mL、0.3mL；7～14 岁 0.3mL、0.5 mL、0.5mL；15 岁以上 0.5 mL、1.0 mL、1.0mL	免疫期 1 年，以后每年加强注射 1 次，剂量同第 3 针	2℃～8℃暗处保存，有效期 1 年
霍乱、伤寒及副伤寒甲、乙四联菌苗	死/自/细菌	同上	同上	同上	同上
流脑 A 群多糖菌苗	死/自/细菌	1～15 岁儿童及少年，流行区成人	三角肌皮下注射 1 次，25～50μg	免疫期 0.5～1 年	2℃～10℃保存，有效期 1 年
布氏菌菌苗	活/自/细菌	疫区畜牧、兽医、屠宰、皮毛加工员、疫区防疫及有关实验人员	皮上划痕法，每人 0.05mL，儿童划 1 个"#"字，成人划 2 个"#"，长 1～1.5cm，字间距 2～3 cm。严禁注射	免疫期 1 年，每年复种	2℃～10℃保存，有效期 1 年
鼠疫菌苗	活/自/细菌	重点用于流行区的人群，非流行区人群接种 10 天后才可进入疫区	皮肤划痕法：每人 0.05mL，2～6 岁划一个"#"字，7～12 岁划 2 个"#"字，14 岁以上划 3 个"#"字，长 1～1.5cm，字间距 2～3 cm	免疫期 1 年，每年复种	2℃～10℃保存，有效期 1 年
炭疽菌苗	活/自/细菌	牧民、屠宰、兽医和皮毛加工人员	皮肤划痕法：滴 2 滴菌苗于上臂外侧，间距 3～4 cm，于其上划"#"字，痕长 1～1.5 cm。严禁注射	免疫期 1 年，每年复种	2℃～10℃暗处保存，有效期 2 年，25℃ 以下有效期 1 年
钩端螺旋体（单价或多价）	死/自/螺旋体	流行区人群	皮下注射 2 次，间隔 7～10 天分别注射 1.0mL 及 2.0mL，7～13 岁减半	接种后 1 个月产生免疫，维持 1 年	2℃～8℃保存，有效期 1 年

续表

	性质	接种对象	初种剂量与方法	免疫期与复种	保存与有效期
百、白、破混合制剂（百日咳菌苗、白喉、破伤风类毒素）	死/自/细菌和毒素	3个月至7岁	全程免疫：第1年间隔4~8周肌注2次，第2年1次，剂量均为0.5mL	免疫期间单价制品，全程免疫后不再用百白破混合制剂，7岁用白破或百白二联制剂加强免疫	2℃~10℃保存，有效期1.5年
精制白喉类毒素	自/类毒素	6月龄至12岁儿童	皮下注射2次，每次0.5mL；相隔4~8周	免疫期3~5年，第2年加强1次0.5mL，以后每3~5年复种1次0.5mL	25℃以下暗处保存，有效期3年，不可冻结
吸附精制破伤风类毒素	自/类毒素	发生创伤机会较多的人群	全程免疫：第1年间隔4~8周肌注2次，第2年1次，剂量均为0.5mL	免疫期5~10年，每10年加强注射1次0.5mL	25℃以下暗处保存，有效期3年，不可冻结
精制白喉抗毒素	被/抗毒素	白喉患者，密切接触又未受过白喉类毒素免疫者	治疗：依病情决定，3万~10万U肌内或静脉（滴）注射；预防：皮下或肌注1次1000~2000U	免疫期3周	2℃~10℃暗处保存，液状制品有效期2~3年，冻干制品3~5年
精制破伤风抗毒素	被/抗毒素	破伤风患者及创伤后有患破伤风危险的人	治疗：新生儿24小时内1次或分次肌注2万~10万U，余者不分年龄均为5万~20万U肌注或静注，以后视病情决定追加用量及间隔时间；预防：不分年龄均为每次1500~3000U，皮下或肌注，伤势严重者剂量加倍	免疫期3周	2℃~10℃暗处保存，液状制品有效期3~4年，冻干制品5年
多价精制气性坏疽抗毒素	被/抗毒素	受伤后有发生气性坏疽的可能者及气性坏疽患者	预防：皮下或肌注1次1万U；治疗：3万~5万U静注，同时适量注于伤口周围组织内，以后依病情而定	免疫期3周	2℃~10℃暗处保存，液状制品有效期3~4年，冻干制品5年

续表

	性质	接种对象	初种剂量与方法	免疫期与复种	保存与有效期
精制肉毒抗毒素	被/抗毒素	肉毒中度或可疑有肉毒中毒者	治疗：1 万～2 万 U 肌注或静注，以后视病情决定；预防：1000～2000U 皮下或肌注 1 次	免疫期 3 周	2℃～10℃暗处保存，液状制品有效期 3～4 年，冻干制品 5 年
精制抗狂犬病血清	被/免疫血清	被患狂犬病的动物咬伤者	成人 0.5～1mL/kg，总量 1/2 伤口周围肌内注射，咬伤当日或 3 天内与狂犬病疫苗合用；儿童量 1.5mL/kg	免疫期 3 周	2℃～10℃暗处保存，液状制品有效期 3～4 年，冻干制品 5 年
乙肝疫苗免疫球蛋白(HBIG)	被/免疫球蛋白	HBsAg 阳性母亲（尤其 HBeAg 阳性）所产新生儿，医源性或意外受 HBsAg（+）血污染者	新生儿出生后 24 小时内和 2 个月龄各肌注 1 次，每次 1 mL（100u）医源性污染后立即肌注 5mL	免疫期 2 个月	2℃～10℃有效期 2 年
人丙种球蛋白	被/球蛋白	丙种球蛋白缺乏症患者，麻疹或甲型肝炎密切接触者	治疗：丙种球蛋白缺乏症，每次肌注 0.5mL/kg；预防麻疹 0.05～0.15mL/kg，1 次肌注（不超过 6 mL）预防甲型肝炎：儿童 0.05～0.1mL/kg 1 次肌注，成人为 3mL	免疫期 3 周	2℃～10℃有效期 2 年

注：活：活疫（菌）苗；死：死疫（菌）苗；自：自动免疫；被：被动免疫。

主要参考书目

[1] 钟南山. 内科学. 第 7 版. 北京：人民卫生出版社，2007

[2] 尤黎明，吴瑛. 内科护理学. 第 4 版. 北京：人民卫生出版社，2006

[3] 张小来，李君，马淑贤. 内科护理学. 北京：科学出版社，2007

[4] 冯丽华. 内科护理学. 北京：人民军医出版社，2007

[5] 王建民. 现代血液病药物治疗学. 上海：第二军医大学出版社，2008

[6] 高清源. 内科护理技术. 武汉：华中科技大学出版社，2010

[7] 张振香，蔡小红. 成人护理学. 第 2 版. 北京：人民卫生出版社，2014

[8] 葛均波，徐永健. 内科学. 第 8 版. 北京：人民卫生出版社，2013

[9] 李晶，江领群. 成人护理. 北京：高等教育出版社，2013

[10] 刘杰. 内科护理. 北京：人民卫生出版社，2010

[11] 尤黎明，吴瑛. 内科护理学. 第 5 版. 北京：人民卫生出版社，2013

[12] 于瑞英，杨晓蓉. 内科常见病护理指导手册. 北京：人民军医出版社，2008

[13] 陈灏珠. 内科学. 第 8 版. 北京：人民卫生出版社，2013

[14] 王吉耀. 内科学. 第 2 版. 北京：人民卫生出版社，2011

[15] 徐桂华. 内科护理学. 北京：中国中医药出版社，2006

[16] 李秋萍. 内科护理学. 第 2 版. 北京：人民卫生出版社，2008

[17] 叶任高. 内科学. 第 6 版. 北京：人民卫生出版社，2004

[18] 于瑞英，杨晓蓉. 内科常见病护理指导手册. 北京：人民军医出版社，2008

[19] 张静平，李秀敏. 内科护理学. 北京：人民卫生出版社，2009

[20] 周仲英. 中医内科护理学. 北京：中国中医药出版社，2010

[21] 徐桂华. 内科护理学（上册）. 北京：中国中医药出版社，2006

[22] 刘成玉. 健康评估. 第 2 版. 北京：人民卫生出版社，2008

[23] 田玉凤. 实用专科护理操作技术. 北京：人民军医出版社，2007

[24] 蒋乐龙，吕云玲. 内科护理学. 西安：第四军医大学出版社，2007

[25] 刘杰. 中西医内科护理学. 北京：人民卫生出版社，2005

[26] 周秀华. 内科护理学. 北京：北京科学技术出版社，2006

[27] 夏泉源. 内科护理学. 北京：人民卫生出版社，2004

[28] 张小来. 内科护理学. 北京：科学出版社，2007

[29] 池金凤. 专科护理技术. 北京：科学出版社，2003

[30] 姜安丽. 新编护理学基础. 北京：人民卫生出版社，2006

[31] 陈文彬，潘祥林. 诊断学. 第 6 版. 北京：人民卫生出版社，2005

[32] 姚景鹏. 内科护理学. 北京：北京大学医学出版社，2006